Non-neoplastic disease pathology atlas

非腫瘍性疾患病理アトラス

骨関節

著

石田　剛
独立行政法人国立病院機構埼玉病院病理診断科部長

今村哲夫
帝京短期大学ライフケア学科教授／帝京大学名誉教授

文光堂

序

　本書の前身は，今からほぼ四半世紀前に今回と同じ著者により文光堂から出版された「非腫瘍性骨関節疾患の病理」であり，実質的にはその第2版である．「非腫瘍性骨関節疾患の病理」は当時としては類書がなかったことから，多くの病理医，病理検査室に迎えられたが，すでに絶版となって久しく，入手困難な状態が続いていた．電子書籍の形で復刊はしたものの，依然，紙の書籍の形での出版の要望が連綿とあったとも聞いている．これほどの長命を保ったことは日々進歩の著しいこのような分野の学術書ではたいへん珍しいことであり，また，著者にとって密やかな悦びであったのも事実である．この度，文光堂の「非腫瘍性疾患病理アトラス」シリーズに骨・関節が加わることになり，これを機に「非腫瘍性骨関節疾患の病理」を改訂し，本シリーズの1冊として新たな命をいただくことになった．

　基本的には初版を踏襲した内容であるが，今回の改訂では日常診断に際してより便利に参照しかつ使用できるように，鑑別診断を考慮して章立てを入れ替え，そしてアトラスとしての用途にも耐えるよう写真の追加も行った．また，初版では十分な記載のできなかった若干の疾患について追加した．初版出版時には非腫瘍性疾患として位置づけられていたLangerhans細胞組織球症，滑膜軟骨腫症や骨化性筋炎などのいくつかの疾患は近年の分子病理学的解析の進歩により腫瘍性性格が明らかにされ，腫瘍性疾患であると理解されようになったが，永年にわたり非腫瘍性疾患として扱われてきた病態そのものが変わったわけではないことから，今回の改訂でも取り上げることにした．文光堂から刊行されている「腫瘍病理鑑別疾患アトラス」シリーズの内容とも一部重複する点もあるかとは思うが，ご容赦願いたい．

　非常に大雑把な言い方が許されるなら，腫瘍性疾患の場合，その病理診断は腫瘍細胞を把握し分類するという存在論的アプローチが主となる．一方，非腫瘍性疾患では，その病理組織像を形成するに至った疾患の病理総論的な本態とその病態プロセスの理解なくして，病理診断は行えない．つまり，目の前にある標本の組織形態がどのように作り上げられてきたものなのか，時間的にはその瞬間の一断面でなく，継続的な時間経過を踏まえて類推，検証していくアブダクション的思考法がより必要となる．本書では，そのような思考プロセスを組織像の中からどう読み取るのか，読み取れるのか，についてもできるだけ記載したつもりである．是非，組織像の成り立ちを理解したうえで非腫瘍性疾患の病理診断につなげていただきたい．

　著者らが経験していないイタイイタイ病の項目は，獨協医科大学日光医療センター　山口岳彦先生に特別にお願いして書いていただいた．また，イタイイタイ病症例の病理組織写真の掲載について，富山大学学術研究部医学系病理診断学講座　平林健一先生には特段のご配慮を賜った．ここに改めて感謝申し上げます．これにより本書がよりいっそう網羅的でよいものになったものと考えている．

　今回もまた，コンサルテーションを通じて稀な疾患を経験させていただいた．症例をお送りいただき，また，快く本書での使用をご許可くださった先生方にはこの場を借りて厚く御礼申し上げます．

改訂作業の最中，著者らの共通の mentor である Howard D. Dorfman 先生がご逝去された．これまでの Dorfman 先生のご指導に深く感謝し，ここに謹んでご冥福をお祈りいたします．

　生物学者の Richard Dawkins は世界的にベストセラーとなった彼の代表的著書「利己的な遺伝子」のなかで，世代を超えて受け継がれる gene と同様，世代を超えて受け継がれていく考え，思考方法，文化などの無形物に対して gene のアナロジーとして meme という概念を提唱した．心理学者の Susan Blackmore はその考えに基づき，「meme machine としての私」という考えを提唱している．そういう意味では著者らは Dorfman 先生の bone pathology の meme machine である，という言い方も可能であろう．とすれば，Dorfman 先生の教えは本書の中に meme として確実に息づいていると信じたい．そして，もしそうであるならば，本書の読者の中からその meme を受け継ぐ次世代の bone pathologist が生まれてくることを切に願っている．

　今回の改訂作業はすべて石田が行った．したがって内容に関しての責任はすべて石田にある．ご指摘，ご批判を賜れば幸いである．最後に，本書の出版にあたり，企画段階から改訂作業，刊行まで文光堂の鈴木貴成，佐藤真二両氏には，大変お世話になりました．佐藤真二氏には本書の前身である「非腫瘍性骨関節疾患の病理」と「骨腫瘍の病理」そして今回と著者（石田）が関わった骨・関節領域の surgical pathology book 3 冊すべてにおいて大変お世話になりました．佐藤真二氏の長年にわたるサポートに対して改めて厚く御礼申し上げます．鈴木貴成氏には著者の遅々として進まない改訂作業を辛抱強く見守りかつ励ましていただき，また，著者のわがままとも言える細かな要望にも応えていただき，本書を出版まで的確に導いていただきましたこと，本当に感謝の念にたえません．どうもありがとうございました．

2024 年盛夏

石田　剛

CONTENTS

第1章 イントロダクション

Ⅰ 本書を繙く読者に *1*

Ⅱ 非腫瘍性骨・関節疾患の一般的な参考書 *2*

第2章 変形性関節疾患

Ⅰ 変形性関節症 *3*

Ⅱ 二次性変形性関節症 *23*

Ⅲ 大腿骨骨頭病変の鑑別診断のポイント *24*

第3章 関節リウマチとその関連疾患

Ⅰ 関節リウマチ *29*

Ⅱ その他の膠原病 *47*

Ⅲ リウマトイド因子陰性脊椎関節炎 *50*

第4章 骨壊死

Ⅰ 基本的事項 *51*

Ⅱ 阻血性骨壊死 *52*

Ⅲ 骨梗塞 *66*

Ⅳ 離断性骨軟骨炎 *67*

Ⅴ 骨軟骨症（骨端症） *69*

第5章 非感染性滑膜・関節・関節腔の病変と関節の腫瘍・腫瘍様病変

Ⅰ 破砕性滑膜炎 *71*

Ⅱ 神経障害性関節症 *73*

Ⅲ 急速破壊型股関節症（RDC） *75*

Ⅳ 軟骨下脆弱性骨折（SIF） ……………………………………………………………… 81

Ⅴ ヘモジデリン沈着性滑膜炎 ……………………………………………………………… 87

Ⅵ 関節遊離体 ………………………………………………………………………………… 92

Ⅶ 滑膜軟骨腫症 ……………………………………………………………………………… 96

Ⅷ 傍関節軟骨腫・関節包内軟骨腫 ……………………………………………………… 107

Ⅸ びまん型腱滑膜巨細胞腫（色素性絨毛結節性滑膜炎），腱鞘巨細胞腫 ………… 114

Ⅹ 滑膜脂肪腫（樹枝状脂肪腫） ………………………………………………………… 129

Ⅺ 滑膜血管腫 ……………………………………………………………………………… 132

Ⅻ 関節内結節性筋膜炎 …………………………………………………………………… 132

第6章 結晶沈着症とその関連疾患

Ⅰ 結晶の偏光観察 ………………………………………………………………………… 139

Ⅱ 痛風 ……………………………………………………………………………………… 142

Ⅲ ピロリン酸カルシウム（CPPD）結晶沈着症 ……………………………………… 148

Ⅳ 塩基性リン酸カルシウム結晶沈着症（カルシウムハイドロキシアパタイト結晶沈着症）……… 157

Ⅴ オキサローシス（シュウ酸症） ……………………………………………………… 159

Ⅵ オクロノーシス ………………………………………………………………………… 164

Ⅶ 腫瘍状石灰沈着症 ……………………………………………………………………… 168

Ⅷ フォスフォグリセリド結晶沈着症 …………………………………………………… 170

第7章 人工関節に関連する病変

Ⅰ はじめに ………………………………………………………………………………… 173

Ⅱ 人工関節の構成 ………………………………………………………………………… 173

Ⅲ 摩耗粉の同定と非感染性の人工関節の弛み ………………………………………… 173

Ⅳ 感染性人工関節の弛み ………………………………………………………………… 181

Ⅴ 人工関節に合併する悪性腫瘍 ………………………………………………………… 182

第 8 章　膝関節の病変

I　膝関節の解剖 ……………………………………………………………………………………………… 185
II　膝内障 …………………………………………………………………………………………………… 186
III　半月板損傷 ……………………………………………………………………………………………… 186
IV　十字靭帯損傷 …………………………………………………………………………………………… 190
V　タナ障害 ………………………………………………………………………………………………… 191
VI　分裂膝蓋骨 ……………………………………………………………………………………………… 192
VII　膝蓋軟骨軟化症 ………………………………………………………………………………………… 194

第 9 章　脊柱の病変

I　脊柱の解剖 ……………………………………………………………………………………………… 197
II　脊柱管狭窄症 …………………………………………………………………………………………… 198
III　椎間板ヘルニア ………………………………………………………………………………………… 200
IV　付着部と付着部炎・付着部症 ………………………………………………………………………… 205
V　脊柱靭帯骨化症，石灰化症 …………………………………………………………………………… 209
VI　黄色靭帯偽嚢胞変性症 ………………………………………………………………………………… 216
VII　脊柱靭帯アミロイドーシス …………………………………………………………………………… 217
VIII　椎間関節の病変 ………………………………………………………………………………………… 222
IX　その他の病変 …………………………………………………………………………………………… 224

第 10 章　滑液包・腱・靭帯の病変

I　滑液包，腱，靭帯の正常構造 ………………………………………………………………………… 227
II　滑液包の病変 …………………………………………………………………………………………… 231
III　腱・靭帯組織病変の基本像 …………………………………………………………………………… 236
IV　腱板損傷 ………………………………………………………………………………………………… 240
V　石灰化腱炎 ……………………………………………………………………………………………… 240

Ⅵ de Quervain 腱鞘滑膜炎 ……………………………………………………………… 240

Ⅶ ばね指 …………………………………………………………………………………… 241

Ⅷ Dupuytren 拘縮 ………………………………………………………………………… 241

Ⅸ 手根管症候群 …………………………………………………………………………… 242

Ⅹ 足根管症候群 …………………………………………………………………………… 244

Ⅺ 腱黄色腫 ………………………………………………………………………………… 246

Ⅻ 腱・靱帯の異所性骨化 ………………………………………………………………… 246

第11章 骨系統疾患

Ⅰ 骨系統疾患とは ………………………………………………………………………… 251

Ⅱ タナトフォリック骨異形成症と軟骨無形成症 ……………………………………… 252

Ⅲ 骨形成不全症 …………………………………………………………………………… 252

Ⅳ 大理石骨病 ……………………………………………………………………………… 255

Ⅴ 濃化異骨症 ……………………………………………………………………………… 259

Ⅵ メロレオストーシス …………………………………………………………………… 259

Ⅶ 片肢性骨端異形成症 …………………………………………………………………… 262

Ⅷ Caffey 病 ………………………………………………………………………………… 266

第12章 骨外傷・骨折

Ⅰ 骨折の分類と用語 ……………………………………………………………………… 271

Ⅱ 骨折の治癒過程 ………………………………………………………………………… 271

Ⅲ 骨癒合と骨癒合不全 …………………………………………………………………… 273

Ⅳ 疲労骨折 ………………………………………………………………………………… 278

Ⅴ 脆弱性骨折 ……………………………………………………………………………… 285

Ⅵ 裂離骨折 ………………………………………………………………………………… 285

Ⅶ 大腿骨頸部骨折 ………………………………………………………………………… 288

Ⅷ 外傷後骨溶解症 ………………………………………………………………………… 292

第13章 骨, 関節の感染症

Ⅰ 骨髄炎 295

Ⅱ 感染性関節炎 312

Ⅲ SAPHO 症候群とその関連疾患（慢性再発性多発性骨髄炎, 胸肋鎖骨肥厚症, 掌蹠膿疱症性骨関節炎） 318

第14章 代謝性骨疾患・代謝異常症

Ⅰ はじめに 327

Ⅱ 骨代謝の基礎的事項 327

Ⅲ 骨生検 330

Ⅳ 骨粗鬆症 331

Ⅴ 副甲状腺機能亢進症 334

Ⅵ 骨軟化症・くる病 342

Ⅶ イタイイタイ病（カドミウム中毒症）....................（山口岳彦）345

Ⅷ 腎性骨異栄養症 347

Ⅸ 透析アミロイドーシス 350

Ⅹ Paget 病 358

第15章 その他の骨疾患

Ⅰ 組織球性疾患 373

Ⅱ 白質脳症を伴う脂肪膜性骨異栄養症（Nasu-Hakola 病）............ 388

Ⅲ ライソゾーム病 389

Ⅳ 骨膜疾患 394

第16章 骨化性筋炎とその関連疾患

I　はじめに …………………………………………………………………………… 397

II　疾患概念と用語の問題 ………………………………………………………… 397

III　骨化性筋炎 ……………………………………………………………………… 400

IV　指趾線維骨性偽腫瘍 …………………………………………………………… 405

V　骨化性筋膜炎 …………………………………………………………………… 408

VI　頭蓋骨筋膜炎 …………………………………………………………………… 408

VII　開花性反応性骨膜炎 …………………………………………………………… 409

VIII　傍骨性骨軟骨異形増生 ………………………………………………………… 414

IX　爪下外骨腫 ……………………………………………………………………… 416

X　小塔状外骨腫 …………………………………………………………………… 419

第17章 病理組織診断の表記法

1　変形性関節疾患 ………………………………………………………………… 423

2　関節リウマチとその関連疾患 ………………………………………………… 423

3　骨壊死 …………………………………………………………………………… 424

4　滑膜・関節腔の病変 …………………………………………………………… 424

5　結晶沈着症 ……………………………………………………………………… 424

6　人工関節に関連する病変 ……………………………………………………… 424

7　膝関節の病変 …………………………………………………………………… 425

8　脊柱の病変 ……………………………………………………………………… 425

9　滑液包・腱・靱帯の病変 ……………………………………………………… 425

10　骨系統疾患 ……………………………………………………………………… 426

11　骨外傷・骨折 …………………………………………………………………… 426

12　代謝性骨疾患 …………………………………………………………………… 427

文　献 …………………………………………………………………………………… 429

索　引 …………………………………………………………………………………… 437

第1章

イントロダクション
Introduction

I 本書を繙く読者に
introduction for readers of this book

　骨・関節疾患は一般病理医にとっては比較的なじみの薄い領域の疾患で，特に非腫瘍性骨・関節疾患においては日常の病理診断に困惑することもまれではない．骨・関節の腫瘍性病変および腫瘍類似病変は，病理組織学的に腫瘍細胞という把握しやすい実体があり，良悪性の鑑別などを臨床医から要求されるので，非腫瘍性骨・関節疾患に比べれば一般病理医にとっても理解しやすいと思われる．しかしながら，非腫瘍性骨・関節疾患は臨床的所見や画像所見で診断されることが多く，病理診断が腫瘍性疾患のように最終診断となることが少ない．多くの整形外科医も非腫瘍性疾患に関しては，腫瘍性疾患ほど病理診断や病理所見に対し細かな要求をしていないと思われる．したがって，病理医もこれら非腫瘍性疾患に対しては専門医に相談するまでのこともなく，しかし，よく理解できないまま病理診断報告書を書いていることが多いのが実情と思われる．これは，上記したような非腫瘍性骨・関節疾患の特性とともに，日常診断に参照しやすい教科書がないことも大きな要因であると考えられる．非腫瘍性骨・関節疾患に関する英文の教科書はいくつか出版されているものの，大部なものが多いうえ日常診断に参照しにくいものが多く，骨・関節病理を専門とする者はいざ知らず，専門外の一般病理医がそれらを用いてスピーディかつ的確に所見を取り，正確な診断に至るのは困難であるといわざるを得ない．また，非腫瘍性骨・関節疾患の病変を記載する用語や所見の取り方を解説した適当な日本語の教科書もあまりないのが現状である．

　このようなことをふまえ，本書ではまず，一般病理医にとって日常の病理診断に際し役に立つように，非腫瘍性骨・関節疾患の検体の扱い方，所見の取り方，用語の紹介とその使い方，診断書に何を書くべきなのか？（臨床医が何を知りたいのか？提出された検体からどこまで組織が読めるのか？），どのような診断を下したらよいのか？などについて，日常よく遭遇する疾患を中心に実際的に記述した．また，この領域独特の用語やその用い方には特に留意し，できるだけ同義語や対応する英語を列記した．さらに，これら用語で日本語の用語が一般的でないものは，英語をそのまま用いるとともに，適切と思われる日本語も併記するよう努めた．この点は学会での用語委員会などで議論していただければと考えている．また，実際の病理診断報告書を書く際に参考となるよう，病理診断の表記法を第17章にまとめた．

　臨床像や画像の成り立ちをマクロ像や組織像から病理学的に検証し直すことは，整形外科医や放射線科医にとっても疾患をより深く理解し，臨床像や画像から診断するうえできわめて重要な作業である．このことも念頭に置き，整形外科医や放射線科医にも参照しうるものとなるようにできるだけ画像などと関連して理解できるように病理所見の記述には配慮した．

Ⅱ 非腫瘍性骨・関節疾患の一般的な参考書
reference books

　以下に非腫瘍性骨・関節疾患の一般的なテキストブックを挙げる．ここに挙げたテキストブックは古いものも多く，すでに入手困難なものも多いが，本書を執筆するうえで全般にわたり参考にしたものである．版数については著者の手元にあるものを載せてあり，すべての本で最新版を載せているわけではないことにご留意いただき，必要な場合は各自で調べていただきたい．興味のある方は各大学や医局の図書館などにあると思われるので，参照していただければと思う．

【文献】

1) Jaffe HL：Metabolic, degenerative, and inflammatory diseases of bones and joints, Lea & Febiger, 1972
2) Resnick D, et al：Diagnosis of bone and joint disorders, 3rd ed., WB Saunders, 1995
3) Bullough PG：Orhopaedic pathology, 5th ed., Mosby-Elsevier, 2010
4) McCarthy EF, et al：Pathology of bone and joint disorders with clinical and radiographic correlation, WB Saunders, 1998
5) Vigorita VJ：Orthopaedic pathology, 2nd ed., Wolters Kluwer, Lippincott Williams & Wilkins, 2008
6) Milgram JW：Radiologic and histologic pathology of nontumorous diseases of bones and joints, Northbrook Pub Co, 1990
7) Bullough PG, et al：Atlas of spinal diseases, Lippincott Williams & Wilkins, 1988
8) 西村　玄：骨系統疾患X線アトラス：遺伝性骨疾患の鑑別診断．医学書院，1993
9) Freyschmidt J, et al：SKIBO-diseases：Disorders affecting the skin and bones, Springer, 1996
10) Fassbender HG：Pathology and pathobiology of rheumatic diseases, 2nd ed., Springer, 2002
11) Bilezikian JP, et al：Principles of bone biology, 2nd ed., Academic Press, 2002
12) Klein MJ, et al：Atlas of nontumor pathology, Non-neoplastic diseases of bones and joints, First series, Fascicle 9, AFIP, 2011
13) Fitzhugh VA, et al：Survival guide to bone pathology, Kleion M, et al（eds），The innovative science press, 2022
14) Resnick D, et al：Resnick's bone and joint imaging, 4th ed., Elsevier, 2024

第2章

変形性関節疾患
Degenerative joint disease

I 変形性関節症
osteoarthritis

1 基本的事項

　変形性関節症 osteoarthritis（OA）は関節疾患のなかでも頻度の高いものである．超高齢社会を迎え患者の増加が著しく，今後もさらに増加すると考えられる．変形性関節疾患 degenerative joint disease，変形性関節症 degenerative arthritis，degenerative arthrosis，osteoarthritis，osteoarthrosis deformans などの用語がほとんど同義語として用いられている．通常，変形性関節症は炎症所見に乏しく，その意味では"-osis"という用語のほうが"-itis"よりも適切な用語ではあるが，一般的には"-itis"という用語が広く使われている．degenerative joint disease という用語は包括的であるが，一般には osteoarthritis と単純に呼ぶことが多い．

　以前より，OA は一次性 idiopathic（primary）と二次性 secondary に分類されている．一般に，一次性 OA はそれを起こす原因疾患が特にないものを指し，二次性 OA はそれをひき起こすような先行する原因疾患を基盤として生じるものを指す（表1）．また，その発生機転から次のように分けることも可能である．すなわち，正常な関節に異常な負荷がかかる場合と，正常な負荷ではあるがそれがかかる関節に異常がある場合，である．前者はたとえば高度な肥満によって荷重関節に生じ

表1　二次性変形性関節症の原因疾患

A.	外傷	骨折
B.	先天性あるいは発生異常	先天性股関節脱臼 大腿骨頭すべり症 内反・外反変形 脚長差 片肢性骨端異形成症
C.	代謝性	オクロノーシス ヘモクロマトーシス Wilson 病 Gaucher 病 透析アミロイドーシス
D.	内分泌性	肥満 末端肥大症 副甲状腺機能亢進症 糖尿病 甲状腺機能低下症 骨軟化症
E.	結晶沈着症	ピロリン酸カルシウム結晶沈着症 痛風 塩基性リン酸カルシウム結晶沈着症（カルシウムハイドロキシアパタイト結晶沈着症）
F.	その他の骨関節疾患	阻血性壊死 感染症 慢性関節リウマチ Paget 病 大理石骨病 関節内遊離体
G.	神経原性	Charcot 関節
H.	地方流行病	Kashin-Beck 病
I.	その他	

たOAが該当し，後者の例は一次性OAや関節リウマチ rheumatoid arthritis（RA）により関節に生じる二次性OAが挙げられる．すなわち，OAは関節構造とそれにかかる荷重のバランスが失われることにより生じる関節疾患といい換えることもできる．実際，臨床症状が出現し治療が必要となるのは，病変の本体があらわれている初期ではなく，荷重による二次的な病態が前面に出た以降である．

2 切除材料の取り扱い（切り出し方法）

OAの治療として人工関節置換術が行われた際に，病理に提出される検体の取り扱い方について概説する．

1）大腿骨骨頭（図1）

人工股関節全置換術 total hip replacement（THR）あるいは total hip arthroplasty（THA）では，通常，病理検査に大腿骨骨頭 femoral head が提出される．骨頭は，前，後，内，外側の4方向を明らかにし，上面（すなわち臼蓋 acetabulum に面する関節面）と前方からみた面の写真撮影およびスケッチを行い，肉眼所見をとる．前，後，内，外側の判別法は図1の説明を参照．このとき，左右どちらの骨頭かが（臨床からの情報で）わかっていなければ判別はできないことを知っておく必要があり，左右を間違えれば前後，内外側は反対となる（腎臓の場合と同じ）．なお，関節軟骨辺縁の突出（骨棘 osteophyte）は内側やや前方に強くみられることを知っていれば，部位判別に便利である．割は，電動帯鋸を用い，割面の鋸屑を生食あるいは水道水で十分洗い流す．鋸屑を十分洗い流さないと，骨髄腔に目詰まりし，きれいな組織標本を作製することができないので注意する必要がある．この方向で割面をつくる目的は，単純レントゲン前後像に対応させるためである．切り出された大腿骨頭のスライスを軟X線撮影しておくと，単純レントゲン像や組織像との対比の参考となる．組織標本にするのは大腿骨骨頭靱帯 round ligament of femur（ligamentum capitis femoris）を通る前額断面を基本とするが，通常OAのときには，この靱帯はほ

とんど消失していてみることができないので，前後径の中央の前額断面でよい．図1のように2つ以上の前額断面を標本にすれば病変の把握がより正確になる．

2）膝関節（図2）

人工膝関節全置換術 total knee replacement（TKR）あるいは total knee arthroplasty（TKA）では，通常，病理検査に，大腿骨内顆 medial femoral condyle，大腿骨外顆 lateral femoral condyle，および脛骨プラトー tibial plateau（脛骨内顆，外顆を含めた脛骨近位端全体）が提出される．これらも基本的には，前額断面を標本とするのが，単純レントゲン像との対応や関節面の状態を把握するのに都合がよい．膝関節検体を扱うにあたり，注意すべき点は，検体が薄い平面的な組織として提出されることである．このことを知らないと，切除された骨断面や関節面そのものを，単に広い組織面であるとの理由で切片標本としてしまう誤りを起こしかねない．実際に，筆者はこのように誤った組織面が包埋され切片となった標本をみた経験が少なからずある．このように誤って包埋された標本は，関節軟骨および軟骨下骨が断面として観察することができず，適切な診断を下すことができなくなってしまう（これは，あたかも消化管の endoscopic submucosal dissection；ESD検体を，割を入れずに粘膜面の表面あるいは粘膜下層剝離面を標本面とするようなものであり，診断に不適切な標本になってしまうことは自明のことと思う）．

3 臨床的事項

OAは高齢者に多く，その頻度は加齢とともに増加する．60歳以上で，どこの関節もレントゲン的にまったく変化がみられないのはむしろ例外的であるとされている．股関節，膝関節，脊椎に多く，手指・足趾関節にもみられる．症状は初期では無症状であるが，病変が進行すると疼痛，運動制限がみられ，さらに変形が認められるようになる．関節液が貯留することもあるが，通常はあっても少量である．

指の遠位指節間関節 distal interphalangeal joint（DIP関節）に起こるOAは，関節が結節状

I　変形性関節症　5

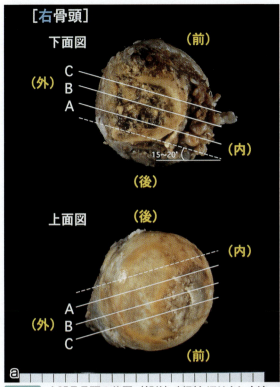

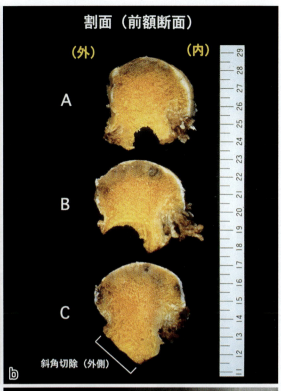

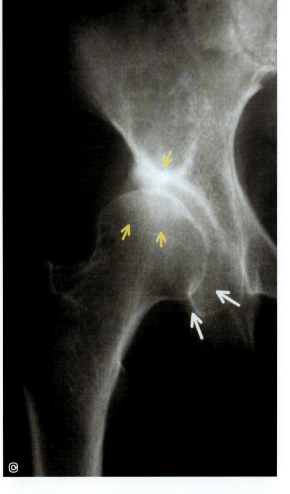

図1　**大腿骨骨頭の位置（部位）判別と切り出し方法**
原則は股関節単純X線の前後像（A-P view）と対応できる割面（前額断面 frontal or coronal cut surface）を作製する．cがX線像でbは切り出した前額断面．位置判別は4方向（前，後，内，外）を決定することであるが，解剖学的に最も容易な判別点である大腿骨骨頭靱帯（円靱帯 round ligament）の骨頭付着部が変形性関節症（OA）では消失して不明なことが多いため，以下のようにする．それは骨頭下面，すなわち大腿骨頸部の手術切断面をみて行う（a）．頸部切断面は「楕円形」を示していて，この長軸が内側‐外側の線にほぼ相当するが，骨頭は厳密には15～20度の角度で長軸線より前転位している．また，手術方式で頸部の切断は2回に分けて行い，最初に横断割を入れ次に頸部外側から斜めに割を入れて切断するので，楕円形切断面において鋭角の切り口がみられる部分が骨頭の「外側」に相当することになる．このように内側，外側の判別ができても左右がわかっていなければ前側，後側は決めることができないので，臨床からの左右どちらの骨頭かの情報が必要不可欠である．以上のように内外線を決め，骨頭上面（関節軟骨の表面）に向かって鋸（電動丸鋸がよい）にて割を入れ前額断面を作製する（b）．なお，骨頭が病理に提出されるのは，OAのみではなく大腿骨頸部骨折（FNF）で骨頭置換術を施行された場合もよくあり，そのときの骨頭の位置判別は以上の骨頭下面から行う方法では不可能で（頸部が骨折面そのものとなっていて，「楕円形」の切断面がないため），骨頭上面の大腿骨骨頭靱帯（円靱帯）の付着位置を基準として行う．（「骨外傷・骨折」の項目を参照）．c：OAの（右）股関節X線像（A-P view）．大腿骨骨頭（関節軟骨面 articular cartilaginous surface）と臼蓋（関節軟骨面）との関節裂隙の狭小化 narrowing，軟骨下骨 subchondral bone の硬化性変化 osteosclerosis（黄色矢印），骨頭内側の骨棘形成（白色矢印）．

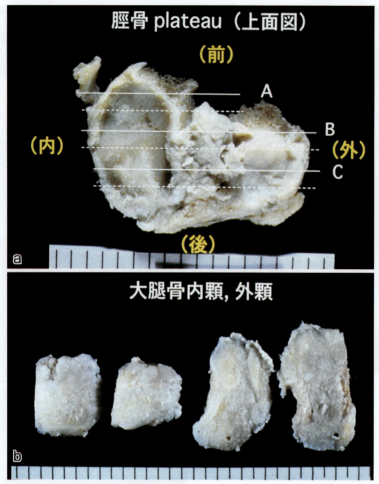

図2　膝関節の位置（部位）判別と切り出し方法

脛骨プラトー tibial plateau（a），大腿骨内顆，外顆 medial and lateral femoral condyles（b）が提出される．脛骨プラトーは，脛骨近位端全体が切除された1個の材料で，脛骨内顆，外顆 medial and lateral tibial condyles（または plateau）およびその間の顆間部からなる．位置（部位）判別の内，外側かは内顆（の関節軟骨面）のほうが外顆より大きいことから，また前，後側かは顆間部において前顆間区 anterior intercondylar area のほうが後顆間区より（前後径が）長いことから判断できる．すなわち，大腿骨骨頭とは異なり脛骨プラトーにおいてはその位置判別から左右どちらであるかもわかる．なお，顆間部の解剖学的構造は，靱帯付着部の軟部組織と骨性の顆間隆起 intercondylar eminence とからなり，靱帯付着部は顆間隆起により前方の前顆間区と後方の後顆間区に分けられている．顆間隆起が後方の位置にあるので，前顆間区の長さが後顆間区より長い特徴を有している．一方，大腿骨内顆，外顆は手術で関節軟骨の下面および側面を切除された板状の骨片で，一方の面が関節軟骨におおわれている．その形状から位置（部位）判別は困難で，臨床情報のどれが内顆，外顆また下面，側面からのものかが必要である．しかし，現実には区別されて病理に提出されることはほとんどない．一般的な判別として，外形が長く長円形のものが下面の切除片（b 図の右側の2個），短いものが側面の切除片（b 図の左側の2個）である点が挙げられる．これは内顆，外顆の下面は前後方向に長いことによる．切り出しの原則は大腿骨骨頭の場合と同様に膝関節単純X線の前後像（A-P view）に対応させる．脛骨プラトーは上記の位置判別をして前額断の割面を作製することが容易である．一方，大腿骨内顆，外顆は前記のように位置判別が困難であるが，もしそれがわかるならば長円形を示した下面の切除片は短軸の線での割面が前額断面となる．この場合でも前後の区別はできない．側面の切除片は関節軟骨辺縁（margin of articular cartilage）がわかれば，それと直交する線での割が前額断である．関節軟骨の辺縁の部位判別は軟骨面が丸まっている（折り込むように骨皮質に付着している）ことからでき，また骨棘の形成される部位でもあり突出していることが参考となる．

図3 変形性関節症（OA）

骨盤の単純X線前後像で左股関節に関節裂隙の狭小化，軟骨下骨の硬化性変化，骨棘の形成がみられる（a）．MRIでは，軟骨下骨部に軟骨下嚢胞が認められる．また，骨頭の形にも注意（b：MRI T1強調像，c：MRI T2強調像）．

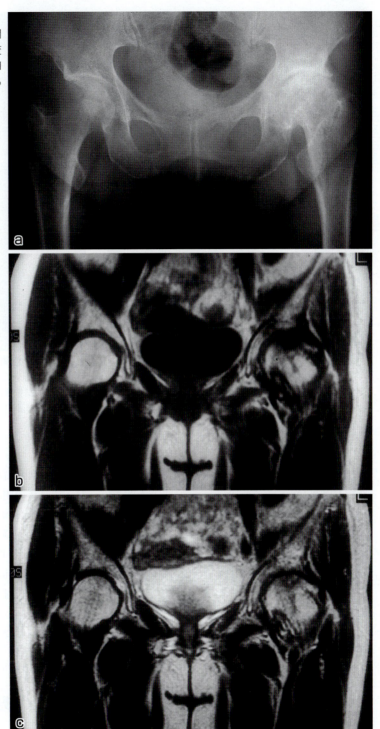

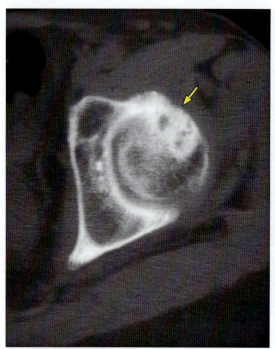

図4 変形性関節症（OA）
CTで軟骨下囊胞がみられる．

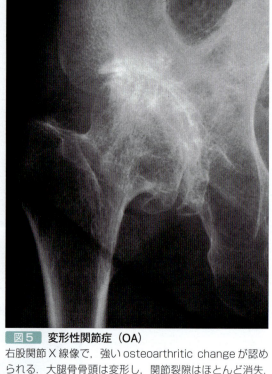

図5 変形性関節症（OA）
右股関節X線像で，強いosteoarthritic changeが認められる．大腿骨骨頭は変形し，関節裂隙はほとんど消失．著明な硬化性変化と臼蓋，大腿骨骨頭内側に著明な骨棘の形成．

を呈し，Heberden結節 Heberden's nodeと呼び，中高年の閉経後の女性に多い．近位指節間関節 proximal interphalangeal joint（PIP関節）にみられる同様のOAをBouchard結節 Bouchard's nodeと呼ぶ．第1中足趾節関節 first metatarsophalangeal joint（第1MTP関節）に起こる外反母趾 hallux valgusは二次性OAを伴う頻度が高い．このとき中足骨骨頭が変形突出し外表上腫瘤となったものをバニオン bunionと呼ぶ．

4 画像所見

OAの基本的な画像所見は，関節裂隙の狭小化 narrowing of joint space，軟骨下骨の硬化性変化 osteosclerosis of subchondral bone，軟骨下囊胞 subchondral (bone) cyst，骨棘形成 osteophyteであり，これらの所見が組み合わさって認められる（図3〜6，表2）．進行すると関節面に扁平化などの変形が認められる．RAと異なり，一般にOAでは骨減少症 osteopeniaは顕著でない．

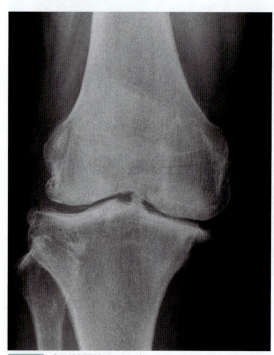

図6 変形性関節症（OA）
右膝関節X線像．内側で強い関節裂隙の狭小化，軟骨下骨の硬化性変化，骨棘の形成．

I 変形性関節症

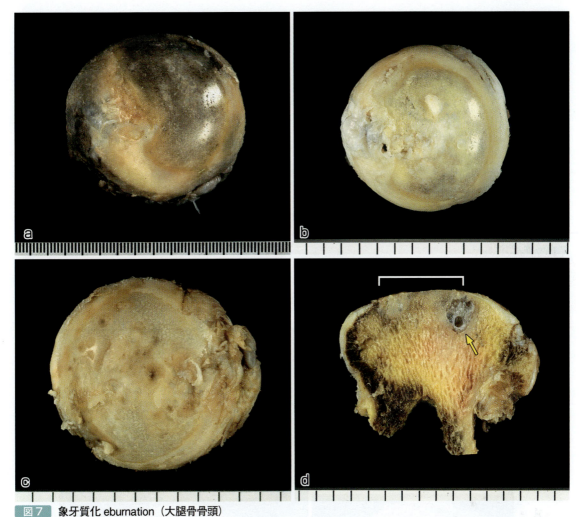

図7 象牙質化 eburnation（大腿骨骨頭）
a：骨頭表面の乳白色，光沢のある象牙様変化．b：eburnation の局面と一部 fibrocartilaginous plug が混在する関節面．c：関節面ほぼ全面に fibrocartilaginous plug が混在した eburnation．d：割面での関節軟骨層の消失．軟骨下嚢胞も認められる（矢印）．

5 病理所見

大腿骨骨頭など外科的に切除された検体では，基本的に画像所見に対応した肉眼所見が認められる（図7～12，表2）．これら OA の病理学的変化を理解するためにまず念頭に置かねばならないことは，通常病理学的に検索されるものは病期の進行したものであり，以下に解説する二次的形成病変が前面に出ていることである．これは原疾患の違いにかかわらず，一次性であれ二次性であれ OA による変化そのものはほぼ同様の病変を示すことを意味する．

実際の検鏡の際には，特に大腿骨骨頭や膝関節の切除材料の観察では，まず2倍の対物レンズ

表2 変形性関節疾患の画像と病理像との関係

画像所見	病理所見
関節裂隙の狭小化	関節軟骨の細線維化 fibrillation と菲薄化
軟骨下骨の硬化性変化	象牙質化 eburnation と軟骨下骨の硬化性変化
囊胞形成	軟骨下嚢胞
骨棘形成	骨棘

を用いることを強く推奨したい．これは，OA 病変の全体像を把握するためにきわめて都合がよいためである．病理組織の検鏡は，はじめの弱拡大観察に対物4倍のレンズを用いるのが一般的であると思うが，非腫瘍性骨・関節疾患の手術検体においては4倍の対物レンズではその全体像を

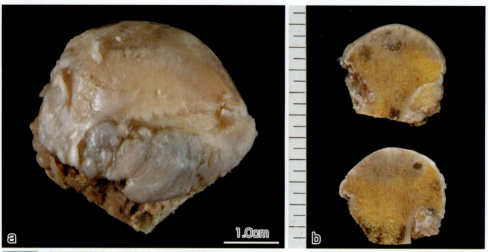

図8 変形性関節症（OA）（大腿骨骨頭）
a：既存骨頭軟骨に付加するようにみられる marginal osteophyte. b：象牙質化 eburnation と軟骨下骨の硬化性変化，軟骨下嚢胞および marginal osteophyte の割面像．

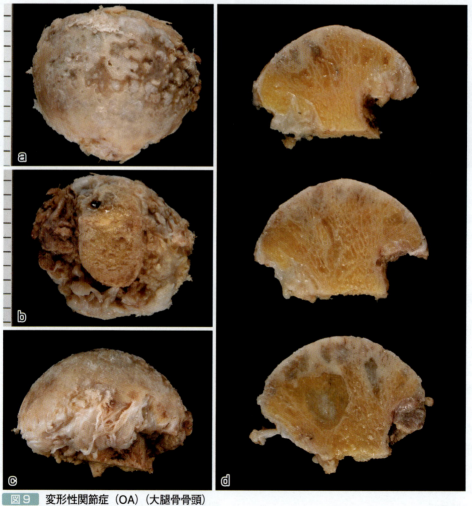

図9 変形性関節症（OA）（大腿骨骨頭）
a：象牙質化 eburnation と fibrocartilaginous plug が混在する骨頭表面．b：頸部に比べて横径の増した骨頭．c：側面像で明らかな骨頭の扁平化．d：顕著な軟骨下骨の硬化性変化と大きな軟骨下嚢胞および marginal osteophyte.

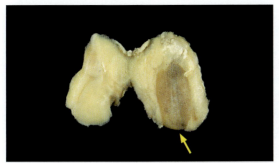

図10 象牙質化 eburnation（大腿骨内顆）
大腿骨内顆下面の象牙様変化（矢印）．

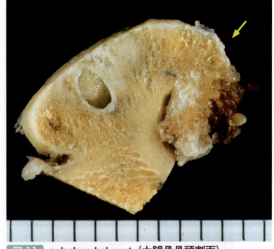

図11 subchondral cyst（大腿骨・骨頭割面）
骨頭中央部の大きな軟骨下嚢胞．図右側（骨頭内側）に大きな骨棘（矢印）の形成がある．

把握しにくい．対物2倍レンズを用いた視野で，まず標本全体をスキャンすると，骨・関節の輪郭の変化や歪み，海綿骨の骨梁の変化など，OAをはじめとする非腫瘍性骨・関節疾患での病変の全体像を容易に把握することができる．その後，倍率を上げて個々の病変部を観察していくのがよい．

1）fibrillation と chondrocytic cloning

OAの病変は最初に関節軟骨 articular cartilage（関節軟骨は硝子軟骨 hyaline cartilage である）にあらわれる．すなわち，関節軟骨の変性とそれに伴う修復像である．まず，軟骨細胞の消失がみられ，軟骨細胞の認められない軟骨小窩 empty lacuna が認められ（図13），軟骨基質の主成分であるプロテオグリカン proteoglycan 量が減少する．この基質の変化は最初期の変化であるが，日常の病理診断，HE染色標本においてはなかなか評価しにくい．比較的初期の関節軟骨の病変として把握しやすい病変は fibrillation（フィブリレーション，細線維化，細線維状変化）と chondrocytic cloning［軟骨細胞集合化（クローニング）］である．前者は肉眼的には関節軟骨表面のびらん局面として観察され，組織学的には，軟骨表面の「毛羽立ち」として認められる（図14，15）．通常 fibrillation の表面にはわずかながらフィブリンの滲出がある．chondrocytic cloning は，軟骨細胞の再生像であり，軟骨細胞があたかもコロニーをつくるように集簇する（図16）．

さらに，関節軟骨深部では，関節軟骨直下の血管が軟骨下面から上方に伸び出し，このため関節

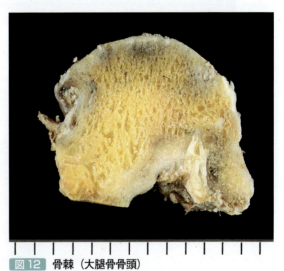

図12 骨棘（大腿骨・骨頭）
図右側（内側）にみられる関節軟骨辺縁の大きな突出．

軟骨最下層部で骨化が起こり，引き続いて tide mark が上方に新たに形成され，その重層化が起こる（図17）．

日常の病理診断においては，関節鏡下での剝離した軟骨組織片や増殖した滑膜組織が提出されることが多いが，前者の組織学的変化の評価は軟骨細胞の消失，fibrillation をもって行う．chondrocytic cloning は関節軟骨表層には通常あらわれず，剝離軟骨片にみられることはまれである．もちろん，chondrocytic cloning が認められれば重要な所見としてとることができる．

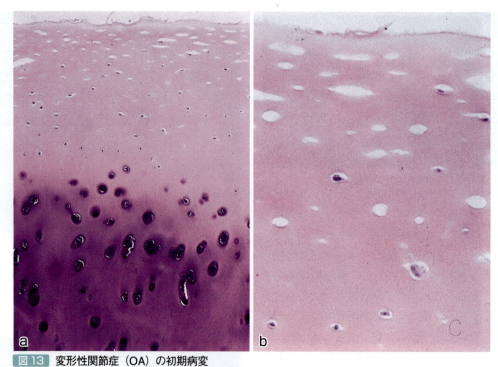

図13 変形性関節症（OA）の初期病変
関節軟骨における軟骨細胞の消失 empty lacunae は表層部に認められる（a）．強拡大像（b）．

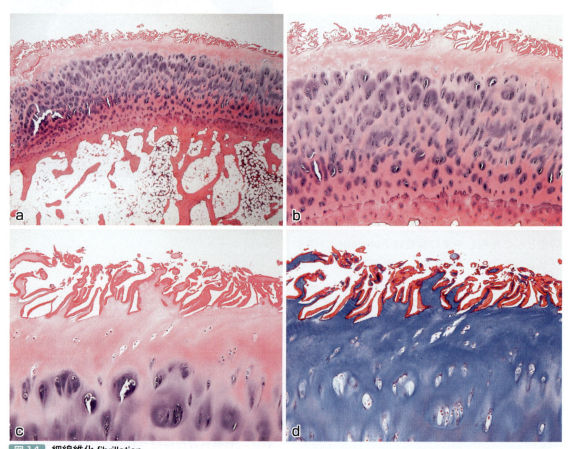

図14 細線維化 fibrillation
a：関節軟骨（硝子軟骨）表面の細かな「毛羽立ち」．b：aの中拡大像．c：毛羽立った表層面のフィブリンの滲出．d：Azan染色で表面をおおうフィブリンが明瞭に確認される．

図15 細線維化 fibrillation
fibrillation の拡大像.

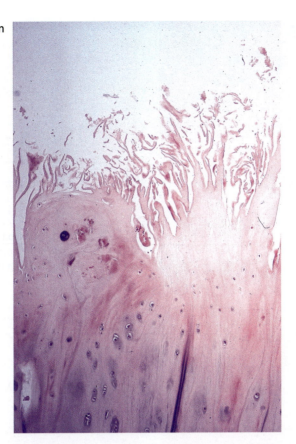

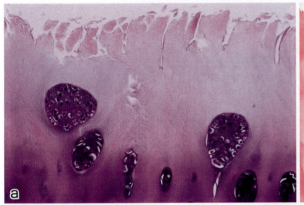

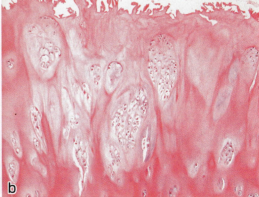

図16 chondrocytic cloning
a：関節軟骨に軟骨細胞の集簇が島状に散在している．表面には細線維化 fibrillation が認められる．b：関節軟骨浅層に軟骨細胞の集簇巣が認められる．関節軟骨表面には fibrillation が認められる．c：関節軟骨浅層にみられた軟骨細胞の小集簇巣．関節軟骨表面には fibrillation が認められる．

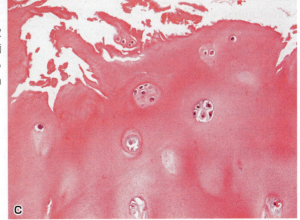

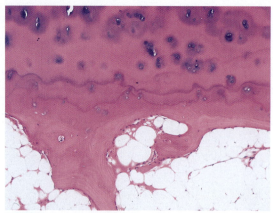

図17 tide mark の重層化

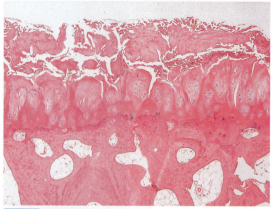

図18 細線維化 fibrillation と cleft
高度な fibrillation と cleft の像で，切片上は関節軟骨が遊離してみえる．軟骨下骨の硬化性変化を伴っている．

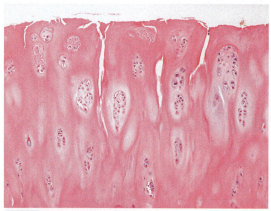

図19 cleft と chondrocytic cloning
関節軟骨浅層の cleft と軟骨細胞の集簇．

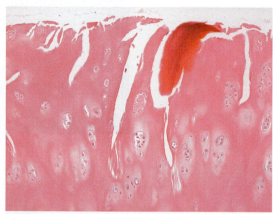

図20 cleft と chondrocytic cloning
関節軟骨浅層に明瞭な亀裂がみられる cleft と軟骨細胞の集簇．

2）cleft と fibrocartilaginous plug

さらに病変が進むと，関節軟骨に裂隙 cleft，crack が生じる（図18～22）．この多くは，関節軟骨の表面から，縦に裂けるように生じる（longitudinal split）が，水平方向に裂隙が認められることもある．裂隙辺縁には組織反応がなく一見アーチファクトの裂け目のようにみえる．関節軟骨が磨耗，変性により菲薄化したり欠損すると，線維軟骨がその部分をおおったり，埋めるように形成される（fibrocartilaginous plug という）（図23～26）．これは，軟骨の欠損部を硝子軟骨で修復できなくなった場合に，より再生力の強い線維軟骨でその部分を補填することをあらわしている．

3）eburnation と subchondral osteosclerosis

関節軟骨の障害に引き続き次のような変化が生じる．すなわち，eburnation［象牙質化；ebur（ラテン語の象牙 ivory）に由来した語］である．これは，関節軟骨どうしの機械的摩耗により関節軟骨が完全に消失した部分に軟骨下骨 subchondral bone が露出するもので，肉眼的には象牙様の乳白色で光沢のある，磨き上げられたような滑沢な局面として認められる（図7, 10）．組織学的には，一見標本の面出しが不良で表面が出ていないようにみえる硬化した層板骨の露出である（図27～30）．大腿骨骨頭では，eburnation は臼蓋に対面する部分，すなわち骨頭上外側に生じる．なお近年では治療法の進歩のためか，広範な

Ⅰ 変形性関節症

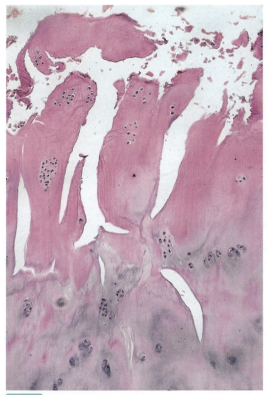

図21 chondrocytic cloning
細線維化 fibrillation と cleft のみられる関節軟骨に散在性に認められる chondrocytic cloning.

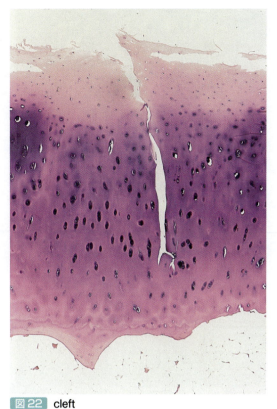

図22 cleft
縦方向の裂隙が認められる.

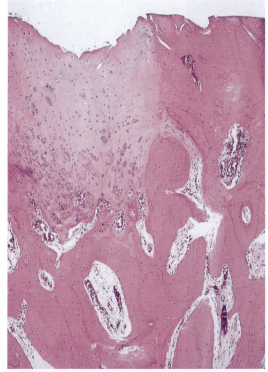

図23 fibrocartilaginous plug
左半部に fibrocartilaginous plug がみられる．右半部は象牙質化 eburnation.

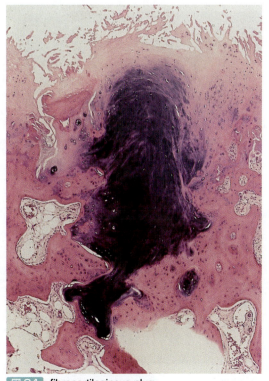

図24 fibrocartilaginous plug
関節軟骨から軟骨下骨にかけてみられる再生性の線維軟骨による充填.

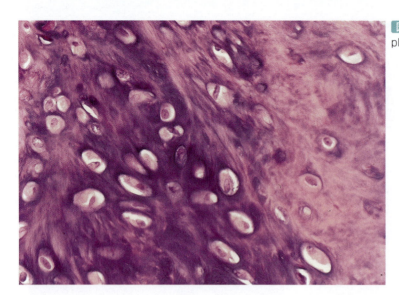

図25 fibrocartilaginous plug
plug を構成する線維軟骨の拡大像.

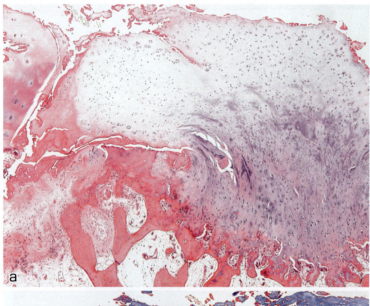
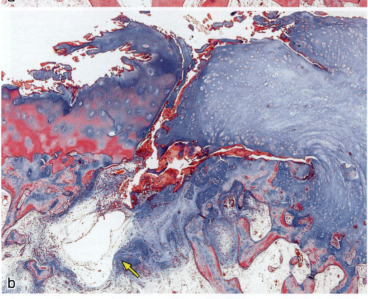

図26 fibrocartilaginous plug, cleft および subchondral cyst
a：HE 染色. b：Azan 染色. 既存関節軟骨（左側）と再生性の線維軟骨（右側：plug）の間に cleft が軟骨下骨まで認められ, cleft の先端部に軟骨下嚢胞（矢印）の形成が認められる. 光沢感のある既存関節軟骨の硝子軟骨と再生性線維軟骨との違いに注目.

図27 象牙質化 eburnation の弱拡大像
軟骨下嚢胞を伴う（矢印）.

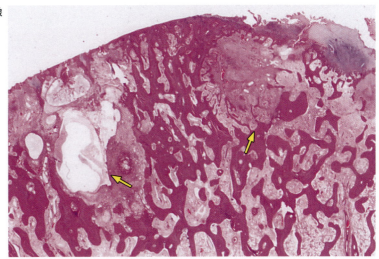

図28 象牙質化 eburnation
表面平らな eburnation の局面．右端にわずかに残存する関節軟骨を認める．

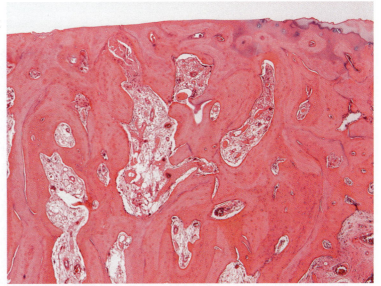

図29 象牙質化 eburnation の組織像
図の右側が eburnation の局面．左側には関節軟骨の残存がみられる．

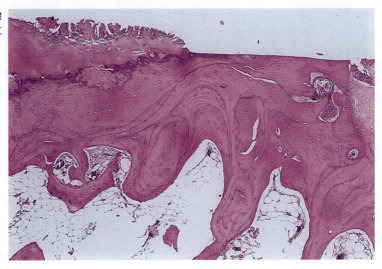

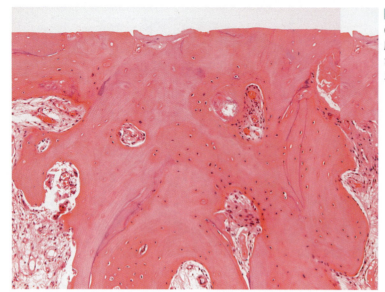

図30 象牙質化 eburnation
eburnation を構成する硬化性骨組織は層板構造が明瞭な既存骨梁と新たに添加された層板構造不明瞭な骨組織からなる．

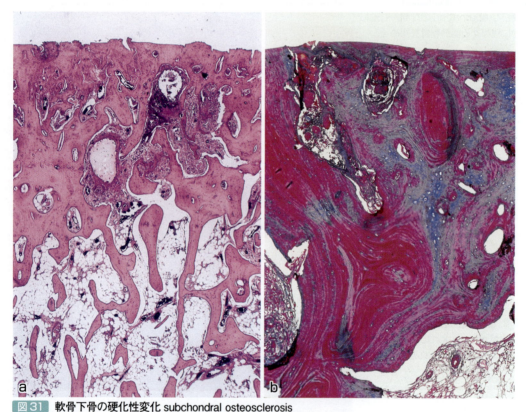

図31 軟骨下骨の硬化性変化 subchondral osteosclerosis
a：HE 染色像．b：Azan 染色像（強拡大）．

典型的な eburnation を観察する機会は少なくなり，eburnation の領域内に fibrocartilaginous plug が混在し，まだら模様を呈した病変をみることが多い（図7c, 9a）．

そして軟骨という緩衝材が消失するので，荷重に耐えるために，軟骨下骨 subchondral bone が硬化する（軟骨下骨の硬化性変化 subchondral osteosclerosis という）．これは組織学的には軟骨下骨および近傍の骨梁 bone trabeculae の肥厚と密在としてみられる（図31）．

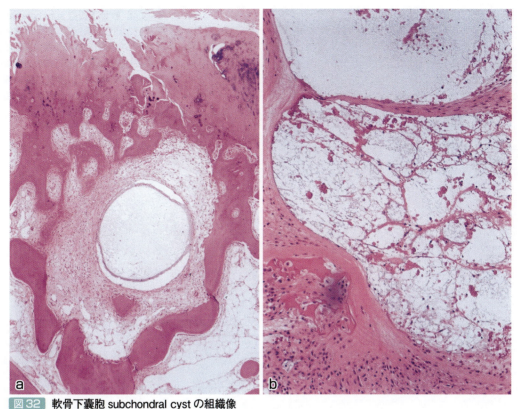

図32 軟骨下嚢胞 subchondral cyst の組織像
嚢胞壁には裏装細胞はなく，線維組織からなり，内腔に粘液様物質を容れる（b）．

4) cyst formation

軟骨下骨部 subchondral zone に嚢胞形成が認められる．この嚢胞は subchondral cyst, subarticular pseudocyst, synovial cyst, necrotic pseudocyst, geode などさまざまな名称で呼ばれているが，軟骨下（骨）嚢胞 subchondral (bone) cyst と呼ぶことが多い（図11）．本来は画像所見，特に単純レントゲン像で，円形の放射線透過性の病変を指す．したがって，組織学的に，以下の説明の真の嚢胞ではなく，骨梁の消失した線維組織のみからなる病変であることもある（つまり偽嚢胞 pseudocyst）．軟骨下嚢胞は，軟骨下骨部の骨梁間にみられ，通常は多発性である．大きさはさまざまで，数 mm から大きなものでは 2 cm に及び，中に滑液様の液体を容れている．組織学的には，嚢胞の内面をおおう細胞は認められず，壁は膠原線維あるいは疎性結合組織からなり，粘液変性や出血がしばしばみられる（図32, 33）．この嚢胞はいわゆる ganglion "cyst" に類似しており，骨内ガングリオン intraosseous ganglion と鑑別しなければならない．OA 変化のある関節では，定義として intraosseous ganglion と診断しない．なお，軟骨下嚢胞周囲の骨梁には骨芽細胞や破骨細胞の活動が活発であることがある．

この嚢胞の成因については，軟骨を失い骨が露出した関節面下に生じる衝撃により起こる骨の壊死や骨折による変化とする説（bony contusion theory）がかつてあったが，最近では関節軟骨亀裂部を通じて滑液の押し込みが起こるためとする説（synovial fluid intrusion theory）が有力である（図33）．

5) osteophyte

osteophyte（骨棘；骨増殖体ともいう）の形成は OA の特徴的変化の 1 つである．osteophyte の形成される部位により，marginal osteophyte, central osteophyte, periosteal and synovial osteophyte, capsular osteophyte に分けられる．marginal osteophyte は，OA の osteophyte としては最も一般的なもので，関節軟骨辺縁部にできるものである．骨頭をはじめと

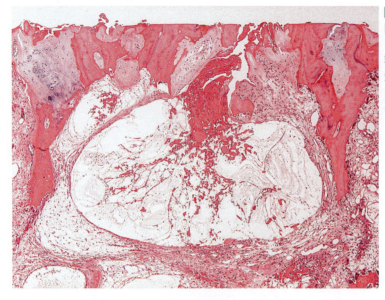

図33 軟骨下囊胞 subchondral cyst
関節腔と通じた囊胞で，内腔に粘液とフィブリンを容れている．囊胞周囲組織に粘液変性が認められる．関節表面は象牙質化 eburnation で，硬化性骨組織の間に fibrocartilaginous plug が認められる．

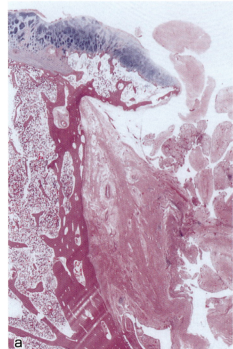

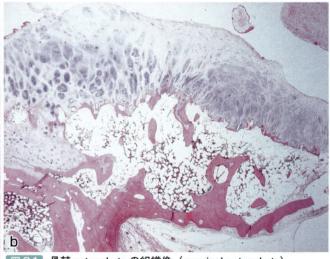

図34 骨棘 osteophyte の組織像（marginal osteophyte）
a：大腿骨骨頭内側辺縁に軒のように張り出した marginal osteophyte. reactive synovitis もみられる．**b**：a の拡大像．

する関節部の形状が荷重により扁平化し，より広い面で荷重を分散させるという力学的機転により，辺縁がヘルニア様に突出するものである（図34, 35）．関節部のどこに生じるかは，荷重のかかり方（強さや方向），破壊と修復とのバランスによるが，大腿骨骨頭においては内側に強く生じる．肉眼的な形態はさまざまであるが，組織学的には，骨髄（通常脂肪髄）を有する骨組織で，表面には軟骨組織から既存の骨皮質への移行像がみられることが多い（図34, 35）．この軟骨は

Ⅰ　変形性関節症

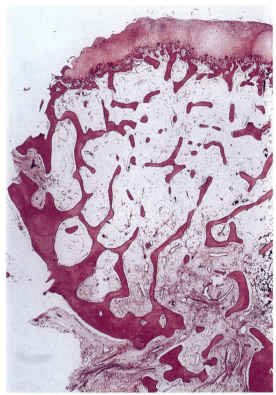

図35　骨棘 osteophyte の組織像(marginal osteophyte)
比較的大きな marginal osteophyte で，図上方に骨棘表面をおおう関節軟骨層がみられ，図下方に向かって骨皮質との移行像がみられる．

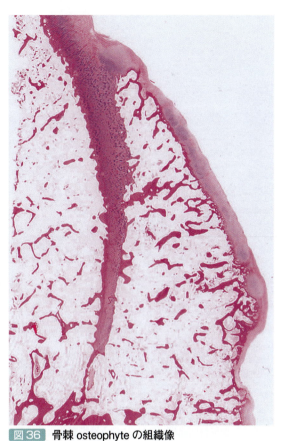

図36　骨棘 osteophyte の組織像
大腿骨骨頭内側辺縁にみられた骨棘で表面は新生軟骨でおおわれている．図中央の弓状の軟骨層が既存の本来の関節軟骨である．したがって，この骨棘は marginal osteophyte と central osteophyte の両者の要素を併せもつ．

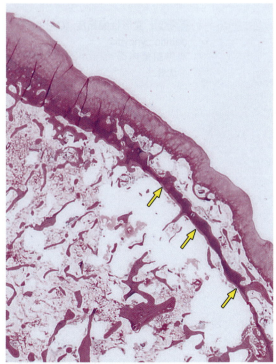

図37　骨棘 osteophyte の組織像 (central osteophyte)
既存の関節表面の輪郭（矢印）を残し，その外側に形成された central osteophyte.

本来の関節軟骨が変性再生した硝子軟骨組織で，ときには再生線維軟骨のこともある．

　central osteophyte は関節表面に骨軟骨の粗な突出面が形成されるもので，reduplication of cartilage and bone とも呼ばれている．これは，既存の関節軟骨や軟骨下骨を残し，その外側に新たに関節面をつくるように骨軟骨形成が起こるものである（図 36, 37）．periosteal and synovial osteophyte は，滑膜付着部付近に生じる膜性骨化による骨形成で，buttressing とも呼ばれている．大腿骨頸部に生じるものが特徴的で，頸部の皮質骨が肥厚してみえるものである．capsular osteophyte は関節包や靱帯の骨付着部に生じる骨形成で，指趾の指節間関節 interphalangeal joint（IP 関節）にみられることが多く，短管骨の marginal osteophyte とみなすことができる．

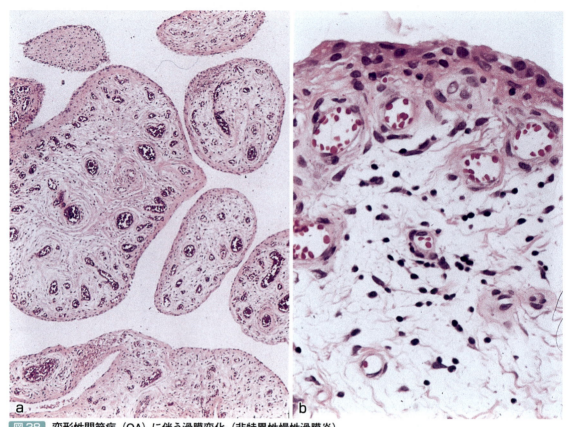

図38 変形性関節症(OA)に伴う滑膜変化(非特異性慢性滑膜炎)
a:乳頭状増殖を示す滑膜組織. b:疎らなリンパ球浸潤と毛細血管の増生と拡張.

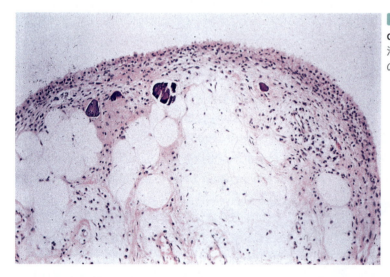

図39 変形性関節症(OA)に伴う detritic synovitis
滑膜組織内の necrotic bone debris の沈着.

6) 滑膜および関節腔の変化

OAでは,滑膜に強い炎症を伴うことはほとんどなく,軽度の乳頭状,絨毛状の増生 hyperplasia(ときに間質の脂肪組織の増生を伴う),血管の拡張と軽度のリンパ球,形質細胞浸潤をみる非特異的な慢性滑膜炎(図38)が認められる(RAとの鑑別点はRAの項目を参照).また,進行したOAにおいては一次性であれ二次性であれ,detritic synovitis(破砕性滑膜炎)が認められる(図39).これは関節面の磨耗により生じた軟骨

下骨が破壊され剝離した骨砕片物 necrotic bone debris［これを detritus（砕石）と呼ぶ］や関節軟骨の剝離断片が，滑膜に取り込まれ沈着した病変である．滑膜に detritus が存在することは，関節構造（関節軟骨ないしその深部の骨）が破壊されていることを意味する．detritus は，小石灰化物としばしば誤って認識されることがあり，注意を要する．detritus よりも大きな骨軟骨片が関節腔に遊離すると関節内遊離体 free body（joint mouse, loose body）となる．

II 二次性変形性関節症
secondary osteoarthritis

以下頻度が高いものについて簡単に解説する．

1 先天性股関節脱臼（CDH）

先天性股関節脱臼 congenital dislocation of the hip（CDH）は developmental dysplasia of the hip（DDH）とも呼ばれ，通常，生下時あるいは数ヵ月のうちに発症する大腿骨骨頭が関節包をつけたまま臼蓋から，亜脱臼 subluxation あるいは脱臼 dislocation するもので，女児に多い．CDH の股関節に生じる OA の特徴としては，一次性 OA と比べ，大腿骨骨頭の扁平化が著しいことと（図 40），臼蓋の OA 変化が強いことが挙げられる．高度に扁平化した骨頭をみた場合には，担当医に CDH の有無を確認する必要がある．臼蓋の外側方に張り出すように生じる骨棘の形成がよく認められ，軟骨下骨の硬化性変化や軟骨下嚢胞も目立つ．

2 関節リウマチ（RA）

RA に続発する二次性の OA では，関節軟骨および軟骨下骨の変化に比べて，骨頭形状の扁平化が弱い，骨棘の形成が比較的目立たない，などの傾向がある．

3 阻血性壊死（AVN）

阻血性壊死 avascular necrosis（AVN）（無腐性壊死 aseptic necrosis，骨壊死 osteonecrosis）

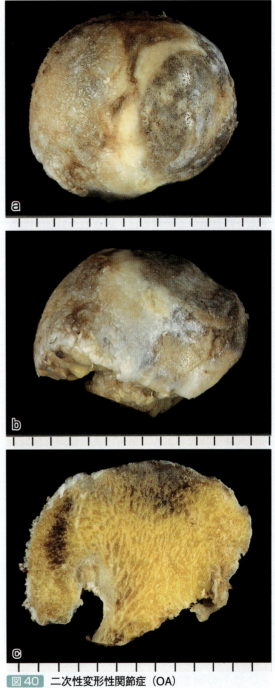

図40 二次性変形性関節症（OA）
先天性股関節脱臼（CDH）に続発した OA で，関節面像（a），側面像（b）および割面像（c）．骨頭の著明な扁平化と内側辺縁に垂れ下がるような大きな骨棘．

で，特に荷重負荷の強い大腿骨骨頭において進行した状態では，二次性 OA が認められる．この場合には，OA 変化のみにとらわれず，わずかでも subchondral osteonecrosis の病巣を見逃さないことが肝要である．

Ⅲ 大腿骨骨頭病変の鑑別診断のポイント

key points for differential diagnosis of femoral head lesions

検鏡にあたっての基本的事項：骨頭などの骨・関節病変を検鏡する際に，次の2つの視点に常に留意する．①病変成立の時系列を考える，②関節にかかる力学的な負荷，つまり荷重の影響を常に考慮する，の2点である．

1つの骨梁でもセメントライン cement line を挟んで相対峙する骨基質は生成された時期が異なるので，これに着目すると，骨梁にみられる反応性や添加性骨形成，破骨細胞性骨吸収や壊死などが生じた時間的前後関係（病変の時制 tense of lesion）を把握することが可能となる．これが，病変の本体やその本質的所見はどれかなどを解釈するうえでとても役立つ情報を与えてくれる．また，骨・関節組織は荷重に対して，常にダイナミックに反応し，リモデリングを繰り返している．したがって，ある時点，ある場所で病変が生じる（単発の事象のこともあるし持続的なこともあろう．当然，強弱もある．場所は狭い範囲に限られていたり，また広範に及んだりすることもあるであろう）．そして生じた病変に対して生体は反応するわけであるが，病理総論的な反応様式に加えて，必ず力学的負荷（荷重）による修飾が加わっていることを常に考慮する（代謝性骨疾患の場合はさらにホルモン作用の影響も考慮しなければならない）．この2つの視点を加えて検鏡することにより骨関節病変に対する理解，解釈が向上することは間違いない．

大腿骨骨頭切除検体の見方と鑑別診断のアルゴリズム：THA による切除された大腿骨骨頭では，主に以下の病変が鑑別診断に挙げられる．①OA，②RA，③AVN，④大腿骨頭軟骨下脆弱性骨折 subchondral insufficiency fracture (SIF)，⑤急速破壊型股関節症 rapidly destructive coxarthropathy (RDC)，⑥大腿骨頸部骨折 femoral neck fracture (FNF) である．それぞれの病変の最も重要な組織学的特徴を表3と模式的に図41にまとめて示す．

見方のポイントはまず対物2倍のレンズで骨頭全体の形，病変の分布を把握する．そして，関節面の表面（関節軟骨など），関節軟骨辺縁（骨棘，パンヌス pannus，bare area），軟骨下骨の変化［骨硬化，囊胞，壊死，骨折（裂隙）など］，滑膜の変化の順に所見をとっていくと所見を見落とすことが少ない．

実際には，まず⑥の FNF は，臨床的に明らかであり，病理学的に①〜⑤の骨頭病変との鑑別に迷うことはほとんどない．FNF が病理に提出される場合の多くは，病的骨折の有無の検索である．したがって，骨折部に悪性病変（癌の骨転移など）やアミロイドーシスなど病的骨折をきたす病変があるか否かが検索の主なポイントとなる．

次に，①〜⑤の病変であるが，臨床診断として特定の疾患・病変を挙げていれば，その病変に特徴的な所見があるか否かを検討することになる（陽性所見の確認）．一方，他病変の特徴的な所見がないことも同時に確認する（陰性所見の確認）．それを踏まえたうえで，骨頭病変の鑑別診断をすすめるにあたり，まず OA change の有無をみるところから始めるのが基本となる．その理由は OA は骨頭病変の最も基本となる中核的病変だからである．OA change が認められた場合，次にみるのは一次性 OA と二次性 OA の鑑別である．骨頭に二次性 OA に該当する変化がみられない場合は一次性 OA の診断となる．一方，RA や AVN など，それぞれの疾患に特徴的な所見がみられれば，たとえば，RA with secondary OA change のような診断となる．OA change がみられなかった場合は，OA 以外のそれぞれの病変に特徴的な所見の有無を検討していく．

近年，臨床サイドから，AVN と SIF との鑑別，臨床的に RDC を考えるが病理的にも RDC でよいか，ということを求められることが多くなっている．AVN の壊死および crescent sign と SIF に限局的な骨壊死を伴う場合の鑑別は特に注意が必要であり，壊死や骨折，仮骨などの範囲やパターンから慎重に鑑別する．その際，個々の病変（所見）の時制を把握することが病変の成り立ちを解釈するうえで大変有用である．

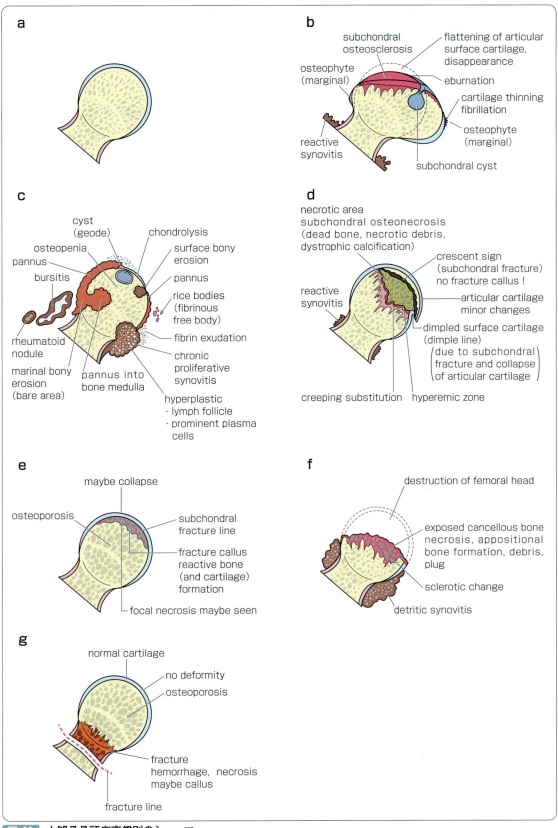

図41 大腿骨骨頭病変鑑別のシェーマ

a：normal，**b**：変形性関節症（OA），**c**：関節リウマチ（RA），**d**：阻血性壊死（AVN），**e**：大腿骨頭軟骨下脆弱性骨折（SIF），**f**：急速破壊型股関節症（RDC），**g**：大腿骨頸部骨折（FNF）．各病変の特徴は該当項目の本文を参照のこと．

表3 大腿骨骨頭病変の鑑別診断―主な組織所見と各疾患における重要所見

	articular cartilage changes	subchondral bone changes	osteophyte	
OA	· fibrillation · thinning · disappearance	· subchondral bone sclerosis · eburnation · subchondral cyst	· prominent, typical findings for OA · typically marginal osteophyte · occasionally surface osteophyte	
RA	· chondrolysis · pannus · surface bony erosion · ankylosis	· osteopenia (periarticular osteoporosis) · geode ("subchondral cyst") · rheumatoid nodule ; very rare in subchondral bone	· not characteristic · marginal bony erosion in bare area by pannus · osteophyte maybe seen in association with secondary OA	
AVN	· minor abnormality in early stage · Dimple line (in case of femoral head collapse exist (crescent sign fracture penetrate into the articular cartilage))	· osteonecrosis ; necrosis in both bone itself and intertrabecular space · necrotic debris and fat necrosis · hyperemic zone ; granulation tissue · creeping substitution (appositional new bone formation)	· osteophyte may be seen in secondary OA	
SIF	· basically minor abnormality · articular cartilage collapse	· linear fracure reminiscent of crescent sign with fracture callus (reactive bone and cartilage formation), callus may found within bone necrosis area · fracture associated findings ; necrosis, hemorrhage, etc. · osteoporosis	· not characteristic	
RDC	· disapperaed	· exposed subchondral cancellous bone area · osteosclerotic bone trabeculae with necrotic and reactive changes · deposition of debris in marrow space	· not characteristic	
FNF	· normal structure	· may be osteoporotic · occasionally AVN due to FNF	· no osteophyte	

OA：osteoarthritis, RA：rheumatoid arthritis, AVN：avascular osteonecrosis, SIF：subchondral insufficiency fracture, RDC：rapidly destructive coxarthropathy, FNF：femoral neck fracture.

	fracture	synovial changes	deformity/destruction
	· no or not typical findings for OA	· reactive synovitis	· flattening of articular surface
	· not characteristic	· chronic proliferative synovitis · lymphoplasmacytic infiltration · fibrinous exudation (rice bodies) · pannus · rheumatoid nodule ; rare	· destructon in end-stage · sublaxation · ankylosis
	· crescent sign without fracture callus · AVN may occur in FNF	· reactive synovitis	· collapse of femoral head · possible precursor of RDC
	· subchondral fracture : Ref. in subchondral bone changes column	· reactive synovitis	· collapse of femoral head · possible precursor of RDC
	· usually not identified in histology	· detritic synovitis	· destruction of articular surface structure
	· fracture changes found in femoral neck	· usually not paticular changes	· no deformity

第3章

関節リウマチとその関連疾患
Rheumatoid arthritis and related diseases

I 関節リウマチ
rheumatoid arthritis

1 はじめに

　関節リウマチ rheumatoid arthritis（RA）は，多発性の非化膿性の関節炎を主症状とする全身性の慢性炎症性疾患である．RA は膠原病のなかで最も頻度が高く，その有病率は 0.3〜1.5％である．原因は不明であるが，遺伝的素因に何らかの外的因子が加わり免疫異常が惹起されるものと推察されている．

　近年，RA の病態形成にかかわるさまざまな炎症性サイトカインなどの分子群が同定され，リンパ球やマクロファージなどの働きも明らかになってきた．そしてメトトレキサート（MTX）や生物学的製剤などの抗リウマチ薬を用いた近年の治療の進歩により，RA の治療目標が，症状や日常生活動作 activity of daily living（ADL）の改善から早期発見，早期治療を行うことによる寛解へと大きく変わってきた．

　ここでは主に外科病理検体の診断に必要な病理組織像を中心に解説する．関節リウマチの病態生理の詳細はリウマチ学の教科書などを参照されたい．なお，関節リウマチの診断基準［2010 年，米国リウマチ学会（ACR）・欧州リウマチ学会（EULAR）］を表 1 に示す．

2 臨床的事項

　男女比は 1：3〜5 と女性に多く，30〜60 歳台の女性に好発する．発症は多くは潜行性で，手足の小関節の痛みや morning stiffness（朝のこわばり）を初期症状とすることが多い．進行すれば，多発性の関節炎がみられ，さらに RA 特有の関節変形（ulnar deviation, swan-neck deformity, boutonnière deformity など）を呈する．関節炎の好発部位は，手足の小関節，手首，膝，肘，肩，股，頸椎（環軸）などの滑膜関節 synovial joint である．

　主な検査所見として，血沈，C 反応性蛋白 C-reactive protein（CRP）などがその活動性の指標となる．軽度の貧血，軽度の白血球増加が認められる．リウマトイド因子 rheumatoid factor（RF）は RA に特異的ではないが，80％以上の患者で陽性である．また，抗 CCP 抗体（環状シトルリン化ペプチド cyclic citrullinated peptide；CCP）は RA に特異性と感度が高く，発症早期から陽性となることから RA の早期診断に有用である．

3 画像所見

　典型的には，上述した滑膜関節に左右対称性に病変が認められる．discovertebral junction, symphysis pubis, manubriosternal junction などの cartilaginous joint（軟骨性関節）や靱帯，

表1	関節リウマチ（RA）の診断基準（文献1より改変）	

少なくとも1つ以上の関節で腫れを伴う滑膜炎がみられ，その原因としてRA以外の疾患が認められない場合に，以下の4項目についてのそれぞれの点数を合計し，6点以上であればRAと診断する．

A. 関節所見（腫脹，圧痛，画像）	
大関節1ヵ所	0
大関節2〜10ヵ所	1
小関節1〜3ヵ所（大関節はあってもよい）	2
小関節4〜11ヵ所（大関節はあってもよい）	3
11ヵ所以上（1ヵ所以上の小関節を含む）*	5

B. 自己抗体（少なくても1回の検査は必要）	
RF（−）かつ抗CCP抗体（−）	0
RF（＋）または抗CCP抗体（＋）	2
RF（＋＋）または抗CCP抗体（＋＋）	3

C. 炎症反応（少なくても1回の検査は必要）	
CRP正常かつESR正常	0
CRP増加またはESR亢進	1

D. 罹病期間	
＜6週	0
≧6週	1

大関節の定義：肩，肘，股，膝，足首．
小関節の定義：MCP，PIP，2〜5MTP，1趾IP，手首．
（＋）の定義：正常上限〜正常上限3倍まで．
（＋＋）の定義：正常上限3倍を超える．
関節所見としてOAとの鑑別のため，DIP，1指CMC，1趾MTPは除外．
＊：顎関節，肩鎖関節，胸鎖関節なども含めることができる．

CCP：環状シトルリン化ペプチド，CMC：手根中手，CRP：C反応性蛋白，DIP：遠位指節間，ESR：赤血球沈降速度（血沈，赤沈），IP：指節間，MCP：中手指節間，MTP：中足指節間，OA：変形性関節症，PIP：近位指節間，RF：リウマトイド因子．

腱の骨接合部 enthesis では，病変の発現頻度も低く，その程度も軽い．RAの基本的画像所見としては，soft tissue swelling，periarticular osteoporosis（osteopenia），bony erosion（関節の辺縁部にみられる marginal erosion と関節面にみられる surface erosion がある），関節裂隙の狭小化 narrowing of joint space，subchondral cyst（geode），変形 deformity，亜脱臼 subluxation，脱臼 dislocation，強直 ankylosis，二次性変形性関節症 secondary osteoarthritis（OA）などが認められる（図1〜4）．

4 病理所見

まず，RAの病理組織像を理解するうえで重要なことは，RAに"特異的（specific）"な変化はないということである．しかし一方，まったく非特異的病変のみで他疾患との鑑別が不可能というわけでもなく"特徴的（characteristic）"な変化はある．以下に記すそれぞれの変化1つ1つは"非特異的（non-specific）"であるが，総合的にみれば RA にかなり characteristic な病変である．これらの滑膜病変を総称的に増殖性滑膜炎 hyperplastic synovitis と呼び，RAをはじめとする膠原病に伴う関節炎にみられる．基本的には，診断にあたって臨床像や画像所見などを合わせ，総合的に判断する必要がある．

1）滑膜の変化

a. villous proliferation of synovial membrane

RAの病理組織学的変化はまず滑膜に認められる．滑膜は絨毛状ないし乳頭状に増殖し（villous or papillary proliferation），その表面をおおう滑膜表層細胞 synovial lining cell の肥大と増生が認められる（図5〜7）．正常の滑膜表層細胞

I 関節リウマチ 31

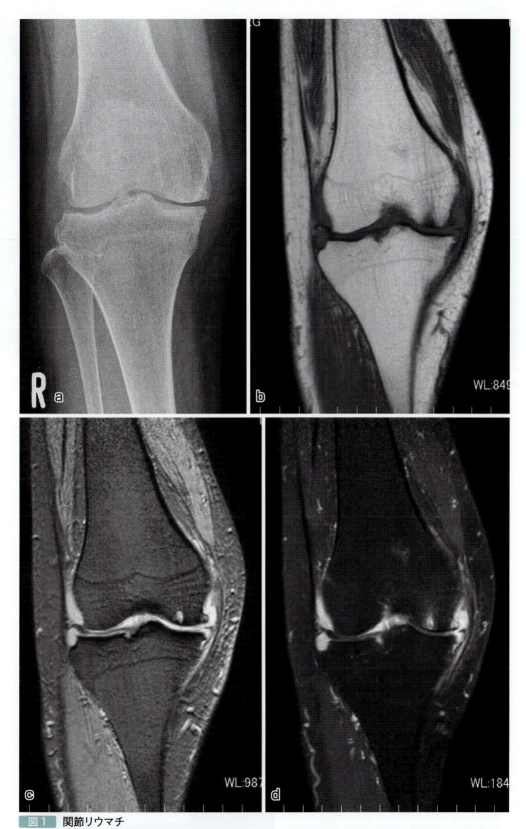

図1 関節リウマチ
a：右膝関節単純X線像．大腿骨，脛骨にわずかに marginal erosion を認める．b：MRI T1 強調像．c：MRI T2 強調像．d：MRI T2*強調像．marginal erosion に一致して，T1 強調像で等信号，T2 強調像で高信号を示す滑膜の増生像を認める．大腿骨内顆に geode を認める．

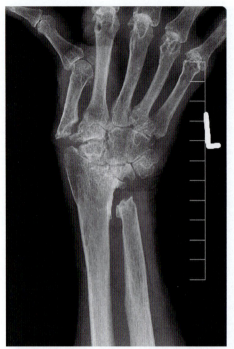

図2 関節リウマチ
骨破壊や関節亜脱臼が顕著に認められる関節リウマチ.

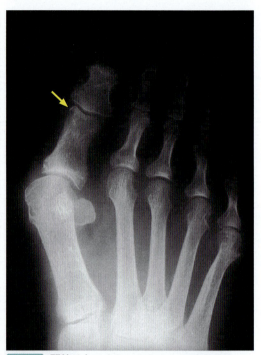

図3 関節リウマチの marginal erosion
外反母趾および母趾基節骨頭の marginal erosion（矢印）.

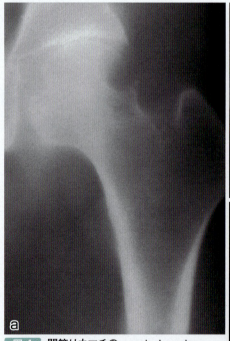

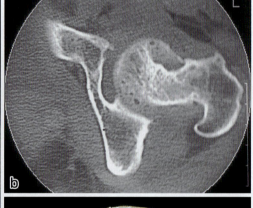

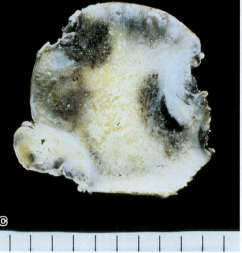

図4 関節リウマチの marginal erosion
a：股関節断層撮影像．大腿骨骨頭から頸部にかけて大きな marginal erosion が認められる．
b：CT．辺縁に骨硬化をみる marginal erosion．c：骨頭外側に画像に一致する骨浸食像が認められ（パンヌスの骨内侵入），また，内側には増生した滑膜が付着している．関節面には二次性の変形性関節症が明らかである.

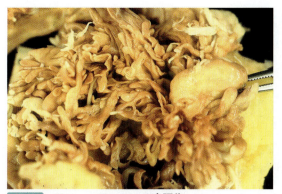

図5 villous proliferation の肉眼像
滑膜の著明な絨毛状の増生がみられる．褐色を呈しているのはヘモジデリン沈着（hemosiderotic synovitis）があるためである．

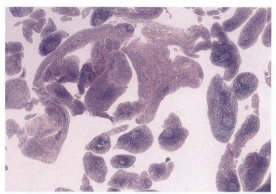

図6 villous proliferation の弱拡大像
顕著な lymphoplasmacytic infiltration を伴って絨毛状に増生する滑膜．

図7 リンパ濾胞
a：胚中心を伴うリンパ濾胞の形成．b：リンパ濾胞周囲には形質細胞の浸潤が目立つ．

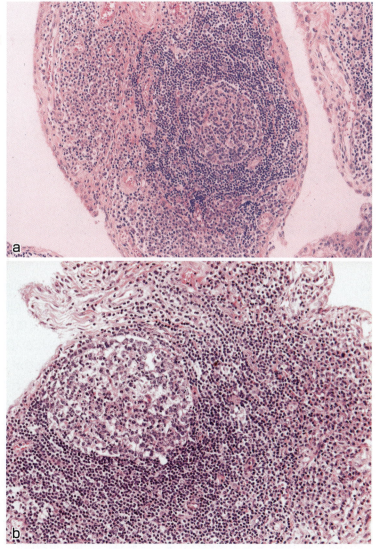

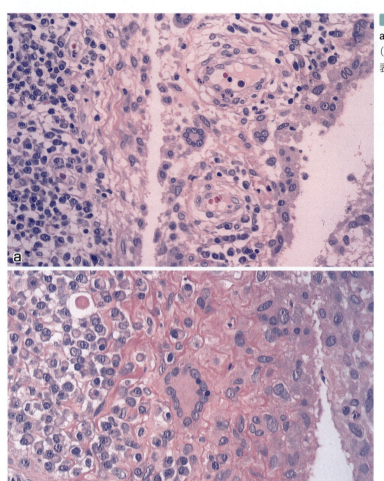

図8 Grimley-Sokoloff giant cell
a：核が胞体の外周に並ぶ多核巨細胞（Grimley-Sokoloff giant cell）と滑膜表層細胞の腫大をみる．b：強拡大像．

は，1〜3層であるが，RAでは6〜10層にも及び，また，核が馬蹄状に細胞質の辺縁に並ぶ多核巨細胞が認められることもある（図8）．この巨細胞はRAに特異的ではないが，RAの滑膜ではしばしば観察される．この巨細胞を，Grimley-Sokoloff giant cellと呼ぶ（貪食能を有するA型滑膜表層細胞由来と考えられている）．

b. vascular proliferation (capillary proliferation)

絨毛状に増殖した滑膜の間質に毛細血管および細静脈が増生，拡張し，充血・うっ血する（図9）．この充血・うっ血により，関節近傍の骨梁が骨吸収を受け，単純レントゲン的にperiarticular osteoporosisとして認められる．これは，骨硬化が起こるOAと単純レントゲン的には対照的である．

c. lymphoplasmacytic infiltration with lymph follicles

RAの滑膜には，リンパ球，形質細胞の浸潤が認められる（図10）．好中球は関節液内に滲出が認められるが，滑膜そのものには通常あまり強い浸潤はみられない．リンパ球，形質細胞浸潤は，しばしば集簇し，リンパ濾胞（胚中心を伴うものもしばしば観察される）の形成が認められる．他の非特異性慢性滑膜炎（OAや外傷などに伴う）と異なり，形質細胞浸潤が目立つことがRAの炎症細胞浸潤の特徴で，Russell bodyを有する形質細胞を多数みることもまれではない（図11）．リンパ球，形質細胞の浸潤が強く認められる場合，活動性が盛んな滑膜炎の状態と考えられ，一方，ステロイド治療を受けているRA，鎮静化しているRAでは，リンパ球，形質細胞浸潤は疎で

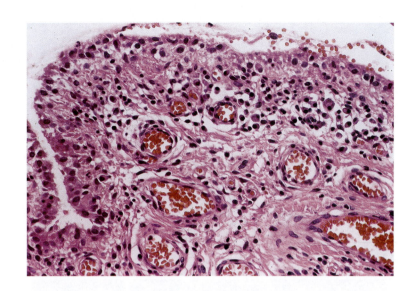

図9 vascular proliferation
滑膜間質の毛細血管の拡張と充血.

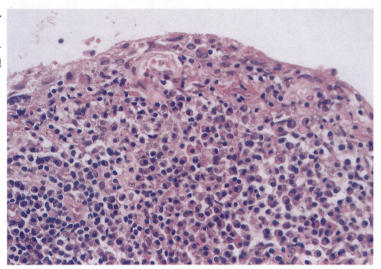

図10 lymphoplasmacytic infiltration
滑膜間質に著明な lymphoplasmacytic infiltration がみられるが, 形質細胞がかなり目立つことに注意.

ある (inactive synovitis)(図12). また, まれではあるが, 活動期にリンパ球, 形質細胞の浸潤程度は軽度であるが, フィブリン滲出が著明なことがあり, この場合, 滑膜内に好中球浸潤が軽度認められる. これも RA の活動期の一亜型と考えられる (図13). もちろん, フィブリン滲出とともに好中球浸潤が著しい場合は, 感染による化膿性関節炎 suppurative arthritis を考えなければならない. 非活動期の滑膜では, 間質の線維化がみられ (図14), ときにヘモジデリン沈着も認められる.

d. fibrin exudation

RA では, フィブリンの滲出 (fibrin exudation) が顕著に認められる (図15). 滑膜表面に付着し, 特に絨毛状に増生した滑膜の凹みのところにフィブリン塊が付着する像がしばしば観察される. このフィブリン塊の周囲に腫大した滑膜表層細胞がフィブリンを取り囲み, あたかもリウマトイド結節 rheumatoid nodule のようにみえることがあるが, 真のリウマトイド結節と誤ってはならない. 関節腔内にフィブリン塊が多数遊離すると, 肉眼的にあたかも淡褐色の米粒のようにみえる. これを米粒体 rice bodies と呼び, その本体は, intraarticular fibrinous free bodies である (図16).

e. detritic synovitis

RA により関節軟骨や骨が破壊されると, 断片化したこれらの組織が関節腔を経て滑膜に沈着する. この状態の滑膜を detritic synovitis (破砕性滑膜炎) と呼ぶ (図17). この変化は, RA に特

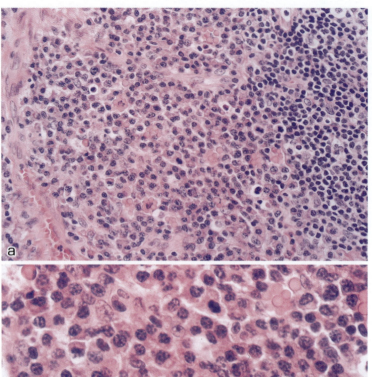

図11 Russell body を有する形質細胞
a：密な lymphoplasmacytic infiltration の中に Russell body を有する形質細胞が散在している．b：強拡大像．

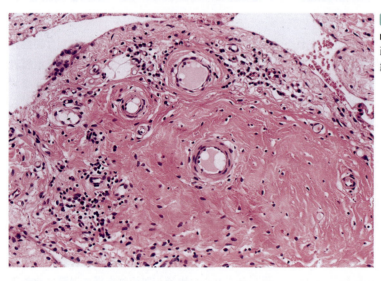

図12 関節リウマチの inactive synovitis
疎らなリンパ球，形質細胞浸潤と間質の線維化．

図13 関節リウマチの neutrophilic infiltration
関節リウマチでは，ときにフィブリン滲出に好中球浸潤を伴うことがある．

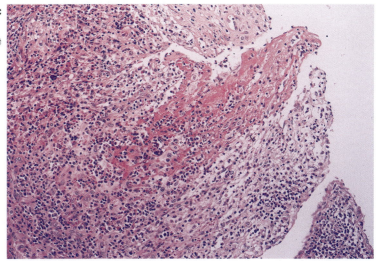

図14 滑膜の線維化
乳頭状に増生した滑膜の間質に線維化がみられる．炎症細胞浸潤はほぼ消退している．

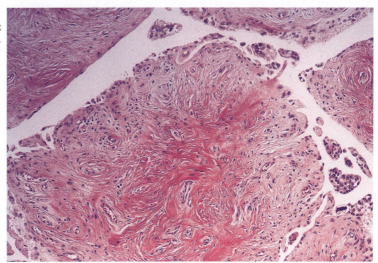

図15 fibrin exudation
滑膜表面の著明なフィブリン滲出．

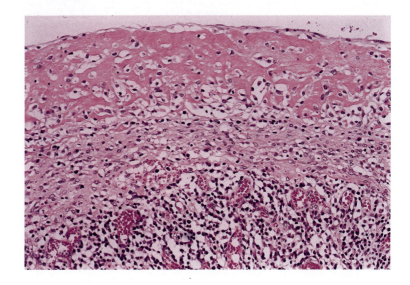

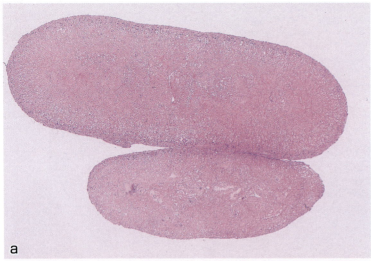
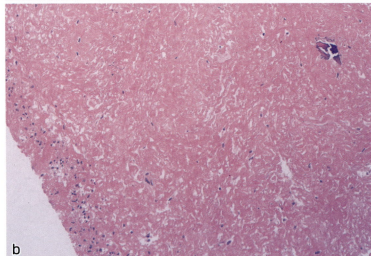

図16 米粒体
a：フィブリンからなる米粒様の関節内遊離体．b：aの強拡大像．

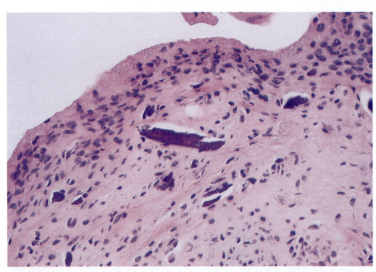

図17 detritic synovitis
関節リウマチにみられた detritic synovitis．骨砕片が滑膜に取り込まれている．

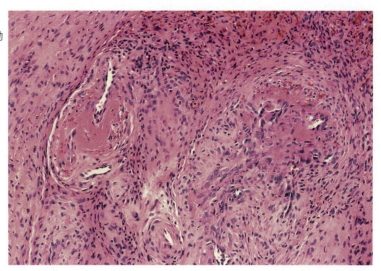

図18 悪性関節リウマチ
悪性関節リウマチの滑膜にみられた小動脈のフィブリノイド壊死.

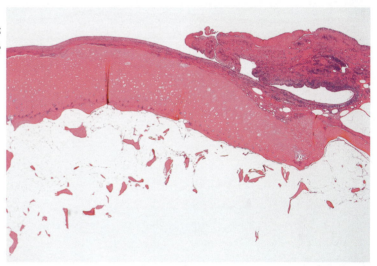

図19 パンヌス
図右方の滑膜から伸び出したパンヌスが関節軟骨表面をおおっている．関節軟骨には変性が認められる．

異的ではなく関節破壊の存在をあらわしているにすぎず，関節破壊が起こる OA や Charcot 関節などの他の病態でも認められる．

f. 悪性関節リウマチ（MRA）

RA に，血管炎をはじめとする関節外症状を認め，難治性もしくは重篤な臨床病態を伴う場合，悪性関節リウマチ malignant rheumatoid arthritis（MRA）と呼ぶ．組織学的には血管炎は，小中動脈に壊死性血管炎や肉芽腫性血管炎としてみられる（図18）．滑膜の検索で血管炎がみられることはきわめてまれであるが，RA の病態が急性増悪した場合などには，MRA を念頭に置く必要がある．

2）関節軟骨の変化

a. パンヌスと軟骨溶解症

炎症性の肉芽様組織に変化した滑膜組織が，関節辺縁の滑膜付着部から関節軟骨表面をおおうように這い伸びてくる．この這い伸びた炎症性滑膜組織をパンヌス pannus といい，RA に特徴的な所見の1つである（図19～25）．パンヌスは，初期では，毛細血管の増生，炎症細胞浸潤，線維芽細胞の増生を認め，陳旧化したものでは瘢痕様の線維性組織として認められる．パンヌスから種々のサイトカインや蛋白分解酵素が分泌され，また多核巨細胞やマクロファージが直接，関節軟骨を溶解，吸収する．これを軟骨溶解症 chondrolysis と呼ぶ（図26, 27）．関節軟骨は染色性が低下し（HE 染色で淡いピンク色になる），軟

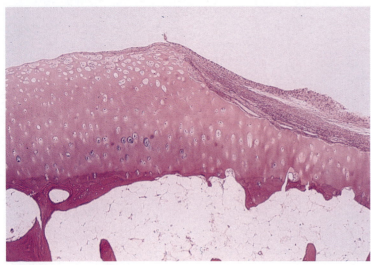

図20 パンヌス
図の右方から関節軟骨を浸食して侵入したパンヌス．

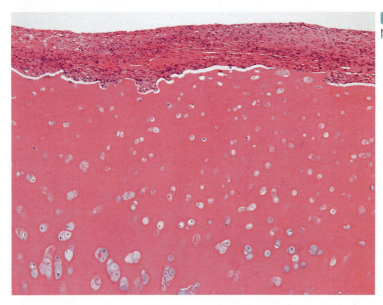

図21 パンヌス
関節軟骨表面をおおうパンヌス．

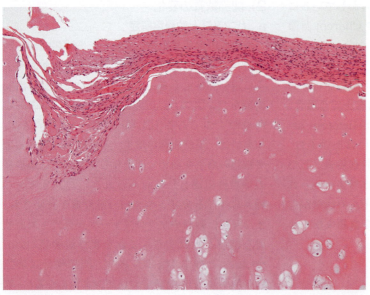

図22 パンヌス
関節軟骨をその表面から侵食するパンヌス．

図23 パンヌス
関節軟骨を浸食し，その表面をおおう線維性肉芽組織，すなわちパンヌス．

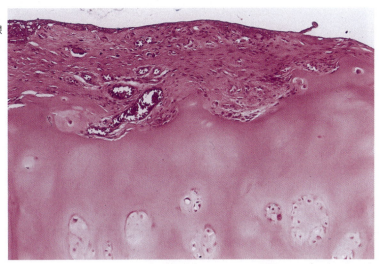

図24 パンヌス
a：パンヌスでおおわれた関節面．一部に侵食を受けた関節軟骨の残存が認められる．b：aの拡大像．

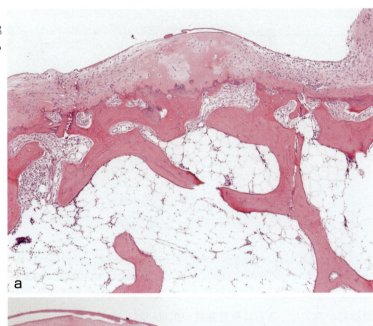

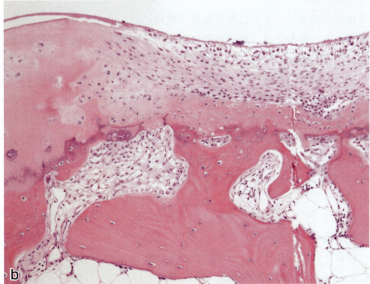

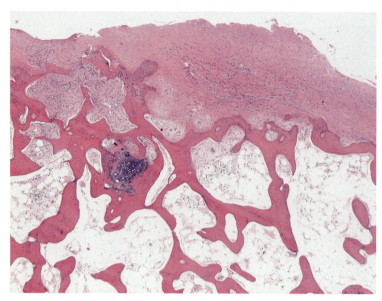

図25 パンヌス
関節軟骨は消失し，関節面がパンヌスでおおわれている．軟骨下骨には硬化性変化はみられない（硬化性変化が特徴的な変形性関節症との違いに注目）．

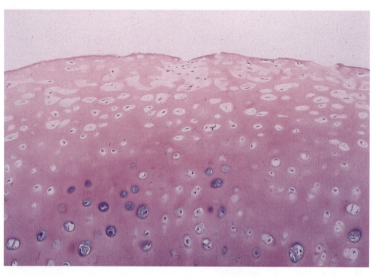

図26 軟骨溶解症
関節軟骨表層に軟骨基質の変性と軟骨小窩の拡大がみられる．

骨細胞が消失し，さらに軟骨基質が虫食い状に吸収される．やがては，関節軟骨は消失し，軟骨下骨 subchondral bone の表面をパンヌスがおおうように認められる（この状態は単純レントゲン像での関節裂隙の狭小化に対応する）．パンヌスは，軟骨の消失した関節表面からと関節辺縁の滑膜付着部の両部位から骨内に侵入する（この状態は単純レントゲン像での surface erosion と marginal erosion とにそれぞれ対応する）（図3，4, 28〜32）．

3）軟骨下骨の変化

軟骨下骨の変化として，OAでは骨硬化 osteosclerosis が認められるのに対し，RAでは逆に osteoporosis（ここでいう osteoporosis は，局所的な骨量減少病変を指し，疾患としての骨粗鬆症ではないことに注意）となる．骨梁は細くなりかつ減少する．骨梁間は疎な線維性組織に置き換えられ，まばらなリンパ球浸潤を伴うことが多い．軟骨下に囊胞もみられ，画像所見の geode に相当する（図33）．なお，進行した二次性OAになると，subchondral osteosclerosis (osteosclerosis of subchondral bone) を呈する．

4）RA 関節の終末像

RAが進行すると二次性OAを示す．膝，股関節の手術材料として病理に提出されることが多いが，一次性OAとの違いとして，扁平化が弱く，

Ⅰ 関節リウマチ

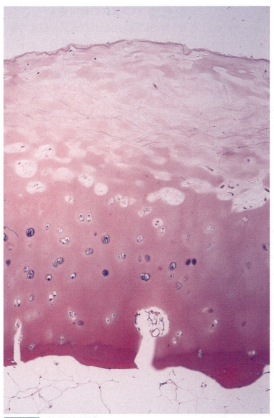

図27 軟骨溶解症
関節軟骨表層の軟骨細胞の消失と軟骨基質の顕著な変性.

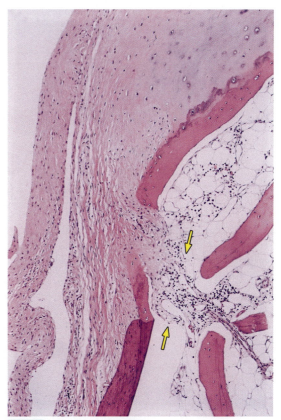

図28 パンヌスの骨内侵入
パンヌスが滑膜付着部から骨内に侵入している（矢印）.
初期の像である.

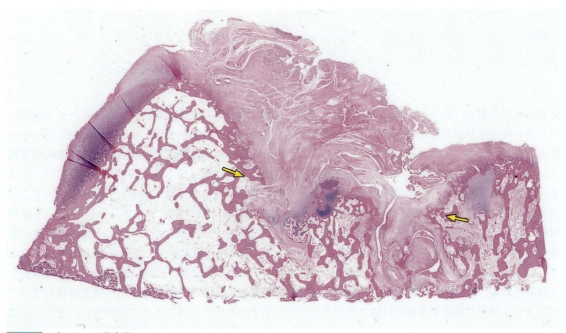

図29 パンヌスの骨内侵入
いわゆる bare area から骨内に侵入するパンヌス（矢印）.

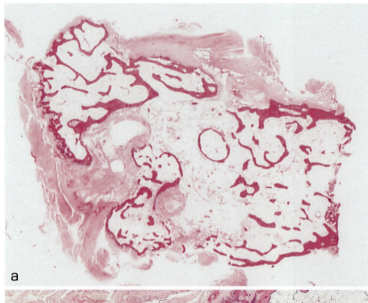
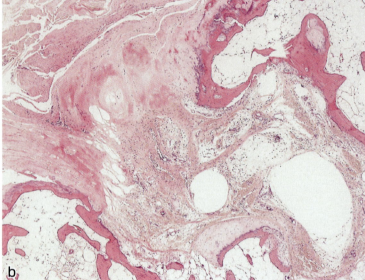

図30 パンヌスの骨内侵入
a：骨内に侵入したパンヌスの弱拡大像．骨梁がosteoporoticであることに注意．X線像ではosteopenia（骨減少）の所見に対応．b：aの拡大像．

骨棘の形成も軽い（図34）．もちろん，RAにはパンヌスの形成が認められることが最も重要な鑑別点となる．

　RAに侵された滑膜関節の終末像は強直である．関節軟骨は消失し，関節表面および関節腔が線維性組織で充填されるようになる（線維性強直fibrous ankylosisという）．このときにみられる線維性組織には，通常炎症細胞浸潤は軽微であることが多い．この状態では関節の可動性がきわめて制限される．強直の状態に陥った関節は，手術材料として病理で検索する機会はほとんどない．

5）滑液包，腱鞘の変化とリウマトイド結節

　滑液包bursaや腱鞘tendon sheath（tenosynovium）に起こる病変は，滑膜にみられる変化と基本的に同様である．滑液包のRAでは，フィブリンの滲出を伴ってcystic changeを示すことがしばしばあり（図35, 36），特に肘，足関節部，そして膝窩部にみられる．RAによる腱の断裂（特に手関節に多い）をみる機会に遭遇することがある（図37）．上記のようなRAの滑膜変化が腱鞘にみられ，断裂部の腱の膠原線維のフィブリノイド変性がみられることが多い．また，急性期では断裂部に好中球浸潤を伴うこともある．

　RAにかなり特異的な病変としてリウマトイド

I 関節リウマチ 45

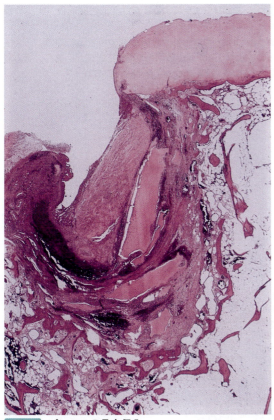

図31 パンヌスの骨内侵入
パンヌスが関節辺縁から侵入しており，画像の marginal erosion に相当する組織像．

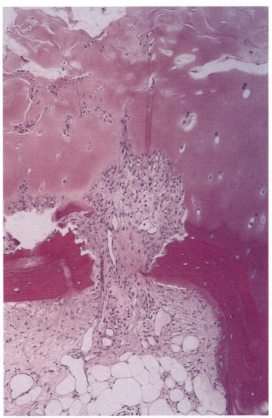

図32 パンヌス
骨内から軟骨下骨を壊し，直上の関節軟骨へ侵入するパンヌス．

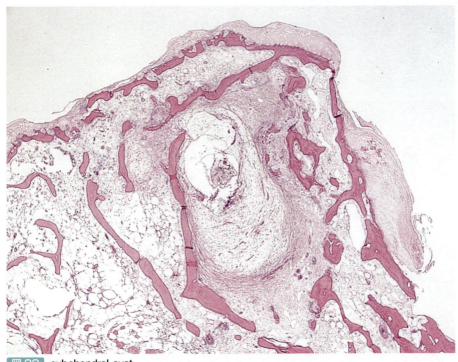

図33 subchondral cyst
軟骨下骨領域に嚢胞を認める．画像のいわゆる geode に対応する．

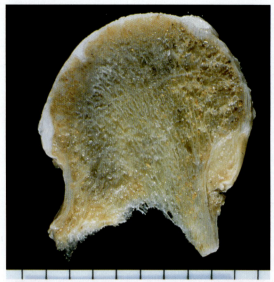

図34 関節リウマチによる二次性変形性関節症(大腿骨骨頭)
subchondral osteosclerosis は認められるものの，一次性のものに比べて，骨頭の扁平化や骨棘の形成がほとんど認められない．また，骨梁は osteoporotic である．

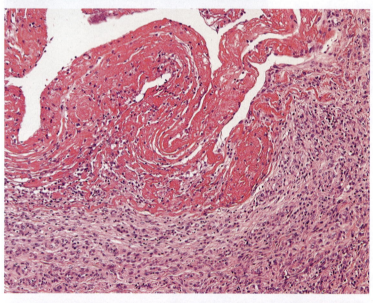

図35 関節リウマチにみられた滑液包炎
内腔にフィブリンの滲出が目立つ．

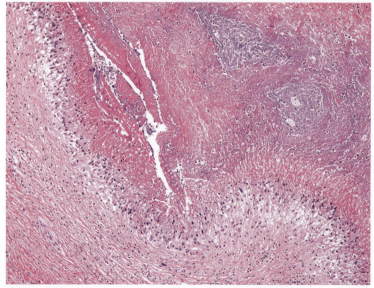

図36 関節リウマチにみられた滑液包炎
内腔にフィブリンや壊死物を容れており，滑膜表層細胞が組織球様に変化して内壁は palisading granuloma に類似する．このため，リウマトイド結節との鑑別を要する．リウマトイド結節との鑑別には内部が既存腔であることや内部に変性膠原線維がないことを確認する．

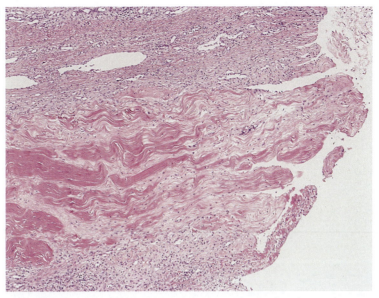

図37 関節リウマチにみられた腱断裂
炎症の活動期にみられた手指の腱断裂で，腱組織の変性と壊死が認められる．

結節 rheumatoid nodule がある．これは関節周囲の軟部組織にみられることがほとんどである．まれに，滑膜や骨内のパンヌスに認められることがある．組織学的には，palisading granuloma で，中心は変性した膠原線維を含む壊死巣（fibrinoid necrosis）であり，その周囲に紡錘形の核をもった組織球が palisading pattern をとって取り囲んでいる（図38, 39）．リウマトイド結節はかなり大きくなることもあり，壊死巣の中心に cystic change を起こしたり，mucinous substance を含んだりすることが結核などの類上皮細胞肉芽腫との鑑別点となる．また，リウマトイド結節の形状は円形や楕円形ばかりではなく，長円形や不整形を呈する．

II その他の膠原病
collagen vascular diseases other than rheumatoid arthritis

1 若年性特発性関節炎

若年性特発性関節炎 juvenile idiopathic arthritis（JIA）は 16 歳未満に発症した原因不明の 6 週間以上持続する慢性の関節炎である．以前は若年性関節リウマチ juvenile rheumatoid arthritis（JRA）と呼ばれていた．

自己免疫現象を基盤として，進行性，破壊性の関節炎を認め，ぶどう膜炎，虹彩炎，皮疹，肝脾腫，漿膜炎，発熱，リンパ節腫脹などさまざまな関節外症状を伴う．通常リウマトイド因子は陰性である．

RA に比べ症状は多彩で，関節外症状を伴う全身型（Still 病）と全身症状のみられない関節炎型（articular disease）に分けられる．関節炎型は，成人の RA に最も近い病態で，ときにリウマトイド因子が陽性となる．関節は左右対称性に侵されることが多い．滑膜の組織学的所見は基本的には成人の RA と同様である（図40）．

2 全身性エリテマトーデス

関節炎は全身性エリテマトーデス systemic lupus erythematosus（SLE）で最もよくみられる症状の1つである．手や手首の小関節や膝が最も侵されやすく，通常左右対称性である．RA と違って，bony erosion をみることは少ないが，ulnar deviation（尺側偏位，尺屈）などの変形を伴うことがあり（これを Jaccoud-like arthropathy と呼ぶ），これは関節を支える靱帯や腱の変性や断裂によるものである．骨壊死 osteonecrosis も SLE では比較的よくみられる所見で，大腿骨骨頭，大腿骨遠位，脛骨近位，距骨などに生じることが多い．組織学的には，滑膜の変化は RA と同様である（図41）が，炎症の程度は軽度のことが多く，また，パンヌスを形成することも少ない．

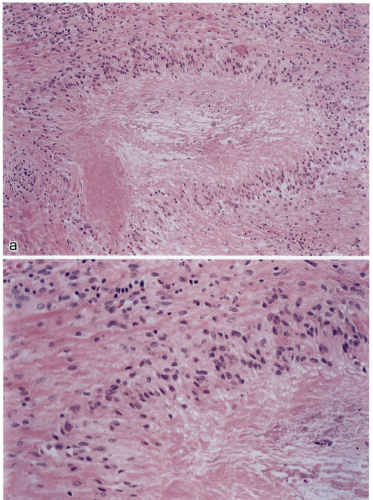

図38 リウマトイド結節
a：中心に壊死を伴う palisading granuloma. b：強拡大像.

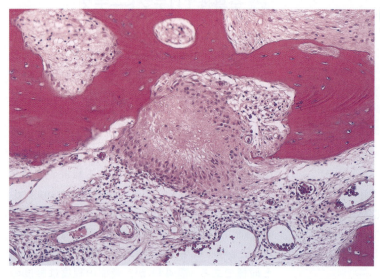

図39 リウマトイド結節
骨内にみられた比較的小型のリウマトイド結節.

図40 若年性特発性関節炎
lymphoplasmacytic infiltration を認める滑膜．通常の関節リウマチと組織学的には同様である．

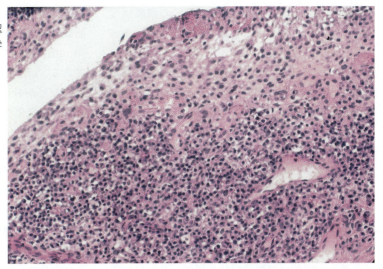

図41 全身性エリテマトーデスの滑膜炎
a：フィブリンの滲出と毛細血管の拡張．
b：形質細胞の目立つリンパ球，形質細胞浸潤．組織像は関節リウマチと同様である．

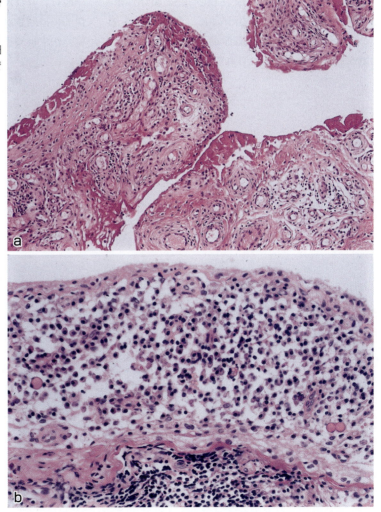

滑膜が提出され，病理学的に SLE の滑膜病変がみられるか，と要望されることがあるが，まったく非特異的な所見ではなくて RA と同様の hyperplastic synovitis がみられた場合には，SLE として compatible with（適合する）と診断するのが適切である．

Ⅲ リウマトイド因子陰性脊椎関節炎
seronegative spondyloarthropathy

リウマトイド因子陰性脊椎関節炎 seronegative spondyloarthropathy は，リウマトイド因子陰性の臨床的に骨関節症状が類似した一群の疾患群を指す．通常，強直性脊椎炎 ankylosing spondylitis，乾癬性関節炎 psoriatic arthritis，Reiter 症候群 Reiter syndrome，炎症性腸疾患に伴う関節症（腸炎性関節症 enteropathic arthropathy）などが入れられている．

基礎疾患はさまざまであるが，骨，関節症状は仙腸関節炎 sacroiliitis，脊椎の付着部症 enthesopathy（腱付着部症，靭帯付着部症）が特徴的である．enthesopathy とは，靭帯，筋膜あるいは腱などが骨に付着する部分（enthesis）に生じる炎症性変化をいい，しばしば骨化を伴う．腱付着部炎（靭帯付着部炎）enthesitis ということもあるが，病理医がイメージする通常の病理学総論的な炎症の像と異なり，炎症細胞浸潤は顕著でないことのほうが普通である．付着部の骨化亢進が前景となる変化のため，増殖性炎としてとらえるとその病態が理解しやすいかもしれない．

四肢や指趾の関節が侵される場合は，RA のように全身性に侵されることは少なく，少数の関節が侵される（oligoarticular）ことのほうが多い．一般に，リウマトイド因子陰性脊椎関節炎は，画像的に診断されることが多く，仙腸関節や脊椎の検体が生検や手術検体として検索される機会は少ない．

第4章

骨壊死
Osteonecrosis

I 基本的事項
basic knowledge of oteonecrosis

骨壊死 osteonecrosis という用語にはさまざまな病態が含まれている．古くは"osteonecrosis"といえば，感染性の骨組織の壊死を指していたが，現在では非感染性の壊死性病変を osteonecrosis と呼ぶことが多い．

感染性の骨壊死に対する用語として無腐性壊死（無菌性壊死）aseptic necrosis という用語が用いられ，病因として虚血が重要であることから阻血性壊死 avascular necrosis（AN もしくは AVN）(ischemic necrosis ともいう) という用語も aseptic necrosis の同義語として用いられている．病因に虚血が重要であるといっても，栄養血管に血栓などが病理学的にみつかることはまず経験されず，その意味で真の病因を特定できないことがほとんどであり，そのため特発性骨壊死 idiopathic osteonecrosis と呼ぶこともある．aseptic necrosis, avascular necrosis, あるいは ischemic necrosis という用語は，大腿骨骨頭に代表される関節軟骨下，骨端部の骨壊死 subchondral osteonecrosis に用いるのが一般的である．

これに対し，骨幹端や骨幹部に生じる通常は無症状の骨壊死に対しては，骨梗塞 bone infarct と呼び，両者を使い分けていることが普通である．

骨壊死が基礎疾患などに続発して起こることが

表1 骨壊死をきたしやすい病態および疾患
骨折
ステロイド治療
減圧症（潜函病など）
アルコール依存症
ヘモグロビン異常症（鎌状赤血球症など）
血液凝固異常症
Gaucher 病
膠原病・血管炎（全身性エリテマトーデスなど）
放射線障害
妊娠
痛風
膵炎

あり，これらには骨折，ステロイド治療，減圧症，アルコール依存症，鎌状赤血球症などさまざまな疾患，病態が知られている（表1）．また，ビスフォスフォネートなどの薬剤に関連して，その副作用の1つとして顎骨壊死が起こることがある．これを薬剤関連顎骨壊死 medication-related osteonecrosis of the jaw（MRONJ）という．この検体が病理診断に出される場合は，口腔内であることから細菌感染を伴った骨髄炎として提出されることが多い．したがって，病理組織学的には，いわゆる腐骨 sequestrum の像を示すことが多い．

離断性骨軟骨炎 osteochondritis dissecans, Legg-Calvé-Perthes 病に代表される骨軟骨症 osteochondrosis も基本的な病態に骨組織の壊死があると考えられるのでここで取り上げる．

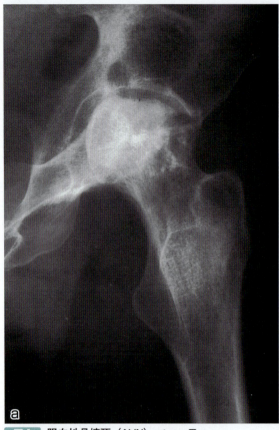

図1 阻血性骨壊死（AVN），stage Ⅲ
a：単純X線像．大腿骨骨頭に不整な骨硬化像がみられる．この写真では crescent sign は明瞭ではない．b：切除骨頭の軟X線像．骨頭頂部から外側にかけて，crescent が明らかである．これは関節軟骨と軟骨下骨との離開である．c：その肉眼像．subchondral zone の黄色を呈する広範な壊死がみられ，関節軟骨直下に crescent が認められる．

Ⅱ 阻血性骨壊死
avasular necrosis（AVN）

1 臨床的事項

表2 大腿骨骨頭阻血性骨壊死（AVN）の臨床病期

stage	単純X線	MRIあるいは骨シンチグラフィ
Ⅰ	no change	positive change
Ⅱ	sclerotic density	positive change
Ⅲ	crescent sign	positive change
Ⅳ	osteoarthritis	positive change

関節軟骨下に起こる阻血性骨壊死（subchondral AVN）は，大腿骨骨頭に最も多くみられ，その他，大腿骨遠位内外顆，上腕骨骨頭などを侵す．成人に多いが，その発症の平均年齢は変形性関節症 osteoarthritis（OA）よりも若く，20～50歳台に最も多い．臨床症状は疼痛で，突然の痛みで発症する．

大腿骨頭の AVN を臨床的，画像的に4つの病期（stage）に分けることが知られている（表2）．stage Ⅰ は，疼痛など症状はあるが単純X線像では変化がない．骨シンチグラフィで集積像がみられ，また MRI では T1 強調像で線状の低信号域として認められる．これは，骨組織の壊死に対して組織の修復機転がいまだほとんど行われていない状態に対応している．stage Ⅱ では，単純X線像で点状の硬化像として認められる．これは，壊死に陥った骨組織に生じた石灰化と修復のための骨新生を反映している．stage Ⅲ では，関節軟骨下に三日月状の骨透亮像が認められる（crescent sign と呼ぶ）（図1）．これは，関節軟

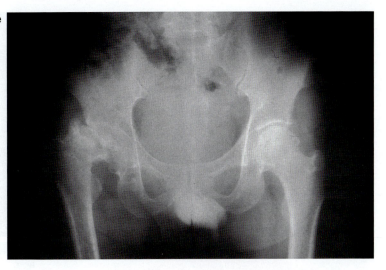

図2 阻血性骨壊死 (AVN), stage Ⅳ (二次性変形性関節症)
単純X線像. 骨頭は潰れ (collapse), 著明に扁平化している.

骨を離断し壊死組織内に生じた関節腔と通じる骨折を反映している. この stage になると軽度の扁平化など骨頭の形に変化が生じることになる. stage Ⅳは, AVN に続発した OA に陥った状態である (図2).

以上の stage 分類は一般的であるが, 最近, Association Research Circulation Osseous (ARCO) の大腿骨骨頭壊死 osteonecrosis of femoral head (ONFH) 国際病期分類がなされており, それでは stage 0〜4 に分けられている. 各 stage の診断基準は, 従来の病期分類とほぼ同じである.

2 病理所見

阻血性骨壊死 (AVN) の組織像は, 軟骨下の壊死巣とそれを取り巻く修復層に大別され, それぞれみられる所見が異なるので, 標本のオリエンテーションや病変分布を考慮して検鏡しなくてはならない (図3, 4). 大腿骨骨頭の場合の肉眼所見は, 割面では, 軟骨下に扇状ないし楔状に不透明で燻んだ黄色調の変色域を認め, ここが壊死巣 necrotic area (壊死層 necrotic zone) に相当する [ここの組織所見は後述の 1) 壊死巣の組織像] (図5). 不透明な黄色調域は後述する健常部の正常脂肪髄の黄色の色調と明らかに異なる. 健常部の色調は同じ黄色でも透明感がある. 壊死巣の外縁に帯状にやや褐色調を呈する層があり, ここが修復層 reparative zone (修復反応層) (充血層 hyperemic zone) である. 修復層では後述する

creeping substitution と呼ぶ反応性の添加性骨形成が起こり, 画像での帯状硬化像に相当する [ここの組織所見は後述の 2) 修復層の組織像] (図5). さらにこの外側は健常骨組織であり, 病変部と区別する意味で健常層 normal zone と呼ぶ. crescent sign は関節軟骨直下の空隙としてみられ, これは壊死巣での軟骨下骨折を反映しており, これが生じると骨頭の潰れ [陥凹 (collapse)] が起こる [ここの組織所見は後述の 3) crescent sign]. この場合, 関節軟骨を表面からみて, 関節軟骨と軟骨下骨折線の外周の接点に沿った関節軟骨の皺として認められる. さらに骨頭の圧壊が進むと皺の部分で骨折線が関節軟骨を貫通し, 皺に沿って関節軟骨の亀裂が生じる. 圧壊がさらに進行するとこの表層部の骨軟骨組織が蓋状となり, さらに完全に遊離した骨軟骨片となるに至る.

1) 壊死巣の組織像 — necrosis of bone

骨組織の壊死と診断するためには, 骨梁の骨小窩内の骨細胞核の消失 (empty lacuna) (壊死に陥った骨梁を dead bone と称する) と脂肪壊死 fat necrosis の両者, つまり骨と骨髄の壊死を確認することが必要である (図6). 壊死に陥ってからさほど時間が経過していない場合, 骨の壊死は骨細胞の脱落ではなく, 骨細胞の核の染色性の消失 ghost nucleus として認められることがある. この場合, 不適切な脱灰操作による染色性の低下と区別する必要がある. 骨髄に造血細胞がある場合には, 造血細胞は骨の中では最も虚血に弱

第4章　骨壊死

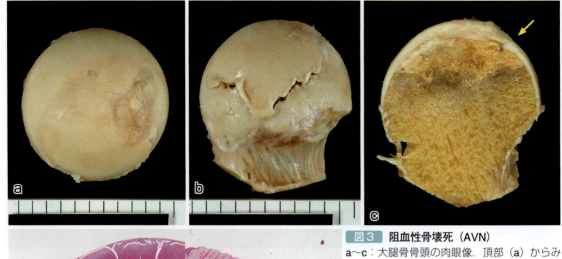

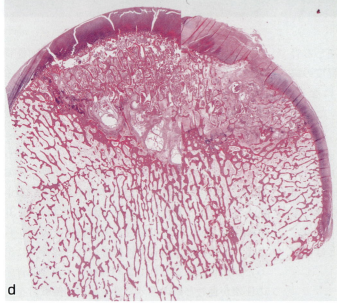

> **図3　阻血性骨壊死（AVN）**
> a〜c：大腿骨骨頭の肉眼像．頂部（a）からみると関節軟骨は保たれているが，側面（b）からみると関節軟骨に亀裂を認める．割面（c）では，関節軟骨直下に楔状の黄色調の変色域がみられ，それを縁取るように帯状の充血域がある．関節軟骨に亀裂をみる（矢印）．d：セミマクロ像で，肉眼所見に一致した関節軟骨下の壊死巣，その周囲を取り巻く修復（充血）層が明瞭である．充血層 hyperemic zone には骨硬化性変化（その実体は creeping substitution）があることに注意．関節軟骨の亀裂部に通じる crescent sign も確認できる．e：割面図のシェーマ．

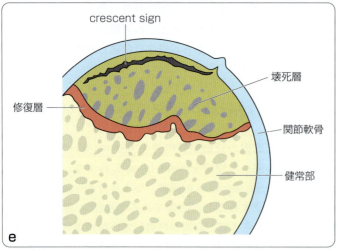

Ⅱ 阻血性骨壊死

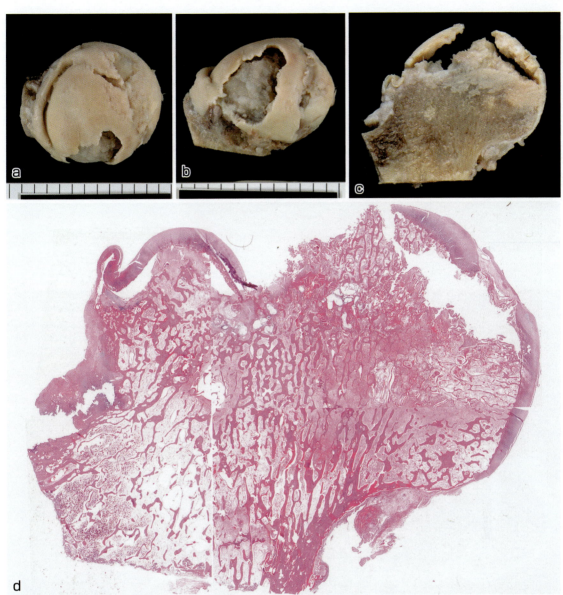

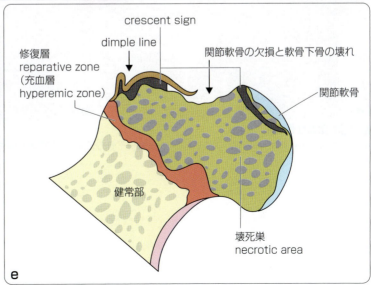

図4 阻血性骨壊死（AVN）

a～c：大腿骨骨頭の肉眼像．頂部（a），側面（b）ともに，関節軟骨に亀裂を認め，関節軟骨が遊離してみえる．割面（c）では，関節軟骨下に黄白色調の壊死巣がみられる．crescent signは壊れが高度で，関節軟骨不連続であり，外側には関節軟骨の皺（凹み）も認められる．d：セミマクロ像で，肉眼所見に一致した骨頭表面の壊れと大きな裂隙（crescent sign），関節軟骨下の壊死巣が認められる．外側の関節軟骨の皺も明瞭である．e：割面図のシェーマ．

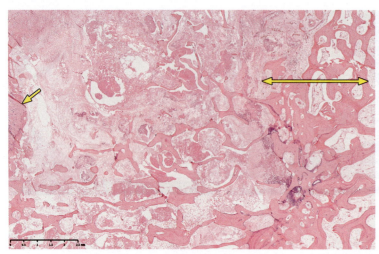

図5 阻血性骨壊死（AVN）
弱拡大像で，左側が関節軟骨（矢印），右側が頸部方向である．壊死巣では骨梁の壊死と necrotic debris，脂肪壊死，異栄養性石灰化が認められ，右側の修復層 reparative zone（充血層 hyperemic zone）（両矢印）では creeping substitution による骨硬化性変化が認められる．

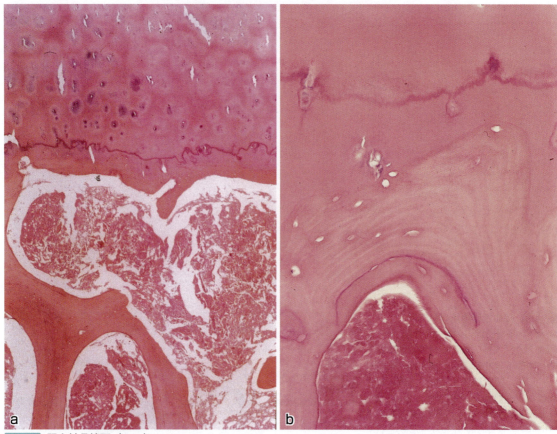

図6 阻血性骨壊死（AVN）
a：subchondral zone に壊死が認められる．b：軟骨下骨の骨梁の骨細胞核の消失（empty lacuna）．

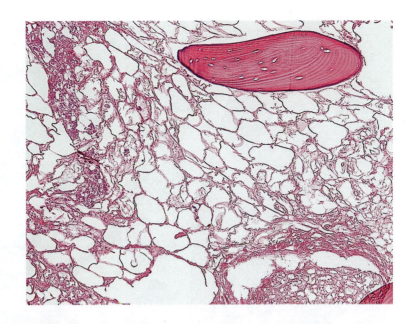

図7 阻血性骨壊死（AVN）
壊死巣における脂肪壊死．

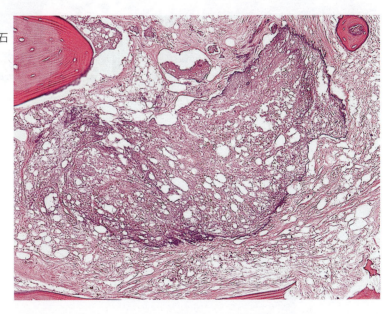

図8 阻血性骨壊死（AVN）
壊死巣の脂肪壊死にみられた異栄養性石灰化．

い組織であるので，骨や脂肪細胞よりも早期に壊死に陥る．脂肪壊死は，通常の脂肪壊死の像の他に（図7），ときに膜様脂質異栄養症 membranous lipodystrophy で観察される膜嚢胞変性 membranocystic change の像をとることもある．壊死に陥った脂肪髄に異栄養性石灰化 dystrophic calcification が認められ（図8～10），これが X 線像での骨硬化像の一因となる．さらに，HE 染色でピンク色の無構造物 acellular amorphous material が骨髄（骨梁間組織）に認められるようになる．この無構造物を necrotic debris と呼び，骨壊死の診断に重要な所見である（図11）．これを，帯鋸で割を入れる際に生じる鋸屑組織と誤ってはならない．

大腿骨骨頭壊死の場合，以上の骨組織の壊死が，関節軟骨下（骨）領域 subchondral (bone) zone に広範にみられることが，AVN の病理組織診断の最も重要なポイントである．そして後述する軟骨下脆弱性骨折との鑑別には，この軟骨下壊死領域に修復性反応がみられないことが重要な鑑別点の1つとなる．

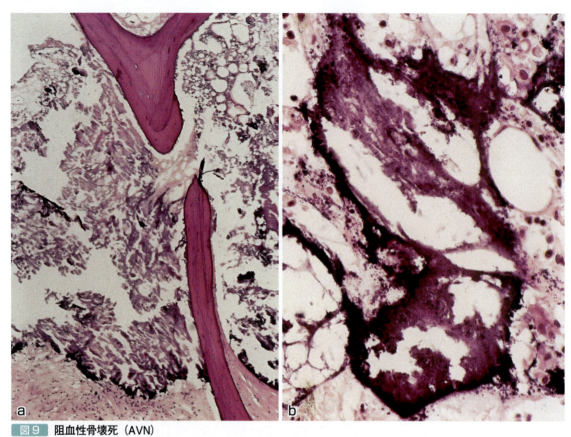

図9 阻血性骨壊死（AVN）
a：骨髄壊死巣内の石灰化. b：強拡大像.

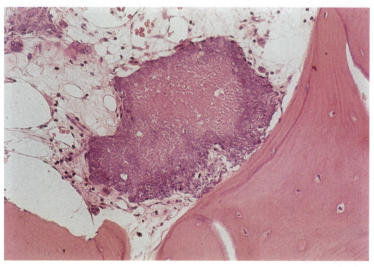

図10 阻血性骨壊死（AVN）
壊死巣周囲の骨梁間の石灰化.

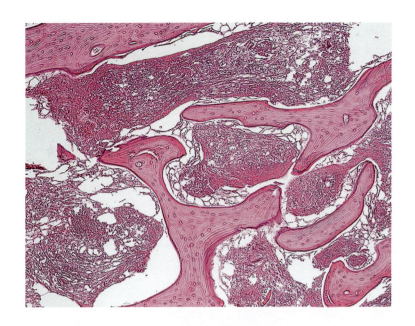

図11 阻血性骨壊死（AVN）
骨梁間の necrotic debris.

2）修復層の組織像—creeping substitution と修復反応像

　壊死に陥った骨には，他の組織と同様，組織の修復機転が働くが，関節軟骨直下の領域では，無血管組織である関節軟骨におおわれているため，この組織修復機転は届かない．この修復機転は健常な骨組織と接する側の壊死巣周囲に起こり，壊死組織を取り囲んで，毛細血管の拡張と増生，線維芽細胞の増生など肉芽組織が認められる（これを修復層 reparative zone あるいは充血層 hyperemic zone と呼ぶ）．充血層から壊死に陥った骨，骨髄を修復するために，骨髄には肉芽組織が侵入する（図12〜15）．通常，泡沫細胞や異物型多核巨細胞などの浸潤が認められる．この後，肉芽組織は線維化する（図16）．壊死に陥った骨梁そのものの周囲には，新生骨が付加され（new bone apposition），これが骨梁に沿って伸び，壊死骨を挟み込むように（サンドウィッチ状態）形成される．このプロセスを creeping substitution と呼び，壊死骨の修復像としてきわめて特徴的な組織所見である（図17〜20）．

　骨壊死が完全に修復される場合には，骨髄の修復とともに，壊死骨，新生骨ともにリモデリングが起こり，新たな骨梁が形成されることになるが，病理検査に供される検体では完全な修復像をみることはない．特に軟骨下の領域を中心として修復反応のみられない骨壊死巣がある．これは軟

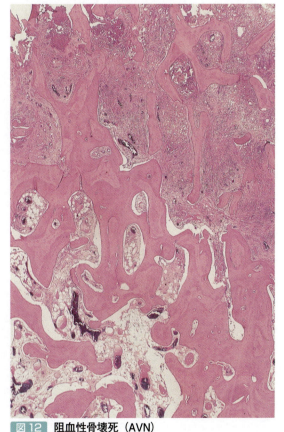

図12 阻血性骨壊死（AVN）
壊死巣周囲の充血層 hyperemic zone. 図左上方が壊死層 necrotic zone，図右下方が osteosclerotic zone，その間が充血層である．

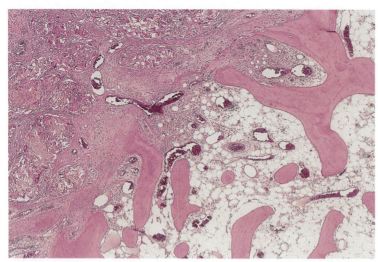

図13 阻血性骨壊死（AVN）
充血層 hyperemic zone の拡大像．血管の拡張と肉芽組織の形成が認められる．

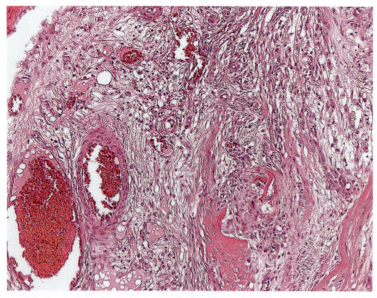

図14 阻血性骨壊死（AVN）
充血層 hyperemic zone にみられる修復性肉芽組織．拡張した血管が認められる．

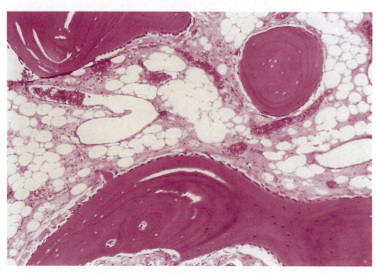

図15 阻血性骨壊死（AVN）
充血層 hyperemic zone では血管の拡張が認められる．

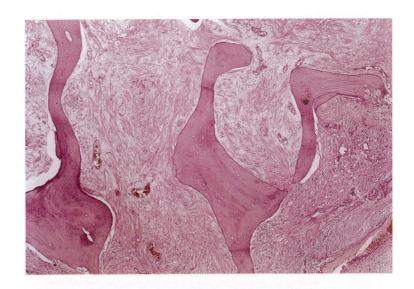

図16 阻血性骨壊死（AVN）
骨梁間の密な線維化.

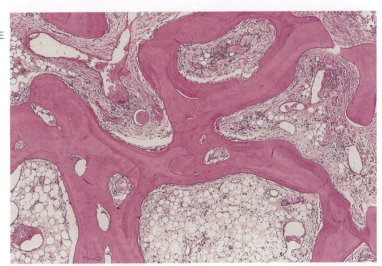

図17 creeping substitution
壊死に陥った既存骨梁に付加された新生骨.

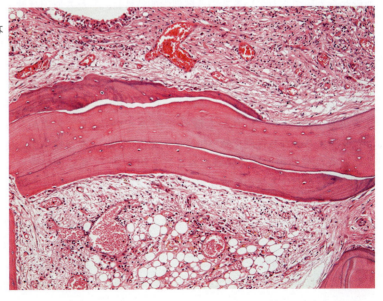

図18 阻血性骨壊死（AVN）
壊死骨をサンドウィッチ状にviableな骨が挟むcreeping substitution.

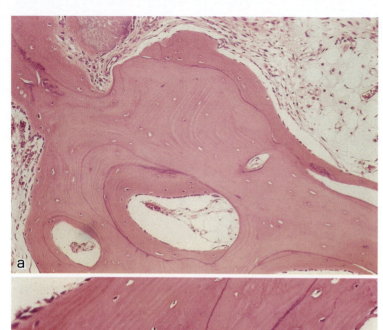

図19 creeping substitution
a：壊死骨梁を挟み込むような新生骨の形成（サンドウィッチ状態）．b：中央の骨梁には骨細胞核が消失していることに注意．その周囲の骨はviableである．

骨下の領域が周囲のviableな組織から最も遠く，血管からも隔てられているという解剖学的特性によるものと考えられる（関節軟骨は無血管組織であり，関節軟骨側からの血管新生を含む修復性組織の進展は見込めない）．壊死巣部の骨は荷重などの負荷をささえることができないため，壊死巣周辺部の骨にはcreeping substitutionによる硬化性変化が生じる．これが大腿骨骨頭壊死のstage Ⅱにみられる骨硬化像の組織学的要因である．まれに修復層に軟骨組織をみることがあるが，修復層における微小骨折などに対する骨折仮骨的な反応と考えられる．きわめてまれに軟骨が修復層に沿って帯状にみられることもある．

3）crescent sign

stage Ⅲに進行した病変では，大腿骨骨頭の外形に変化が生じるのが特徴である．この変形の主たる原因は壊死巣に生じる骨折である．特に，関節軟骨直下に沿うように骨折が生じ，これをcrescent signという．その部分の関節軟骨に陥没（collapse）が起こり，軟骨下の骨折と関節軟骨との接点の部分では，陥没による頂部関節軟骨の偏位と骨頭基部側の関節軟骨との間でずれが生じ，表面からみたときにこのずれが関節軟骨の凹んだ皺（dimple line）としてみえる．そして，骨折が関節軟骨に及んで骨折部の辺縁で関節軟骨の亀裂が生じ（図21～25），さらに亀裂が進行して全周性に起これば関節軟骨およびその直下の骨組織が蓋状の関節内遊離骨軟骨片となる．これが画像的にcrescent signと呼ばれる部分の病理形態とその進行した病理像の実体である．

crescent signは肉眼的にも組織学的にも裂隙

Ⅱ　阻血性骨壊死　63

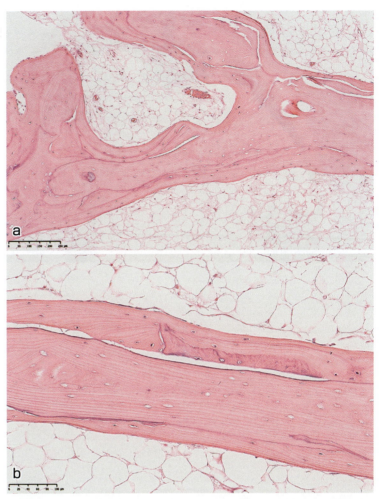

図20　**阻血性骨壊死（AVN）**
充血層 hyperemic zone の健常層側にみられた creeping substitution.

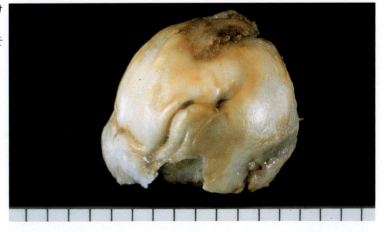

図21　**阻血性骨壊死（AVN）における crescent の関節軟骨表面像**
crescent の骨折が関節軟骨に及び，その亀裂が線状の皺として認められる．

として認められるが，これを切り出し時のアーチファクトと誤ることがないよう注意が必要である．また，壊死巣やその辺縁の修復部などでは顕微鏡的な微小骨折像をみることはまれではない．ただし，AVN の crescent sign 部にみられる骨折は骨梁の断裂としてみられるだけで，骨折仮骨など骨折に対する修復反応はみられない（図26, 27）．壊死巣内では血管や線維性組織など修復性組織の動員が起こらないためである．

一方，壊死よりも先に骨折が生じる軟骨下脆弱

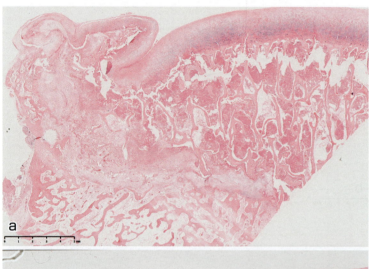

図22 阻血性骨壊死（AVN）における crescent
subchondral zone の広範な壊死，関節軟骨直下の骨折裂隙（crescent）形成，crescent が関節軟骨表面に達した部分（矢印）（この部分を 3 次元的に関節軟骨表面からみると図 21 のような皺としてみえる）．crescent を骨切り時のアーチファクトと誤ってはならない．

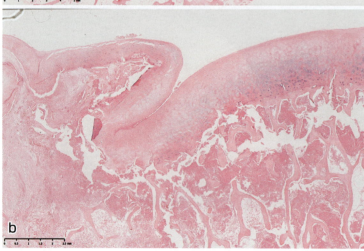

図23 阻血性骨壊死（AVN）
関節軟骨の皺（dimple line）が明瞭に認められる．

性骨折では，たとえその部分が壊死に陥ってしまっていたとしても，通常，骨折仮骨の形成が認められる．これは AVN と軟骨下脆弱性骨折との組織学的鑑別点の重要なポイントであり，壊死，骨折，修復機転（骨折仮骨）の各エピソードが起きた時間経過（順序）を考えて，組織所見から読み解くと両者の鑑別が可能となる．

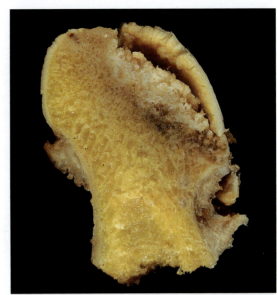

図24 阻血性骨壊死（AVN）における crescent
subchondral zone の壊死と関節軟骨直下の crescent 形成.

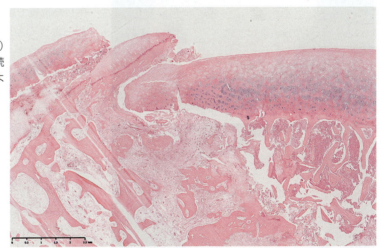

図25 阻血性骨壊死（AVN）— crescent sign
軟骨下骨の亀裂（軟骨下骨折の骨折線）が関節軟骨を貫通し，関節軟骨は不連続で，骨頭頂部の潰れ（collapse）により段違いとなっている．

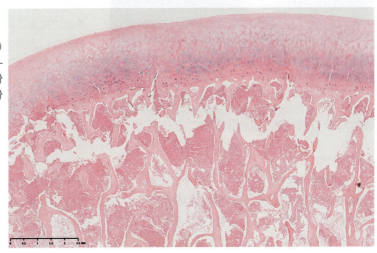

図26 阻血性骨壊死（AVN）— crescent sign
軟骨下骨の裂隙（軟骨下骨折の骨折線）が認められる．骨梁間には好酸性の necrotic debris が認められる．関節軟骨は保たれており，骨折線部には骨折仮骨がみられないことに注意．

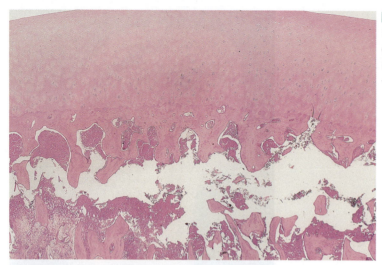

図27 阻血性骨壊死（AVN）における crescent
crescent の裂隙（すなわち骨折線）は，関節軟骨下面に軟骨下骨の骨組織を一部つけた位置に生じる．

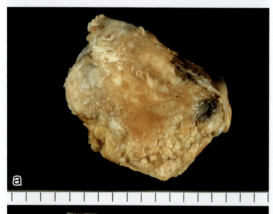

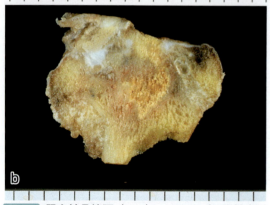

図28 阻血性骨壊死（AVN），stage Ⅳ（二次性変形性関節症）
a：外表上扁平化が著しく，関節軟骨表面は粗な象牙質化局面を示す．b：割面では，潰れ（collapse），関節軟骨の破壊が著明で，壊死巣の残存がみられる．

4）二次性 OA

臨床的事項のところでも記載したが，stage Ⅳ の AVN は二次的な OA に陥った状態であり，AVN の終末像ともいうことができる（図28）．

AVN に続発した OA では，骨頭の崩れ（collapse）による関節軟骨の破壊が目立ち象牙質化 eburnation がみられるが，一次性 OA のような広範な光沢のある平滑な局面ではなく，破壊と修復が混在した複雑で粗な局面を示す．また，骨棘の形成も一次性 OA ほど顕著ではないことが普通である．割面では，壊死巣が残存的に認められる．多少，時間が経過した病変では，壊死部の骨髄腔が線維性組織で置換される．また，破壊された骨片や軟骨片が滑膜に取り込まれ，detritic synovitis（破砕性滑膜炎）を呈する．

Ⅲ 骨梗塞
bone infarct

骨梗塞 bone infarct は長管骨，特に大腿骨遠位，脛骨近位の骨幹端 metaphysis から骨幹 diaphysis に好発する．無症状のことが多く，他の理由で撮影された画像検査で偶然発見されることが多い．多発することもあり，両側性に認められることもまれでない．減圧症，ステロイド治療，アルコール依存症，鎌状赤血球症，Gaucher 病などに合併しやすい．

単純 X 線像では，長管骨の metadiaphysis に smoke-ring と形容される境界明瞭で不規則な石灰化が認められる（図29）．画像的には内軟骨腫などとの鑑別が問題となる．組織学的な検索に供される骨梗塞は，AVN と違い陳旧性の病変であるので，壊死に陥った骨梁が認められ，しばしば骨が付加される creeping substitution が認めら

れるが，付加骨も壊死に陥っていることがまれではない．また，骨吸収と骨付加により，一見 Paget 病にみられる不規則なセメントライン (pagetoid appearance) を呈する骨梁が出現する．骨梁間は細胞成分に乏しい線維性組織で置換され，dystrophic calcification が認められることも特徴の1つである（図30）．脂肪組織の凝固壊死像が認められることもある．また，ときに囊胞化をきたすこともある．さらに，骨梗塞に骨肉腫や未分化多形肉腫（悪性線維性組織球腫）などの悪性腫瘍が合併することもある．

離断性骨軟骨炎
osteochondritis dissecans

　離断性骨軟骨炎 osteochondritis dissecans は青少年から若年成人に好発する，軟骨下骨 subchondral bone の限局性の非炎症性骨壊死であり，壊死に陥った軟骨下骨が関節軟骨とともに剝離，脱落するものである．その成因には外傷が深くかかわっていると推察されているが，家族性に発生する例も知られており，単なる外傷性疾患とは異なる側面を有している．好発部位は，大腿骨内顆の外側（内顆の中心側）が最も多く，次いで距骨の後内側，上腕骨小頭の前外側である（図31）．両側性に発生することもある．

　症状は部位や程度，すなわち，骨壊死を起こし

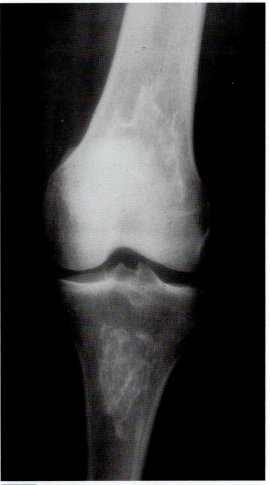

図29　骨梗塞
単純X線像．大腿骨遠位および脛骨近位の骨幹端に境界明瞭で不規則な mineralization が認められる．

図30　骨梗塞
壊死に陥った骨梁，骨梁間の細胞成分に乏しい石灰化を伴う線維性組織．

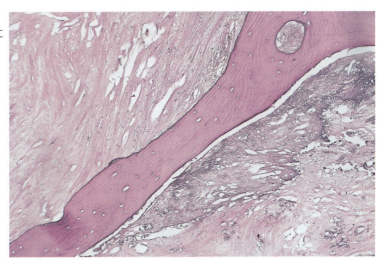

ただけなのか，壊死部が関節軟骨，軟骨下骨ともに剝離し関節内遊離体となるのかなどにより異なり，無症状から疼痛，運動制限などさまざまである．

組織学的には，軟骨下骨は壊死に陥っており，関節軟骨は viable である（図32, 33）．これは，軟骨下骨は血行が遮断されて壊死に陥るのに対し，関節軟骨は関節液から栄養が供給されるので壊死に陥らないためである．骨軟骨片が遊離していない状態では既存の骨と線維性組織を介してつながっている（fibrous nonunion の状態ととらえることができる）．

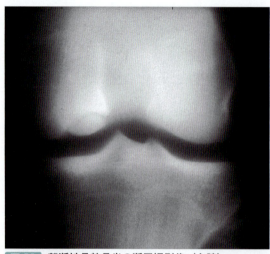

図31 離断性骨軟骨炎の断層撮影像（左膝）
大腿骨内顆に subchondral zone の亀裂がみられる．

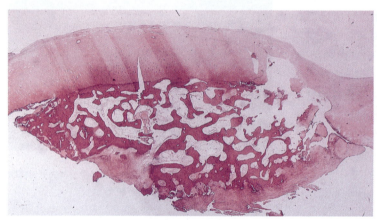

図32 離断性骨軟骨炎
関節軟骨から subchondral zone まで剝離した遊離骨軟骨片のルーペ像．

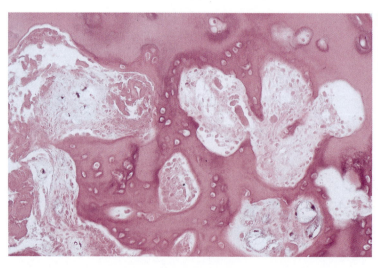

図33 離断性骨軟骨炎
subchondral zone の骨壊死 osteonecrosis．脂肪髄にも necrotic debris の沈着がみられる．

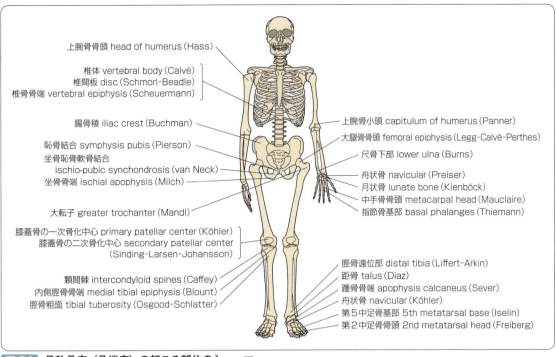

図34 骨軟骨症（骨端症）の起こる部位のシェーマ

V 骨軟骨症（骨端症）
osteochondrosis

骨軟骨症 osteochondrosis は，骨端症（apophysitis, epiphysitis, apophyseopathy, epiphyseopathy すべてを骨端症という訳語をあてている）とも呼ばれている．日本語では骨端症の用語が広く使われているが，英語ではもっぱら osteochondrosis（総称する場合は複数の疾患が含まれるので osteochondroses）を用いている（図34）．古典的に，骨軟骨症はある共通の特徴を有する疾患の総称として使われてきた．すなわち，発育過程の未成熟な骨 immature bone の骨端 epiphysis や骨突起 apophysis に生じ，画像的に骨の分断 fragmentation，虚脱 collapse，硬化 sclerosis や骨変形を伴う骨化などが認められるというものである．かつては病因として虚血による骨壊死が重要であると考えられていた．しかし，現在では，骨軟骨症は一連の疾患群ではなく，それぞれ別の疾患ないし病態であると考えられるようになった．

骨軟骨症は，おおまかに次の３つのグループに分けることができる．

①一次性ないし二次性の骨壊死による病態（Legg-Calvé-Perthes 病，Freiberg 病，Kienböck 病，Köhler 病，Panner 病などがある），②外傷や外力などに関連した変化であり，骨壊死がないもの（Osgood-Schlatter 病，Blount 病，Scheuermann 病などがある），③正常骨化の破格 variation of normal ossification（Sever 現象，van Neck 現象などがある），の３つである．

以下にこれらのうち代表的なものにつき，簡単に解説する．

a）Legg-Calvé-Perthes 病

４～８歳の男児に好発する，大腿骨骨頭骨端の骨壊死である．多くは片側性で，症状は跛行，疼痛，運動制限である．診断は臨床所見と画像により行われ，病理組織学的に診断を求められることはほとんどないが，組織学的所見では骨の壊死とその修復像が認められる．

b）Freiberg 病

Freiberg 梗塞 Freiberg's infarction とも呼ばれ，中足骨骨頭 metatarsal head の骨壊死である．第２中足骨に最も多く，第３，４中足骨がこれに次いで多い．13～18歳の女性に多い．

c）Kienböck 病

手の月状骨 carpal lunate の骨壊死である．成因としては Freiberg 病と同様，反復する外傷性

変化が考えられている．この疾患は他の骨軟骨症と違い20〜40歳の成人に認められる．

d）Köhler 病

足の舟状骨 tarsal navicular の病変で，3〜7歳の男児に多い．その本態は骨壊死と考えられていたが，軟骨内骨化の異常という考えもある．

e）Osgood-Schlatter 病

脛骨粗面 tibial tuberosity から膝蓋腱（靱帯）patella tendon（ligament）が裂離 avulsion を起こすことによる炎症，修復性病変である．11〜15歳の男児に好発する．

第5章
非感染性滑膜・関節・関節腔の病変と関節の腫瘍・腫瘍様病変
Non-infective diseases of synovium, joint and joint space and tumors and tumor-like lesions of the joint

I 破砕性滑膜炎
detritic synovitis

破砕性滑膜炎 detritic synovitis は，関節構造（articular cartilage や軟骨下骨 subchondral bone）の破壊に伴って，剥離した骨砕片物 necrotic bone debris［これを detritus（砕石）と呼ぶ］や関節軟骨の剥離断片が，滑膜に取り込まれ沈着した病変である（図1～4）.

detritic synovitis はこれまで適当な日本語の名称がなかった．関節破壊に伴った組織学的病変であるために整形外科の臨床でも十分に知られていないのが現状である．最近，ようやくその病態が知られるようになり，一部の病理の教科書で破砕性滑膜炎の名称が用いられるようになったが，いまだ十分浸透している用語とはいえない．今後，ここで述べるような detritic synovitis の病態，病理組織像が病理医や整形外科医に正しく理解され，そして破砕性滑膜炎がその日本語の名称として定着すれば，より広く認識されることと思われる．ただし，現時点では破砕性滑膜炎の名称はまだ一般的とはいえないため，ここでは detritic synovitis の名称を用いて解説する．

滑膜に detritus が存在することは，関節構造が破壊されていることを意味すると同時に疾患特異的な変化ではないことに，まず注意する必要がある．一次性変形性関節症 osteoarthritis（OA）や関節リウマチ rheumatoid arthritis（RA），骨壊死 osteonecrosis［阻血性壊死 avascular necrosis（ANもしくはAVN）］などによる二次性OAでは，多かれ少なかれ detritic synovitis が認められる．

detritic synovitis は検体中の組織に detritus を含んでいても，非脱灰標本として多くの場合標本の作製が可能である．また，マクロで detritus の沈着を指摘することも困難であるため（マクロでは detritus の有無はほとんどわからない），脱灰の指定も行われない．

非脱灰標本では，detritus すなわち断片化した bone debris は好塩基性の微小片として認められ，骨小窩や層板骨の lamellar structure は認識できない（骨は脱灰操作をしなければ，好塩基性に染色される）．そのために，detritus が骨ではなく，微小石灰化物と間違われていることがあり，十分に注意する必要がある．detritic synovitis の診断は detritus を見逃さないことと detritus を微小石灰化物と誤認しないことが肝要である．ちなみに，OA，RA，あるいは AVN の滑膜に石灰化を起こすことはほとんどない．

detritic synovitis は肉眼的に診断できないので，detritic synovitis という臨床診断が担当医からなされることはない．つまり，detritic synovitis は病理組織学的にはじめて診断がなされるものである．このことは，この病変を精確に診断し関節破壊の存在を担当医に示すことができるのは病理医だけであり，この点で，病理医の役割がきわめて重要であることをしっかりと認識してほしい．

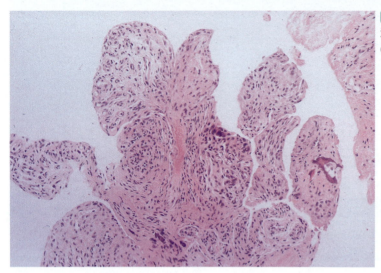

図1 detritic synovitis
滑膜に取り込まれた necrotic bone debris, すなわち detritus.

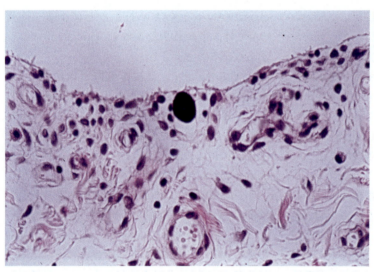

図2 detritic synovitis
小石灰化物と類似した necrotic bone debris (detritus).

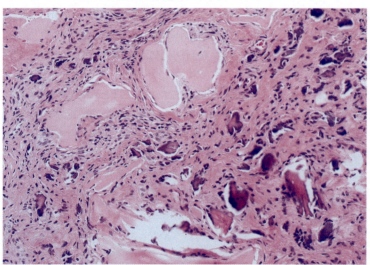

図3 detritic synovitis
関節軟骨由来の硝子軟骨片と多数の骨断片.

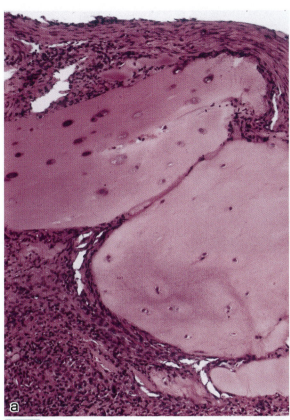 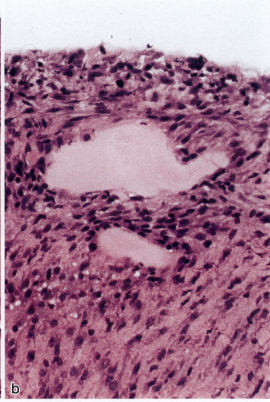

図4 detritic synovitis
大腿骨骨頭壊死による二次性変形性関節症（OA）にみられたもの．硝子軟骨（関節軟骨由来）片の滑膜内沈着．比較的大きな軟骨片（**a**）と小さな軟骨片（**b**）．

多量のdetritusが滑膜に沈着する典型的な（つまり程度の強い）detritic synovitisを呈する代表的疾患が神経障害性関節症neuropathic arthropathy（Charcot関節）と急速破壊型股関節症rapidly destructive coxarthropathy（RDC）である．

II 神経障害性関節症
neuropathic osteoarthropathy, Charcot joint

神経障害性関節症 neuropathic osteoarthropathyは，Charcot関節とも呼ばれ，種々の中枢および末梢神経疾患に合併する関節の破壊，変形をきたす疾患である．

原因疾患としては，古典的には脊髄癆 tabes dorsalisが有名であるが，梅毒の減少に伴い減少しており，近年では糖尿病による末梢神経障害によるものが増加している．その他の疾患として，脊髄空洞症，アルコール依存症，アミロイドーシス，二分脊椎症などが知られている．

本症の発生機序は十分に解明されていないが，神経障害による痛覚や固有知覚の減弱や消失あるいは運動失調が関節保護機能を障害することによるとする説と神経障害が血管運動反射を障害し，骨，関節の血流増加を起こし骨減少症 osteopeniaをひき起こすとする説の2つが考えられている．40歳以上の男性に多い．膝関節に最も多く，足，股関節や脊椎などにも好発する．

臨床症状は徐々に進行する関節腫脹や関節不安定性で，疼痛はほとんどない．画像では関節破壊を示す著しいOA様変化がみられ，亜脱臼や脱臼も認められる（図5）．Charcot関節の変化は，病理組織学的にも著しいOAと理解することができる．骨棘osteophyteの形成も認められる．滑膜は増生し，多量の骨および軟骨砕片（detritus）が沈着する（図6）．リンパ球などの炎症細胞浸潤は，あったとしても骨破壊の程度に比べるとアンバランスに軽度であり，RAとの鑑別点の1つとなる．

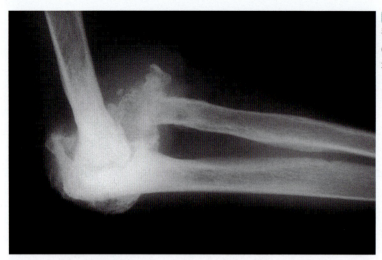

図5 Charcot 関節
脊髄空洞症例にみられた Charcot 関節の肘部単純 X 線像．肘関節の著明な破壊と骨断片が認められる．

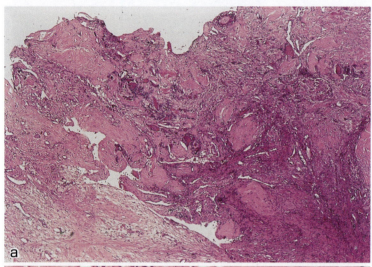
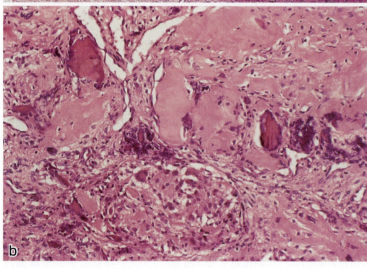

図6 Charcot 関節
a：線維化と血管新生を伴う detritic synovitis．b：強拡大像．骨および軟骨片 bony and cartilaginous detritus の沈着と granulomatous reaction が認められる．

図7 急速破壊型股関節症（RDC）
a：単純X線像．右大腿骨骨頭の強い破壊が認められる．対側の股関節にはほとんど変化がみられない．b：大腿骨骨頭側面像．骨頭本来の形状は失われ，著明な扁平化が認められる．c：大腿骨骨頭割面像．骨棘やsubchondral cystなど進行した変形性関節症（OA）に認められる変化は目立たない．

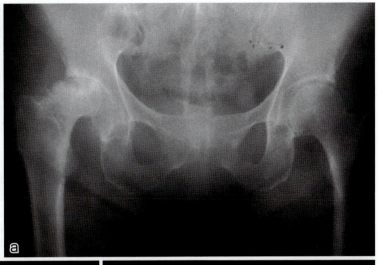
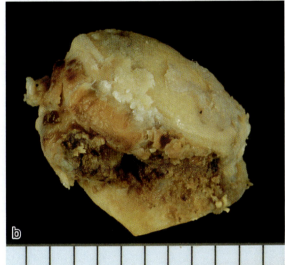
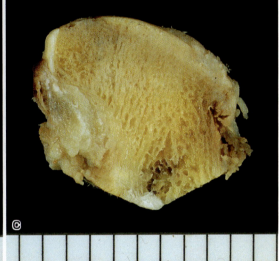

III 急速破壊型股関節症（RDC）
rapidly destructive coxarthropathy

　急速破壊型股関節症 rapidly destructive coxarthropathy（RDC）は，短期間（数ヵ月から1年以内）に著明な股関節の破壊が進行する原因不明の疾患で，高齢女性に好発し片側性に侵される（図7）．病因としてOAや大腿骨骨頭壊死（AVN）の特殊型，あるいは両者の混合型，軟骨下脆弱性骨折 subchondral insufficiency fracture（SIF），骨粗鬆症に免疫・酵素学的異常が加わり生ずるとする説などさまざま考えられていて，現在までのところ定説はないが，1つの病因ではなく，ここに挙げた疾患の特殊な病態における最終的な進行型がRDCであるのかもしれない．RDCの診断は，RA，OA（通常両側性），AVN，Charcot関節，感染性関節炎などを除いた除外診断的要素が強く，病悩期間などそのプロセスも大切であるため，基本的には臨床的になされる．

　病理学的にも特異的所見はなく，前記疾患の除外が最も重要である．しかし，RDCの病理学的な特徴はあるので，それを知っておくことが大切である．

　関節破壊の程度はCharcot関節ほどではないが，一次性OAやRAなどによる二次性OAよりも強い．関節面の軟骨は消失し，関節面に骨梁が剥き出しになっていて，象牙質化 eburnationの局面の形成は乏しいか，あるいはほとんどみられない（図8，9）．骨梁にはある程度の骨硬化性変化がみられることが多いが，OAにみられるよう

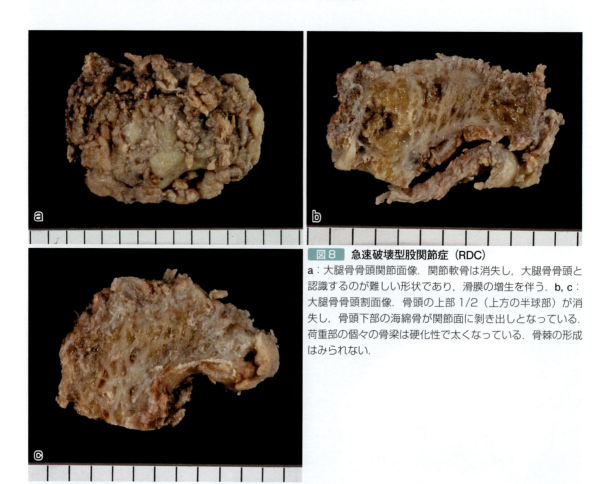

図8 急速破壊型股関節症（RDC）
a：大腿骨骨頭関節面像．関節軟骨は消失し，大腿骨骨頭と認識するのが難しい形状であり，滑膜の増生を伴う．b, c：大腿骨骨頭割面像．骨頭の上部1/2（上方の半球部）が消失し，骨頭下部の海綿骨が関節面に剥き出しとなっている．荷重部の個々の骨梁は硬化性で太くなっている．骨棘の形成はみられない．

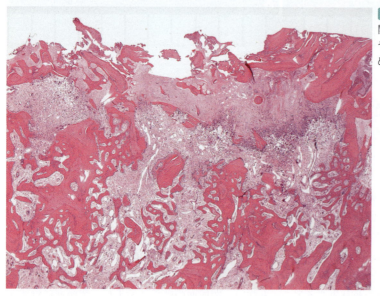

図9 急速破壊型股関節症（RDC）
関節面には壊れた骨梁断片がみられ，やや深部には骨梁周囲に反応性骨形成が認められる．

図10 急速破壊型股関節症（RDC）

a：関節面の一部に象牙質化 eburnation に類似した平滑な局面をみるものの細かな反応性骨形成像が混在し，骨硬化性領域を形成しきれていない．この関節面では荷重を受け止めきれないであろうことを推測させる像である．**b**：象牙質化的局面の拡大像．活性の高い骨芽細胞を伴う反応性骨形成もみられ，添加性骨形成により形成された骨梁は線維骨 woven bone が混在している．破骨細胞による骨吸収も旺盛で，骨のリモデリングが非常に高回転で起こっている局面（骨が壊されるスピードが速いためリモデリングの回転も速い）とわかる．

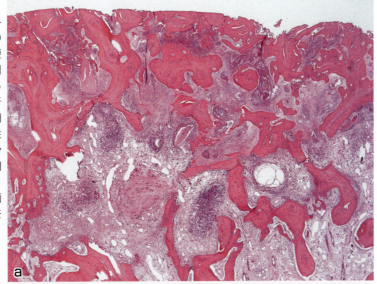

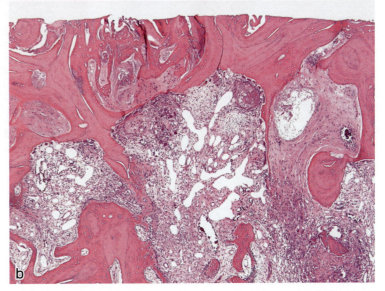

な顕著な硬化性変化の領域を形成することはない（図10）．また，骨棘の形成もほとんどない．これらは急速な骨頭の破壊のため，象牙質化や骨硬化領域あるいは骨棘が形成されるに十分な反応期間がないためと考えられる．

破壊された骨頭の軟骨下領域では骨壊死の壊死巣が散在性に認められるが，AVN にみられるような subchondral な広範な領域の壊死巣はみられない（図11〜13）．骨梁の断裂や断片化がみられ，旺盛な破骨細胞性骨吸収や反応性の骨や軟骨の形成（一種の骨折仮骨 fracture callus とも解釈される）も認められる（図14, 15）．骨内にも滑膜に沈着する detritus と同様の破砕断片が沈着することがある（図16）．関節面から十分離れた骨頭深部の骨では骨梁間に loose な線維化が認められる（図17）．滑膜の変化として，Charcot 関節同様，著明な detritic synovitis が認められる（図18）．

前述のように RDC の病因としてさまざまな疾患，病態が挙げられているが，臨床的に RDC と診断された骨頭検体において，creeping substitution を伴った necrotic bone trabeculae がみられたり，添加された骨折仮骨様の骨組織をつけた骨梁組織が壊死に陥っている像がみられたりすることがある．これは，AVN や SIF がその病因に深く関与している可能性を示唆するものと思わ

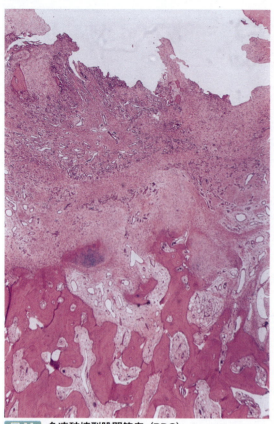

図11 急速破壊型股関節症（RDC）
大腿骨骨頭の関節軟骨は消失し，表面は反応性に形成された線維組織でおおわれる．

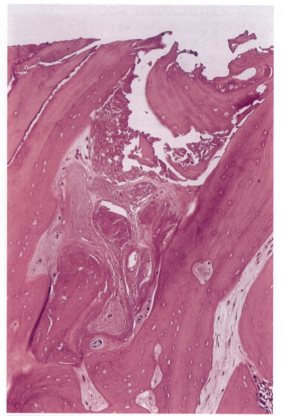

図12 急速破壊型股関節症（RDC）
巣状の骨壊死が認められる．

れる．しかし，AVNもSIFもその病変の中心が関節軟骨直下にあるため，RDCとして切除された骨頭ではその部分が破壊されていて，この領域がすでに消失していることがまれではない．そのため，切除された病理検体のみの解析ではわからない点も多く，画像所見を含めた臨床経過を丹念に追うことがその解明に重要と考えられる．

ここで，筆者が考えているRDCの病因について，1つの仮説を述べてみたい．

大腿骨骨頭置換術の対象となるOAやAVNなどの疾患と異なり，急速に関節破壊が進行するのが特徴である．したがって，急速に関節破壊が進行する何らかのきっかけ（エピソード）の存在が想定される．たとえば，進行したOAのように関節面が相互に象牙質化，骨硬化性変化および骨棘でそれなりに安定した関節アラインメントを形成していれば，これが突然，急速に壊れていくことは考えにくい．荷重や歩行など股関節にかかる負荷が劇的に増す場合，その負荷に対して再生，適

応などの反応が十分対応しきれなければ，関節構造は破壊の方向に傾くはずである．そのような劇的な負荷が増すエピソードを解明できれば，RDCの病態の解明の一助になると思われる．その1つの候補として，関節の緩衝材である関節軟骨の突然の消失という事態が挙げられるのではないかと考えている．どのような病態でこのようなことが生じるのであろうか．それは，AVNのcrescent signにおける軟骨下骨の骨折やSIFにおいて，全周性に関節軟骨を貫通する骨折が起こり，関節軟骨が蓋状の遊離骨軟骨片となって関節腔に脱落する場合である．この場合，かなり広い局面の軟骨下骨領域が直接，突如として荷重にさらされることになる．当然，その荷重に抗する反応性変化が起こるはずであるが，荷重，負荷による関節面の破壊のスピードに対抗できなければ，関節破壊が進行していくことになる．RDCの像を示す骨頭とともに若干の軟骨下骨をつけた蓋状の関節軟骨遊離片を確認した症例の経験もあり，

図13 急速破壊型股関節症（RDC）
a：大腿骨骨頭の表面にみられた necrotic bone trabeculae で creeping substitution を伴っている．新たに付加された骨も壊死に陥っている（それぞれの骨が壊死に陥った時期が異なる）．
b：既存骨梁の周囲にみられる骨は線維骨 woven bone で，骨折仮骨にも似る．

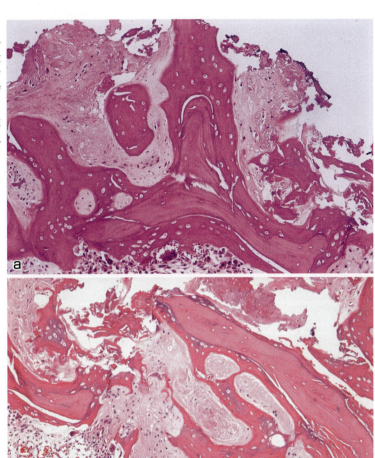

図14 急速破壊型股関節症（RDC）
骨折仮骨様の反応性軟骨組織．おそらく，写真中央部で分断された骨梁の微小骨折に対する骨折仮骨反応と考えられる．

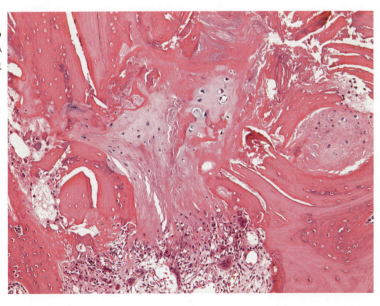

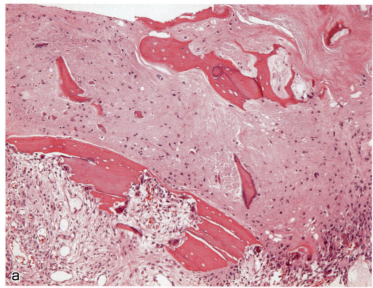

図15 急速破壊型股関節症（RDC）
a：既存骨梁にみられる著明な破骨細胞性骨吸収．b：活性の高い骨芽細胞による骨形成も盛んに認められる．既存骨とその周囲に添加された線維骨 woven bone は壊死に陥っているが現在形成されつつある woven bone が viable であることに注意．それぞれ形成された時期が異なり，また，壊死に陥った時期も異なっている可能性がある．

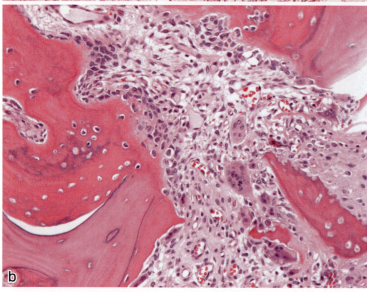

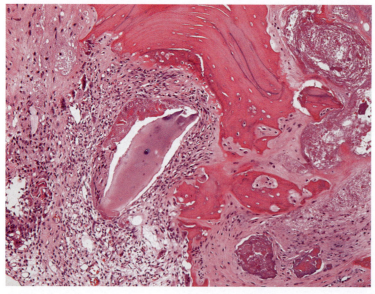

図16 急速破壊型股関節症（RDC）
間質に硝子軟骨断片が埋没しており，あたかも detritic synovitis をみているようである．壊れた関節軟骨や骨梁の断片は，滑膜だけでなく，骨頭の実質にも沈着する．

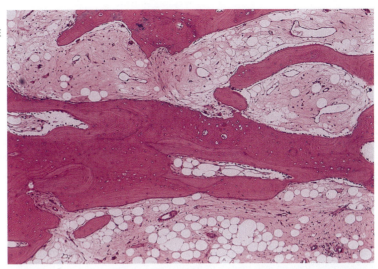

図17 急速破壊型股関節症（RDC）
大腿骨骨頭深部骨梁間組織の反応性 loose fibrosis.

RDCの病因の1つとしてこのような病態があるのではないかと考えている．蓋状の遊離関節軟骨片はRDCの病態が進行すればやがて細片化され，detritusとして滑膜に沈着するであろうし，そうなるとどのように関節軟骨が壊れたのかのプロセスは病理学的にはもうわからない．これが病理学的にRDCの病因解明が進まなかった1つの理由ではないかと推測している．

　上述したような関節軟骨消失エピソードが生じる可能性が高いのは，AVNもしくはSIFである．近年，MRIで経過を追うことにより，臨床的にAVNやSIFがRDCの原因として注目されていることとも符合するように思われる．AVNがcreeping substitutionなど壊死巣周囲に硬化性変化をきたすのに対し，SIFでは基盤として骨粗鬆症的な骨梁の脆弱性があるため，いったん，関節軟骨が消失した場合は，SIFのほうがAVNよりも関節破壊が進行しやすいのかもしれない．

IV 軟骨下脆弱性骨折（SIF）
subchondral insufficiency fracture

　骨粗鬆症を基盤として大腿骨骨頭や大腿骨内顆・外顆などの関節軟骨直下の軟骨下領域に生じる脆弱性骨折を軟骨下脆弱性骨折 subchondral insufficiency fracture（SIF）という．骨粗鬆症を有する高齢女性に好発し，関節痛で発症する．単純X線像では，はっきりとした異常が認められないが（図19a），骨シンチグラフィで集積像

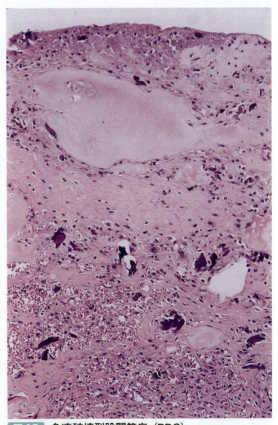

図18 急速破壊型股関節症（RDC）
著明な detritic synovitis. やや大きな articular cartilage の断片と多数の necrotic bone debris の沈着が認められる．

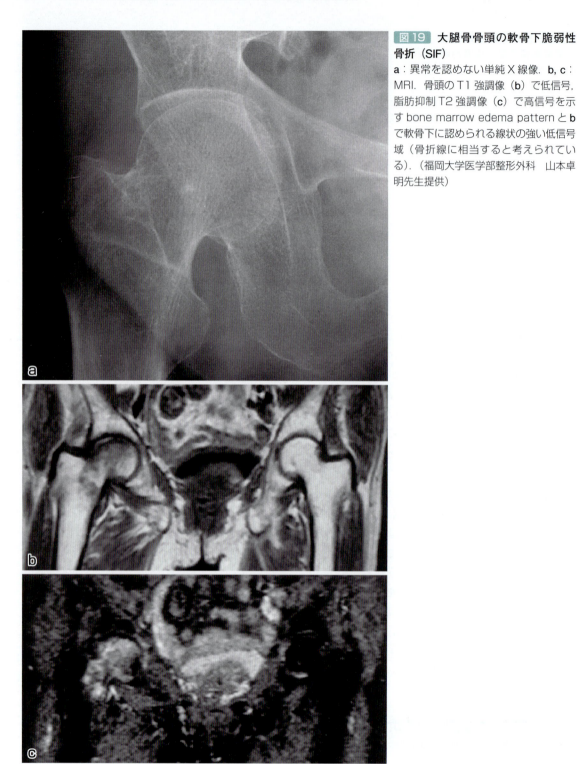

図19 大腿骨骨頭の軟骨下脆弱性骨折（SIF）
a：異常を認めない単純X線像．b, c：MRI．骨頭のT1強調像（b）で低信号，脂肪抑制T2強調像（c）で高信号を示すbone marrow edema patternとbで軟骨下に認められる線状の強い低信号域（骨折線に相当すると考えられている）．（福岡大学医学部整形外科　山本卓明先生提供）

を認め，MRIではT1強調像で線状の低信号low intensity bandを呈し，脂肪抑制のT2強調像では骨髄の浮腫を反映して高信号を呈する（図19b, c）．このように大腿骨骨頭のSIFでは，stage Ⅰの大腿骨骨頭軟骨下の阻血性骨壊死 subchondral AVN of femoral headときわめて類似した臨床および画像所見を呈する．

組織学的には，MRIでのlow intensity bandに一致して，線状の骨折線fracture lineがみられ，これに沿って骨折仮骨と肉芽組織が認められ

Ⅳ 軟骨下脆弱性骨折（SIF）

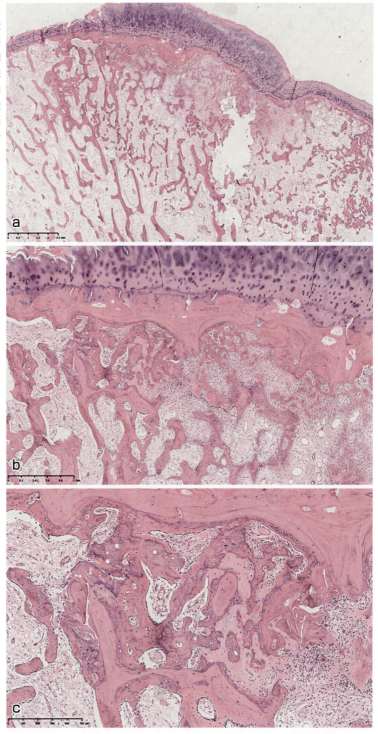

図20a〜c　軟骨下脆弱性骨折（SIF）
大腿骨骨頭．a：弱拡大像で，軟骨下骨 subchondral bone 領域に反応性骨形成が認められる．b：既存骨梁の間に細かな反応性骨形成を認める．骨梁間は線維性組織で軟骨下骨 necrotic debris ではないことに注意．c：拡大像で，線維骨 woven bone からなる反応性骨形成で，一部軟骨様基質も認められる骨折仮骨の像である．

る（図20〜23）．骨梁や骨梁間組織には骨折に伴う小壊死巣は認められるが，AVN のような領域性の骨および骨髄の凝固壊死は認められない．この小壊死巣を AVN の所見と誤ってはならない．骨折部の反応性変化である骨折仮骨は微小な所見であることもあり，見逃されやすいので注意して丹念に観察することが肝要である．SIF 症例でも臨床的に AVN の疑いとして検体が提出されることも多く，臨床診断に引きずられて，壊死所見の確認のみで安易に AVN の診断をすると SIF を見逃してしまうことになるので特に注意する必要がある．

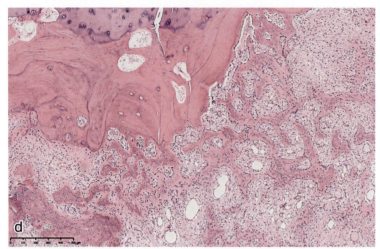

図20d 軟骨下脆弱性骨折（SIF）
d：活性の高い骨芽細胞の囲繞を伴う反応性骨形成で，骨折仮骨とみられる所見である．

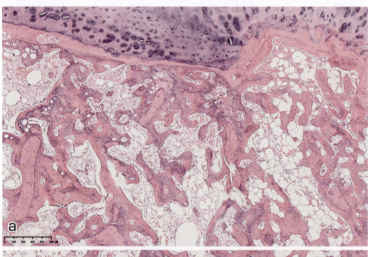

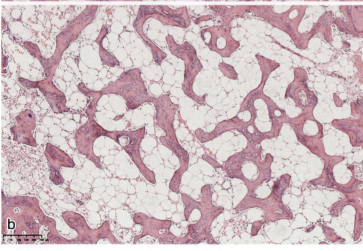

図21 軟骨下脆弱性骨折（SIF）
大腿骨骨頭．a：軟骨下骨 subchondral bone 領域にみられる線維骨 woven bone からなる反応性骨形成（骨折仮骨）．一部に骨髄の脂肪組織が残っている．b：軟骨下骨領域の辺縁から病巣周囲にみられた反応性骨形成（骨折仮骨の一部）で，この写真の領域では骨髄が脂肪髄であり，辺縁〜周囲のため骨梁間の反応を免れている．

図22 軟骨下脆弱性骨折（SIF）

大腿骨骨頭．a：関節軟骨直下の骨梁間に帯状に細かな反応性骨形成を認める．b：拡大像．既存骨梁が不連続でその周囲に線維骨 woven bone（骨折仮骨）が形成されている．c：拡大像．一部，壊死に陥っているが小領域に限局してみられる程度である．骨折仮骨にはchondro-osseousな基質の形成も伴っている．

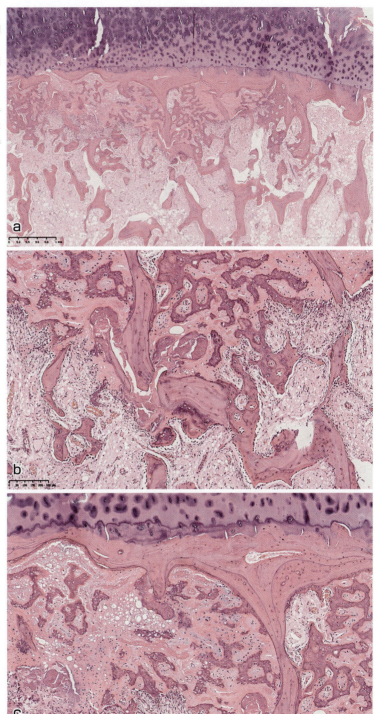

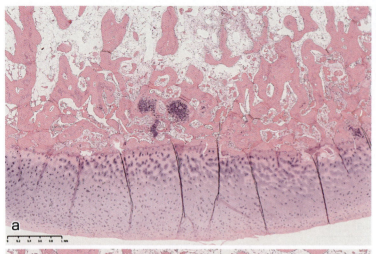

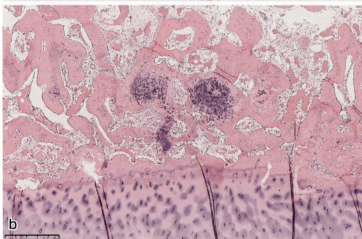

図23 軟骨下脆弱性骨折（SIF）
大腿骨内顆．a：軟骨下に帯状に反応性骨・軟骨形成（骨折仮骨）を認める．骨壊死巣はみられない．b：拡大像．反応性骨・軟骨形成からなる仮骨である．

　大腿骨骨頭のAVNでも画像上，crescent signとして知られるsubchondral fractureが起こるが，subchondral zoneの広範な壊死巣は肉眼的にも組織学的にも明らかであり，かつ，AVNのcrescent signの骨折部には骨折仮骨などの修復性組織反応は起こらない．この点がSIFと鑑別するうえできわめて重要な所見である．

　SIFで，骨頭の圧潰が生じるとその部の髄腔組織が壊死に陥ることがある．この場合，骨折をきたした骨梁，それを取り巻く骨折仮骨がその周囲組織もろとも壊死に陥るので，この像はAVNにおけるcreeping substitutionを示す壊死領域と紛らわしい．しかし，SIFの骨折仮骨やAVNのcreeping substitution（どちらも反応性の骨形成）が壊死の起こる前に形成されたのか，壊死が起こった後に形成されたものなのか，丹念に観察すると読み取ることができる．

　SIFの骨折（骨梁の不連続）と骨折仮骨（線維骨woven boneや軟骨）がともに壊死に陥っていれば，その事象は骨折→骨折仮骨の形成→壊死の順で起こっていることを示している．一方，AVNでは，壊死→骨折（crescent sign）の順に事象が起きているので，ここには仮骨callusの形成は起こらない（せいぜい反応層にcreeping substitutionが起こる程度で，この添加された骨組織はviable）．

　骨折，壊死，反応性骨形成などそれぞれの事象の時系列を考えながら組織所見を読み，病変の成り立ちを解析する姿勢は，非腫瘍性骨病変の正確な病理診断のためにきわめて重要である．

　骨頭の圧潰が生じた場合，急速に骨頭の破壊が進行することがある．すなわち，RDCの像を呈する症例があり，前述したようにRDCの一部はSIFの圧潰に続発したものと考えられる．

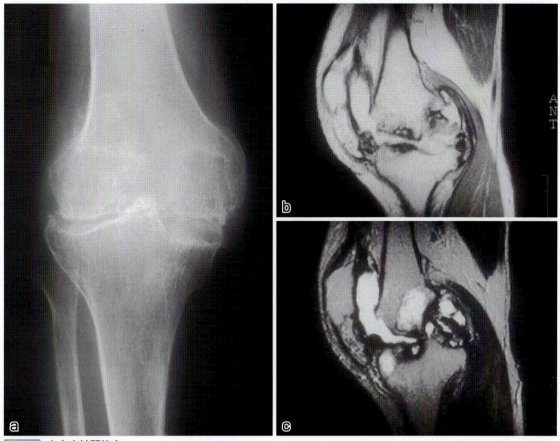

図24 血友病性関節症
a：右膝単純 X 線像．osteoporosis，骨端部の拡大（enlargement of epiphysis），関節裂隙の狭小化が認められる．
b, c：MRI では，ヘモジデリン沈着を反映して T1 強調像（b），T2 強調像（c）の両者で滑膜は低信号を示す．関節液の貯留もみられる．

V ヘモジデリン沈着性滑膜炎
hemosiderotic synovitis

　血友病 hemophilia をはじめとする出血性疾患では，関節腔内に繰り返し出血が起こる．特に膝，肘，足関節に多い [血友病によるものを血友病性関節症 hemophilic arthropathy という（図24〜32）]．関節内出血（関節血症 hemarthrosis）は，滑膜によるヘモジデリンの吸収により処理される．その結果，繰り返す関節内血腫は，滑膜表層細胞 synovial lining cell や滑膜間質の組織球，滑膜間質に強いヘモジデリンの沈着を起こし，滑膜の絨毛状過形成や肥厚，血管増生をきたす．
　滑膜は著明なヘモジデリン沈着のため肉眼的に褐色調を呈し，このような状態の滑膜をヘモジデリン沈着性滑膜炎 hemosiderotic synovitis と呼ぶ（図27, 30〜34）．hemosiderotic synovitis は血友病などの出血性疾患だけでなく，経口抗凝固薬の服用，外傷 trauma，壊血病 scurvy，滑膜血管腫 synovial hemangioma，RA，びまん型腱滑膜巨細胞腫（色素性絨毛結節性滑膜炎）などによっても起こることがある．また，ヘモジデリンは関節軟骨の軟骨細胞にも沈着することがあり，関節軟骨の褐色ないし緑黒色変色（図26）は肉眼的にオクロノーシス ochronosis と鑑別を要する．hemosiderotic synovitis の滑膜は，RA のパンヌス pannus と同様，関節軟骨の破壊，骨のびらん，関節近傍の骨の osteopenia を起こし，最終的には，二次性 OA に至る（図28, 29）．
　hemosiderotic synovitis の鑑別で最も重要なものはびまん型腱滑膜巨細胞腫である（ただし，びまん型腱滑膜巨細胞腫でも hemosiderotic synovitis の状態にはあることに注意）．びまん型腱滑膜巨細胞腫では，特徴的な単核細胞 mononu-

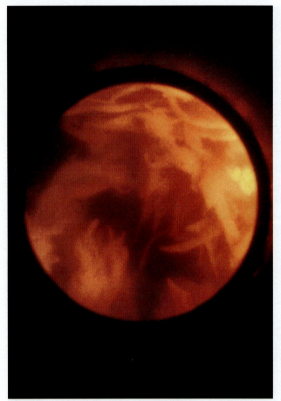

図25 血友病性関節症の膝関節鏡像
滑膜の充血,出血を伴う腫大が認められる.

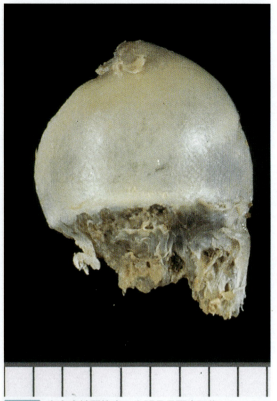

図26 血友病性関節症の大腿骨骨頭肉眼像
関節軟骨表面は淡い緑黒色を呈する.

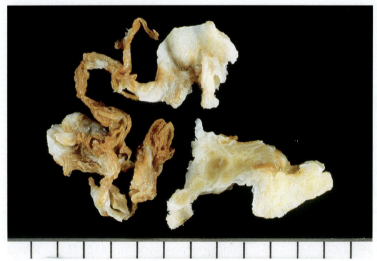

図27 血友病性関節症の滑膜肉眼像
著明なヘモジデリン沈着により褐色を呈する.

clear cell が出現し,hemosiderotic synovitis ではこれを欠く.また,多核巨細胞や泡沫細胞もびまん型腱滑膜巨細胞腫ではよくみられるが,hemosiderotic synovitis ではほとんど出現しない.
また,血友病では,骨膜下出血や骨内出血による血腫を生じ,腫瘍と間違われることがある.これを血友病性偽腫瘍 hemophilic pseudotumor と呼ぶ.この hemophilic pseudotumor は骨の変形を起こす.

図28 血友病性関節症
軟骨下骨 subchondral bone の著明な osteoporosis.

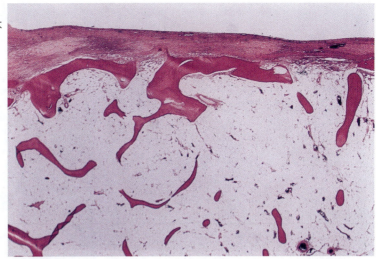

図29 血友病性関節症による二次性変形性関節症（OA）変化
subchondral osteosclerosis と右側に象牙質化 eburnation がみられる．

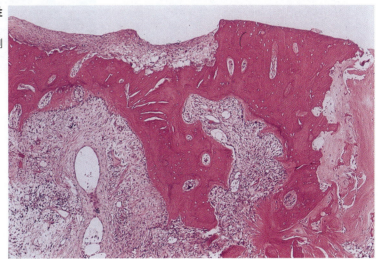

図30 血友病性関節症にみられた hemosiderotic synovitis
乳頭状増生を示す滑膜．

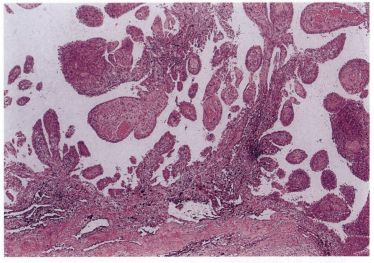

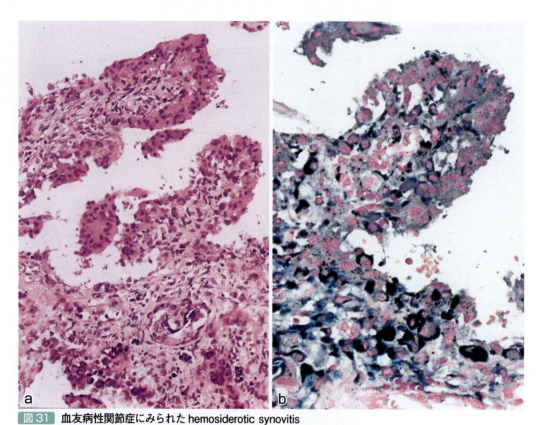

図31 血友病性関節症にみられた hemosiderotic synovitis
a：強拡大像. **b**：Berlin blue 染色. ヘモジデリン沈着は,滑膜表層細胞 synovial lining cell と滑膜間質の組織球に認められる.

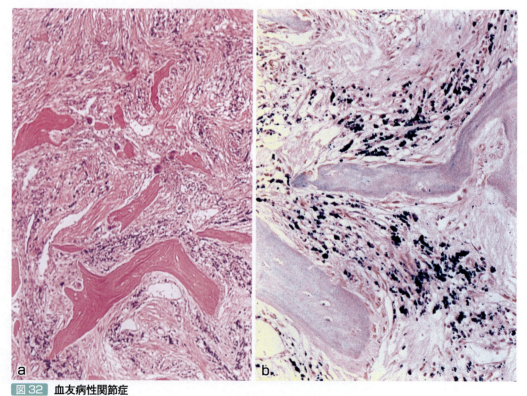

図32 血友病性関節症
a：骨梁間の反応性肉芽組織の増生. **b**：Berlin blue 染色. ヘモジデリン沈着を認める.

図33 hemosiderotic synovitis
a：乳頭状ないし絨毛状に増生する滑膜で，間質にはHE染色でもわかる褐色色素（ヘモジデリン）の沈着が認められる．b：ヘモジデリンの沈着が明らかである．

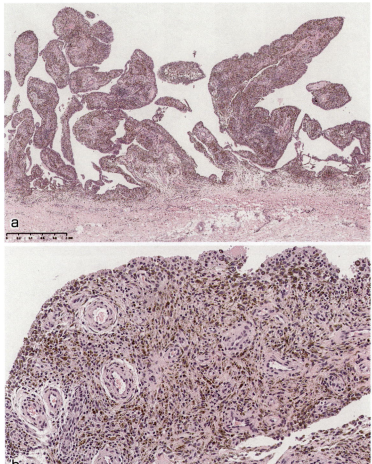

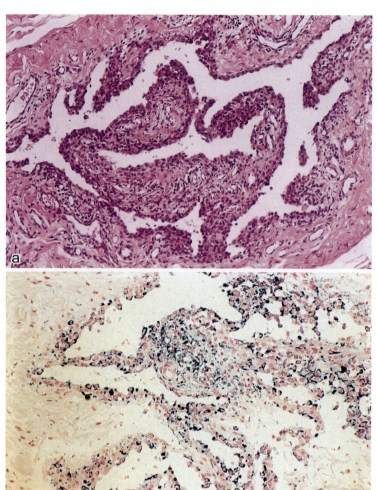

図34 hemosiderotic synovitis（外傷性膝関節血症 traumatic hemarthrosis）
a：絨毛状増生を示す滑膜で，滑膜表層細胞 synovial lining cell の腫大と軽度の増生をみる．b：Berlin blue 染色．主に滑膜表層細胞にヘモジデリン沈着がみられる．

VI 関節遊離体
loose body

1 基本的事項

　関節遊離体 loose body は関節鼠 joint mouse とも呼ばれ，関節腔内に遊離した（free な）状態で存在し，そのため free body とも呼ばれる．
　遊離体の原因疾患はほとんどすべての関節疾患が含まれ，その組織構成成分は軟骨下骨，関節軟骨，滑膜といった組織からなり，遊離体の組織学的検索から原因疾患を特定できないことも多く，原因疾患が診断できるのは特徴的所見を示す場合に限られる．
　遊離体は遊離した血流のない状態であっても，関節液から栄養が供給されるので，組織の増殖が生じ，成長したり，組織像を修飾したりする．また，一度遊離していたものが再び滑膜に付着し（reattachment），組織像を修飾する．

2 遊離体の基本構造

　遊離体は，その中心部の剥離する以前の関節構成組織（遊離体の核 core になる）とその周囲の二次的に形成された組織から構成されている（図35～37）．二次的に形成される組織は，遊離体が関節腔内に遊離してから関節液に栄養されて新生される組織で，通常，最外層の線維組織層とその下層の軟骨組織層からなる（図37）．この軟骨は線維組織層から形成される線維軟骨 fibrocartilage である．
　年輪状の層構造がみられることがあるが，これ

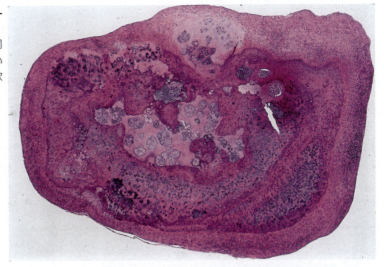

図35 遊離体 loose body（cartilaginous）
遊離体の大部分は二次的に形成された同心円層状を示す線維軟骨からなり，中心部に核 core である関節軟骨（硝子軟骨）が認められる．

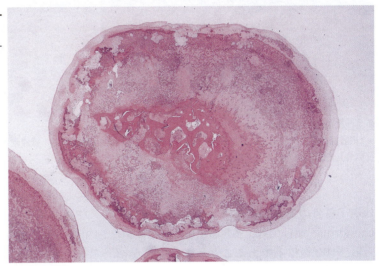

図36 遊離体 loose body（osteocartilaginous）
中心部の核 core は軟骨下骨 subchondral bone を伴う関節軟骨からなる．

は線維軟骨の形成時期の違いをあらわしている（骨梁のセメントライン cement line と同様と考えてさしつかえない）．また，層の厚さは，厚いものほど遊離体であった時間が長いことを意味する．多くの遊離体は外層が線維組織でおおわれるので，遊離体の外表面は白色を呈することが多い（図38）．

3 軟骨性遊離体

軟骨性遊離体 cartilaginous loose body は，遊離体の中心（核）が軟骨で構成されるものである（図35）．原因疾患としては OA，外傷 trauma，滑膜軟骨腫症 synovial chondromatosis などがある．OA や外傷による遊離体では，軟骨は articular cartilage であるので，硝子軟骨 hyaline cartilage であり，表層の新生線維軟骨層の軟骨と鑑別しなければならない（図37）．

鑑別のポイントは，硝子軟骨は均質な基質を有するのに対し，新生線維軟骨では，不規則に錯走する線維束が認められ，細胞密度も高い．また，関節軟骨の最深部が含まれていれば tide mark と呼ばれる石灰化線が認められる．OA の遊離体では，硝子軟骨の変性，再生像（chondrocytic cloning など）が認められるが，小さな遊離体では明らかでないこともある．外傷による遊離体で

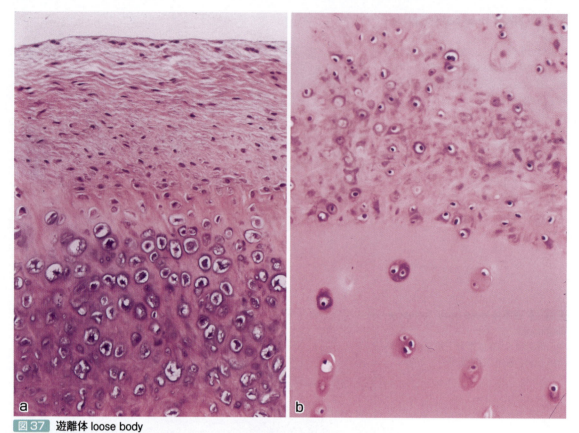

図37 遊離体 loose body
a：最表層の二次的に形成された線維組織層とその下層の線維軟骨層．b：線維軟骨層（図上方）と核 core の硝子軟骨（関節軟骨）組織（図下方）．

は硝子軟骨の変化に乏しい．primary synovial chondromatosis では，多数の軟骨性遊離体がみられ，100 個以上であることもまれではない．組織像は特徴的で，未熟な軟骨細胞が小集団 cloning を示して増生した硝子軟骨が小結節を形成する．この小結節が 1 つの遊離体に複数みられる．石灰化や軟骨内骨化 enchondral ossification による骨形成を伴うこともある．

4 軟骨・骨性遊離体

軟骨・骨性遊離体 cartilaginous and osseous (chondro-osseous or osteocartilaginous) loose body は，遊離体の核が軟骨組織と骨組織とで構成されるものである（図36）．これには骨組織，軟骨組織の由来から，次の 4 つに分類できる．すなわち，articular cartilage と軟骨下骨からなる遊離体，新生骨形成を伴った軟骨性遊離体，剥離した骨棘 detached osteophyte，および骨形成を伴った primary synovial chondromatosis である．

1）articular cartilage と軟骨下骨からなる遊離体

これは，subchondral bone layer（軟骨下骨層）の部位で剥離した（articular cartilage とその下層の軟骨下骨とがいっしょに剥離した）もので，articular cartilage と軟骨下骨が遊離体の核を構成する．形は扁平であることが多い．

肉眼的に，割面では軟骨下骨がやや黄色の硬い組織として，articular cartilage は白色の組織として認められる（図38）．組織学的には，articular cartilage と subchondral bone layer の骨組織（海綿骨である）の本来の構造が保存されており，関節腔内で成長したものでは，この核の周囲に新生線維軟骨層が形成されている．

原因疾患としては，OA，外傷，離断性骨軟骨炎 osteochondritis dissecans (OD) などがある．

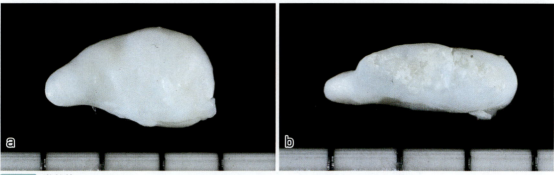

図38 遊離体 loose body
a：白色でやや光沢のある外表面．b：割面では，中心部のやや黄色調を帯びた組織（軟骨下骨 subchondral bone）とその周囲のやや透明感のある白色の組織（線維軟骨）が認められる．

図39 遊離体 loose body（osteocartilaginous）
二次的に形成された新生骨．

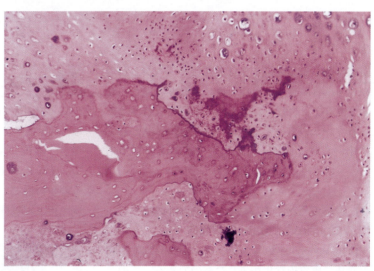

ODでは，subchondral bone layer が壊死に陥っているが，ODの場合は遊離体が剝離する以前の壊死であり，necrotic bone debris や骨梁間組織に好酸性の無構造な壊死物質の沈着が認められる．OAや外傷による遊離体でも，遊離体となった後に血行が遮断されるため，骨や骨梁間組織に壊死が生じるが，この場合はODと違って骨細胞の核の消失と脂肪髄の壊死像を示すにすぎない．骨組織が viable な場合，原因疾患として OD は否定され，また，遊離体外からの血行が保たれていたことを意味し，たとえ採取時に関節内に遊離していた状態にみえていたとしても，滑膜との連続性を有していたものと考えられる．articular cartilage の性状も原因疾患の推定に役立つことがあり，OAでは chondrocytic cloning などの変性所見を呈する．外傷やODにおいては articular cartilage の異常所見に乏しいが，遊離体であった期間が長ければ軟骨の変性像が認められるようになる．

2）新生骨形成を伴った軟骨性遊離体

これは軟骨性遊離体に新たな骨形成がみられるものである（図39）．遊離していた軟骨性遊離体が再び滑膜に着床し，血流の再疎通により骨形成が生じると解されている．

骨新生は軟骨内骨化によるもので，articular cartilage と軟骨下骨からなる遊離体と類似した像を示すが，新生骨形成を伴った遊離体では，骨組織が不規則に分布するのが特徴である．

原因疾患は OA であることがほとんどである．

3）剝離した骨棘

剝離した骨棘 detached osteophyte とは OA において形成された骨棘が剝離したものである．

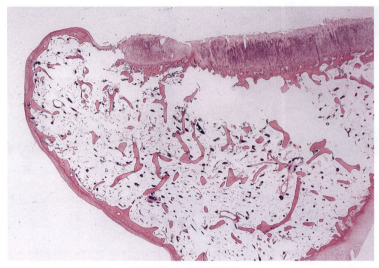

図40 遊離体 loose body（osteocartilaginous）
剝離骨棘 detached osteophyte.

組織学的に遊離体の主体は変性像と再生像とが混在する関節軟骨層とその下層の海綿骨組織からなる（図40）．表層の線維組織層や新生軟骨層はみられないか，あっても薄い．遊離体の形状として本来の骨棘と同様，舌状を呈するのも特徴である．

4）骨形成を伴った primary synovial chondromatosis の遊離体

primary synovial chondromatosis の軟骨性遊離体に軟骨内骨化が生じたものである．このように骨形成がある synovial chondromatosis を滑膜骨軟骨腫症 synovial osteochondromatosis と呼ぶこともあったが，この用語は多発性の osteochondroma（osteocartilaginous exostosis）に対して誤って osteochondromatosis と使われていることもあるために紛らわしく，混乱を避ける意味でも推奨されない（一方，多発性骨軟骨腫は multiple osteochondroma というべきである）．

5 軟部組織性遊離体

軟部組織性遊離体 soft tissue loose body は OA，外傷，関節内障 internal derangement，RA，偽痛風 pseudogout などにおいて剝離した滑膜組織片や半月板組織片などをいう．

6 フィブリン性遊離体

フィブリン性遊離体 fibrinous loose body とは，RA などフィブリンの滲出が著明な関節炎の場合，滲出フィブリンが米粒状に固まったもので，米粒体 rice body とも呼ばれる．多数みられるのが特徴で，核はフィブリンからなり，表層は薄い新生線維性組織におおわれている（図41）．

Ⅶ 滑膜軟骨腫症
synovial chondromatosis

1 はじめに

滑膜軟骨腫症 synovial chondromatosis は，滑膜に硝子軟骨結節が増生することで特徴づけられる局所侵襲性を示す腫瘍である．滑膜軟骨化生 synovial chondrometaplasia の名称も用いられたが，本疾患の腫瘍性性格が明らかになってからはほとんど用いられなくなった．また，骨化を伴う病変に対して synovial osteochondromatosis の名称も用いられていたが，現在この名称も推奨されていない．synovial chondromatosis を原発性 primary と二次性 secondary とに分けることがあるが，単に synovial chondromatosis という場合には，通常前者を指す．

滑膜は外傷や OA などさまざまな状況で化生性 metaplastic に軟骨を形成する能力を有するが，primary synovial chondromatosis は，先行す

VII 滑膜軟骨腫症

図41 遊離体 loose body（fibrinous）
a：関節リウマチ（RA）にみられた米粒状のフィブリン性遊離体（rice bodies）．b：表層は薄い新生線維性組織でおおわれている．

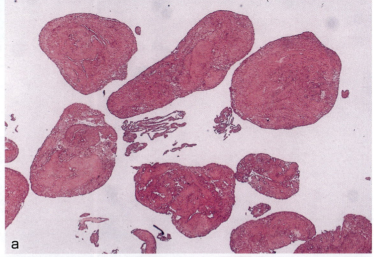
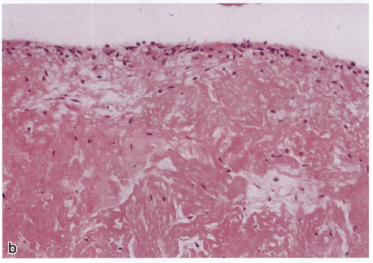

る関節疾患を伴わず，*de novo* に軟骨結節 cartilage nodule を形成するものであり，原因は不明である．これに対し，secondary synovial chondromatosis は，OA などの関節疾患により，骨，軟骨片が剝離し，これを核にして滑膜に軟骨・骨化生が起こるものであり，その病態はまったく異なるので，両者を混同してはならない．

以下，単に synovial chondromatosis というときは primary synovial chondromatosis を指すこととする．

2 臨床的事項

synovial chondromatosis は，30 歳から 50 歳に好発し，男女比は約 2：1 である．小児発生の報告例はあるものの，まれである．通常単関節性 monoarticular に発生し，好発部位は膝関節で約 2/3 を占める．その他には，股関節，肘関節，足関節，肩関節，顎関節などに発生する．

臨床症状は疼痛，腫脹などで，関節遊離体 intraarticular loose (free) body（関節鼠 joint mouse）の嵌頓 locking による激痛や可動域制限を示すこともある．最終的には二次性の OA をきたす．

画像所見では，軟骨結節に石灰化や骨化が起これば，単純 X 線像で少数から多数の石灰化小結節として認められる（点状石灰化 stippled calcification，輪状石灰化 ring-like calcification など軟骨の石灰化像の特徴を呈する）（図 42, 43）．石灰化，骨化のない場合は単純 X 線像では描出されない．このため，以前は関節造影を行っていたが，最近では MRI により描出可能であり，軟

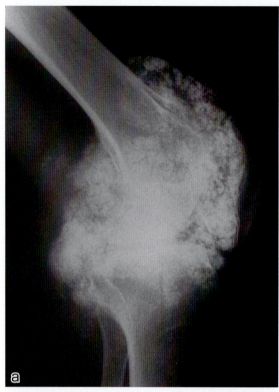

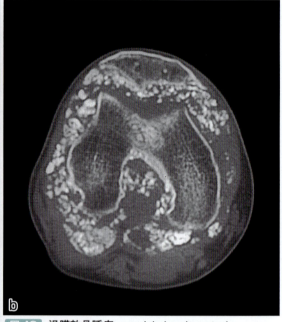

図42 滑膜軟骨腫症 synovial chondromatosis
a：膝関節単純X線像．無数の小石灰化像．b：CT．

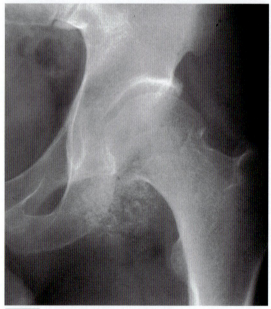

図43 滑膜軟骨腫症 synovial chondromatosis
股関節単純X線像．多数の小石灰化．

骨成分を反映してT1強調像で低信号，T2強調像で高信号を呈する．石灰化や骨化部はT1，T2強調像ともに低信号を呈する．時間の経過した症例では，関節腔に充満する軟骨結節により，骨に pressure erosion を起こすことがある．

関節外の滑膜相当組織，すなわち，滑液包 bursa や腱鞘 tendon sheath にも synovial chondromatosis が生じることがある（extraarticular synovial chondromatosis と呼ぶ）．手足の腱鞘に生じることが多く，これを tenosynovial chondromatosis と呼ぶ．単結節性病変の場合，軟部軟骨腫 chondroma of soft parts との異同が問題となる［腱鞘滑膜との関係が明らかな場合，腱鞘軟骨腫 tenosynovial chondroma とも呼び，腱鞘滑膜外の純粋に軟部組織発生の場合，chondroma of soft parts（extraskeletal chondroma, soft tissue chondroma）という］．

3 病理所見

肉眼所見はきわめて特徴的であり，滑膜に数個から数10個，さらに数100個にも及ぶ，有茎無茎の数mmから数cmの白色軟骨結節が認められる（図44）．そして，同様の軟骨結節が遊離体として認められることが普通である．その形は，円形，卵円形，多面体 polyhedral，桑の実状 mulberry-like，多分葉状 multilobar を呈する．

Ⅶ 滑膜軟骨腫症　99

図44 滑膜軟骨腫症 synovial chondromatosis
多数の関節遊離体（a, b）と滑膜組織内にみられる小結節（a～c）．cは滑膜の割面．

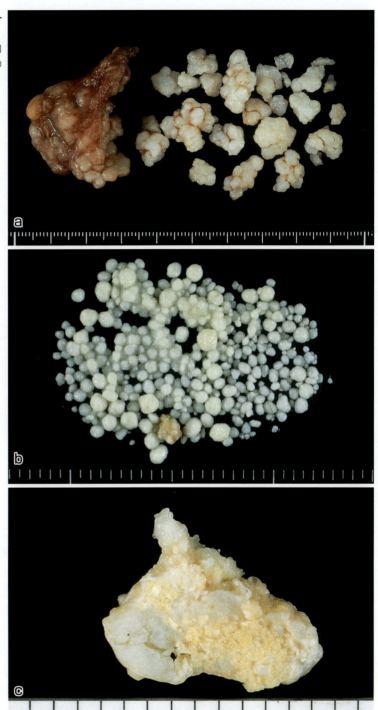

侵された関節の滑膜全体に軟骨結節が認められることも，一部に限局していることもある．

　組織学的には，滑膜表層下組織（sublining layer of synovium）や滑膜の間質結合組織（subsynovial connective tissue）に軟骨島がみられる（図45）．この軟骨は組織学的には硝子軟骨であることが特徴である（図46, 47）．軟骨基質に粘液変性 myxoid change を示すことはきわめてまれである．軟骨化生を示す数個の細胞群が滑膜にみられることがあるが，synovial chondromatosis の最初期の化生像（図48）と考えられる（この組織像は，軟骨肉腫なのではないかとの

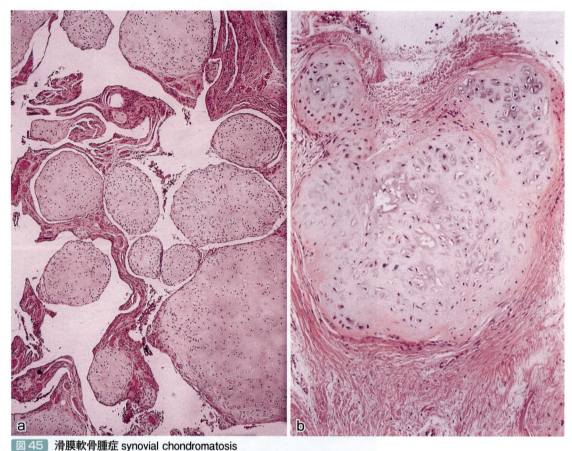

図45 滑膜軟骨腫症 synovial chondromatosis
a：滑膜の多数の軟骨小島．b：滑膜間質結合組織内の結節状硝子軟骨形成．

観点でみた場合，軟骨肉腫の浸潤像と誤られることがあり，注意が必要である）．軟骨島（軟骨結節）は軟骨内骨化 enchondral ossification により骨形成を伴い，骨軟骨結節となることがしばしば経験され，骨化した骨組織には脂肪髄など骨髄を伴うこともまれではない（図49）．ときには完全に骨に置換されて骨結節（骨小島）となることもある（図49d）．

軟骨細胞の集合化 chondrocytic cloning が，synovial chondromatosis の軟骨結節の特徴の1つである（図46, 47）．また，軟骨細胞には，核の腫大，核小体の出現，二核細胞 binucleate chondrocyte や多核細胞の出現など異型が認められる（図50, 51）．この軟骨細胞の異型は骨内発生の軟骨病変の良悪性鑑別基準にあてはめてみると，悪性すなわち軟骨肉腫 chondrosarcoma と診断するに十分な異型を備えている．しかし，滑膜に発生した軟骨結節である場合には，この通常の骨発生の軟骨性病変の診断基準を適応さ

せてはならず，細胞異型から悪性病変と決して診断してはならない．顎関節 temporomandibular joint など関節腔のスペースがあまりない関節では，画像的にも滑膜病変と認識しにくいこともあり，この場合には，組織学的に軟骨結節表面に滑膜組織を見出すことが診断のためにきわめて重要である．

synovial chondromatosis における遊離体は基本的には軟骨性遊離体であり（図52），最外層を薄い線維性組織がおおっている（丹念に観察すると滑膜と判断できる組織のことも多い）．軟骨には石灰化がみられることがある．また，軟骨内骨化 enchondral ossification がみられることもある．骨化が起こるためには血行が必要であるので，このような骨軟骨遊離体 osteocartilaginous body は，滑膜と連続している．完全に滑膜との連続性が絶たれて関節腔に遊離した場合には，骨組織は壊死に陥る．また，さらに軟骨内骨化が進み，完全に骨性遊離体 osseous body となること

図46 滑膜軟骨腫症 synovial chondromatosis
a：軟骨島の基質は硝子軟骨で，chondrocytic cloning を認める．b：a の拡大像．

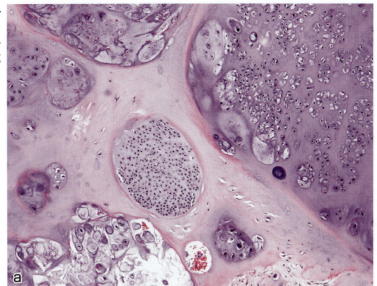

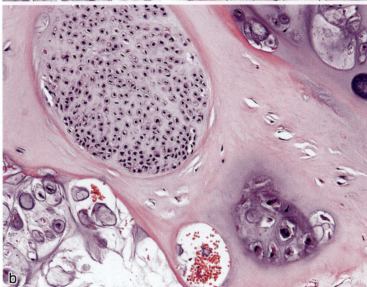

図47a 滑膜軟骨腫症 synovial chondromatosis
a：chondrocytic cloning を示す硝子軟骨の増殖．

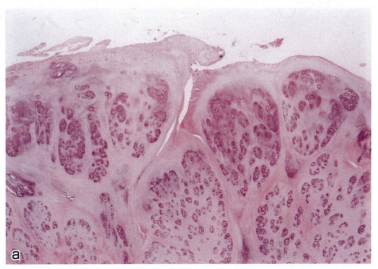

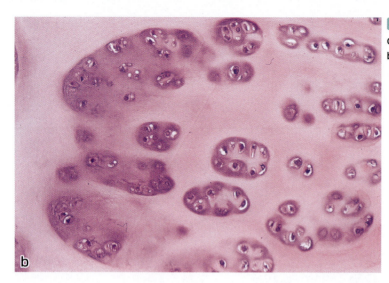

図47b 滑膜軟骨腫症 synovial chondromatosis
b：chondrocytic cloning の拡大像.

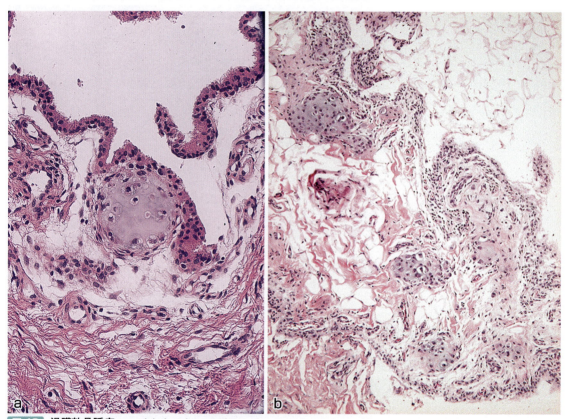

図48 滑膜軟骨腫症 synovial chondromatosis
a：微小な軟骨形成巣（最初期像）．b：複数の微小な軟骨形成巣．

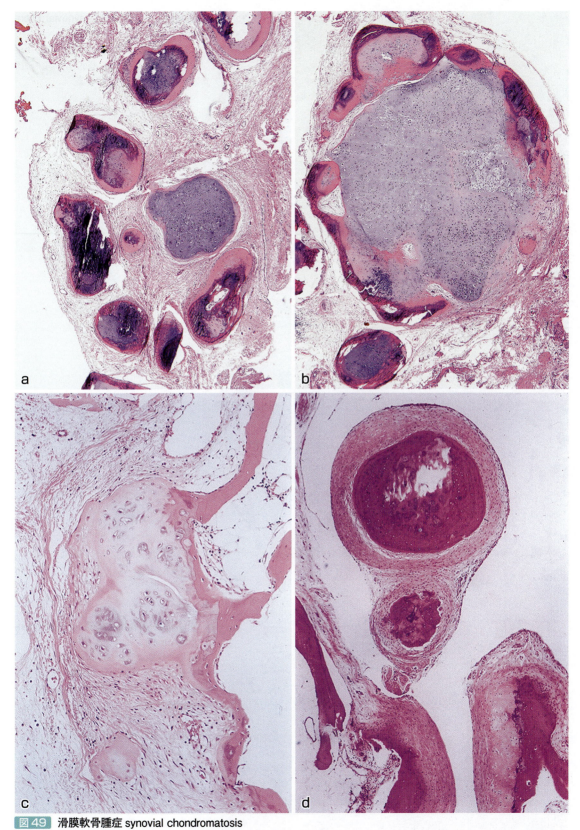

図49 滑膜軟骨腫症 synovial chondromatosis
a：石灰化や骨化を伴う軟骨島．b：軟骨島周囲にリング状の骨化を認める．c：軟骨内骨化を伴う軟骨小島．d：滑膜の骨化小島．

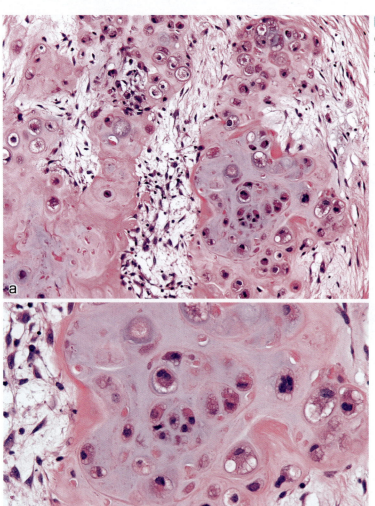

図50 滑膜軟骨腫症 synovial chondromatosis
a：軟骨細胞に異型をみる軟骨結節．b：aの拡大像．核腫大，核大小不同，二核や多核の軟骨細胞を認める．

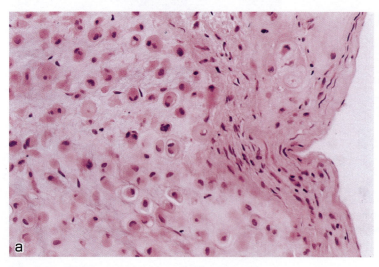

図51a 滑膜軟骨腫症 synovial chondromatosis
異型軟骨組織（a, b）．細胞密度の増加，軟骨細胞核の腫大，二核細胞，巨大二核細胞（b）がみられる．これらの異型軟骨組織は悪性（synovial chondrosarcoma）の指標とはならない．

図51b 滑膜軟骨腫症 synovial chondromatosis

異型軟骨組織（a, b）．細胞密度の増加，軟骨細胞核の腫大，二核細胞，巨大二核細胞（b）がみられる．これらの異型軟骨組織は悪性（synovial chondrosarcoma）の指標とはならない．

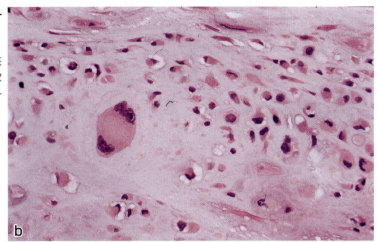

図52 滑膜軟骨腫症 synovial chondromatosis

a：無数の関節内遊離体としてみられた synovial chondromatosis．b：a の拡大像．この症例では軟骨性遊離体周囲には滑膜組織は不明瞭である．スケールバー＝a：2.5 mm，b：1 mm．

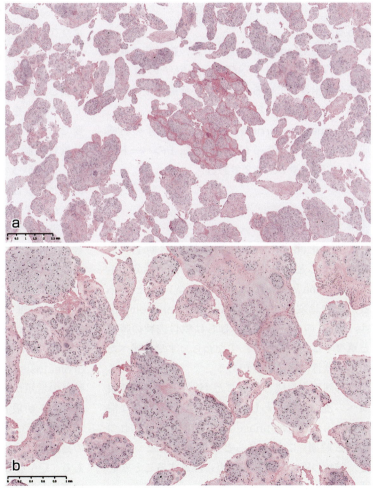

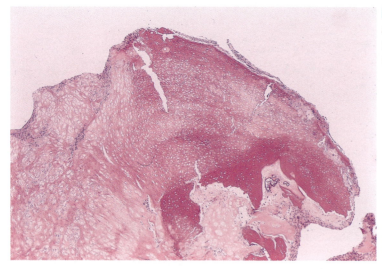

図53 二次性滑膜軟骨腫症 secondary synovial chondromatosis
変形性関節症（OA）における滑膜の軟骨・骨形成.

もある．

　synovial chondromatosis では，約半数の症例で，*FN1::ACVR2A* や *ACVR2A::FN1* の融合遺伝子が検出されている．しかし，腫瘍発生の機序についての詳細はよくわかっていない．なお，soft tissue chondroma でも *FN1* 遺伝子の再構成がみられる例があるが，融合遺伝子のパートナーは *FGFR1* や *FGFR2* である．

4 鑑別診断

　synovial chondromatosis の鑑別診断上，最も重要なことは，悪性すなわち軟骨肉腫 chondrosarcoma と overdiagnosis しないことである．それは次のような synovial chondromatosis そのものの特徴が，しばしば軟骨肉腫の特徴と重複するからである．すなわち，すでに述べたように軟骨細胞に異型があること，関節部に大きな軟部腫瘤を形成しうること（軟骨肉腫の軟部組織への浸潤と紛らわしい），そして，不完全な滑膜切除術が active phase（軟骨結節が形成されつつある時期）になされると再発すること，である．診断の際にはこれらの点に注意することが必要である．

　synovial chondromatosis で軟骨細胞にこれほどまでの異型が出るのですか？と不安に思ってコンサルテーションを受けることがしばしばある．答えはその通り（異型が出る）であり，synovial chondromatosis で悪性としか思えないようなきわめて異型の強い軟骨細胞がみられることは決してまれではない．組織学的な所見のみから決して悪性と診断してはならないことを今一度強調しておきたい．また，滑膜を基盤とした病変であることをきちんと把握しないと，つまり骨病変であるとの誤った認識のもとに検鏡してしまうと軟骨肉腫と診断してしまっても不思議ではない．したがって，病変の基盤となる組織が滑膜であるということをしっかりと認識して診断に臨むことがまず何よりも肝要である．

　滑膜性軟骨肉腫 synovial chondrosarcoma は，きわめてまれなものであり，現在までに数えるほどの症例しか報告されていない．その最も信頼できる診断基準は転移である．したがって，単に細胞異型が強いなどの所見で，安易に synovial chondrosarcoma と診断してはならない．

　二次性滑膜軟骨腫症 secondary synovial chondromatosis は，他の関節疾患に続発して滑膜に軟骨の増殖がみられる疾患である．基礎疾患としては OA が最も多く，外傷，骨壊死などでもみられることがある．基礎疾患を反映し，60 歳以上の高齢者に多く，また，複数の関節を侵すことがある．OA などにより剝離した骨，軟骨片が滑膜に着床し，これを核として軟骨・骨化生が生じる（図 53，54）．したがって，組織学的には，核となる組織が結節の中心部に確認できる．核が関節軟骨である場合には，primary synovial chondromatosis と同様の硝子軟骨ではあるが，chondrocytic cloning はないか，あってもその程度は

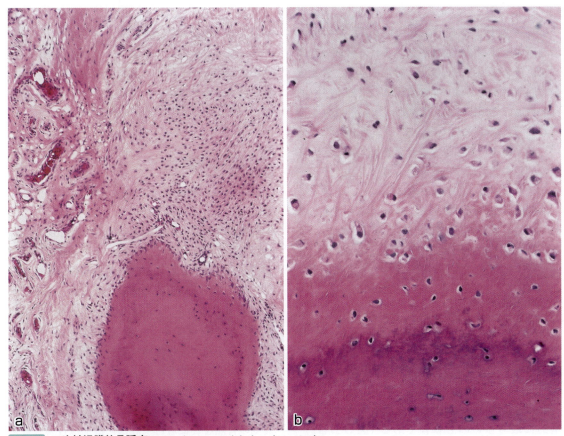

図54 二次性滑膜軟骨腫症 secondary synovial chondromatosis
a：滑膜間質結合組織内の骨形成像. b：線維軟骨から骨化への移行像.

きわめて軽く，また，多結節状の増生はみられない．軟骨下骨が核に含まれていれば，この骨組織は通常，壊死に陥っている（剝離し血行が遮断された状態を経ているからである）．核に付加される軟骨組織は，線維軟骨であることが多く，成長過程を示す同心円状の輪状の石灰化線が認められることが多い．

傍関節・関節包内軟骨腫（PA/IC-C）との鑑別は次項を参照のこと．

  傍関節軟骨腫・関節包内軟骨腫
para-articular chondroma/intracapsular chondroma

1 はじめに

傍関節・関節包内軟骨腫 para-articular/intra-capsular chondroma（PA/IC-C）は，関節包内や関節近傍組織に軟骨を主体とする単発性，結節状の腫瘤を形成する良性病変である．

1958年，Jaffeによりはじめて記載されたが，主要な骨・関節病理の成書に独立して取り上げられることがこれまでにほとんどなかったため病理医にはあまり知られておらず，放射線科や整形外科領域の雑誌に散発的に症例報告がされているにすぎない．

2 臨床所見および画像所見

PA/IC-Cは，広い年齢に発生するが，成人に好発し平均は50歳前後である．小児発生の報告例もある．男女比は1：1である．臨床症状は疼痛や関節の可動域制限，緩徐に増大する腫瘤の自覚などである．外傷歴は特にない．好発部位は，膝関節，股関節，肘関節などの大関節およびその周囲である．特に膝関節に好発し，中でも内側寄りの膝蓋下（infrapatellar）の関節包に発生することが多い．手足の短管骨の関節（MCP関節，

PIP 関節，DIP 関節）での発生は知られていない．

単純 X 線および CT では，関節部あるいは関節周囲の軟部組織に腫瘤影がみられ，骨成分があれば，それに応じた石灰化，骨化を伴う．骨化成分に脂肪髄を伴えば，脂肪陰影として描出される（図 55a）．MRI では，基本的には軟骨成分を反映して T1 強調像では低信号，T2 強調像では高信号を呈する境界明瞭な単発の腫瘤であるが，病変内の骨や脂肪成分の有無，多寡により，不均一な信号を呈する（図 55b〜g）．

治療は腫瘤の切除である．辺縁切除も可能とされている．局所再発はほとんどみられない．また，PA/IC-C の悪性転化は知られていない．

3 病理所見

肉眼では，数 cm から大きいものでは 10 cm を超える線維性被膜におおわれた境界明瞭な単発性の腫瘤であるが，5 cm 程度のものが多い．組織学的には，その名称の通り，基本的な組織成分として軟骨が認められるし，組織構成成分として量的に最も多いのも軟骨である（図 56, 57）．軟骨は硝子軟骨ないし線維の多い硝子軟骨様の軟骨で，軟骨細胞の異型は乏しく，細胞密度も低い（図 58）．軟骨基質の粘液変性を指摘する報告もあるが，高悪性軟骨肉腫でみられるような粘液状の軟骨基質ではなく，線維軟骨様組織が粘液変性をきたしたような像を呈する．分葉状増殖や chondrocytic cloning はみられない．軟骨内骨化をみることも多く，骨端軟骨成長板（epiphyseal growth plate）を思わせる像を呈することもまれではない（図 59, 60）．総じて，本病変にみられる軟骨は，正常の関節軟骨や線維軟骨（軟骨化生をしたような線維性組織），骨端軟骨成長板あるいは骨軟骨腫のそれを想起させるような，一見すると腫瘍性軟骨とは思えないのが特徴である．

骨成分は海綿骨様の像を呈し，骨梁間は疎な線維血管組織や脂肪髄が認められる．軟骨内骨化部分では，肥大軟骨細胞や活動性の高い骨芽細胞や破骨細胞も認められることがある（図 61, 62）．骨梁は種々の段階の成熟度を示し，線維骨 woven bone から成熟した層板骨 lamellar bone まで認められ，未熟な場合は反応性骨形成様の像を

呈する．この他に，血管，脂肪組織や線維性組織が目立つことがある（図 63）．

このように軟骨成分が多いとはいえ，複数の間葉系組織成分が，種々の割合で混在してみられる過誤腫を思わせる像を示す病変ということができる．

4 鑑別疾患

関節周囲の軟骨形成性病変が鑑別の対象となる．

滑膜軟骨腫症 synovial chondromatosis は，膝などの大関節に多く，滑膜に多数の軟骨結節性病変がみられ，これらが関節内遊離体を形成することもある．組織学的には硝子軟骨からなる軟骨結節が多数みられ，chondrocytic cloning が目立つことが特徴である．軟骨細胞には，核の腫大，大小不同，二核細胞など骨の軟骨性腫瘍の基準で考えると悪性と判断されかねない異型をみることがある．PA/IC-C とは，単発か多発か，chondrocytic cloning や軟骨細胞の見かけ上の異型の有無などに着目すれば，鑑別は容易と考えられる．

関節内遊離体（関節鼠）は，関節から遊離した組織片を核として成長した関節内病変であり，その核（芯）となる組織の性状と成長組織によりさまざまな組織形態を示しうる．PA/IC-C との鑑別が問題となる関節内遊離体は，骨・軟骨からなる遊離体である．遊離体の核に既存の関節軟骨と subchondral bone を含んでいれば，その境界部に tide mark が観察される．また，遊離後に成長した組織では，その時間経過に応じて層状の反応性の線維軟骨でおおわれる像などが組織学的な鑑別の着目点となる．背景に OA や AVN など関節破壊を生じる病態の存在を把握することも大切である．

骨軟骨腫および傍骨性骨軟骨異型増生は，いずれも軟骨内骨化を呈する軟骨形成性病変で，関節周囲にも生じうるが，皮質骨と連続しており，画像所見により鑑別は容易である．

PA/IC-C は単発性の病変であり，画像や手術所見からその発生部位や周囲の骨，関節組織との位置関係を把握することが上述の疾患との鑑別にきわめて重要である．組織学的には，軟骨に異型

がなく，分葉状増殖や chondrocytic cloning を欠くことに留意すれば鑑別は比較的容易であると考える．

5 考察

PA/IC-C は，1958 年に出版された Jaffe の教科書の関節の良性腫瘍の章で初めて記載された．Jaffe は intracapsular and para-articular chondroma と呼んでいるが，関節包ないしその近傍の線維性組織に軟骨化生により生じると考えている．同様の病変を Dorfman らや Milchgrub らは cartilage-containing benign mesenchymoma of soft tissue や chondrolipoangioma の名称で報告した．その後は，主に放射線科や整形外科領域での散発的な症例報告が，PA/IC-C の他，para-articular osteochondroma, capsular osteoma, 骨脂肪腫 osteolipoma などその主たる構成組織により異なる名称で報告されているが，まとまった形での報告はない．一方，成書をみると，Enzinger and Weiss's Soft Tissue Tumors の第 7 版では，soft tissue chondromas and osteochondromas として画像評価の章での記載と画像が掲載されているが，軟骨・骨形成性腫瘍の章には本病変の病理学的な記載はない．

Dahlin's Bone Tumor の第 6 版では，juxta-articular chondroma として synovial chondromatosis の項目内で記載されており，本病変をおそらく反応性のものとしている．また，Klein らによる AFIP Atlas of Nontumor Pathology の Non-neoplastic Disease of Bones and Joints では，chondroma of fat pad として記載されているが，骨軟骨化生を生じた Hoffa 病 Hoffa's disease の最終形で，反応性病変と考えている．しかしながら，PA/IC-C は単発性の境界明瞭な病変で，発生部位も特徴的であり，反応性病変とするには躊躇される．むしろ，軟骨や骨組織だけではなく，脂肪組織や血管を含んだその組織形態からは複数の間葉系組織に分化を示す良性腫瘍性病変としたい印象を持つ．

最近，soft tissue chondroma や synovial chondromatosis に *FN1* 遺伝子再構成がみられることが報告されたが，soft tissue chondroma には *HMGA2* 遺伝子再構成があるとする報告もあり，その一部には脂肪腫や肺過誤腫にみられる *HMGA2::LPP* の融合が確認されている．*HMGA2* 遺伝子再構成を有する soft tissue chondroma は，手指などの soft tissue chondroma の好発部位とは異なり，膝や肘に発生している．この報告には組織像についての記述がないため，推測の域を出ないが，*HMGA2* 遺伝子再構成を有する soft tissue chondroma とされているこのような病変に PA/IC-C が含まれているのではないかとも考えられる．

一方，膝蓋腱内に発生した骨軟骨分化を伴った脂肪腫で，*HMGA2::LPP* が同定された症例報告がある．この報告では脂肪腫の名称で報告されているが，その画像，組織をみると PA/IC-C としてよい像と考えられる．軟部組織の脂肪腫や肺過誤腫が類似した遺伝子異常を有する病変であるとすれば，PA/IC-C もこのような良性間葉系腫瘍と腫瘍発生メカニズムを同じくする同系統の病変である可能性があり，ときに複数の間葉系成分で構成される本病変の組織像も非常によく理解できる．

これまでは間葉系成分の多寡によりさまざまな診断名がつけられていたものと考えられ，独立した疾患単位としての認識を阻んでいたと思われる．また，chondroma と限定した名称も，骨や脂肪など他の組織構成要素の存在から診断するときには抵抗感があるのも事実である．したがって，PA/IC-C という "chondroma" という名称よりも，Dorfman らの用いた para-articular/intracapsular cartilage-containing benign mesenchymoma という包括的な名称が本病変の本態をよりよく表現しており，より相応しいのではないかと考えられる．この名称を用いれば，構成組織成分の多寡による複数名称によりあたかも別の腫瘍であるかのような誤解も避けることができるうえ，骨の osteochondroma や lipoma, ossifying lipoma と名前のうえでも明確に区別ができ，遺伝子変異を同じくする上述したような他の良性間葉系腫瘍との関係をも見通すことができるので，本病変をより明確に認識，位置づけることができるのではないかと考えている．

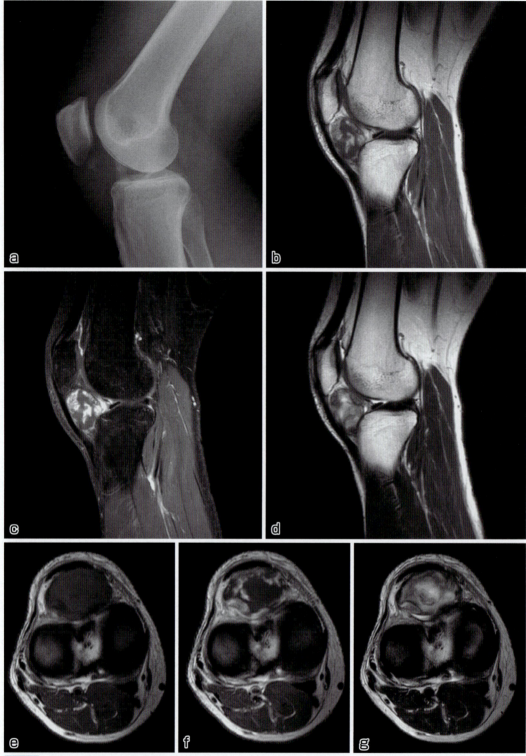

図55 傍関節・関節包内軟骨腫（PA/IC-C）

a：単純X線側面像．膝蓋下に石灰化を伴う結節影を認める．b：MRI T1強調ガドリニウム造影矢状断像．c：MRI T1強調ガドリニウム造影脂肪抑制矢状断像．d：MRI T2強調矢状断像．T1強調像で低信号，T2強調像で内部やや不均一な高信号を呈し，ガドリニウム造影で不均一に造影される結節性病変を膝蓋下に認める．e：MRI T1強調横断像．f：MRI T1強調ガドリニウム造影横断像．g：MRI T2強調横断像．T1強調像で低信号，T2強調像で内部やや不均一な高信号を呈し，ガドリニウム造影で不均一に造影される結節性病変を膝蓋下に認める．

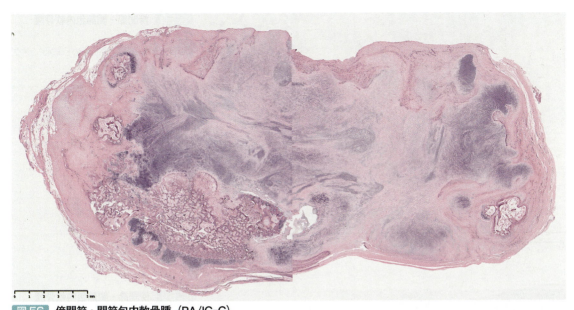

図56 傍関節・関節包内軟骨腫（PA/IC-C）
セミマクロ像．不規則な形状の軟骨成分と海綿骨からなる骨成分とからなる結節性病変．スケールバー＝5 mm

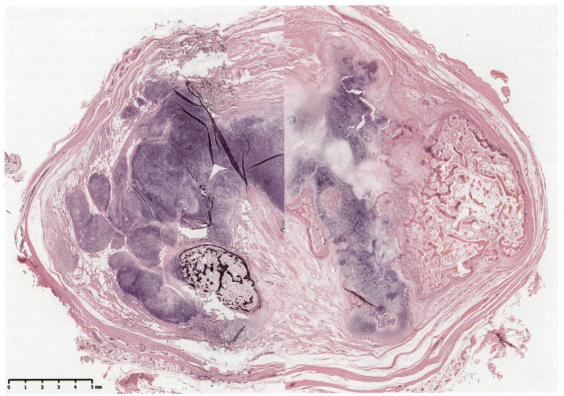

図57 傍関節・関節包内軟骨腫（PA/IC-C）
セミマクロ像．図 56 とは別症例．軟骨成分，骨成分の他に脂肪組織成分や線維性結合組織成分が認められる．図左側の切片は非脱灰のため骨梁が紫色に染色されている．スケールバー＝5 mm

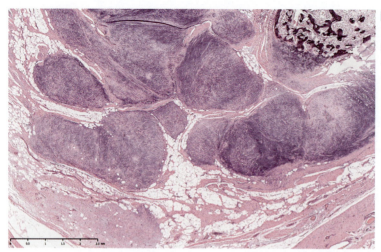

図58 傍関節・関節包内軟骨腫（PA/IC-C）
軟骨成分が多結節性に認められる．スケールバー＝2.5 mm

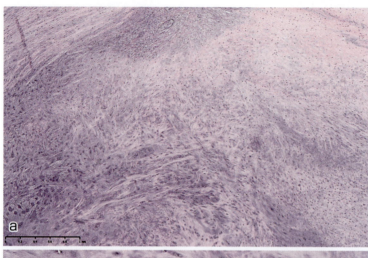
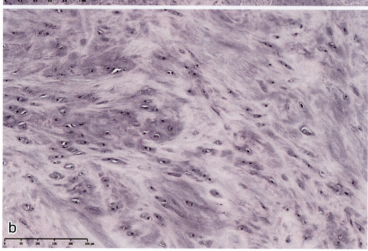

図59 傍関節・関節包内軟骨腫（PA/IC-C）
a：軟骨成分は線維軟骨様の組織で，細胞密度は低く，異型にも乏しい．b：aの拡大像．硝子軟骨で形成され，軟骨細胞に異型もみられる滑膜軟骨腫症の軟骨成分との違いに注意．

図60 **傍関節・関節包内軟骨腫（PA/IC-C）**
a：骨端軟骨成長板に類似した軟骨内骨化を示す軟骨成分．b：aの拡大像．

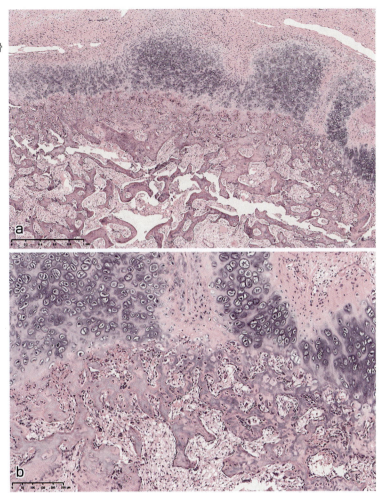

図61 **傍関節・関節包内軟骨腫（PA/IC-C）**
骨組織成分．骨梁間は疎な血管を含む線維性組織である．

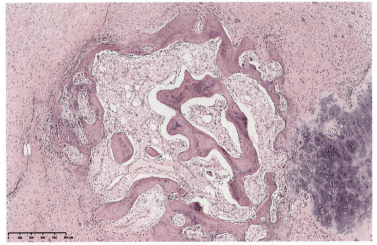

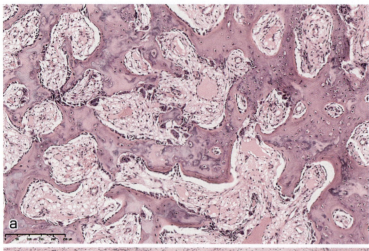
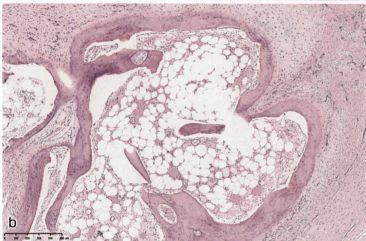

図62 傍関節・関節包内軟骨腫（PA/IC-C）
骨組織成分．a：軟骨内骨化部では盛んなリモデリングが認められる．b：脂肪髄を認める骨組織成分．

IX びまん型腱滑膜巨細胞腫（色素性絨毛結節性滑膜炎），腱鞘巨細胞腫

tenosynovial giant cell tumor, diffuse type（pigmented villonodular synovitis），giant cell tumor of tendon sheath

1 基本的事項

腱滑膜巨細胞腫 tenosynovial giant cell tumor（TSGCT）は，組織球に類似した特異な（やや大型の）単核細胞 mononuclear cell の増殖とともに，多核巨細胞 multinucleated giant cell，泡沫細胞 foam cell，ヘモジデリン貪食細胞（hemosiderophage）が認められる滑膜や腱鞘に発生する腫瘍で，その発生部位から関節内 intra-articular と関節外 extra-articular とに，また増殖様式からびまん型 diffuse type と限局型 localized type とに分けられる．

関節内びまん型の病変は色素性絨毛結節性滑膜炎 pigmented villonodular synovitis（PVNS）であり，関節外に発生する限局型病変は腱鞘巨細胞腫 giant cell tumor of tendon sheath（GCTTS）で，この二者がTSGCTの大部分を占める．関節内結節型のものはまれであり，関節外びまん型のものは，滑液包など関節外の滑膜相同組織から発生するものである．PVNSは膝や足関節などの大関節に好発し，従来炎症性病変と考えられていたが，近年は腫瘍性病変と考えられるようになり，びまん型腱滑膜巨細胞腫 tenosynovial giant cell tumor, diffuse-type（D-TSGCT）の名称で呼ぶことが推奨されている．一方，関節外限局型の病変は手指の腱鞘に好発し，GCTTSという名称も一般に広く使われている．

以下2～4項にD-TSGCT（PVNS）について，5項でGCTTSについて解説する．

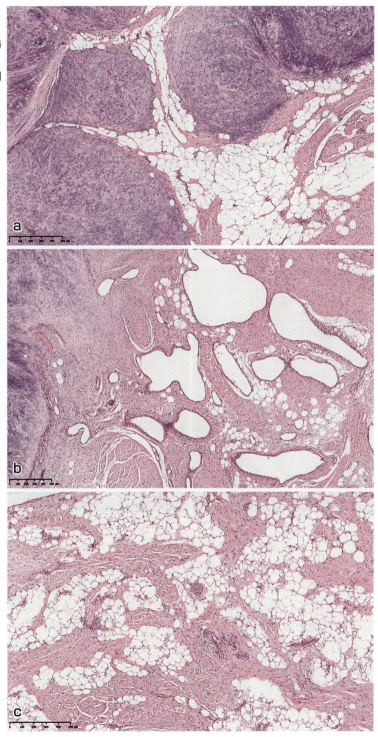

図63 傍関節・関節包内軟骨腫（PA/IC-C）
a：結節性軟骨成分の間にみられる脂肪組織成分．b：内腔の拡張した血管成分．c：線維性組織と脂肪組織が混在する間葉系組織成分．

2 臨床的事項

D-TSGCT は 20 歳から 40 歳の成人に多く，男女差はほとんどない．

好発部位は大関節 large joint で，なかでも膝関節に多く，次いで股関節，足関節の順である．顎関節や脊椎の椎間関節 facet joint にもまれに認められる．通常，monoarticular であるが，polyarticular 発生例の報告もある．

症状は関節の疼痛，腫張，可動域制限である．

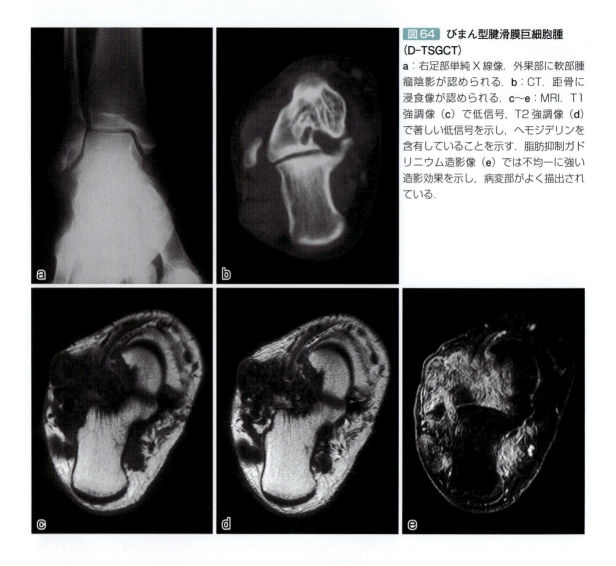

図64 びまん型腱滑膜巨細胞腫（D-TSGCT）
a：右足部単純X線像．外果部に軟部腫瘤陰影が認められる．b：CT．距骨に浸食像が認められる．c～e：MRI．T1強調像（c）で低信号，T2強調像（d）で著しい低信号を示し，ヘモジデリンを含有していることを示す．脂肪抑制ガドリニウム造影像（e）では不均一に強い造影効果を示し，病変部がよく描出されている．

関節穿刺ではしばしば出血性の関節液が吸引される．

画像所見は，単純X線では，関節部の不明瞭な軟部腫瘤影として認められる（図64, 65）．D-TSGCTの病変を最もよく描出できるのはMRIで，特徴的な画像を呈する．すなわち，T1およびT2強調像で，不均一な低信号を呈する（これはヘモジデリンが組織に沈着しているためである）．D-TSGCTが骨を浸食して増殖することがあり，この場合には，単純X線でも浸食部は骨の欠損像として観察される．骨内に浸潤する場合には滑膜の骨付着部から侵入することが多い（図75）．

3 病理所見

肉眼的にD-TSGCTは，滑膜は褐色ないし黄褐色で，絨毛状，乳頭状ないし結節状の増殖を示し，境界は不明瞭である（図66, 67）．組織は軟らかく，石灰化はほとんど認められない．褐色や黄褐色の色調は，後述するヘモジデリン沈着や泡沫細胞の多寡による．これらの色調がまだら状に混在することもある．関節内限局型のTSGCTはまれであるが，結節性の増殖を示し，ときに有茎性乳頭状の滑膜増生がみられることもある．有茎性の病変が捻転を起こして壊死に陥ることもある．

D-TSGCTの組織像はいわゆる巨細胞性病変 giant cell lesionで，その特徴は単核間質細胞 mononuclear stromal cell（mononuclear his-

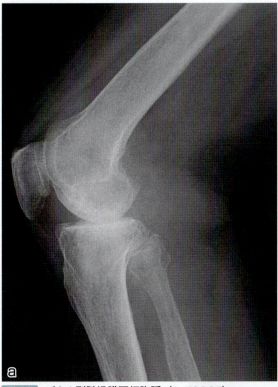
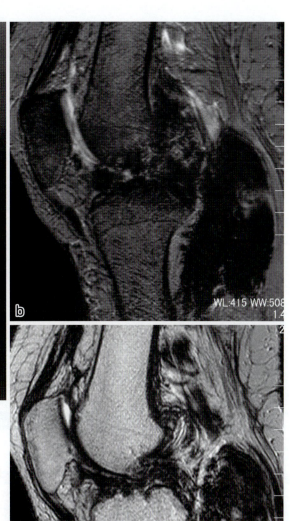

図65 びまん型腱滑膜巨細胞腫（D-TSGCT）
a：膝関節単純X線像．b：MRI脂肪抑制T1強調像．c：T2強調像．単純X線像で，膝窩部に軟部腫瘤影を認める．MRIでは腫瘤は膝関節腔から膝窩部にみられ，T1強調像，T2強調像ともに低信号を呈し，ヘモジデリンの沈着が推測される．

tiocytic cellともいう）の増生である（図68～74）．mononuclear stromal cellは円形ないし卵円形で，やや好酸性の豊かな細胞質と腫大した核をもつ組織球様の細胞である（図72, 73）．これに加え，ヘモジデリン貪食細胞［hemosiderin-laden macrophage（hemosiderophage）］（図71），泡沫細胞 foam cell（foamy macrophage, xanthoma cell）（図68, 69），多核巨細胞 multinucleated giant cell（multinucleate giant cell）やリンパ球，形質細胞などの慢性炎症細胞が種々の割合で混在して認められる（ただし，これらの細胞はD-TSGCTの診断に必須ではない）．細胞分裂像は容易に認められる．線維芽細胞様の紡錘形細胞の増生もみられ，多かれ少なかれ線維化が認められるが，線維化は必ずしも病変の古さを意味しない．肉眼の褐色の色調はヘモジデリン沈着により，黄色ないし黄褐色の色調は泡沫細胞による．滑膜表面に類似したスリット状の裂隙がみられることも多く（図74），表面は腫大したsynovial lining cellにおおわれている．巨細胞は破骨細胞様多核巨細胞 osteoclast-like multinucleated giant cellが目立つが，RAのときなどにみられるGrimley-Sokoloff giant cellが認められることもある．

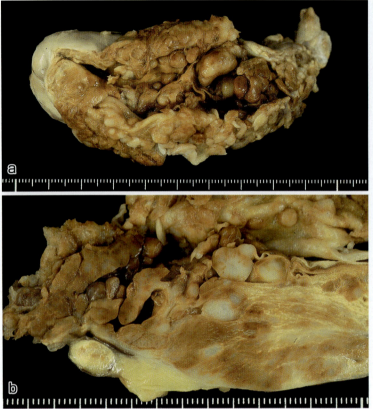

図66 びまん型腱滑膜巨細胞腫（D-TSGCT）
滑膜肉眼像．褐色を呈した乳頭状ないし多結節状のびまん性の滑膜増殖（a）．その割面（b）．

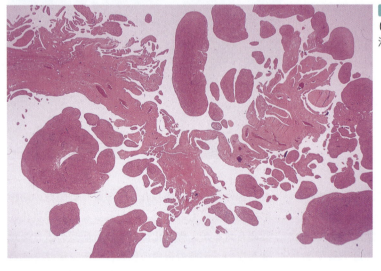

図67 びまん型腱滑膜巨細胞腫（D-TSGCT）
滑膜の著明な絨毛状増殖．

D-TSGCT は滑膜に沿って広がり，関節腔内にも増殖する．滑膜と連続していれば，滑液包にも進展する．また，骨内に浸潤することもあり，その場合，滑膜付着部のいわゆる bare area から骨内に侵入する（図75）．
　TSGCT では，免疫組織化学的に，組織球様の単核細胞にクラステリン clusterin や D2-40 が陽性となる．真の組織球（泡沫細胞やヘモジデリン貪食細胞など）や破骨細胞様多核巨細胞は組織球マーカー（CD68，CD163）が陽性となるが，clusterin や D2-40 は陰性である．また，約半数例でデスミン desmin 陽性細胞を含み，これらは

Ⅸ　びまん型腱滑膜巨細胞腫（色素性絨毛結節性滑膜炎），腱鞘巨細胞腫

図68 びまん型腱滑膜巨細胞腫（D-TSGCT）
多核巨細胞，泡沫細胞を混じた単核細胞増殖．

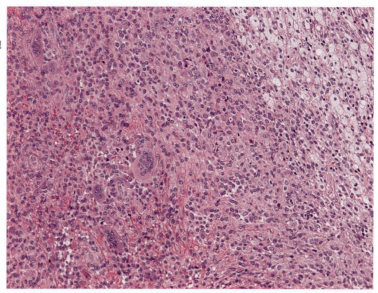

図69 びまん型腱滑膜巨細胞腫（D-TSGCT）
単核細胞の増殖と泡沫細胞，多核巨細胞の出現．

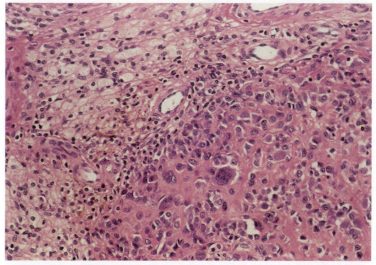

図70 びまん型腱滑膜巨細胞腫（D-TSGCT）
多核巨細胞，リンパ球浸潤がみられる．

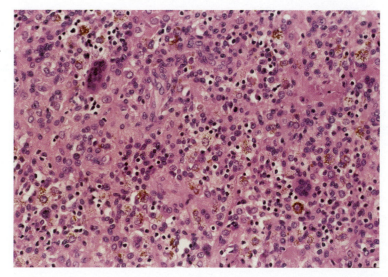

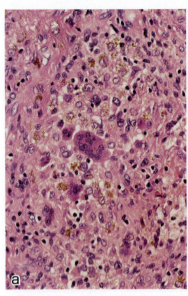
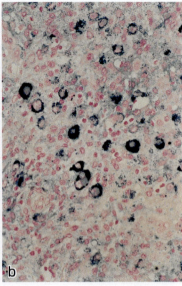

図71 びまん型腱滑膜巨細胞腫（D-TSGCT）
a：著明なヘモジデリン沈着．b：Berlin blue 染色．

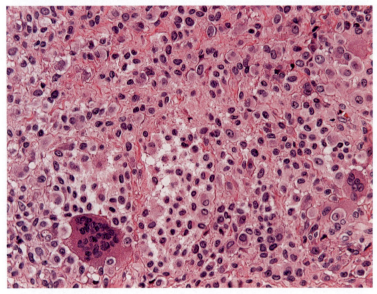

図72 びまん型腱滑膜巨細胞腫（D-TSGCT）
特徴的な単核細胞のシート状増生．

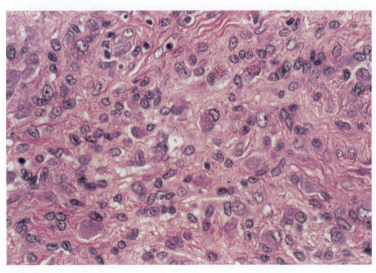

図73 びまん型腱滑膜巨細胞腫（D-TSGCT）
特徴的な単核細胞．やや好酸性の豊かな細胞質，やや偏心性の核をもつ組織球様細胞．

IX びまん型腱滑膜巨細胞腫（色素性絨毛結節性滑膜炎），腱鞘巨細胞腫

図74 **びまん型腱滑膜巨細胞腫（D-TSGCT）**
スリット状の裂隙形成.

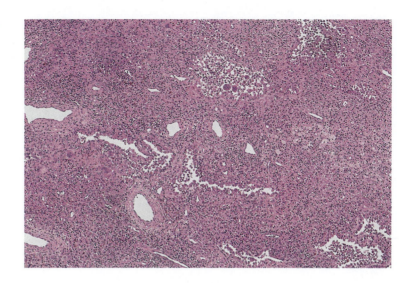

図75 **びまん型腱滑膜巨細胞腫（D-TSGCT）**
a：いわゆる bare area から骨内に侵入する D-TSGCT．b：a の拡大像．

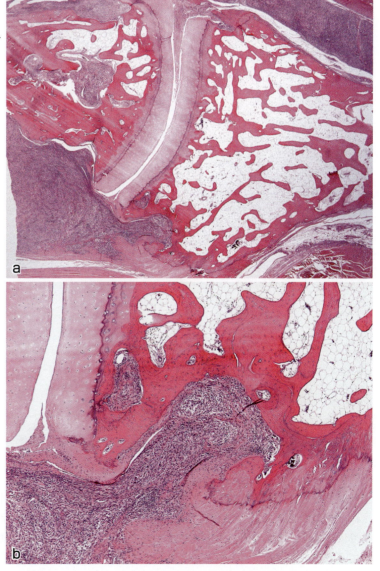

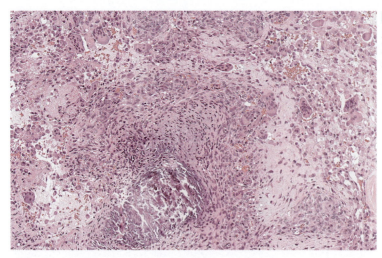

図76 軟骨化生を示すびまん型腱滑膜巨細胞腫（D-TSGCT）
股関節発生例で、特徴的な単核細胞と多核巨細胞とともに軟骨様基質や石灰化した軟骨基質が認められる．

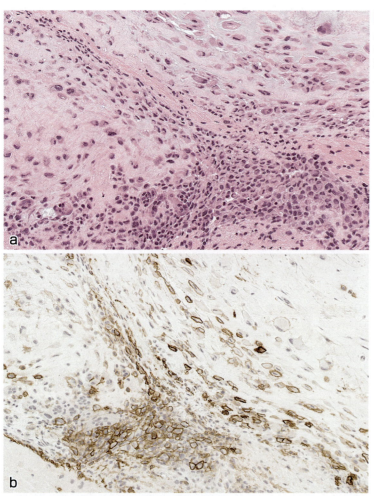

図77 軟骨化生を示すびまん型腱滑膜巨細胞腫（D-TSGCT）
a：軟骨細胞には見かけ上の異型を認め、軟骨肉腫や滑膜軟骨腫症と鑑別を要する．D-TSGCT に特徴的な単核細胞のシート状増生を認める．b：単核細胞は D2-40 に陽性である．

樹状様の細胞質突起を有する．

D-TSGCT ではまれに軟骨化生を示すことがあり、その多くは顎関節での発生であるが、きわめてまれに他の関節でもみられることがある（図76～78）．軟骨化生を伴う病変では軟骨性腫瘍や滑膜軟骨腫症との鑑別を要する．また、以前に側頭骨発生の軟骨芽細胞腫 chondroblastoma として報告されていた病変では、石灰化が目立たな

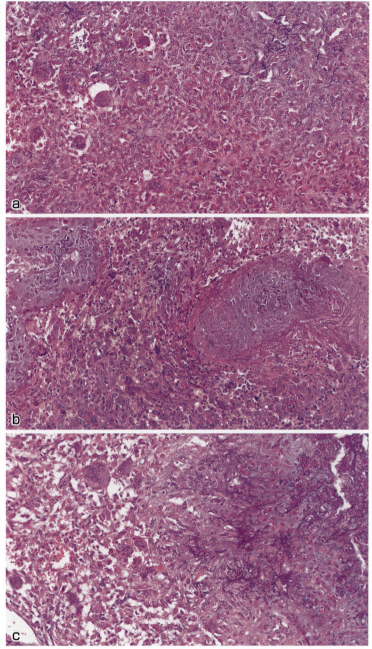

図78a〜c 膝関節発生の軟骨化生を示すびまん型腱滑膜巨細胞腫（D-TSGCT）
a：軟骨芽細胞腫に類似した類円形腫瘍細胞のシート状増生がみられ，多核巨細胞も伴っている．また，chicken-wire calcification も認められる．b：石灰化を伴う軟骨島が認められる．c：chicken-wire calcification の像を伴う軟骨形成が認められる．

い，ヘモジデリン沈着を伴うことが多いなど，通常の軟骨芽細胞腫と異なる組織学的特徴があることが成書においても指摘されていた．しかし，これらは軟骨芽細胞腫ではなくて側頭骨に発生したTSGCT である可能性が高いと考えられる．ヘモジデリン沈着や泡沫細胞の浸潤などは他部位発生の軟骨芽細胞腫では特にみられる所見ではなく，TSGCT ではどの部位に発生したものであってもこれらは逆に特徴的な所見であり，そのような病変は軟骨芽細胞腫ではなくて TSGCT であると考えるほうが理にかなっている．側頭骨骨内が主病変で，顎関節との直接の連続性が不明瞭な症例でも，著明なヘモジデリン沈着や泡沫細胞浸潤がみられ，clusterin や D2-40 が陽性であり S-100 蛋白が陰性であれば，腫瘍は TSGCT であると考えられる．さらに軟骨芽細胞腫にみられるH3.3K35M が確認できなければ，この部位に特異な像を示す軟骨芽細胞腫とする根拠もないとせ

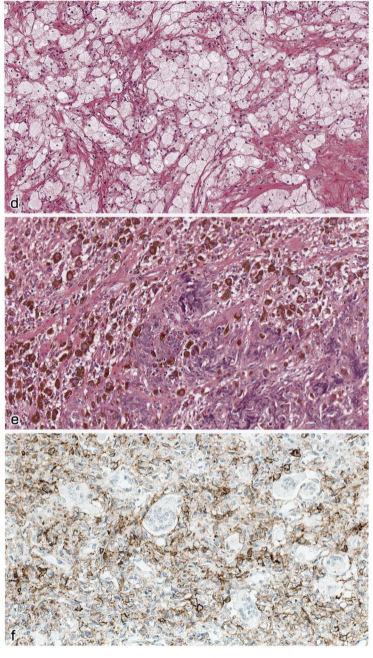

図78d〜f 膝関節発生の軟骨化生を示すびまん型腱滑膜巨細胞腫 (D-TSGCT)
d：巣状に泡沫細胞の浸潤が著明に認められる．e：腫瘍細胞や組織球にヘモジデリン沈着が著明である．f：腫瘍細胞はD2-40に陽性である．

ざるを得ない（図79）．軟骨化生の著明な TSGCT を chondroid tenosynovial giant cell tumor と呼ぶ研究者もいる．

　TSGCT では，染色体解析で，1番染色体短腕（1p10-1p31.3）の欠失などの構造異常が知られており，CSF1 遺伝子の変異が見出されている．CSF1 遺伝子の変異は，CSF1 (colony stimulating factor 1) の過剰分泌を起こし，これが病変内に多数の組織球や多核巨細胞，リンパ球などの反応性とみられる炎症細胞を動員し，本病変の特徴的な組織像を形成していると考えられる．

4 鑑別診断

　D-TSGCT は hemosiderotic synovitis と鑑別しなければならない．D-TSGCT と診断されれば滑膜全切除術 total synovectomy が治療として選択されるからである（total synovectomy を行

IX　びまん型腱滑膜巨細胞腫（色素性絨毛結節性滑膜炎），腱鞘巨細胞腫　125

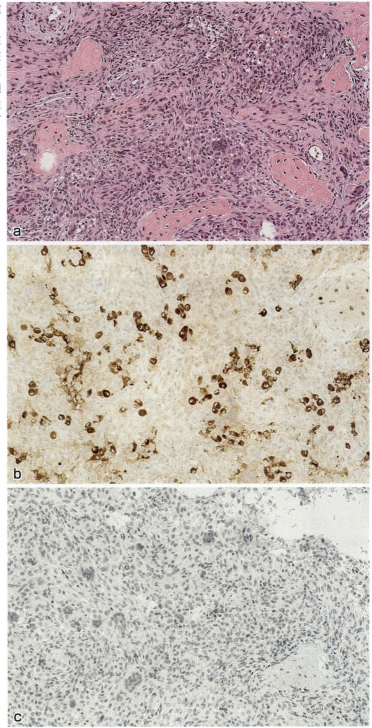

図79　側頭骨に発生したびまん型腱滑膜巨細胞腫（D-TSGCT）
a：顎関節近傍の側頭骨に発生し，多核巨細胞を伴って単核細胞が増生し，単核細胞にはヘモジデリン沈着も認められる．b, c：軟骨芽細胞腫との異同が問題となるが，単核細胞は clusterin 陽性（b），H3.3K36M 陰性（c）で，D-TSGCT と診断される．

わないと再発率は50％以上である）．D-TSGCT の組織診断に最も重要なものは，その特徴的な mononuclear stromal cell の存在である．hemosiderotic synovitis では，この単核細胞を欠く．逆に，この単核細胞が病変に確認できれば D-TSGCT と診断してよい．多核巨細胞や泡沫細胞は hemosiderotic synovitis ではほとんど出現しないので参考となる所見である．
　D-TSGCT が骨内に進展した場合には，骨巨細胞腫 giant cell tumor of bone やランゲルハンス細胞組織球症 Langerhans cell histiocytosis などとの鑑別が問題となる．画像所見や症状

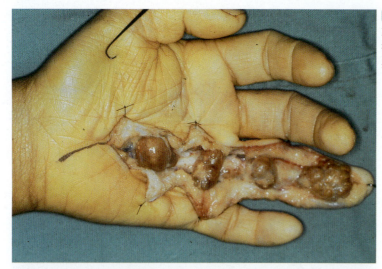

図80 腱鞘巨細胞腫（GCTTS）
左手第4指の屈筋腱に沿った多発性の褐色結節.（琉球大学第2病理　岩政輝男先生提供）

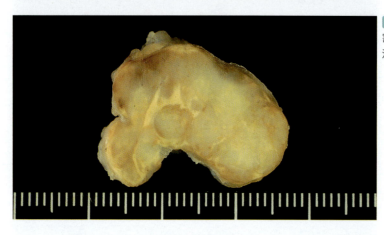

図81 腱鞘巨細胞腫（GCTTS）
割面肉眼像. 褐色, 黄色, 白色の部分が混在する.

などを考慮するのは当然であるが，それぞれに特徴的な単核細胞に注目すれば鑑別は可能である．しかし，まず，D-TSGCT が骨内に浸潤し骨腫瘍として生検されることがあることを忘れてはならない．このような症例に遭遇した場合に，D-TSGCT の可能性を鑑別診断に入れるかどうかが，正しい診断に至る鍵であると考えられる．

悪性びまん型腱滑膜巨細胞腫 malignant D-TSGCT（悪性色素性絨毛結節性滑膜炎 malignant PVNS，悪性腱鞘巨細胞腫 malignant GCTTS）は，きわめてまれである．malignant D-TSGCT の組織学的所見として，充実性の増殖，大型の細胞の出現，核小体明瞭な大型核，壊死などが指摘されているが，診断はきわめて困難で，転移が確認されて初めて診断されることが多い．

5 腱鞘巨細胞腫（GCTTS）

　GCTTS は，組織学的には D-TSGCT と同様の病変と考えられているが，その臨床像はかなり異なっている．GCTTS は，30 歳から 50 歳の成人に好発し，女性にやや多い傾向がある．好発部位は手の腱鞘である（図80）．屈筋腱と伸筋腱での発生率の差はない．通常単発性であるが，ときに多発することがある．足，膝，股，手首の各関節に発生することはまれである．臨床症状は腫瘤として自覚されることがほとんどである．隣接する骨を浸食することがある．きわめてまれに骨内に進展することがある．

　肉眼的には，腱鞘など滑膜関連構造に付着ないし連続した結節状の病変で，割面では D-TSGCT と同様，その構成組織の多寡により，褐色，黄褐色，黄白色などを呈する（図81）．これらの色調がまだら状に混在することがあるのも D-TSGCT

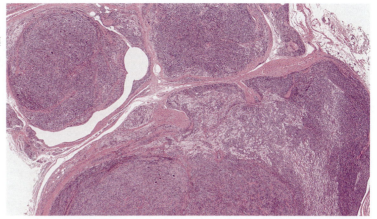

図82 腱鞘巨細胞腫（GCTTS）
境界明瞭な多結節状に増生するGCTTS．腫瘍結節周囲にみられる裂隙は腱鞘滑膜腔である．

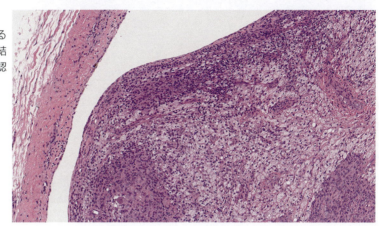

図83 腱鞘巨細胞腫（GCTTS）
腱鞘滑膜腔内に結節状に増生するGCTTS．腱鞘滑膜の内面および腫瘍結節の表面に非腫瘍性の滑膜表層細胞が認められる．

と同様である．組織学的には，基本的にはD-TSGCTと同様であるが，結節状ないし融合結節状で境界明瞭であること，絨毛状の増生パターンがみられないことが異なる点である（図82〜85）．泡沫細胞の浸潤やヘモジデリン沈着もD-TSGCTと同様によくみられる所見である．また，GCTTSでは，しばしば硝子化した間質が認められる（図86）．この硝子化はD-TSGCTよりもGCTTSにおいてよくみられる所見で，ときに細胞成分が非常に少なく間質の硝子化が強いことがある．このような場合には，腱鞘線維腫 fibroma of tendon sheath などの線維性腫瘍と間違わないよう注意が必要である．特徴的な組織球様の単核細胞（mononuclear stromal cell）の存在を把握することが診断に重要である．この単核細胞は clusterin や D2-40 に陽性であり，免疫染色は非典型例において鑑別に有用である（図87）．

【コメント】**サイトカインによる腫瘍組織像の修飾**：Hodgkin病などいくつかのリンパ腫では

サイトカインが反応性の炎症細胞（好酸球，形質細胞，組織球など）を動員し，腫瘍細胞が比較的少ないものの特徴的な組織像を呈することはよく知られている．また，G-CSF産生腫瘍のように腫瘍組織に多数の好中球が動員されることもある．このように腫瘍が産生もしくは腫瘍の増殖に伴ってサイトカインが分泌されることにより，反応性の細胞が多数動員され，本来の（真の）腫瘍細胞がそのなかに紛れてしまい，腫瘍なのか炎症なのか，あるいはどれが真の腫瘍細胞なのか容易に指摘できないものがある．骨関節領域では，その代表的なものがD-TSGCTと骨巨細胞腫である．どちらも組織球，破骨細胞型多核巨細胞が病変構成細胞として多数みられるため，HE染色時代（HE era）には真の腫瘍細胞をなかなか見抜けなかったものと思われる．腫瘍細胞に特異的な免疫染色や遺伝子変異が明らかになることにより，ようやくそのベールが剝がされ，真の腫瘍細胞が明らかにされてきた．

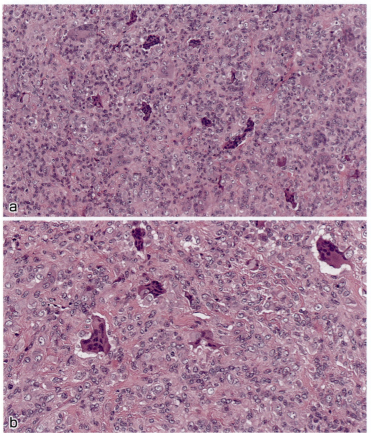

図84 腱鞘巨細胞腫（GCTTS）
a：多核巨細胞を混じてシート状に増生する mononuclear stromal cell. b：a の拡大像.

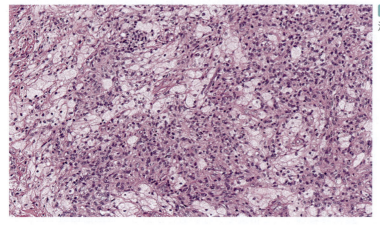

図85 腱鞘巨細胞腫（GCTTS）
泡沫細胞の浸潤を混じている.

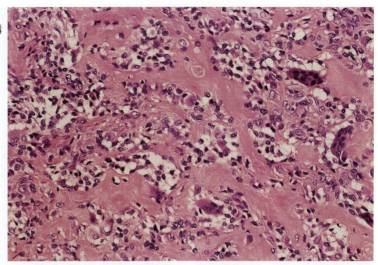

図86 腱鞘巨細胞腫（GCTTS）
硝子化した間質で区画された小結節性構造．

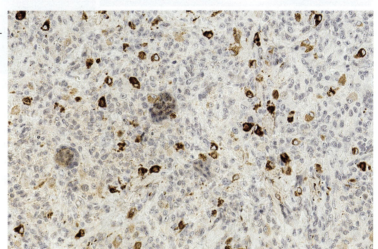

図87 腱鞘巨細胞腫（GCTTS）
mononuclear stromal cell は clusterin 陽性である．

X 滑膜脂肪腫（樹枝状脂肪腫）
lipoma of the joint (lipoma arborescens)

　関節発生の脂肪腫 lipoma of the joint（滑膜脂肪腫症 synovial lipomatosis）の大部分は，樹枝状脂肪腫 lipoma arborescens と呼ばれる病変で，これは脂肪組織が増殖し，滑膜がびまん性に樹枝状，シダの葉状，絨毛状を呈するものである（図88〜90）．軟部組織の通常の脂肪腫のように単結節性のものは関節ではまれである．lipoma arborescens は膝関節に好発し，高齢者の外傷や関節炎のある膝関節に多くみられる．これは，真の腫瘍ではなく，反応性の病変と考えられている．膝関節の膝蓋腱下の滑膜脂肪体 infrapatellar fat pad に発生した外傷性の lipoma arborescens を Hoffa 病という．画像では MRI できわめて特徴的な所見が認められる．すなわち，その脂肪組織を反映して，T1強調像，T2強調像ともに高信号を呈する滑膜の樹枝状増生が認められる．

　組織学的には，滑膜表層細胞下間質の脂肪組織の増生が認められる（図91）．軟部組織発生の一般的な脂肪腫にみられるような線維性被膜 fibrous capsule はない．また，軽度の線維化，リンパ球や形質細胞浸潤，毛細血管の増生など軽度の炎症所見を伴っている（図92）．

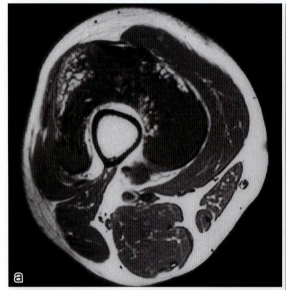
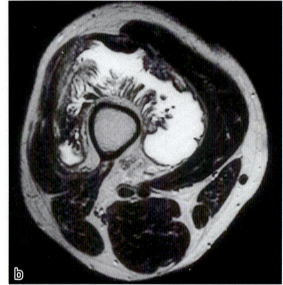
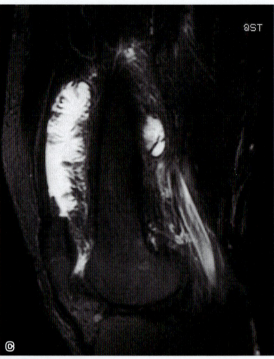

図88 樹枝状脂肪腫 lipoma arborescens の MRI
a：T1強調像で皮下脂肪と同様の高信号を示す滑膜の絨毛状の増生を認める．b：T2強調像では，関節液が高信号として描出されている．c：脂肪抑制T2強調像で，低信号を示す滑膜の絨毛状増生と高信号を示す関節液が明瞭なコントラストを示して認められる．（岩手医科大学放射線医学講座 名誉教授　江原　茂先生提供）

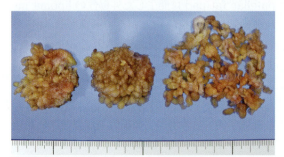

図89 樹枝状脂肪腫 lipoma arborescens
絨毛状を呈する脂肪腫様の滑膜．

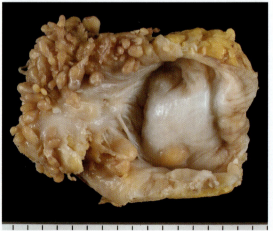

図90 樹枝状脂肪腫 lipoma arborescens
部分的ながら黄色，脂肪腫様の滑膜増生像．

X 滑膜脂肪腫（樹枝状脂肪腫） *131*

図91 樹枝状脂肪腫 lipoma arborescens
a：間質に脂肪を含み絨毛状，ポリープ状に増生する滑膜．b：aの拡大像．

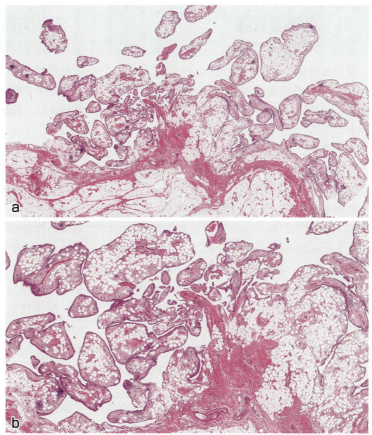

図92 樹枝状脂肪腫 lipoma arborescens
表面は滑膜表層細胞でおおわれ，間質は軽度の線維化，リンパ濾胞やリンパ球浸潤を伴う脂肪組織からなる．

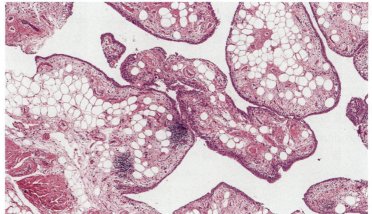

滑膜血管腫
synovial hemangioma

　滑膜血管腫 synovial hemangioma は，滑膜に発生する良性の血管腫で，まれなものである．膝，次いで肘などの大関節に多いが，股関節ではまれである（図93）．関節滑膜の他，滑液包や腱鞘にも発生しうる．小児や若年者に多い．

　症状は関節の腫脹や疼痛，可動域制限であるが，無症状のこともある．

　組織学的には，滑膜表層細胞下間質に大小の異常血管の増生がみられ，海綿状血管腫 cavernous hemangioma の像を呈するものが最も多い（図94, 95）．毛細血管血管腫 capillary hemangioma や動静脈奇形 arteriovenous malformation などの像を呈することもある（図96, 97）．間質の出血を伴い，マクロファージや滑膜表層細胞にヘモジデリンの沈着を認めることも多い．関節腔内に出血すると関節血症 hemarthrosis を呈する．

　治療は病変の切除で，再発率は低い．小さな病変では完全切除が可能であるが，大きな病変では完全に切除することが困難なことがあり，このような場合は再発をすることがある．適切に治療されずに放置されたり，切除しきれなかったりした場合には，関節血症を繰り返すことがあり，このような場合には hemosiderotic synovitis をきたし，やがては関節機能の障害に至ることがある．したがって，滑膜血管腫の治療では適切な滑膜切除術を行うことにより，続発する関節血症，hemosiderotic synovitis を防ぐことが重要となる．

関節内結節性筋膜炎
intra-articular nodular fasciitis

　結節性筋膜炎 nodular fasciitis は，若年成人に好発する線維芽細胞・筋線維芽細胞の良性増殖性病変で，筋膜や皮下組織に好発し，急速に増大するが，一定レベルで増大が自然に止まる自己抑制的 self-limiting な経過を特徴とする．

　組織学的には，核の腫大した活動性の高い線維芽細胞・筋線維芽細胞が錯綜して密に増生し，核分裂像も多いことから悪性と間違われる良性軟部腫瘍の代表的疾患である．以前は反応性増殖性病変と考えられていたが，USP6遺伝子の再構成が検出され，多くの例で MYH9 遺伝子との融合遺伝子 MYH9::USP6 を形成していることが見出され，結節性筋膜炎のような病変に対して transient neoplasia という新たな腫瘍概念が提出されている．好発部位は，上肢，体幹，頭頸部領域の筋膜表面や皮下組織であるが，その他，臓器を基盤とした部位にも発生例の報告がある．

　関節内発生の結節性筋膜炎も知られており，関節内結節性筋膜炎 intra-articular nodular fasciitis という．まれなもので少数例の報告がある程度であるが，自験例も含め，膝関節に多い（図98）．年齢は小児から成人にみられ，性差は特にないようである．症状は関節痛，腫瘤などであり，また関節のロッキングを起こすこともある．手術所見では関節内に結節状病変あるいはポリープ状病変として認められる（図99）．組織学的には，軟部組織の結節性筋膜炎と基本的には同様であるが，切除される時期的なもののためか，悪性を疑うような旺盛な紡錘形細胞増生はあまりみられず，総じて膠原線維増生が目立つ線維性の結節に紡錘形細胞増生がみられることが多く，粘液変性，出血，ヘモジデリン沈着，小嚢胞化や嚢胞変性などをみるやや陳旧化したものが多い（図100, 101）．

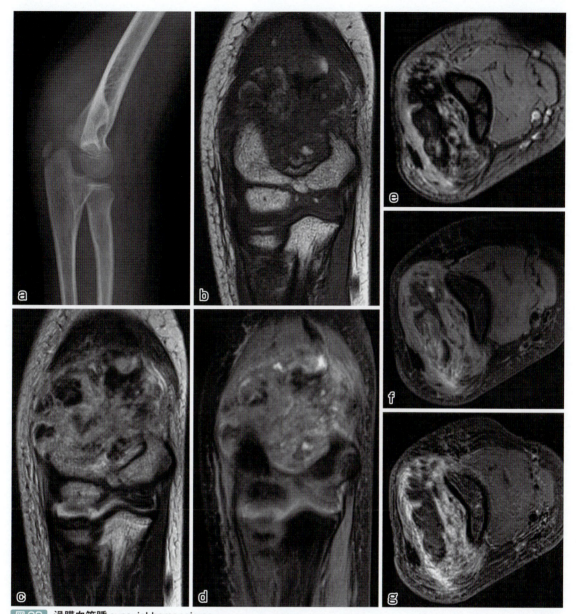

図93 滑膜血管腫 synovial hemangioma
10歳，男児．単純X線像で肘関節部，背側に軟部腫瘤影を認める．MRIでは不均一な信号強度を認め，不均一に造影される肘関節部の腫瘤．a：単純X線像．b：MRI T1強調冠状断像．c：MRI T2強調冠状断像．d：MRI 脂肪抑制プロトン強調冠状断像．e：MRI T2*強調横断像．f：MRI 脂肪抑制プロトン密度強調横断像．g：MRI 脂肪抑制ガドリニウム造影T1強調横断像．

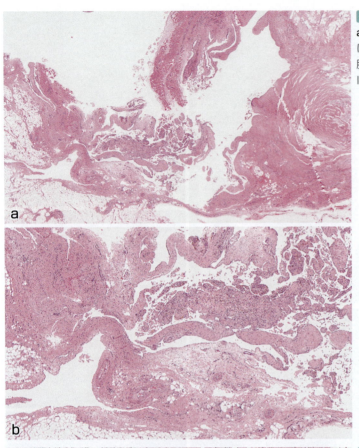

図94 **滑膜血管腫** synovial hemangioma
a：不規則に拡張した異常血管を認め，右側には内腔の器質化も認められる海綿状血管腫．b：aの拡大像で，papillary endothelial hyperplasia を伴っている．

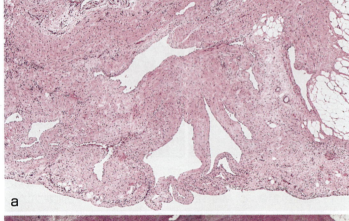

図95 **滑膜血管腫** synovial hemangioma
a：不規則な異常血管を認める海綿状血管腫．b：aのEVG染色像．

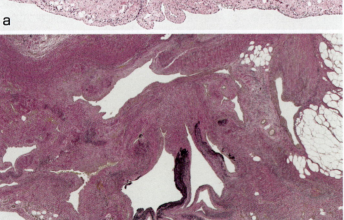

図96 **滑膜血管腫** synovial hemangioma
a：拡張した血管腔内に赤血球を容れた毛細血管腫．b：a の拡大像．

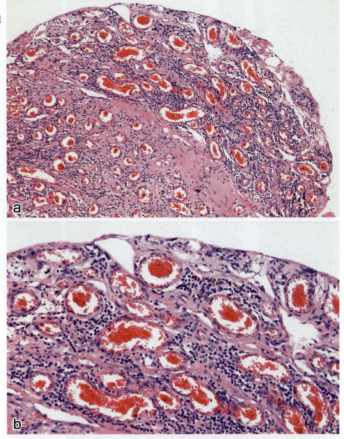

図97 **滑膜血管腫** synovial hemangioma
a：滑膜間質に静脈類似の血管増生を認める滑膜血管腫．b：a の拡大像．

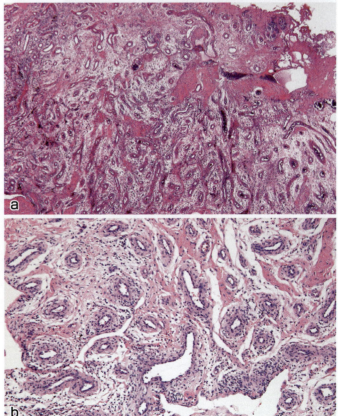

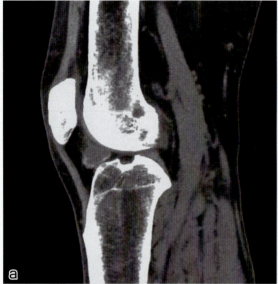
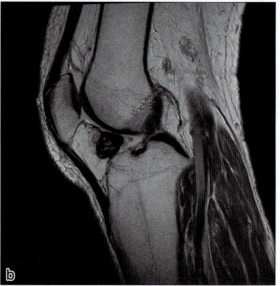
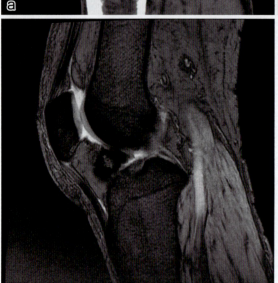

図98 関節内結節性筋膜炎 intra-articular nodular fasciitis
a：CT 再構成矢状断像．b：MRI T2 強調矢状断像．c：MRI 2D-MERGE 矢状断像．膝蓋下脂肪体に結節を認め，MRI の T2 強調像および 2D-MERGE 像では低信号の結節で，中心は等信号を呈する．

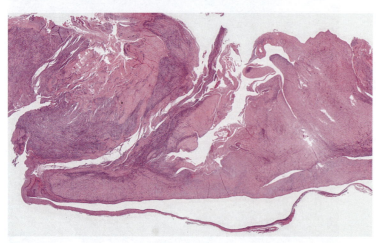

図99 関節内結節性筋膜炎 intra-articular nodular fasciitis
ポリープ状を呈する関節内病変の弱拡大像で，下部に滑膜組織が確認できる．比較的陳旧化した病変で硝子様の線維性成分の占める割合が多い．

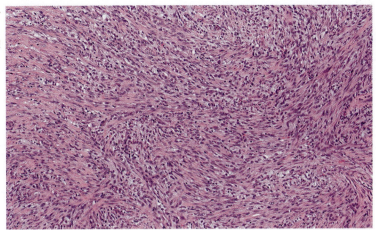

図100 関節内結節性筋膜炎 intra-articular nodular fasciitis
腫大した active な筋線維芽細胞の錯綜増生.

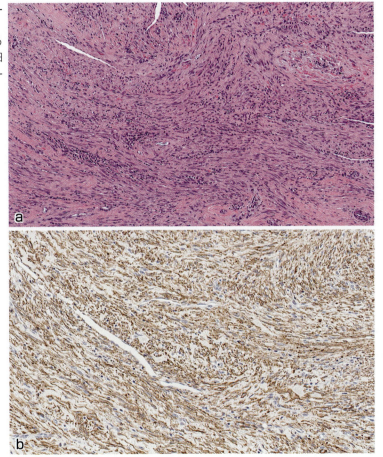

図101 関節内結節性筋膜炎 intra-articular nodular fasciitis
a：膠原線維を伴って錯綜して増生する異型に乏しい紡錘形細胞（筋線維芽細胞）．b：紡錘形細胞はα-smooth muscle actin 染色陽性である．

第6章

結晶沈着症とその関連疾患
Crystal deposition disease and related diseases

結晶物の沈着によって惹起される関節炎 crystal-induced arthritis (synovitis) にはさまざまなものが知られているが（表1），そのなかでも痛風 gout とピロリン酸カルシウム結晶沈着症 calcium pyrophosphate dihydrate (CPPD) crystal deposition disease が最も多くまた重要である．オキサローシス（シュウ酸症）oxalosis やシスチン蓄積症 cystinosis などはまれであり，また，腎など骨関節以外の症状から鑑別可能である．

表1　関節液，関節組織や骨内に認められる比較的まれな結晶および複屈折性物質
ハイドロキシアパタイト
シュウ酸カルシウム
シスチン
コレステロール
リポイド顆粒
合成ステロイド
キサンチン
ヒポキサンチン
クリオグロブリン
Charcot-Leyden 結晶
アルミニウム
ヘモグロビン
ヘマトイジン
異物（植物のトゲ，人工関節材料など）

I 結晶の偏光観察
basics of polarizing microscopy for crystal examination

結晶の観察には偏光顕微鏡 polarizing microscope での観察が欠かせないので，偏光顕微鏡の原理を簡単に解説する．

横波である光には，その振動に方向性がある（図1a）．このことを光に偏りがある，すなわち偏光 polarized light という．顕微鏡のランプなど通常の光源からの光（自然光）は，無数のランダムな方向に振動しており，無偏光状態にある（図1b）．無偏光状態の自然光が偏光板 polarizing plate（偏光フィルター polarizing filter）を通ると1つの平面内に振動が乗っている偏光（直線偏光 linear polarized light という）となる（図1c）．もう1つの偏光板を最初の偏光板の光の透過する方向と一致させると光は通過し（顕微鏡の視野は明るくなる）（図1d），直交させると光はカットされる（顕微鏡の視野が暗くなる．この状態を直交ニコル crossed nicol という）（図1e）．このとき光源に近い第一の偏光板をポラライザ polarizer と呼び，第二の偏光板をアナライザ analyzer と呼ぶ．

結晶に光が入射するとこの光をお互いに直交する振動方向を持つ2つの直線偏光に分ける性質を有する結晶がある．この現象を複屈折 birefringence と呼び，結晶がこの性質を有するとき，結晶には複屈折性がある，という．複屈折性を有する結晶をポラライザとアナライザとの間に置いて観察すると，偏光板が直交ニコルの状態にあっても，光はアナライザを透過する．すなわち，顕微鏡の視野は暗いが，結晶だけが光ってみえるわけである．このとき結晶の伸長方向（結晶

140　第6章　結晶沈着症とその関連疾患

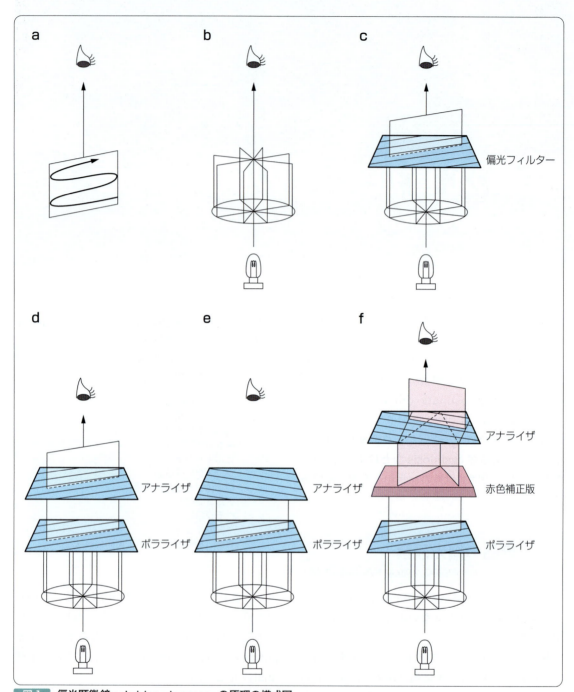

図1　偏光顕微鏡 polarizing microscopy の原理の模式図

a：横波である個々の光は1つの平面内に乗っている．b：顕微鏡の光源には無数の個々の光があり，無数の光の平面からなる．c：偏光フィルター（ポラライザ）はこれらの光の中でその軸の方向と一致する平面の光のみを透過させる．d：もう1つの偏光フィルター（アナライザ）をポラライザの軸方向と一致させると光は透過する．e：アナライザをポラライザの軸方向と直交させる（直交ニコル）とポラライザを透過した光はアナライザを透過しない．f：ポラライザとアナライザとの間に赤色補正板を置くと赤色補正板を透過した光は直交する2方向に振り分けられるので，ポラライザとアナライザが直交ニコル状態であっても，光はアナライザを透過する．

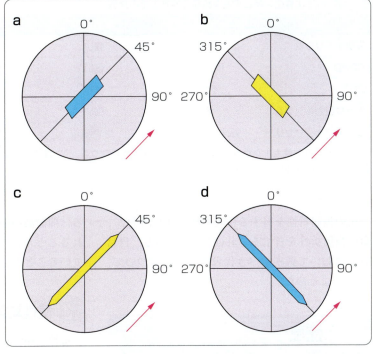

図2 複屈折性の正負の模式図
矢印は赤色補正板（検板）のZ'方向を表す．a, b：正の複屈折性を示す結晶（ピロリン酸カルシウム；CPPD）では，結晶の長軸方向と赤色補正板（鋭敏色検板）のZ'方向と一致したときに青色を呈し，直交したときに黄色を呈する．c, d：負の複屈折性を示す結晶（尿酸ナトリウム；MSU）では，結晶の長軸方向と赤色補正板（鋭敏色検板）のZ'方向と一致したときに黄色を呈し，直交したときに青色を呈する．

が細長く成長（伸長）していく方向のことで，おおむね結晶の長軸方向と考えておいてよい）がポラライザとアナライザの振動方向に対して45度の位置にあるときに最も明るくなる（図2）．これは通常の光学顕微鏡に簡易偏光装置を取りつけて，尿酸ナトリウム monosodium urate（MSU）やCPPDなどの結晶を観察した場合に相当する（簡易偏光装置はポラライザとアナライザからなり，通常顕微鏡底部に置いたポラライザを回転させて直交ニコル状態をつくり出して，つまり暗視野状態にして観察しているわけである）．

さて，これら結晶の複屈折性は正あるいは負の複屈折性に分けられ，この性質は結晶特有のものであるので，結晶の形態だけでなくその光学的特性からも結晶の種類を区別できる．このためには，上記の簡易偏光装置に赤色補正板 red compensator（鋭敏色検板 tint plate）を加えた補正偏光顕微鏡（通常の偏光顕微鏡）や通常の光学顕微鏡に装着できる赤色補正板が備わっている偏光装置で観察する必要がある（図1f）．赤色補正板は偏光の振動方向を変換するもの（位相板 phase plate）で，複屈折性のある結晶同様，光学的な方向性があり，これをZ'とX'で表す．赤色補正板の赤紫色 magenta は鋭敏色 sensitive color と呼ばれ，この赤紫色の前後はわずかな波長の違いを黄から赤，青色という干渉色の変化としてとらえることができる．結晶の伸長方向（長軸方向）と赤色補正板のZ'方向が一致する状態で観察すると，ある結晶は青色を呈する（結晶の伸長方向と結晶自体のZ'方向が一致していることを意味する．結晶のZ'方向と赤色補正板のZ'方向が一致した場合，波長が相加され干渉色が赤紫から青色にシフトする）．この場合，結晶は正の複屈折性 positive birefringence があるという（図2a, b）．逆に結晶の伸長方向と結晶自体のZ'方向が垂直である場合に，結晶の伸長方向と赤色補正板のZ'方向が一致する状態で観察すると，赤色補正板の波長をうち消すように働き（相減され），干渉色は黄色にシフトする．この場合，結晶は負の複屈折性 negative birefringence がある，という（図2c, d）．正負どちらの複屈折性であるかを鑑別することは，結晶固有の光学的特性による区別が可能となるので，通常の光学顕微鏡に（簡易偏光装置のように）着脱可能な赤色補正板を備えた偏光装置は病理検査室に是非とも備えておいていただきたい（日常診断のレベルでは偏光顕微鏡よりもこのほうが便利である．そして，何より，億劫がらずに偏光観察をしていただきたい）．

結晶	形状	複屈折性	複屈折性の正負	代表的な組織の反応
尿酸ナトリウム	針状	強い	負	異物反応
CPPD	長斜方形	弱い*	正	軟骨化生
BCP	不定形	なし	―	無反応または軟骨化生
シュウ酸カルシウム	針状	強い**	正**	無反応または異物反応
フォスフォグリセリド	細線維状・針状	やや強い	負	異物反応

表2 結晶沈着症を起こす主な結晶の性状とその比較

CPPD：ピロリン酸カルシウム，BCP：塩基性リン酸カルシウム．*：ほとんど光らない結晶もある，**：ときに弱く，正負がはっきりしないこともある．

正の複屈折性を有する代表的結晶は CPPD で，負の複屈折性を有するそれは MSU である．日常診療において鑑別すべき代表的な結晶について，表2 にまとめた．

Ⅱ 痛風
gout

痛風 gout はプリン代謝異常による高尿酸血症 hyperuricemia を基礎病態とし，MSU 結晶（通称，尿酸結晶という）に起因する急性の関節（周囲）炎と腎障害を臨床的な主症状とする疾患である．白血病などの二次性痛風 secondary gout や遺伝形式が明らかな Lesch-Nyhan 症候群はまれであり，大部分は高尿酸血症の原因のはっきりしない原発性痛風 primary gout である．このほとんどは 20 歳以上の男性に発生し，閉経前の女性にはきわめてまれである．

1 急性痛風性関節炎

無症候性の高尿酸血症が数年以上続いた後，痛風の発作（attack）は突然の激痛で発症する．急性関節炎および関節周囲炎を起こし激しい疼痛とともに腫張，発赤を生じ，通常 1～2 週以内に自然寛解する（急性痛風性関節炎 acute gouty arthritis）（図3）．好発部位は母趾の中足指節関節 first metatarsophalangeal（MTP）joint で，足根間関節 intertarsal joint，足関節 ankle joint，膝関節 knee joint などにも多い．急性痛風性関節炎の X 線像は，炎症と浮腫のための軟部組織の腫張 soft tissue swelling がみられるにすぎない．発作時の関節液には MSU 結晶が見出され

る．関節液の細胞診検査で，結晶の有無を求められることがある．MSU 結晶は好中球に貪食されていることも多い．

2 慢性結節性痛風

慢性結節性痛風 chronic tophaceous gout は，MSU 結晶の結節状の沈着，すなわち痛風結節 tophus（複数形は tophi）（gouty node）がみられる病態である．好発部位は，滑膜や軟骨下骨領域 subchondral bone area，耳輪 ear helix，肘頭 olecranon や手，足，前腕，膝などの皮下や腱，関節包や靱帯など関節周囲組織である．手足の末梢や耳輪などに沈着が多いのは温度（体温）と結晶溶解性の関係とされている（温度が低いほうが結晶化しやすい）．その他に指尖の皮膚，手掌，足底，眼瞼の瞼板，鼻軟骨，大動脈，心筋，大動脈弁，僧帽弁，胸壁，舌，喉頭蓋，声帯，披裂軟骨，陰茎などにも生じることがある．

画像では，痛風結節に一致して関節部に軟部組織陰影が認められる（図4）．病期が進行すると，特徴的な骨のびらん（bone erosion）を示す．すなわち，骨内に入り込むような打ち抜き像（punched-out lesion）を形成し，辺縁の骨が張り出すようにみえ（overhanging margin），骨硬化像（sclerotic rim）を伴う（図5）．骨硬化像は関節リウマチの際にみられる periarticular osteoporosis とは対照的である．痛風結節が石灰化を示すこともあるが，比較的まれである（図6）．

肉眼的にはチョーク様（chalky）の脆い白色の結節である（図7）．組織学的には，痛風結節は MSU 結晶の多結節状の沈着とその周囲の異物反応からなる異物肉芽腫性炎である（図8）．結晶

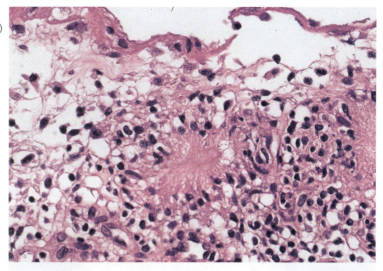

図3　急性痛風性関節炎
滑膜表層部の尿酸ナトリウム（MSU）結晶の沈着と炎症細胞浸潤.

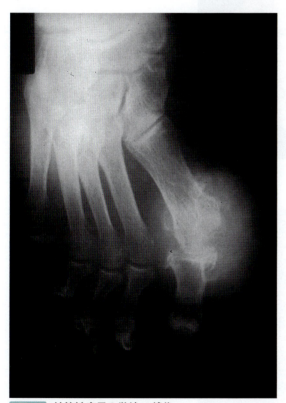

図4　結節性痛風の単純X線像
母趾MP関節部の軟部腫瘤.

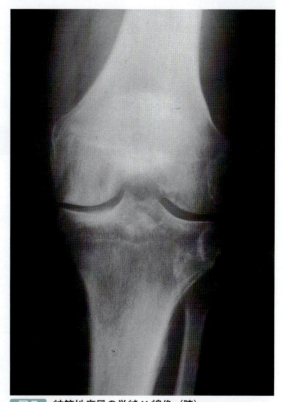

図5　結節性痛風の単純X線像（膝）
大腿骨および脛骨の外顆に痛風結節の侵入による骨のびらん（bone erosion）.

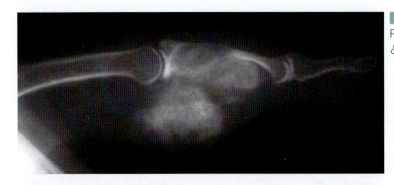

図6　石灰化を伴った痛風結節（指）
PIP関節部の石灰化を伴った痛風結節と中節骨の破壊.

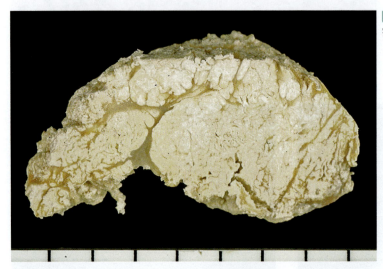

図7　痛風結節の肉眼像
割面で, 白色チョーク様を呈する.

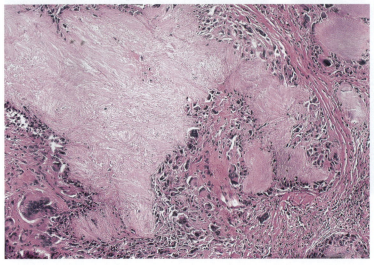

図8　痛風結節
関節包周囲の軟部組織の多結節状の尿酸ナトリウム（MSU）結晶沈着.

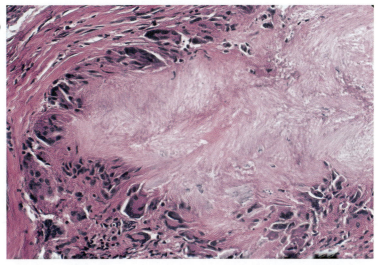

図9 痛風結節
尿酸ナトリウム（MSU）結晶塊周囲の異物反応.

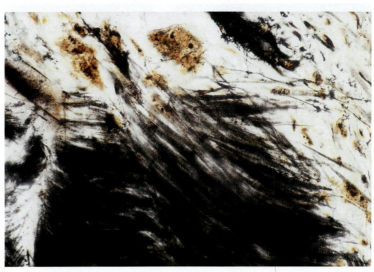

図10 痛風結節の de Galantha 染色
黒色を呈する針状尿酸ナトリウム（MSU）結晶.

塊周囲を組織球，リンパ球，線維芽細胞，異物型多核巨細胞が取り囲む（図9）．MSU 結晶は水溶性であるので，ホルマリンなどの水溶性固定液中では溶出してしまい，ホルマリン固定検体ではしばしば MSU 結晶そのものが検出できないことがあり，検体の固定処理には注意が必要である．結晶を保存させるためには無水エタノールなどの非水溶性固定液での固定が推奨される．また，染色時の水洗中にも MSU 結晶は溶出するので，水洗時間は必要最小限に止めるとともに，脱パラフィンを行っただけの無染色標本を作製しておくと結晶の偏光での観察に都合がよい．また，MSU 結晶はデガランタ de Galantha 染色にて黒染する（図10）．

　MSU 結晶は典型的には針状 needle-shaped を呈し偏光顕微鏡（あるいは赤色補正板を加えた偏光装置）で観察すると強い負の複屈折性 strong negative birefringence を示す（結晶の伸長方向と赤色補正板の Z′方向が一致した場合，黄色を呈する）（図 11～14）．MSU 結晶は強い複屈折性を示すので，組織像を考慮すれば，簡易偏光観察でも MSU 結晶であるとの推定は比較的容易である．

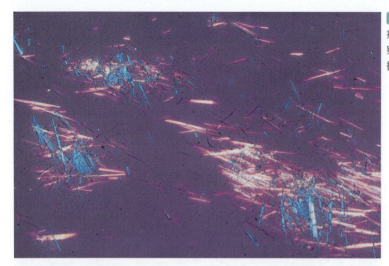

図11　尿酸ナトリウム（MSU）結晶
痛風結節割面の擦過試料（結晶をよく観察できる簡便な方法である）．補正偏光観察にて負の複屈折性を示す針状結晶．

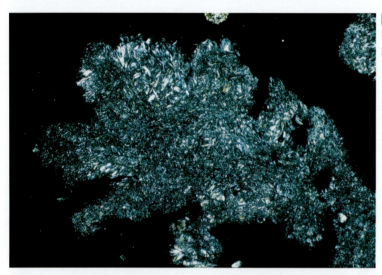

図12　痛風結節の簡易偏光観察像
複屈折性を示す尿酸ナトリウム（MSU）結晶が光っている．

図13 痛風結節の偏光観察像

同一視野の簡易偏光観察（a）と補正偏光観察像（b, c）. bとcでは赤色補正板のZ′方向が90度ずれているので, bで黄色を呈する結晶はcでは青色を呈している.

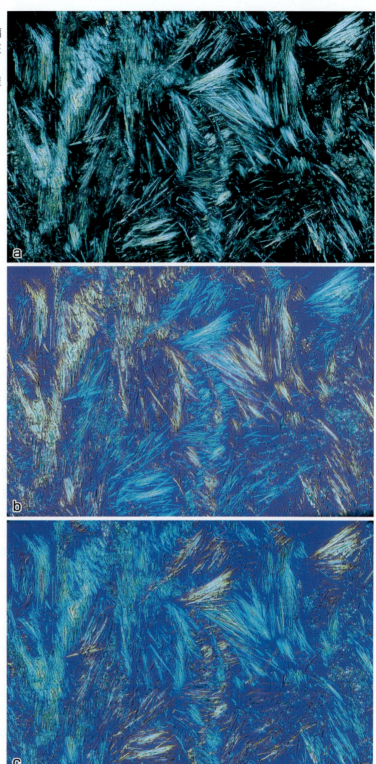

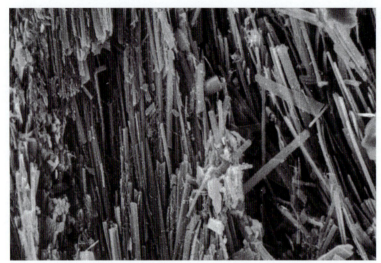

図14 尿酸ナトリウム（MSU）結晶の走査電顕像
針状結晶を呈している．

III ピロリン酸カルシウム（CPPD）結晶沈着症
calcium pyrophosphate dihydrate crystal deposition disease

　1962年，MaCartyらは急性痛風性関節炎様の発作を示す患者の関節液中にMSU結晶ではなく，ピロリン酸カルシウム calcium pyrophosphate dihydrate（CPPD；$Ca_2P_2O_7 \cdot 2H_2O$）結晶が見出され，これを偽痛風 pseudogout と呼んだ．これとは別に Zitnan と Sit'aj により X線上で関節軟骨や椎間板などの軟骨組織に石灰化をきたす病態が軟骨石灰化症 chondrocalcinosis の名称で報告され（1963年），その後，軟骨石灰化症のほとんどがCPPD結晶の沈着によることが明らかにされた．したがって，CPPD結晶の沈着により起こるさまざまな病態を包括した用語としてはピロリン酸カルシウム結晶沈着症 CPPD crystal deposition disease を用いるのが妥当であり，用語として有名な偽痛風は，CPPD結晶によって惹起される痛風発作様の急性関節炎に限って用いるほうがよい（図15）．軟骨石灰化症は画像的ならびに病理組織学的な用語で，軟骨が石灰化している状態を指す言葉であるので，軟骨石灰化症はCPPD結晶沈着症以外のハイドロキシアパタイト hydroxyapatite（HA）結晶などが沈着した場合も含まれるので，厳密にいえば軟骨石灰化症＝CPPD結晶沈着症ではない．ピロリン酸カルシウム性関節症 pyrophosphate arthropathy は CPPD結晶沈着により特徴ある変形性関節症様変化を示した病態に対して用いる用語である．関節周囲などに腫瘤状，結節状にCPPD結晶が沈着する病態を結節性偽痛風 tophaceous pseudogout（腫瘤性CPPD結晶沈着症 tumoral CPPD crystal deposition disease）と呼ぶ（図16）．また，CPPD結晶の沈着があるにもかかわらず無症状であることもまれではなく，CPPD結晶の沈着が他の理由で撮られたX線写真や剖検で偶然に発見されることがある．

　CPPD結晶の沈着は，線維軟骨組織 fibrocartilage tissue にみられることが多く，硝子軟骨や関節包，腱，靱帯などの結合組織にも認められる．好発部位は，膝の半月板，椎間板（の線維輪），恥骨結合，手関節の三角線維軟骨 triangular fibrocartilage などの線維軟骨組織であり，また，膝，足首，手，股関節などの関節軟骨（硝子軟骨）や滑膜，関節包などにも好発する（図17）．CPPD結晶沈着の頻度は年齢に従い増加するので，高齢者に多い．

　肉眼的には，チョーク様の白色（chalky white）の沈着物で，容易にナイフで切ることができる（図18）．ザラザラした割面を呈する．通常の石灰化と異なり，切り出し時の割入れや標本の薄切も脱灰操作をせずに行うことができる．しかし，石灰化と間違われて脱灰されたり，パラフィンブロックとしてからも表面脱灰などが行われたりするとCPPD結晶が溶出してしまうため結晶そのものの存在の確認ができず，確定診断に至らなく

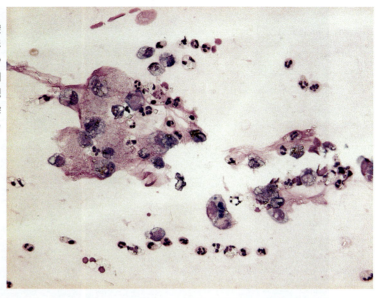

図15 偽痛風（Giemsa 染色）
偽痛風例の関節液にみられたピロリン酸カルシウム（CPPD）結晶．長斜方形の結晶で，遊離状のものの他，好中球や組織球に貪食されているものがある．細胞診標本としては Giemsa 染色での観察がわかりやすく，Papanicolaou 染色では CPPD 結晶を見出すことは難しい．

なってしまうので脱灰をしないで標本とするように十分注意する必要がある．また，分別に塩酸アルコールを用いるとこれにも結晶が溶出してしまうことがあるので，染色過程にも注意をはらう必要がある．このようなことに注意していても結晶が染色されないことが，ときとして経験される．この原因を特定できないことも多いが，使用している水や染色液などによるのかもしれない．いずれにしても，このような場合に結晶を確認するには，薄切した標本をそのまま脱パラフィン，脱水，透徹して封入した無染色標本を作製するとよい．組織本体の脱灰やパラフィンブロックの表面脱灰をしない限り，これで結晶の観察が可能となる．

　CPPD 結晶は典型的には 1〜5μm の長斜方形（rhomboid）な結晶（簡単にいえばややつぶれた長方形）であるが，針状を呈することもあり，結晶の形態のみから MSU 結晶と鑑別することはできない．補正偏光顕微鏡で観察すると弱い正の複屈折性 weak positive birefringence を呈する（したがって，MSU 結晶のようにすべての結晶が偏光顕微鏡下で光るわけではないことを知っておくことが大切である．また，無染色標本のほうが，HE 染色標本よりも結晶の複屈折性は強く認められる傾向にある）（図19〜21）．CPPD 結晶は HE 染色では好塩基性の紫色を呈する．

　組織学的には，CPPD 結晶の沈着は小島状に認められる（図22）．CPPD 結晶沈着に対する

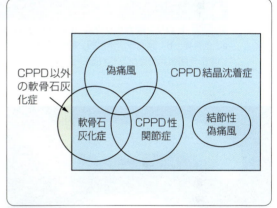

図16 ピロリン酸カルシウム（CPPD）結晶沈着症とその病態の関係の模式図

組織の反応は沈着する部位に左右されるが，おおむね次の3つに分けることができる．すなわち，①関節軟骨（硝子軟骨）など血管の分布のない組織では結晶沈着部周囲に何の反応も示さない（図23），②結晶沈着部周囲に軟骨化生 chondroid metaplasia を示す（図24, 25），③結晶沈着部周囲に多核巨細胞を含む異物反応 foreign body reaction を伴う（図26, 27），である．軟骨化生は線維軟骨組織（半月板，線維輪など）や靱帯などの線維組織で典型的にみられるが，血管が豊富な滑膜組織でも結晶周囲に認められる．異物反応は血管の存在する組織（滑膜や軟部組織など）でよく認められる．また，軟骨化生と異物反応が

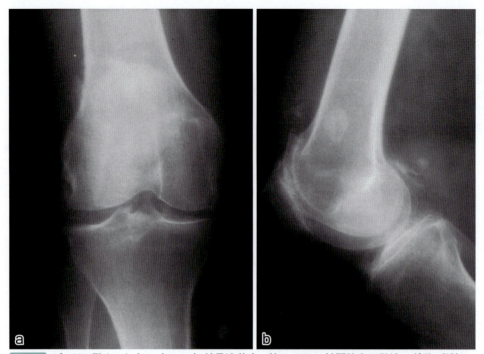

図17 ピロリン酸カルシウム（CPPD）結晶沈着症，特に CPPD 性関節症の単純 X 線像（膝）
a：前後像．b：側面像．半月板，関節包などに淡い石灰沈着が認められる．側面像で膝蓋大腿関節の強い変形性関節症所見がみられる．

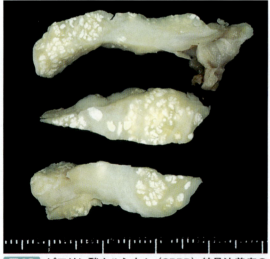

図18 ピロリン酸カルシウム（CPPD）結晶沈着症の肉眼像
関節包およびその周囲軟部組織に白色チョーク様の小結節．

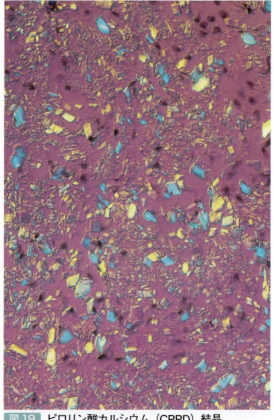

図19 ピロリン酸カルシウム（CPPD）結晶
正の複屈折性を示す長斜方形結晶．

図20 ピロリン酸カルシウム（CPPD）結晶の偏光観察像

同一視野の簡易偏光観察（a）と補正偏光観察像（b, c）．bとcでは赤色補正板のZ′方向が90度ずれているので，bで青色を呈する結晶はcでは黄色を呈している．

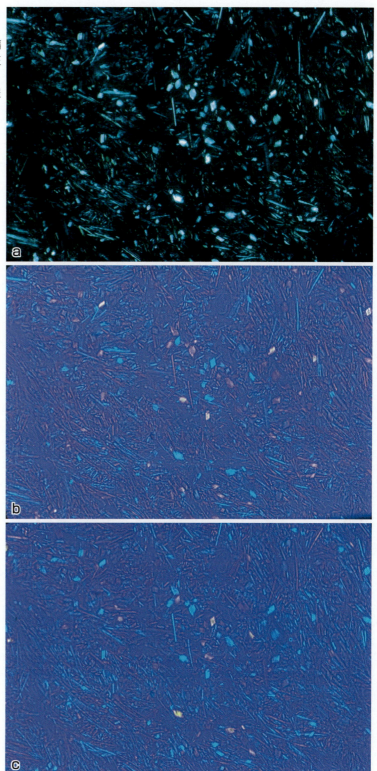

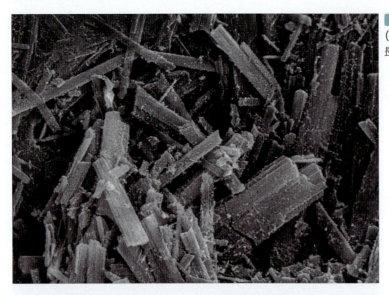

図21 ピロリン酸カルシウム（CPPD）結晶の走査電顕像
長斜方形結晶を呈している．

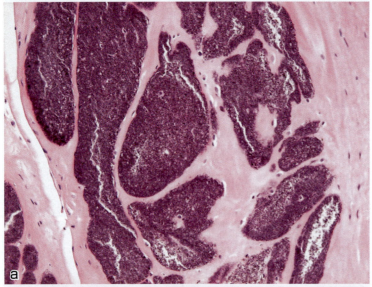
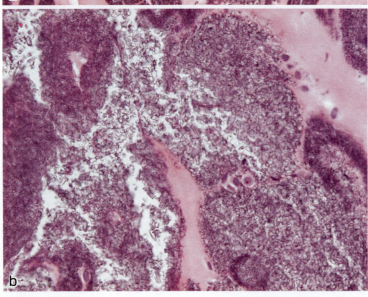

図22 ピロリン酸カルシウム（CPPD）結晶沈着症
a：半月板（線維軟骨組織）に島状に沈着したCPPD結晶．b：長斜方形結晶が多数確認できる．

図23 ピロリン酸カルシウム（CPPD）結晶沈着症
関節軟骨（大腿骨骨頭）に沈着したCPPD結晶．沈着部は線維軟骨となっている．

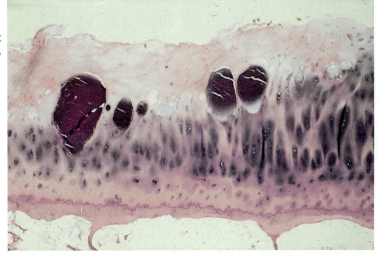

図24 ピロリン酸カルシウム（CPPD）結晶沈着症
小島状のCPPD結晶周囲の軟骨化生．

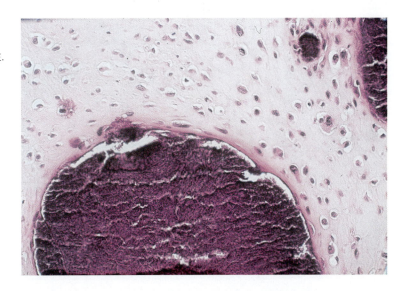

図25 ピロリン酸カルシウム（CPPD）結晶沈着症
CPPD結晶部の著しい軟骨化生．軟骨性腫瘍と誤らないように注意する必要がある．

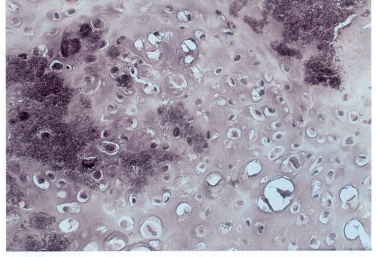

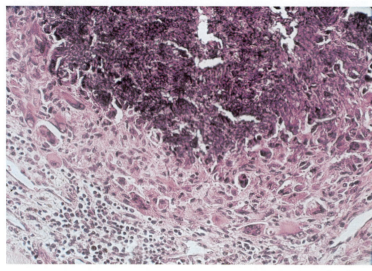

図26 ピロリン酸カルシウム（CPPD）結晶沈着症
CPPD結晶周囲の肉芽腫様異物反応.

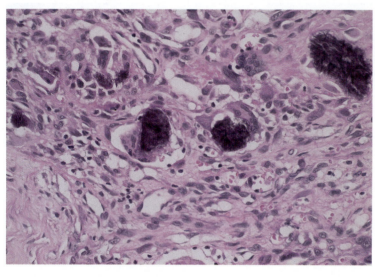

図27 ピロリン酸カルシウム（CPPD）結晶沈着症
CPPD結晶を貪食した多核巨細胞.

混在して認められることも滑膜などでは普通にみられる（図28）．鑑別診断としては，靱帯や滑膜などに沈着したCPPD結晶を単なる石灰化や骨砕片としないことが最も重要で，必ず強拡大にして結晶構造の有無を観察するとともに偏光観察により複屈折性を確認することが肝要である．前述のように脱灰した標本ではCPPD結晶が消失するためHE染色で，特徴的な好塩基性の紫色は消失し淡い好酸性の無構造な基質がみられるのみであるが，CPPD結晶の結晶構造跡はわかるので，丹念に観察する必要がある（図29）．

CPPD性関節症では，一次性変形性関節症 osteoarthritis（OA）に類似した変化が認められるが，OA変化の分布などに特徴がある．膝関節では，一次性OAでは内顆面 medial femorotibial compartment に変化が強いのが普通であるが，これに対しCPPD性関節症では，膝蓋大腿関節 patellofemoral compartment（joint）に強い変化がみられることが多い（図17b）．また，手関節の橈骨手根関節 radiocarpal joint や中手指節関節 metacarpophalangeal（MP）joint に強いOA変化がみられることが特徴である．

結節性偽痛風はCPPD結晶沈着症のまれな一亜型で，CPPD結晶の塊状の沈着のために腫瘤状を呈したものである（図30）．関節近傍にみられ，膝，足，手指，顎関節などに多い．通常，CPPD結晶沈着症が多くない顎関節 temporomandibular joint にこの型のCPPD結晶沈着症

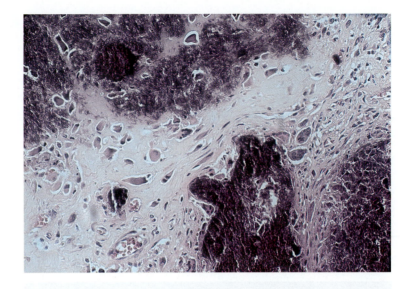

図28 ピロリン酸カルシウム (CPPD) 結晶沈着症
軟骨化生と異物反応との混在．

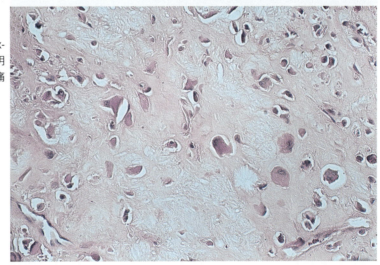

図29 ピロリン酸カルシウム (CPPD) 結晶沈着症（脱灰標本）
CPPD 結晶は消失し，chondromyxoid な基質が認められ，よくみると透明な結晶構造跡が認識できる（結節性偽痛風症例）．

が多いことは注意しておく必要がある．肉眼的には，白色で，痛風結節に類似している（図31）．組織学的には，前述の CPPD 結晶が島状，結節状に沈着し，軟骨化生や異物反応を伴っている．病変が腫瘤状のため腫瘍と術前診断されていることもあり，化生軟骨を軟骨性腫瘍，特に軟骨肉腫と誤らないことが肝要である．この軟骨組織は滑膜軟骨腫症の際にみられる軟骨細胞と同様，核の腫大や大小不同があって，異型軟骨細胞と判断してしまう危険がある（図32）．真の軟骨性腫瘍の石灰化部に CPPD が沈着することはほとんどないので，石灰化物を注意して観察すれば，結節性偽痛風を軟骨性腫瘍と誤ることを防ぐことができる．また，脱灰してしまった標本では，結晶を確認することができず，結晶が沈着していた部位に好酸性の無構造な基質がみられ，大型の軟骨細胞も散在し，一見，軟骨粘液線維腫 chondromyxoid fibroma のような組織となる（図29）．しかし，注意深く観察すれば，結晶があった痕跡を確認することはできるので，鑑別は可能である．

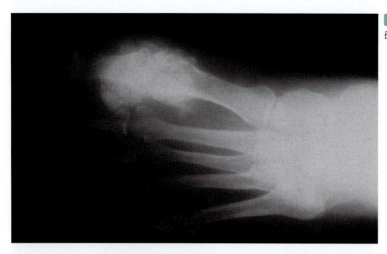

図30 結節性偽痛風（単純X線像）
母趾 MP 関節部の石灰化した軟部腫瘤．

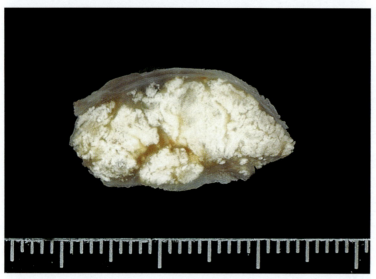

図31 結節性偽痛風（肉眼像）
白色チョーク様の結節を呈する．肉眼像では痛風結節と区別できない．

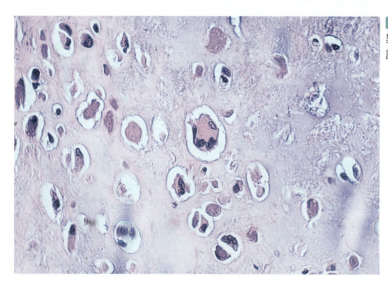

図32 結節性偽痛風
異型を示す軟骨化生組織で，軟骨肉腫と誤ってはならない．

IV 塩基性リン酸カルシウム結晶沈着症（カルシウムハイドロキシアパタイト結晶沈着症）

basic calcium phosphate crystal deposition disease
（calcium hydroxyapatite crystal deposition disease）

痛風とCPPD結晶沈着症に次いで重要な結晶沈着症は塩基性リン酸カルシウム結晶沈着症 basic calcium phosphate（BCP）crystal deposition disease（BCP結晶沈着症）である．これは，従来カルシウムハイドロキシアパタイト結晶沈着症 calcium hydroxyapatite（HA）crystal deposition disease といわれていたものである．通常HAとして呼んでいる結晶は複屈折性を示さず，実際にはHAの他に，リン酸オクタカルシウム octacalcium phosphate，炭酸アパタイト carbonate apatite，リン酸ジカルシウム dicalcium phosphate dihydrate（DCPD），リン酸トリカルシウム tricalcium phosphate（TCP），ウィットロカイト whitlockite などさまざまな成分が含まれており，これらは非酸性リン酸カルシウムであるため，HA結晶沈着症は「アパタイト（リン灰石）」[主として $Ca_3(PO_4)_2 \cdot CaF_2$ からなり，ときに $Ca_3(PO_4)_2 \cdot CaCl_2$ を含む]という用語より，より正確な用語としてBCP結晶沈着症という用語を使うべきであるという意見がある．一方，沈着するリン酸カルシウム結晶の大部分はHAであり，正確な結晶成分の同定には，X線回析あるいは電子顕微鏡を用いた元素分析が必要であり，顕微鏡的な形態像や通常の偏光顕微鏡観察でこれらの結晶を区別することはできない．そのため，これまで用いられているHA結晶沈着症の用語を用いても必ずしも間違いとはいえないとも考えられる．ここでは，従来から使われているHA結晶沈着症の用語に代わって，今後推奨されるであろうBCP結晶沈着症の用語を用いることにするが，HA結晶沈着症と同義と考えておいて差し支えない．

BCP結晶沈着症には，関節周囲の腱，靱帯，滑液包などに沈着する関節周囲炎 periarthritis と関節内に沈着し関節破壊を伴う破壊性関節症 destructive arthropathy が知られている．また，BCPやCPPDなど複数の結晶が混在して沈着する混合型結晶沈着症 mixed crystal deposition disease も知られている．混合型結晶沈着症の組み合わせとしてはBCPとCPPDが混在するものが多いが，筆者はMSUとCPPDが混在した混合型結晶沈着症の経験もある．

BCP結晶沈着症の関節周囲炎は，石灰化腱炎 calcific（or calcifying）tendinitis，石灰化腱周囲炎 calcific peritendinitis，石灰化滑液包炎 calcific bursitis，石灰化関節周囲炎 calcific periarthritis としても知られている．中高年の単関節性に生じるものが多いが，同時多発性に発生することもある．好発部位は圧倒的に肩関節であるが，股関節，手関節，足関節，肘関節，脊椎などにも生じる．急性症状と慢性症状に大別され，急性症状では，罹患関節の疼痛，圧痛，局所の浮腫や腫脹，発赤や熱感，可動域制限などが認められる．急性症状の疼痛は激しいが，通常1〜2週間で消退することが多い．ときに症状を繰り返すこともある．好発部位の肩関節では，特に棘上筋腱 supraspinatus tendon が上腕骨の大結節 greater tuberosity に付着する部位に沈着することが多く（図33），腱板損傷 rotator cuff injury に属する病変である．進行すると三角筋下包 subdeltoid bursa に病変が及ぶ．肩関節の破壊性関節症は Milwaukee shoulder と呼ばれる．脊椎では，頸長筋腱に好発し，環椎前結節前方に石灰化を認める．臨床症状として咽頭痛や嚥下困難が認められる．一方，慢性症状は，軽度の疼痛と圧痛である．また，画像的に石灰化が指摘されても，無症状のことも多い．また，石灰化が縮小し，やがて消失することもある．脊柱管内の靱帯に沈着することもあり，この場合，脊柱管狭窄症の症状を呈する（図34）．

BCP結晶沈着症の診断は一般に臨床像と画像によりなされ，治療も保存的に行われるので，病理診断が求められることは案外少ない．石灰化腱炎では保存的に治療されるので，石灰化腱炎の関節液をみる機会もほとんどないが，急性期の関節穿刺検体では，好中球の滲出とともに不定形の石灰化物が確認される（図35）．慢性期の脊椎病変ではその脊柱管狭窄症状などから手術される場合もあり，組織学的には，腱や靱帯，あるいは関節周囲の線維性結合組織に，好塩基性に染色される顆粒状，不定形の石灰化物が沈着し，腱や靱帯な

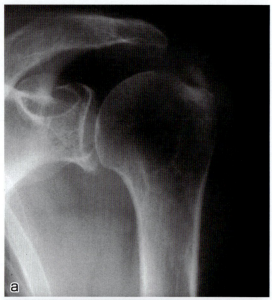
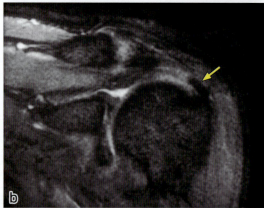
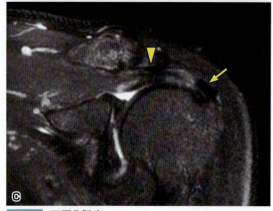

図33 石灰化腱炎
a：単純X線像．上腕骨大結節直上の石灰化．b, c：肩部冠状断MRI．脂肪抑制T1強調像（b），脂肪抑制T2強調像（c）ともに，棘上筋腱の石灰化部に一致した低信号病変（矢印）をみる．また，棘上筋腱の腫大をみる（矢頭）．

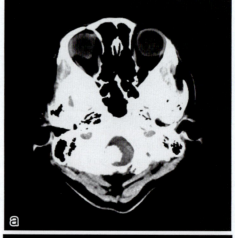
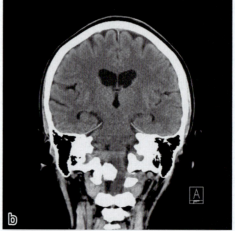
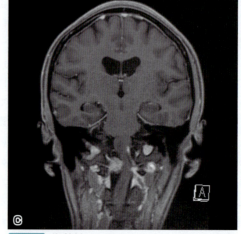

図34 塩基性リン酸カルシウム（BCP）結晶沈着症
a：CT横断像．b：CT冠状断像．c：ガドリニウム造影T1強調冠状断像．環軸椎レベルの脊柱管内に石灰化した結節を認め，脊髄を圧排している．

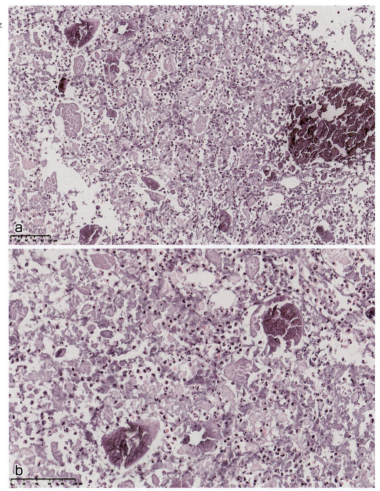

図35 石灰化腱炎（肩関節）
a：急性期の関節穿刺検体で，高度な好中球滲出と不定形の石灰化物を認める．石灰化物に複屈折性はみられない．b：aの拡大像．

どには変性，断裂，沈着部周囲の炎症などが認められる（図36〜38）．沈着部には多少とも chondroid metaplasia がみられるのが普通である．石灰化物には，前述したように HA の他にさまざまなリン酸カルシウムが含まれ，一定の結晶形態を示さず，かつ偏光顕微鏡下で複屈折性を示さない．このことが BCP 結晶と同様に好塩基性に染色される CPPD 結晶との鑑別点となる．

 ## オキサローシス（シュウ酸症）
oxalosis

オキサローシス（シュウ酸症）oxalosis は，シュウ酸カルシウム（蓚酸カルシウム）calcium oxalate [CaC_2O_4 または $(COO)_2Ca$] が沈着する病態である．一次性オキサローシス primary oxalosis と二次性オキサローシス secondary oxalosis に分けられ，前者は常染色体潜性遺伝性の先天的な酵素欠損によるまれな代謝異常疾患である．一方，後者はより一般的にみられるもので，慢性腎不全に合併してみられることが多い．

シュウ酸カルシウムの沈着は，一次性オキサローシスでは腎ならびに骨，関節を含め多くの臓器に認められる．二次性オキサローシスでは，一次性オキサローシスに比べてシュウ酸カルシウムの沈着の程度は軽いが，腎，心臓，甲状腺，脾，肝などに加え，骨，関節にも沈着する．骨，関節領域では，骨梁（骨基質そのもの），骨髄，軟骨，滑膜，腱，関節包などに認められ，関節液中にも認められることがある．関節炎症状を起こしたものを oxalate gout ということもある．シュウ酸カルシウム結晶沈着症の肉眼所見は，白色チョーク様の沈着物として認められ，肉眼のみでは痛風結節や結節性偽痛風と明確には区別ができない（図39）．

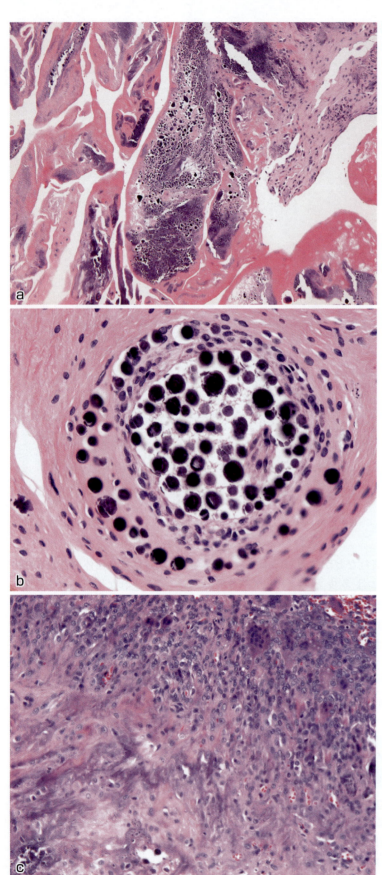

図36 塩基性リン酸カルシウム（BCP）結晶沈着症
a：腱組織に沈着した不定形で好塩基性を呈する BCP 結晶．腱組織は変性し，細線維化（fibrillation）とフィブリンの滲出が認められる．b：BCP 結晶は，球状，同心円状を呈することもある．c：BCP 結晶沈着部の周囲にみられた異物肉芽腫性反応．

V　オキサローシス（シュウ酸症）　　161

図37　塩基性リン酸カルシウム（BCP）結晶沈着症

a：腱組織にchondroid metaplasiaを伴って小島状に沈着するBCP結晶. 弱拡大ではピロリン酸カルシウム（CPPD）結晶の沈着と鑑別を要する像である. b：強拡大像. 結晶は不定形であり，偏光観察により複屈折性を示さず，BCP結晶と判断された. こまめに偏光観察をすることが結晶沈着症の鑑別に重要である.

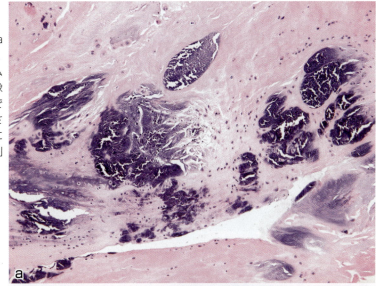
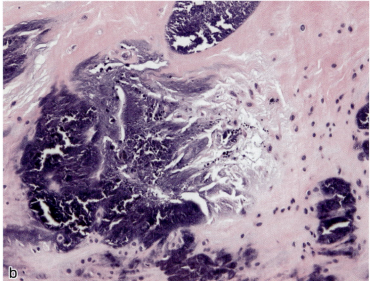

図38　石灰化腱炎

a：腱組織に好塩基性の石灰化. b：石灰化物は不定形. chondroid metaplasiaを伴う.

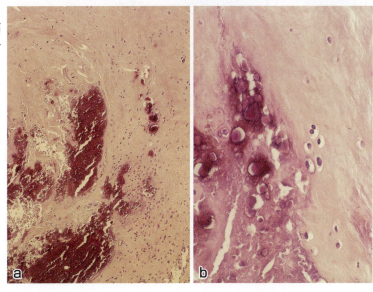

162 第6章 結晶沈着症とその関連疾患

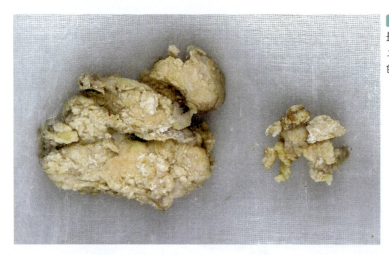

図39 オキサローシス
長期透析患者の関節包の結節性病変．シュウ酸カルシウムの沈着は，肉眼では白色チョーク様物質として認められる．

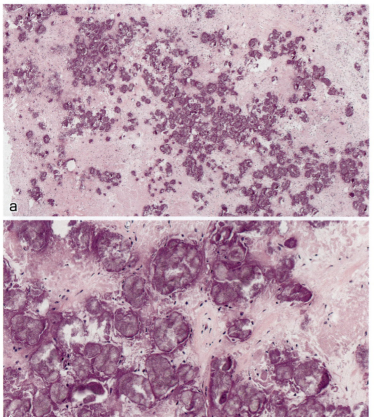

図40 オキサローシス
図39と同一症例．a：結合組織に好塩基性を呈する結晶物として認められる．b：aの拡大像．背景組織は好酸性で，反応は乏しい．

　組織に沈着したシュウ酸カルシウムの結晶は，針状を呈し，扇状，星芒状，束状に集簇して沈着する（図40）．結晶の周囲には異物巨細胞やリンパ球，組織球の反応を伴うことも組織反応がみられないこともある（図41）．偏光観察で結晶は強い正の複屈折性を呈するが，ときに複屈折性が弱く，正負が不明瞭であることもある．二次性オキサローシスでは慢性腎不全を基盤として発症するので，透析アミロイドーシスを合併することがある．シュウ酸カルシウム結晶の沈着がアミロイド沈着部に一致して認められていた例を経験している（図42）．なお，通常の臨床検査で行う尿検査の尿沈渣中に出現するシュウ酸カルシウム結晶は正八面体，コマ状，楕円形，アレイ状などさまざ

V オキサローシス（シュウ酸症） 163

図41 オキサローシス
a：シュウ酸カルシウム結晶は針状を呈し，結晶が放射状に配列した星芒状を呈する．周囲の反応は乏しい．b：シュウ酸カルシウムの結晶を貪食するように異物型巨細胞の反応が認められる．

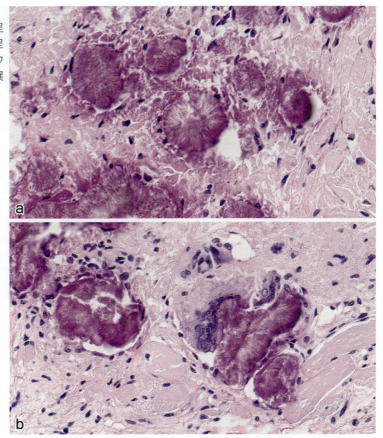

図42 オキサローシス
図39，40と同一症例．沈着した結晶の背景の好酸性物質はCongo-red染色陽性でアミロイドである（透析アミロイドーシス）．

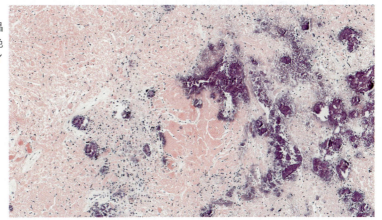

まな形状を示すが，これは尿中のシュウ酸やカルシウムの濃度，各種イオン濃度の違いなどによるとされており，組織内に沈着するシュウ酸カルシウム結晶とは形状が異なることを知っておく必要がある．

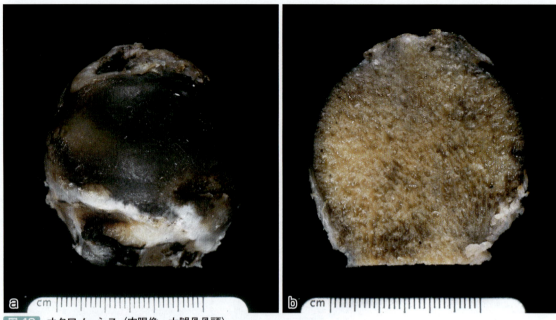

図43 オクロノーシス（肉眼像，大腿骨骨頭）
a：関節軟骨表面の黒褐色変化．b：割面で関節軟骨層のみが黒褐色変化を示している．

VI オクロノーシス
ochronosis

　アルカプトン尿症 alkaptonuria はホモゲンチジン酸酸化酵素 homogentisic acid oxidase の先天的欠損によりフェニルアラニン，チロシンの中間代謝産物であるホモゲンチジン酸の尿中排泄を特徴とする疾患である．オクロノーシス ochronosis（組織褐変症，組織黒化症）は，アルカプトン尿症患者においてさまざまな結合組織が黒褐色に変色する病態をいう．オクロノーシスを起こす原因物質はホモゲンチジン酸のポリマーと推定されているが，正確にはわかっていない．アルカプトン尿症は常染色体潜性遺伝形式をとる．小児期では尿が黒変すること以外に特に症状はない．中高年になるとochronotic arthropathy（アルカプトン尿症性関節症 alkaptonuric arthropathy）を呈する．

　画像では，脊椎の椎間腔 disc space の狭小化，石灰化がみられ，股関節などの大関節では，OAと区別できない画像を呈する．実際には，OAの手術の際に肉眼的に関節軟骨などの黒褐色の変色をみて，はじめてオクロノーシスが明らかになることもまれではない．

　黒褐色の色素沈着は，強膜，角膜，肋軟骨，気管軟骨，喉頭軟骨，耳介軟骨，大動脈内膜，心弁膜，腎などさまざまな組織に沈着する．関節関連組織では色素沈着は，関節軟骨（硝子軟骨），腱，靱帯，半月板や椎間板（線維軟骨）などに認められる（図43〜45）．関節軟骨での色素沈着は軟骨の深層から起こり，進行するに従い次第に表層に及ぶ（図46, 47）．

　組織学的には，関節軟骨や靱帯などの結合組織が，HE染色で褐色調に変色する（図46〜48）．ochronotic arthropathy では，detritic synovitis（破砕性滑膜炎）を伴う二次性OAが認められるが，関節軟骨の断片 detritus は，褐色調に変色している（図49）．急速破壊型股関節症 rapidly destructive coxarthropathy 様の症状を呈することもあり，この場合，関節の破壊性変化が強く，高度な detritic synovitis（変色した関節軟骨砕片が多数滑膜に沈着する）とともに，破壊された骨組織内には，変色した関節軟骨砕片，骨砕片の沈着と肉芽組織の形成が認められる．

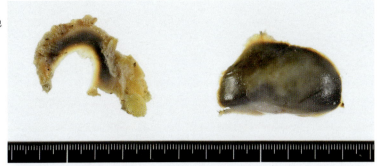

図44 オクロノーシス
半月板と大腿骨内顆の関節軟骨に黒褐色調の変色を認める.

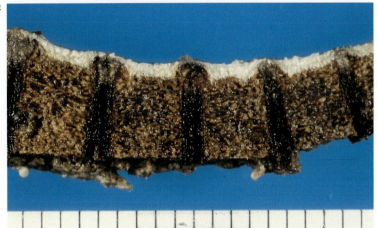

図45 オクロノーシス（肉眼像，脊椎）
椎間板の黒褐色変化（剖検例）.

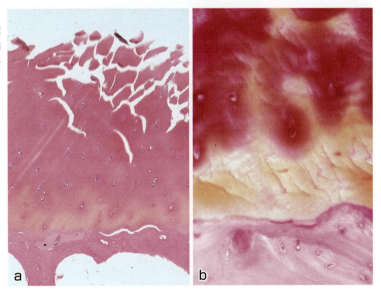

図46 オクロノーシス
関節軟骨（大腿骨骨頭）深層の褐色色素沈着. a：弱拡大像. 表面は変形性関節症（OA）の細線維化（fibrillation）を示している. b：強拡大像.

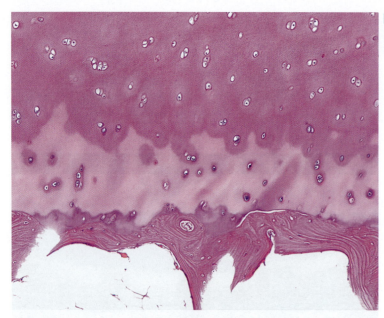

図47 オクロノーシス
関節軟骨の深層に層状に褐色調の変色を認める．

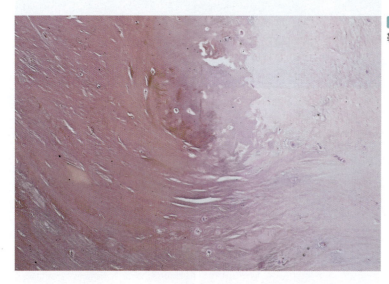

図48 オクロノーシス
靱帯組織の褐色色素沈着．

図49 オクロノーシス

a：褐色色素沈着を伴った関節軟骨砕片の滑膜内沈着（detritic synovitis）.
b：強拡大像で異物反応を伴う．c：褐色変化を示す関節軟骨断片．

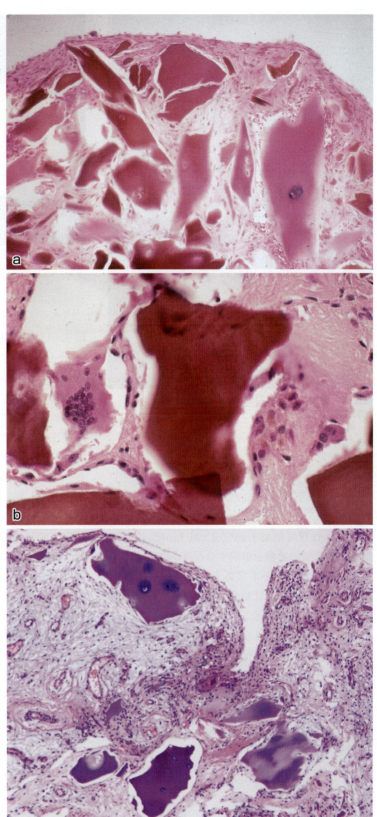

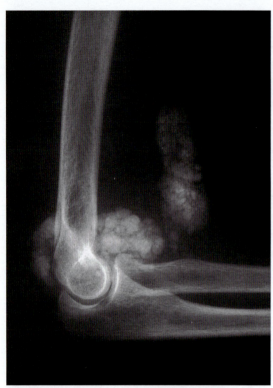

図50 腫瘍状石灰沈着症（肘部単純X線像）
肘関節周囲に腫瘤状の石灰化．

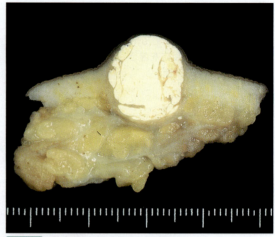

図51 腫瘍状石灰沈着症（肉眼像）
黄白色，チョーク様の結節状石灰沈着．

VII 腫瘍状石灰沈着症
tumoral calcinosis

腫瘍状石灰沈着症 tumoral calcinosis は軟部組織に結節状の腫瘤を形成する石灰が沈着するものであり，原因は不明である．10歳から20歳代に多く，好発部位は関節周囲の軟部組織で，股関節，肩関節，肘頭部に多い．両側対称性に認められることもまれではない．家族性に発生することもある．カルシウム代謝異常はなく血清カルシウム値は正常であるが，高リン血症 hyperphosphatemia を伴うことが多い．症状は無痛性の腫瘤である．

X線所見では，比較的境界明瞭な集塊状の石灰陰影が大関節近傍にみられる（図50）．ときに fluid-level が単純X線やCT，MRIなどで認められることもある．

肉眼的には数 cm からときに 10 cm 以上にも及ぶ腫瘤で，割面では黄灰色の石灰質の物質が多結節性に沈着する（図51）．沈着物はペースト状ないしミルク様の液体で，容易にナイフで割が入る（calcinosis cutis では，ナイフで割を入れることは難しい）ため，標本作製に際して脱灰する必要はない．嚢胞状を呈することもある．この沈着物の成分は炭酸カルシウム calcium carbonate とリン酸カルシウム calcium phosphate が混在したものである．

組織学的には，無定形ないし顆粒状の石灰化物が多結節状に沈着し，各結節の周囲には組織球，多核巨細胞が囲繞している（図52〜54）．ときに石灰化物は砂粒小体様の同心円状構造を示す小球状を呈することもある（図55）．結節間は線維性隔壁で境界されている．石灰化物は非脱灰標本では好塩基性を呈し，結晶構造はみられず複屈折性を示さない．

Ⅶ 腫瘤状石灰沈着症　169

図52　**腫瘤状石灰沈着症**
多結節状，地図状の石灰沈着．

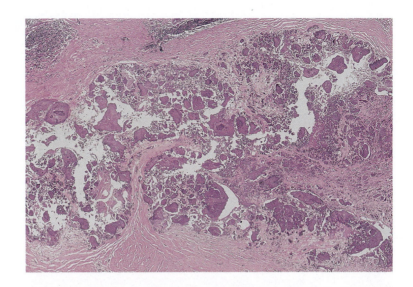

図53　**腫瘤状石灰沈着症**
石灰沈着物周囲には異物反応を伴っている．

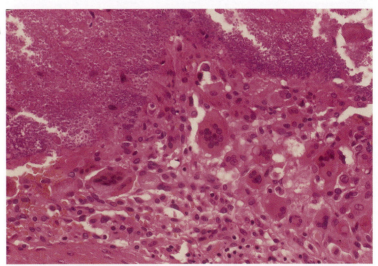

図54　**腫瘤状石灰沈着症**
石灰沈着物周囲には炎症反応が乏しく，線維性組織で区画されている．

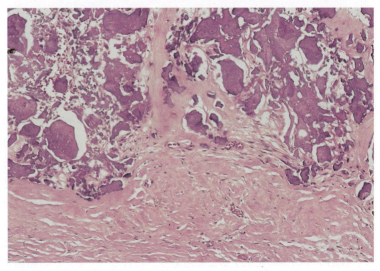

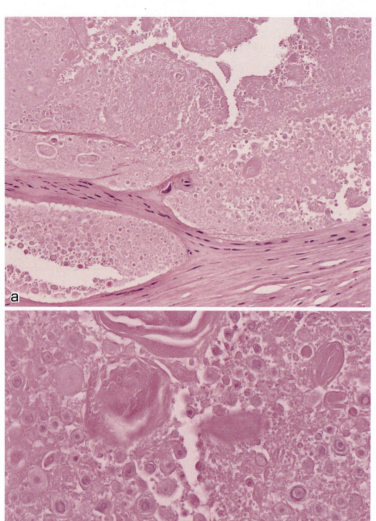

図55 腫瘤状石灰沈着症
a：小球状の石灰化物の島状の沈着が認められる．b：小球状物には砂粒小体に似た同心円状構造が認められる．

Ⅷ フォスフォグリセリド結晶沈着症
phosphoglyceride crystal deposition disease

　まれな軟部組織の結晶沈着症で，ときに大きな腫瘤を形成し悪性腫瘍と間違われることがある．50歳以上の中高齢者に多い．好発部位は殿部や上腕などで，腹腔内の腸間膜や腸管に接して発生することもあり，回盲部腫瘤として切除された例も経験している．既往に手術歴を有することが多く，注射や手術痕に発生することもあり，これらの操作との関係が示唆されている．また，薬剤（ニベナール：現在は発売中止）との関係を指摘する研究者もいるが，詳しい原因は不明である．緩徐に増大する軟部腫瘤としてみられ，ときに多発する．切除後に再発をきたすこともある．検査所見では特に異常を認めない．

　組織学的には，結晶による異物肉芽腫である．結晶はHE染色で淡青ないしピンク色を呈する直径50～150μm程度のほぼ円形から類円形を呈する沈着物としてみられ，中心から放射状，花冠状に配列する細線維状ないし針状の結晶構造を示す．この結晶がフォスフォグリセリド phosphoglyceride であることが明らかにされ，これをフ

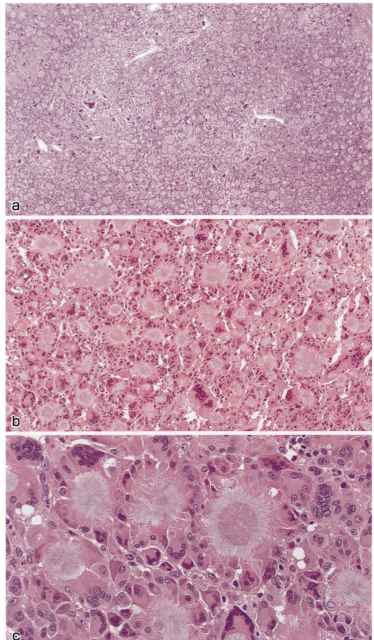

図56 フォスフォグリセリド結晶沈着症
a：一面にほぼ円形を呈する無数の沈着物が認められる．b：組織球や異物型多核巨細胞の著明な反応が認められる異物肉芽腫の像を呈する．c：結晶物は細線維状で放射状，花冠状に配列し，その周囲を組織球，異物型多核巨細胞が取り囲んでいる．

ォスフォグリセリド結晶沈着症 phosphoglyceride crystal deposition disease (PGDD) と呼ぶ．沈着物周囲を組織球や異物型多核巨細胞が囲繞し，これが多数集簇して全体として腫瘤状の異物肉芽腫を形成するもので，個々の肉芽腫の形態がほぼ円形を呈することから独特で特徴的な組織像である（図56）．円形に沈着した結晶物は組織球や多核巨細胞に貪食されていることもある（図57）．

また，間質の線維化を伴い，沈着物周囲が好酸性の辺縁を示すこともある（図58）．偏光観察でこの結晶は複屈折性を示し，赤色補正板を用いた補正偏光観察では，負の複屈折性を示す（図59）．結晶は通常の標本作製過程では溶解せず，フォスフォグリセリドを染色する gold hydroxamic acid 法で陽性である．

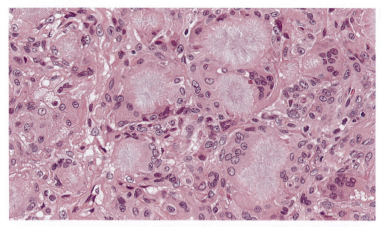

図57 フォスフォグリセリド結晶沈着症
花冠状の結晶物は異物型多核巨細胞に貪食されている．

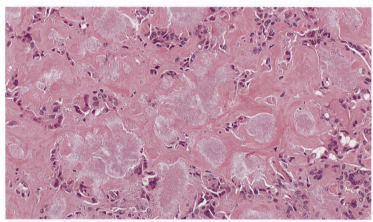

図58 フォスフォグリセリド結晶沈着症
結晶物周囲に好酸性を呈する線維化が認められる．

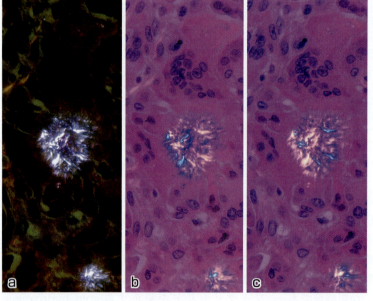

図59 フォスフォグリセリド結晶沈着症
同一視野の簡易偏光観察（a）と補正偏光観察像（b, c）．簡易偏光観察で結晶は複屈折性を示し，補正偏光観察では，負の複屈折性を呈する．bとcとでは赤色補正板のZ′方向が90度ずれているので，同一結晶の色が青と黄色に反転している．

第7章 人工関節に関連する病変
Implant pathology

はじめに
introduction

　関節疾患に対し関節を人工関節 prosthesis により置換して治療しようという試みは1890年頃からなされていたが，1960年代に Charnley が開発した低摩擦関節形成術 low friction arthroplasty により飛躍的に進歩した．これは，ステンレス鋼製の大腿骨コンポーネントと超高分子ポリエチレン製のソケットを，即時重合型アクリル樹脂 polymethylmethacrylate（PMMA）製の骨セメントを用いて骨に固着させる方法である．これ以降現在までの約50年の間，生体材料 biomaterial やその形状，表面加工などにさらに改良が加えられ，ほとんどすべての関節に対応する多種多様な機種の人工関節が臨床に供されている．
　変形性関節症（股および膝関節）と関節リウマチが人工関節の2大適応疾患だが，大腿骨骨頭壊死や大腿骨頸部骨折，悪性骨腫瘍の広範切除後の再建などにも適応される．

II 人工関節の構成
implant material

　人工股関節を例に取り，人工関節の構造とその材料について簡単に解説する（図1）．骨頭に相当する部分には通常，コバルト-クロム合金 cobalt-chromium alloy（バイタリウム）が用いられ，シャフトの部分にはコバルト-クロム合金，チタン titanium あるいはチタン合金 titanium alloy が使用されている．臼蓋部には超高分子ポリエチレン ultrahigh-molecular weight polyethylene（UHMWPE）が使用されている．大腿骨骨幹部と臼蓋部の骨接合面（界面）は即時 PMMA 製の骨セメント bone cement を用いて人工関節を既存骨に固着させている．
　前述の代表的な人工関節の長期安定には骨との結合（骨セメントを用いている），ポリエチレンの摩耗，メタローシス metallosis（金属症）などの問題がまだ残されている．近年，骨セメントを用いないセメントレス人工関節やセラミック ceramic 製の骨頭などの使用も試みられている．また，臼蓋側と骨頭側の両方に金属製の人工関節を用いた metal-on-metal（MoM）の人工関節もある．人工膝関節（図2）やその他部位の人工関節でも基本的構造は同様である．

III 摩耗粉の同定と非感染性の人工関節の弛み
aseptic loosening

　非感染性の人工関節の弛み（弛緩）aseptic prosthetic loosening は，人工関節の各コンポーネントから人工関節材料が摩耗することにより生じる（図3）．これら材料は前述した通りであるが，これらの摩耗粉 wear（particle, debris, wear debris）が人工関節周囲組織に沈着する．
　loosening を起こした人工関節は人工関節再置

174 第7章 人工関節に関連する病変

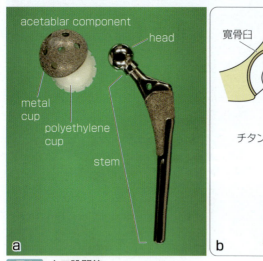
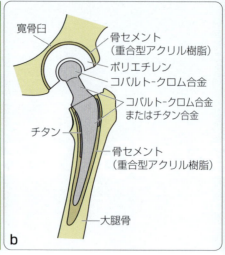
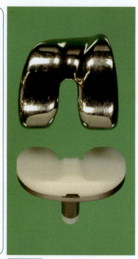

図1　人工股関節
a：最新のセメントレス人工股関節．
b：人工股関節の模式図．それぞれのコンポーネントの材料．

図2　人工膝関節

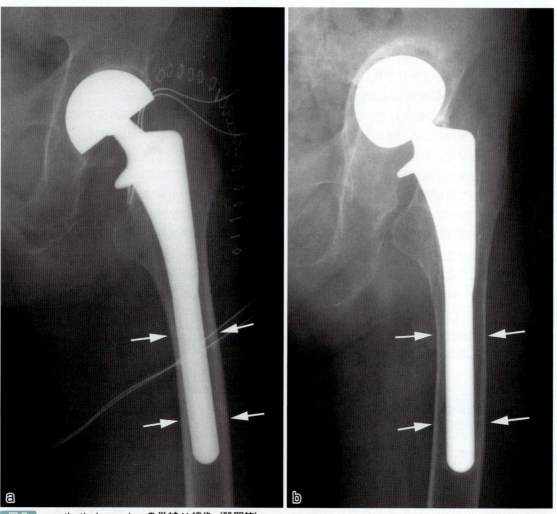

図3　prosthetic loosening の単純X線像（股関節）
a：人工関節置換術施行直後．b：9年後の loosening．stem 周囲の骨吸収像（矢印）．

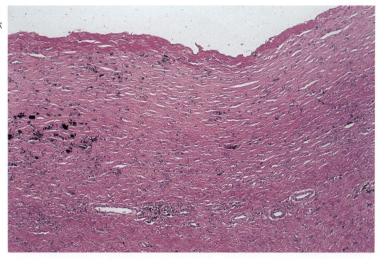

図4 人工関節周囲組織（関節包）
線維性組織からなる．図左に黒色粒子が沈着したメタローシスがみられる．

換術 revision arthroplasty（単に revision ともいう）が行われる．この際，人工関節の周囲組織（図4）や滑膜（図5），関節包などが採取され病理診断に提出される．人工関節そのものが病理診断に提出されることは日本ではまれである．再置換術によって採取される組織は，通常の滑膜組織であることはむしろ少なく，線維化を伴った関節包組織である場合が多い．この関節包組織の表面は滑膜化生 synovial metaplasia を示すこともある（図6）．synovial metaplasia は摩擦 friction が生じる面に認められる．人工関節周囲組織には摩耗粉が沈着するが，基本的には組織の組織球の反応が目立ち，組織球（と異物巨細胞）が主体の肉芽腫性反応の像を呈する．これら摩耗粉のうち1～5μm 程度の粒子は組織球の反応が，それより大きい粒子には異物巨細胞の反応がみられる傾向にある．このように滑膜に摩耗粉が沈着する病態に対して摩耗性滑膜炎 abrasive synovitis と呼ぶことを提唱している研究者もいる．摩耗性滑膜炎は，滑膜に沈着する物質が破砕性滑膜炎 detritic synovitis のように骨や軟骨の破砕断片ではなく，人工関節の摩耗により生じた摩耗粉（破砕断片よりもさらに小さい粒子）であることから名づけられた名称である．まれに組織球浸潤が腫瘤状にみられ，画像的に腫瘍ないし膿瘍と鑑別を要することがあり，これを肉芽腫性偽腫瘍 granulomatous pseudotumor あるいは単に偽腫瘍 pseudotumor と呼び，組織学的には xanthogranulomatous reaction の状態である（ただし，xantho-といっても組織球が脂肪を貪食しているわけではな

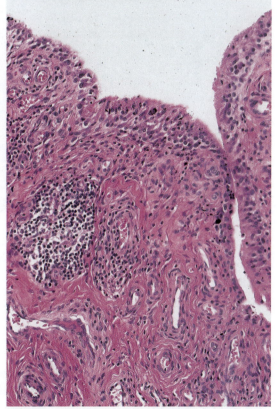

図5 人工関節周囲の既存の滑膜組織（滑膜）
間質の線維化とリンパ球浸潤がみられる．

いので，厳密には適切な用語とはいえない）．また，MoM 人工関節において，比較的術後短期間で疼痛，骨融解，人工関節周囲の偽腫瘍などが生じ，再置換術を余儀なくされることがある．金属摩耗粉は大量に沈着すると局所的に組織毒性を有するとされ，また，Ⅳ型アレルギー反応などを惹

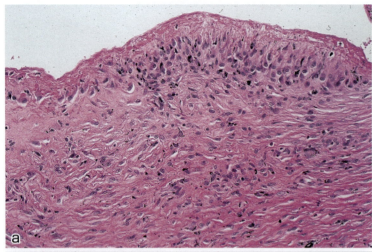
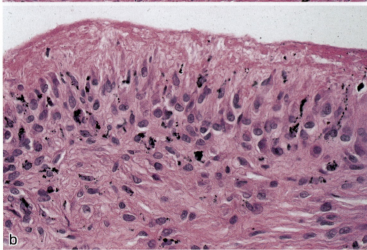

図6 人工関節周囲線維性組織の滑膜化生（a）とその強拡大像（b）

起する可能性があるともされており，このように金属摩耗粉に起因する不具合を総称して adverse reaction to metal debris（ARMD）ということもある．ARMD は病理学的には，MoM 人工関節にみられるメタローシスをはじめ，肉芽腫性反応や（肉芽腫性）偽腫瘍などが含まれている．

1 ポリエチレン

ポリエチレン polyethylene の摩耗は人工関節の loosening の原因となる．ポリエチレンの臼蓋ソケットと金属骨頭の組み合わせの人工股関節では，一見緩徐にみえる人工関節の摩耗も数にすると 1 日に 2,000 万個，1 年では 70 億個ものポリエチレン摩耗粉 polyethylene wear が生じるといわれている．

ポリエチレン摩耗粉（粒子）は 1〜200 μm 以上の大きさで，HE 染色では染色されず，大きなものは透明な鉋屑のような不定形な破片として認められる（図7）．微細な摩耗粉は組織球に貪食されているが，やや大きな破片は組織に沈着し異物巨細胞に取り巻かれていたり，貪食されたりしている（図8）．ときには異物巨細胞に星状小体（asteroid body）がみられる（図9）．HE 染色で染色されないので，沈着が少量である場合には見逃しやすいが，ポリエチレン粒子は強い複屈折性 strong birefringence を示すので，その確認には簡易偏光観察が大変役に立つ（図7b, 8b, 10c）．

また，ポリエチレンはパラフィン切片での（凍結切片ではない！）Oil red O 染色に陽性であり，組織球内の微細な粒子の検出にも Oil red O 染色が有用である（図8c, 10b）．組織球反応においてみられる泡沫細胞 foamy macrophage の Oil red O 染色陽性の胞体は，脂肪ではなくこのポリ

図7 ポリエチレン沈着

a：比較的大きいポリエチレン破片の線維性組織内の沈着．b：簡易偏光観察像で強い複屈折性を示す．

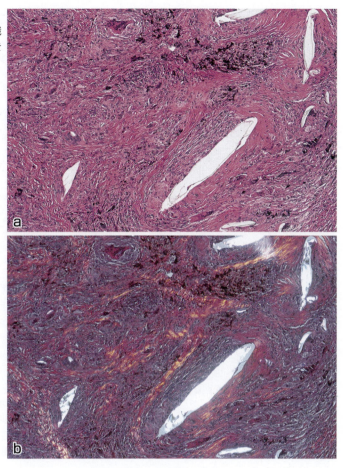

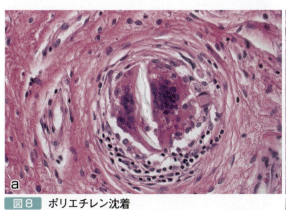
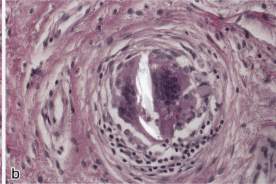

図8 ポリエチレン沈着

a：異物反応を伴ったポリエチレン摩耗粉．b：簡易偏光観察像．c：Oil red O 染色（パラフィン切片）陽性像．

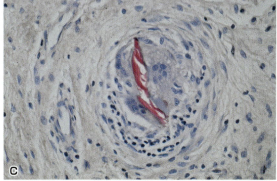

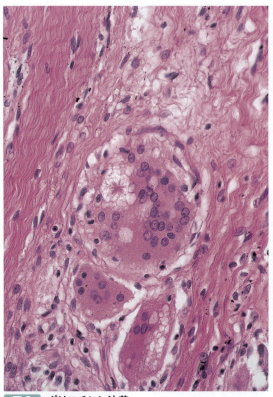

図9 ポリエチレン沈着
異物巨細胞の星状小体．

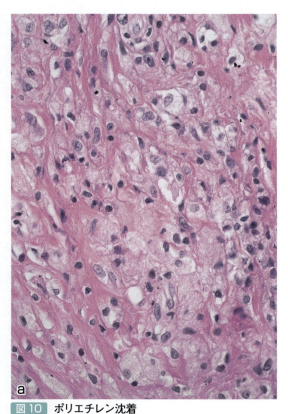

図10 ポリエチレン沈着
a：泡沫細胞からなる組織球反応．b：Oil red O染色で泡沫細胞の胞体に微細なポリエチレン摩耗粉が染まる．c：簡易偏光観察像で強い複屈折性を示す．

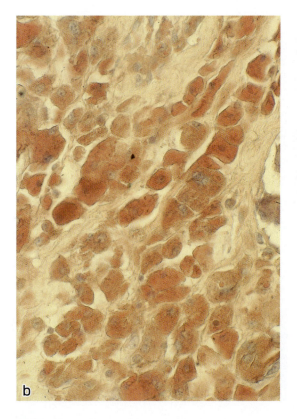

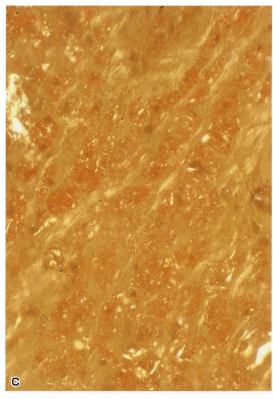

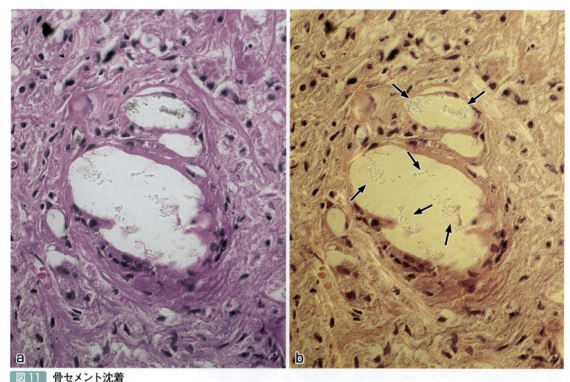

図11 骨セメント沈着
a：重合型アクリル樹脂は消失し，空隙としてみられる．b：簡易偏光観察で造影剤の硫酸バリウムが弱い複屈折性を示す（矢印）．

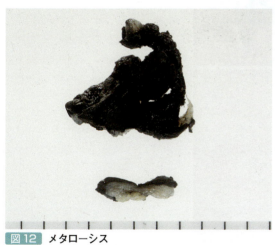

図12 メタローシス
黒色を示す人工関節周囲組織．

エチレン摩耗粉を染色していると考えられており，事実，肉眼的には黄色を示さず，白色調を呈している．

2 骨セメント

骨セメント bone cement すなわち PMMA の粒子もポリエチレン同様，人工関節周囲の組織に沈着する．PMMA 粒子は 30～100 μm の大きさであるが，PMMA はキシレンに溶解するため，通常の標本作製過程で消失してしまう．

しかし，PMMA には，硫酸バリウム barium sulfate などの造影剤 contrast medium を混ぜて重合させている（X 線像で確認が容易なため）ことと，PMMA 粒子の周囲には異物反応が認められることが多いので，PMMA そのものが溶解して認められなくなっていても，PMMA 粒子の存在は空隙 empty space として間接的に確認できる（図11a）．弱い複屈折性を示す 5 μm 程度の微細な粒子として認められる硫酸バリウムが，PMMA の空隙に認められる（図11b）．

3 メタル

金属 metal の摩耗粉の沈着はメタローシス（金属症）と呼ばれ，沈着した組織は灰黒色から黒色を呈する（図12）．金属粒子は 1～5 μm の黒色の微粒子で，組織球に貪食されていたり，結合組織に沈着していたりする（図13）．大きな異物巨

180　第7章　人工関節に関連する病変

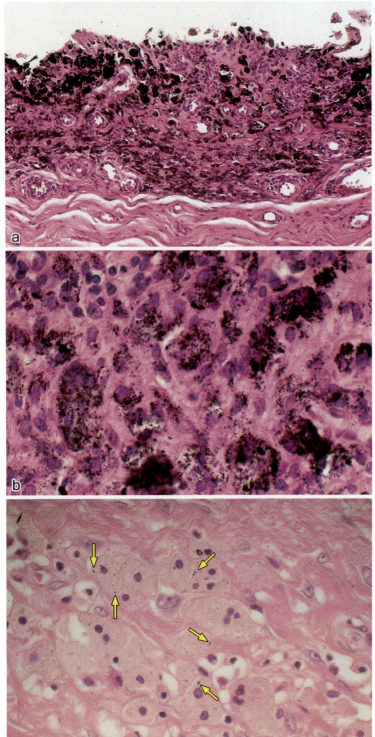

図13　メタローシス
a：人工関節周囲線維性組織に沈着する黒色粒子（金属摩耗粉）．b：強拡大で組織球貪食と粒子そのものの沈着．c：一見，ポリエチレン摩耗粉のみの貪食と思われる泡沫細胞の胞体内に詳細な観察で黒色微粒子がみられる（矢印）．

細胞の反応は比較的まれであるが，ポリエチレン粒子の沈着も合併していることが普通であるので異物巨細胞に金属粒子が貪食されている像は認められる（図14）．金属粒子は複屈折性 birefrin-gence を示さないが，refractile（屈折性）であるので偏光観察によりわずかに光ってみえる（図14b）．実際には 1 μm 以下の小さな金属粒子もあり，特に 0.1 μm 以下の小さな粒子の同定に

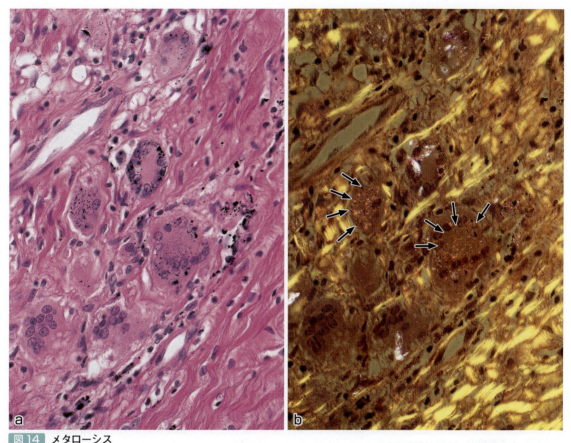

図14 メタローシス
a：黒色金属粒子が貪食された異物型巨細胞. b：簡易偏光観察像で金属粒子は複屈折性はないが, 屈折性のわずかな光りがみえる（橙色の微粒子：矢印）. 白色に光るやや大きい破片はポリエチレン粒子, 黄色に光るのは膠原線維.

は電顕などでの検索が必要となるが, 日常の診断には光顕レベルの観察で十分である.

組織標本からは金属粒子がコバルト-クロム合金であるのか, チタンないしチタン合金であるのかの区別はできない.

IV 感染性人工関節の弛み
septic loosening

感染は人工関節の弛みの重要な原因の1つであり, 重篤な合併症である. 感染性の弛み septic loosening は非感染性の弛み aseptic loosening に比べ再置換術が難しく, またときには再置換術ができずに関節癒合術を余儀なくされる場合もある. septic loosening は, 手術時のコンタミネーションや血行性に生じる. 病原菌としては Staphylococcus aureus や Staphylococcus epidermidis が重要である. 症状や検査所見で感染徴候が明らかな場合の臨床的診断は困難ではないが, aseptic loosening と鑑別が難しい場合もある.

組織学的に, loosening が感染性なのか非感染性なのか鑑別を問われることがある. 臨床的に septic loosening と診断されても炎症の活動期には再置換術は行わず, 炎症が鎮静してから施行され, このとき病理診断に材料が提出されるので, 実際には組織学的診断が困難なことが少なくない. septic loosening の最もよい信頼できる組織学的指標は好中球浸潤である（図15）. aseptic loosening では, 組織に好中球を認めることはまれにあるので, 強い好中球浸潤はもちろん, 好中球が少量であっても好中球浸潤がある場合（好中球5個以上/1高倍視野という研究者もいる）には感染を疑う. また, 強いリンパ球浸潤がある場合にも感染の可能性を考えておく必要がある. 組織学的に細菌が同定されることはほとんどない.

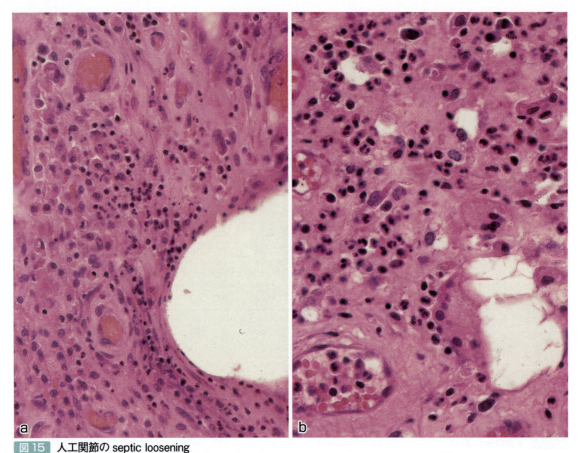

図15 人工関節の septic loosening
a：炎症細胞浸潤を伴う肉芽組織．空隙は骨セメント粒子の痕．b：好中球浸潤の目立つ肉芽組織．右下の空隙は骨セメント粒子の痕で空隙内に微細な硫酸バリウムも認められる．

V 人工関節に合併する悪性腫瘍
malignant neoplasm associated implant

きわめてまれに人工関節置換部に肉腫が発生することがあり（図16），implant-related sarcoma，あるいは sarcoma arising in the site of joint prosthesis (joint implant) などと呼ばれている．肉腫の側からみれば，人工関節に関連して発生した二次性の肉腫という範疇に入れられるものである．肉腫の多くは未分化多形肉腫 undifferentiated pleomorphic sarcoma（かつての悪性線維性組織球腫 malignant fibrous histiocytoma）あるいは骨肉腫 osteosarcoma で，人工関節置換後 2～30 年（5 年以上が多く，半数例は 10 年以上）で発生している．

発生頻度がきわめて低いので肉腫は偶然に人工関節部に生じたとする説，人工関節の材料であるコバルトやニッケルなどの重金属には腫瘍原性が疫学的，実験的に認められているのでこれが腫瘍発生の原因とする説がある．また，人工関節置換に伴う持続性の再生性組織 reparative tissue から肉腫が発生したとする説もある．発生頻度を考慮すると実際に遭遇する機会はほとんどないが，きわめてまれに人工関節に肉腫が合併することがあることを病理医も知っておく必要がある．

図16 人工関節置換部に発生した悪性腫瘍

変形性股関節症にて人工関節置換術後10年で骨肉腫が発生した65歳米国人男性例. a：単純X線像. 人工関節stem周囲の大腿骨近位骨幹部から骨外に増殖する骨形成性腫瘍（矢印）. b：骨肉腫（骨芽細胞型）像.

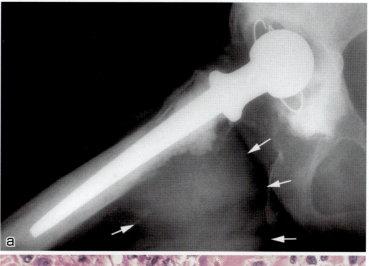
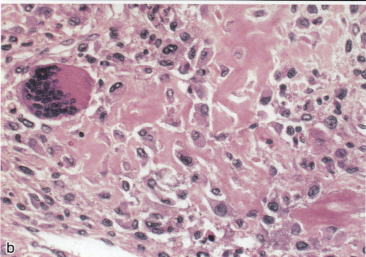

第8章

膝関節の病変
Lesions of the knee joint

I 膝関節の解剖
anatomy of the knee joint

　膝関節 knee joint は人体の中で最大かつ複雑な関節である．基本的には大腿骨遠位端と脛骨近位端の間にできる蝶番関節 hinge joint であるが，膝蓋骨，関節半月，各種の靱帯が関与し複雑な構造を示し，また，機能的にも回旋運動が加わるので単純な蝶番関節ではない．

　大腿骨遠位端は，内顆 medial condyle と外顆 lateral condyle があり，内顆のほうが大きい．内顆と外顆の間には，前方は膝蓋面 patellar surface，後方は顆間窩 intercondylar fossa がある．

　膝蓋骨 patella は，人体中最も大きい種子骨 sesamoid bone で，大腿四頭筋腱の中に埋まっている．膝蓋骨の上方部が膝蓋骨底 base，下方が膝蓋骨尖 apex である．膝蓋靱帯 ligamentum patellae (patellar ligament) は，大腿四頭筋腱の続きで，膝蓋骨尖と脛骨粗面 tibial tuberosity とをつないでいる．

　脛骨の関節面は，(大腿骨遠位端と同じ名称の) 内顆 medial condyle と外顆 lateral condyle で構成されるが，大腿骨の内顆が外顆に比べて大きいので，当然，脛骨も内顆のほうが大きい．内顆，外顆の間を顆間隆起 intercondylar eminence といい，ここに内側および外側顆間結節 medial and lateral intercondylar tubercles がある．これらの脛骨近位端の関節部全体を脛骨プラトー (脛骨高原) tibial plateau と呼ぶ．なお，腓骨 fibula は膝関節腔には露出せず，膝関節の構成要素として直接には関与しない．

　脛骨，大腿骨の関節面の間には半月板 meniscus がある (1)．半月板は線維軟骨 fibrocartilage であり，その乾燥重量の約75％を膠原線維が占める．その線維は主に同心円状に配列し，このため大腿骨からの荷重に耐える構造となっている．半月板は内側と外側の2つに分けられ，内側半月板 medial meniscus はより三日月状 semilunar の形態を示しており，これに比べて外側半月板 lateral meniscus はより輪状を呈しているため，脛骨関節面を広くおおっている．内側半月板は関節包と密に連結しており可動性は小さいが，外側半月はその連結が緩いために可動性が大きい．半月板は，内外側膝動脈の枝により栄養されているが，関節包や滑膜の血管が半月板外側辺縁部から進入し，外縁1/3を栄養している．内側2/3には血管はなく，栄養は関節液から供給される．

　大腿骨と脛骨を連結しているのは前十字靱帯 anterior cruciate ligament と後十字靱帯 posterior cruciate ligament である (図1)．前十字靱帯は，長さ約3.5～3.8 cm，中央部での幅約1.1 cm の帯状靱帯である．大腿骨外顆の顆間窩面から前下方に走り脛骨顆間隆起前方に付着し，大腿骨に対する脛骨の前方への滑り出しを阻止する．後十字靱帯は，長さ約3.8 cm，中央部での幅約1.3 cm のねじれた形をもつ帯状靱帯である．大腿骨内顆の顆間窩面から後下方に走り脛骨後縁に付

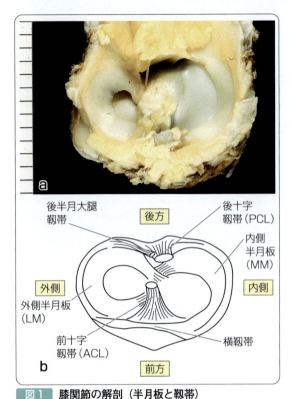

図1 膝関節の解剖（半月板と靱帯）
右膝関節俯瞰図（大腿骨側から脛骨プラトーをみる）. a：肉眼像. b：模式図.

着する．後十字靱帯は脛骨の後方への滑り出しを阻止する．内側側副靱帯 medial collateral ligament は，膝関節内側を支持し，大腿骨内側上顆より発し脛骨内側骨幹部に至る帯状の靱帯である．外側側副靱帯 lateral collateral ligament は，大腿骨外側上顆より発し腓骨小頭に至る紐状の靱帯である．

なお，滑膜は，半月板と（大腿骨および脛骨の）関節軟骨 articular cartilage の表面を除き，その他すべての構造の関節腔に面する表面をおおっている．すなわち，関節内の靱帯はその表面が滑膜におおわれている．

II 膝内障
internal derangement of knee

膝内障 internal derangement of knee とは，膝関節の痛みを主徴とする臨床的診断名で，その原因には，半月板損傷，十字靱帯損傷，タナ障害などさまざまな病態が含まれている．術前には，臨床的に膝内障の診断しかできず，関節鏡をして初めて，半月板損傷と診断されることも少なくな

い．しかし，最近ではMRIを初めとする画像診断の進歩により膝内障の質的診断も向上している．

日常診断の際の申込書の臨床診断名に膝内障と記載されていることがあるが，この場合には担当整形外科医に膝内障の原因疾患が関節鏡により判明したかどうかを確認することが望ましい．もちろん画像や関節鏡で異常所見がみられない，原因不明の「真の」膝内障のこともある．このような場合で関節鏡にて滑膜生検されることがあるが，組織学的に特記すべき所見なし no significant change (non-remarkable) か，所見があってもせいぜい軽度のリンパ球浸潤を示した慢性非特異性滑膜炎 chronic non-specific synovitis, mild がみられる程度で，これが膝内障の原因となりうるかどうかは問題がある．

III 半月板損傷
meniscal injury

半月板損傷 meniscal injury（半月板断裂 meniscal tear）は，膝関節に異常な屈曲，回旋力が働いた場合に生じる．変形性関節症 osteoarthritis (OA) に伴うことや，最近ではサッカーやラグビーなどのスポーツで受傷することが多い．内側半月板と外側半月板の損傷頻度は圧倒的に内側半月板が高い．これは，内側半月板の受傷機転である下腿の外反，外旋が，外側半月板受傷機転である内反，内旋より頻度が高いこと，内側半月板が内側関節包と強固に結合しているため関節接触面に挟み込まれやすいためである．ただ，日本では後述する外側円板状半月板 discoid lateral meniscus の損傷が多く，外側半月板損傷の頻度はそれほど低くはない．

20歳台，次いで10歳台に多く，症状は疼痛，異常音，跛行，膝くずれ現象，lockingなどである．診断は，病歴の把握の他，徒手検査，MRI，関節鏡などにより行う．以前は，関節造影は関節内の状態を把握するための重要な検査であったが，最近ではMRIの普及により利用頻度は低下している．

半月板損傷の分類は，その断裂の方向によりなされることが一般的である．すなわち，縦断裂 longitudinal tear，水平断裂 horizontal tear，横断裂 radial tear，およびこれらの複合型 complex tear などである（通常，垂直方向の断裂 vertical tear は縦断裂や横断裂が生じた際には起こっていることになる）．また，断裂の肉眼的形態からバケツ柄損傷 bucket handle tear（縦断裂に属する），嘴状断裂 parrot-beak tear（縦断裂と横断裂の複合型）などと呼ばれることもある．また，半月板損傷を外傷性断裂 traumatic tear と変性断裂 degenerative tear に大別することもある．外傷性断裂は正常な半月板に過剰な外力が加わるために起こるもので，変性断裂は変性した半月板に正常な荷重が加わるために起こると考えられている．この二者を区別するのは病歴，患者の年齢や関節鏡や手術時の半月板の性状などの肉眼所見によってなされ，画像所見や病理組織像から鑑別することは通常不可能である．

以前は，半月板損傷の治療として半月板全切除術 total meniscectomy がよく行われたが，近年では，保存的な治療，関節鏡下の縫合術や半月板部分切除術が行われるようになった．このため，近年では半月板すべてを検査する機会は減少している．半月板の切り出しは，縦断裂が最も多いこともあり，原則として半月板の長軸に垂直となるよう放射状に切り出しをし，横断面の標本を作製する．しかし，断裂面が切片となるように検体に応じた切り出しが必要であることはいうまでもない．断片的なバラバラの小組織片が提出された場合は，そのままパラフィン包埋し，薄切せざるをえない．

組織学的に半月板は線維軟骨 fibrocartilage からなるが，軟骨基質成分は少なく正常な半月板では軟骨細胞はみられず，腱・靱帯に類似した膠原線維束が主体をなしている（図2）．

病変の断裂部では，フィブリンの滲出 fibrin exudation，細線維化（毛羽立ち）fibrillation（図3），粘液変性 myxoid change（myxoid degeneration）（ムコイド変性 mucoid degeneration）（図4）がみられ，断裂部が側縁（半月板の関節包滑膜に移行する部）に起これば血管新生 neovascularization も伴う．また，myxoid change とともに軟骨化生 chondroid metaplasia（図5）やその軟骨細胞集合化 chondrocytic cloning（図6）など，腱・靱帯損傷の際にみられる変性，修復と同様の所見が認められる．

以上の病変は，断裂部やその周辺だけでなく離れた領域にもみられ，その場合は変性が高度であることを意味する．

半月板損傷として提出された半月板に，特に高齢者では，ピロリン酸カルシウム結晶 calcium pyrophosphate dihydrate (CPPD) crystal の沈着をみることがある（CPPD 結晶沈着症 CPPD crystal deposition disease，軟骨石灰化症 chondrocalcinosis，偽痛風 pseudogout）．CPPD 結晶沈着の組織像は，HE 染色標本の弱拡大でカルシウムの紫色の小結節としてみられ（図7a），強拡大にて小結節内にほぼ長方形の結晶構造が無数にみられる．この結晶は偏光観察にて複屈折性を示す（図7b）．紫色の小結節は，標本作製時に脱灰 decalcification すると（切り出し時に硬い感じに気づき脱灰してしまうことはよくある），HE 染色ではピンク色となって目立たずこの病変を見落とすことがあるので，半月板組織の検鏡においてはいつもこのことを頭に入れておく必要がある．なお，脱灰標本でも強拡大で結晶構造の抜け殻をみることができ（CPPD 結晶そのものは脱灰により溶出してしまう），CPPD 結晶の沈着を推定することは可能である．

CPPD 結晶沈着症の半月板における断裂の有無は，伴っていることもあるが明らかな断裂がない場合もある．いずれにせよ CPPD 結晶沈着症の半月板線維軟骨組織には高度の変性（myxoid change, chondroid metaplasia, chondrocytic cloning）がみられるのが通常である．また，背景の膝関節には OA に類似した pyrophosphate arthropathy がみられることがあるので，組織学的に CPPD を見逃してはならない（CPPD 結晶沈着症の詳細は第6章「Ⅲ．ピロリン酸カルシウム結晶沈着症」を参照のこと）．

円板状半月板 discoid meniscus は，幅広い円板状の形態を示す先天異常で，通常は左右両側性である．内側半月板に比べ，外側半月板に圧倒的に多い．円板状半月板の頻度は報告により違いがあるが，2〜7％にみられるという．外傷機転で損傷を受けることもあるが，外傷の既往がなく，突発性に摩耗，穿孔することも多い．円板状半月板損傷は15歳から35歳の男性に多くみられる．理由は不明であるが，日本人に円板状半月板の損傷が高率に発見されている．病理組織学的な変化は前記の半月板損傷と同様である．

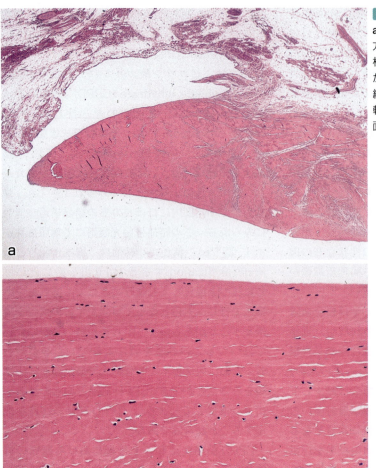

図2　正常の半月板
a：内側半月板横断面セミマクロ像．左方が内縁（遊離縁），右方が側縁（半月板滑膜移行部），上方が大腿骨面，下方が脛骨面で，遊離部の表面は平滑．b：線維軟骨組織．軟骨基質成分は少なく，軟骨細胞はみられない．（遊離部の）表面は滑膜におおわれていない．

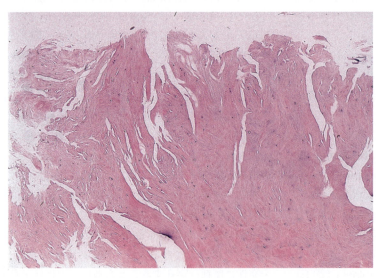

図3　半月板損傷（断裂）
断裂部表面の細線維化．

図4　半月板損傷（断裂）
粘液変化.

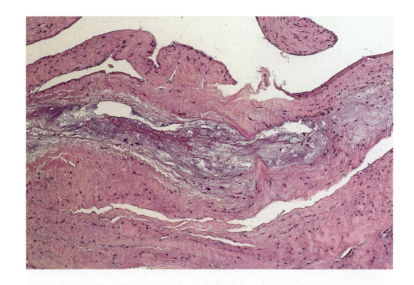

図5　半月板損傷
軟骨化生の軟骨細胞出現.

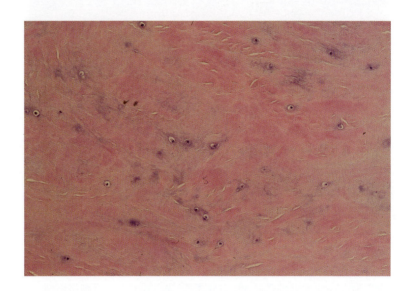

図6　半月板損傷
軟骨化生における軟骨細胞集合化.

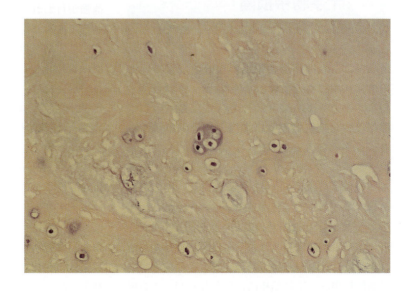

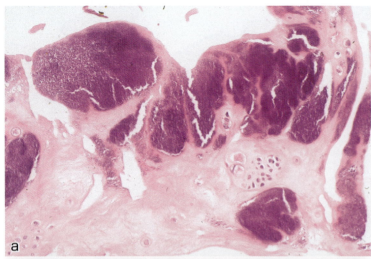
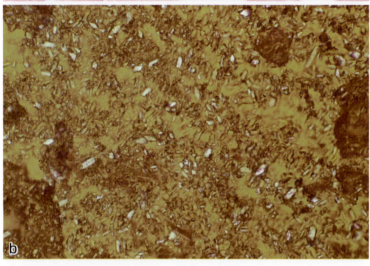

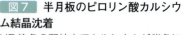
図7 半月板のピロリン酸カルシウム結晶沈着
HE染色の弱拡大でカルシウムが紫色に染まった小結節としてみられ（**a**），そのなかに強拡大で無数の結晶がみられ，結晶は偏光観察にて複屈折性を示す（**b**）．

IV 十字靱帯損傷
cruciate ligament injury

前十字靱帯損傷 anterior cruciate ligament injury は，膝関節靱帯損傷のなかで最も多いもので，膝関節靱帯損傷の40％は前十字靱帯単独損傷であり，35％は前十字靱帯損傷と他の靱帯損傷，特に内側側副靱帯損傷との合併損傷である．受傷機転は，スポーツの際のジャンプや着地，急速なストップ，スキーでの転倒などである．受傷時に「ボキッ」という音がし，疼痛のためほとんどの例で競技の続行が不能となる．腫脹，関節血症 hemarthrosis などが認められる．前十字靱帯が断裂した場合，自然経過で断裂が癒合することはない．特にスポーツ選手の前十字靱帯新鮮損傷の手術は積極的に行われるが，この場合靱帯断端の縫合，自家腱または人工靱帯による補強が行われるので，病理診断に靱帯組織が提出されることはほとんどない．陳旧性靱帯損傷の場合には，靱帯再建術が行われるが，この際，断裂部の瘢痕化した靱帯組織を切除することがあり，この場合には，靱帯組織および被覆の滑膜に線維化 fibrosis と血管新生 neovascularization が認められる（図8, 9）．血管周囲に軽度のリンパ球浸潤を伴うこともあり，また，靱帯組織に粘液変性 myxoid change や軟骨化生 chondroid metaplasia をみることもある．

後十字靱帯損傷は前十字靱帯損傷に比べて頻度は低く，膝関節靱帯損傷の20％以下である．受傷機転は膝関節90度屈曲位で前方から下腿中枢部に外力が加わったときに発生し，典型的には自動車事故の際に車のダッシュボードに膝を強くぶ

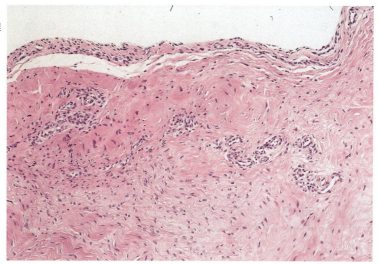

図8 前十字靱帯損傷
被覆の滑膜から靱帯組織にかけての線維化と血管新生.

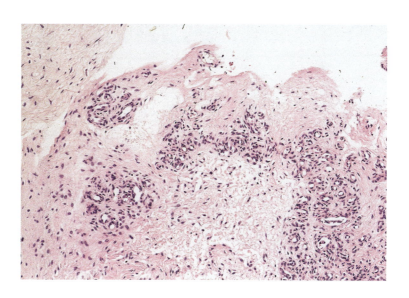

図9 前十字靱帯損傷
断裂部の血管新生像.

つけた場合に起こる．症状が前十字靱帯損傷ほど特徴的でないため，しばしば看過されている．手術を行った場合，組織の病理組織所見は，前十字靱帯と同様である．

なお，内側側副靱帯損傷は，保存的に治療され病理診断を求められることはほとんどない．

V タナ障害
shelf disorder

胎生期の膝は隔壁により3つの関節腔に分けられている．胎生後期までにはこれらの隔壁は通常ほとんど吸収されるが，完全になくならずに遺残したものが滑膜ひだ synovial plica (plica synovialis) である．滑膜ひだは成人の膝関節に普通に認められる．滑膜ひだには，膝蓋上滑膜ひだ suprapatellar plica (plica synovialis suprapatellaris)，膝蓋内側滑膜ひだ medial patellar plica (plica synovialis mediopatellaris) (内側翼状ひだともいう)，膝蓋下滑膜ひだ infrapatellar plica (plica infrapatellaris)，膝蓋外側滑膜ひだ lateral patellar plica (外側翼状ひだともいう) がある (図10)．このうち最もよくみられるものは膝蓋下滑膜ひだである．また，膝蓋外側滑膜ひだはまれである．

膝蓋内側滑膜ひだは，他の滑膜ひだに比べ大きく，関節鏡視上特徴的な棚状の形態を呈し，しかもときに障害の原因になるため，タナ shelf (band あるいは wedge ともいう) (タナ障害は shelf disorder という．また，plica syndrome

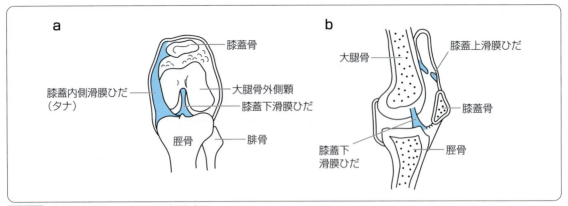

図10 膝関節滑膜ひだの局所解剖模式図
a：前方からみた図．b：矢状断面図．

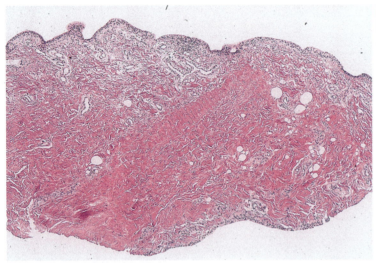

図11 タナ
滑膜組織からなる．深部は線維組織である．

ということもある）と呼ばれるようになった．棚・たなは解剖学用語に準じてタナと片仮名書きにすることになっている．

　タナは約50％の膝に認められる．生理的状態では障害にならないが，厚く大きい場合や打撲などにより断裂したり，瘢痕化したりした場合に障害の原因となりうる．タナ障害は膝内障の5％以下を占めると考えられている．臨床症状は膝蓋骨内側部の疼痛とここでのひっかかり感である．最終診断は関節鏡視によってなされる．保存的療法で改善しない場合，関節鏡下にタナの切除が行われる．

　病理診断には切除されたタナが提出される．タナは組織学的には，滑膜組織そのものである（図11）．タナとして切除された滑膜には，間質に血管増生や血管周囲の軽度のリンパ球，形質細胞浸潤や線維化がみられることがある（図12）．また，表層下間質の脂肪組織の増生 fatty hypertrophy がみられることもある（図13）．この脂肪組織増生は Hoffa 病（lipoma arborescens）と同様の反応性病変であるが，部位と程度が異なる．

　以上の病変はいずれも特異的なものではなく，タナ障害特有の病理組織診断名はない（第17章「病理組織診断の表記法」を参照）．タナ以外の滑膜ひだ障害も組織学的にはタナ障害と同様である．

VI 分裂膝蓋骨
partite patella

　分裂膝蓋骨 patella partita（partite patella）は，成人の膝蓋骨が2個以上に分裂しているもので，2個に分かれている二分膝蓋骨 patella bi-

図12 **タナ障害**
滑膜の軽度のリンパ球浸潤と線維化.

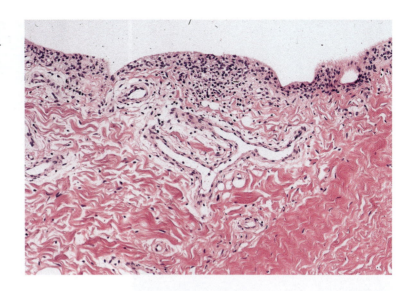

図13 **タナ障害**
a：タナの脂肪組織の増生. b：拡大像.

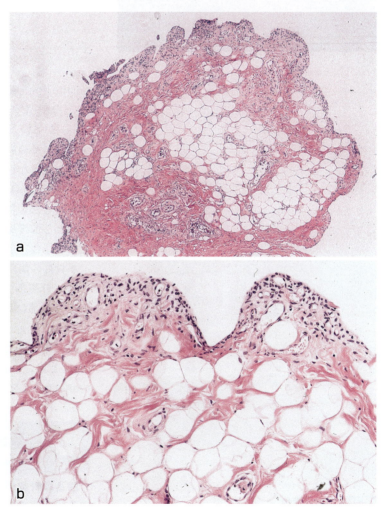

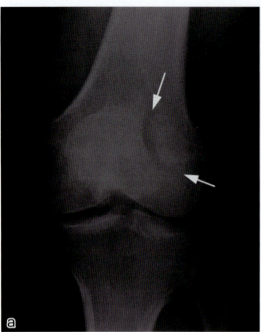
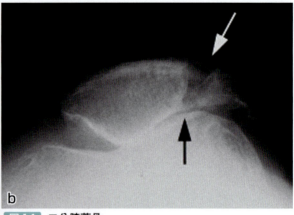

図14 二分膝蓋骨
左膝部単純X線像．膝蓋骨外上方部での二分裂（矢印）．
a：正面像．b：軸射撮影像．

partita (bipartite patella) と3個に分かれている三分膝蓋骨 patella tripartita (tripartite patella) が多い．両側性のこともしばしばある．外上方に斜めの裂隙がみられ，外上方の小骨片と内下方の大きな骨片からなる二分膝蓋骨が最も多い型である（図14）．通常は無症状であり，X線画像検査などの際に偶然に発見されることが多い．症状として疼痛を認めるものがあるが，疼痛が持続する場合，小骨片を切除することがある．

　小骨片の病理組織学的検索においては，切り出し時に分裂部を忘れずに標本作製する必要がある．分裂部は単なる線維組織ではなく線維軟骨 fibrocartilage 組織であることが多い（図15，16）．離断性骨軟骨炎 osteochondritis dissecans と違い，通常は骨や骨髄組織には壊死 osteonecrosis を認めない．

VII 膝蓋軟骨軟化症
chondromalacia patellae

　膝蓋軟骨軟化症 chondromalacia patellae は，膝蓋骨関節軟骨面の一部に限局して，亀裂形成，細線維化 fibrillation，びらんなどの変化が起こり，階段の昇降など膝蓋大腿関節 patellofemoral joint に強い圧力が加わるような動作で関節痛などを感じるものである．同様の病変はOAの一部

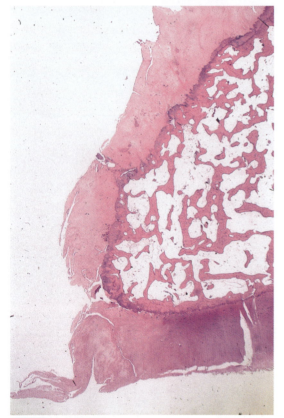

図15 二分膝蓋骨
切除された小骨片．図左から上方にかけての骨周囲組織が分裂部で，線維軟骨組織からなる．本例では（図下方に）関節軟骨（硝子軟骨）面がみられる．

| 図16 | 二分膝蓋骨

分裂部（図左方）の線維軟骨組織と（小骨片の）骨（図右方）との接合部（図中央）．線維軟骨組織側にその変性像と軟骨化がみられる．a：HE 染色．b：Azan 染色．

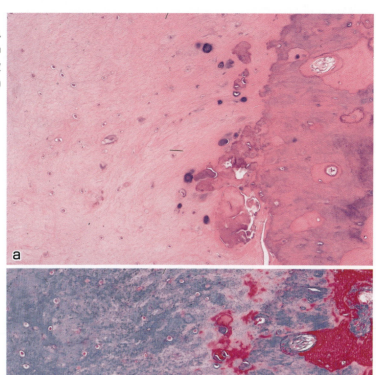

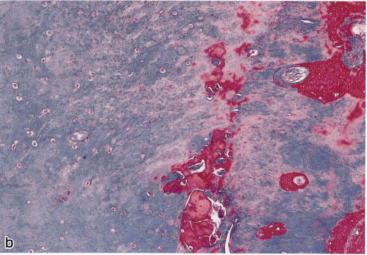

分症としてもみられるが，10〜20歳台の若年者に生じた場合に膝蓋軟骨軟化症という．治療は保存的になされることが多く，病理診断に供されることはほとんどない．

ときに関節鏡下での関節軟骨片が提出されるが，組織学的には，関節軟骨（硝子軟骨）に通常の idiopathic (primamry) OA と同様の，軟骨細胞の消失 empty lacunae や細線維化 fibrillation といった変性像がみられるにすぎない．高度の病変の場合は，軟骨細胞集合化 chondrocytic cloning や線維軟骨組織 fibrocartilage の出現といった再生像もみられる．

第9章

脊柱の病変
Lesions of the spine

脊柱の解剖
anatomy of the spine

　脊柱 vertebral column (spinal column) は体軸となる主要な骨格で，頭部，肩，上肢，胸腹部臓器を支えており，また，脊柱は脊髄や神経根を保護している．脊柱は上下に連結する椎骨 vertebrae（単数形は vertebra）で構成されており，頸椎 cervical vertebra，胸椎 thoracic vertebra，腰椎 lumbar vertebra，仙骨 sacrum，尾骨 Os coccygis (coccyx) に分けられている．椎骨は前方要素である椎体 vertebral body と後方要素である椎弓 vertebral arch からなり，その間に椎孔 vertebral foramen を囲む（図1）．椎孔は上下に一続きの脊柱管 spinal canal を形成し，そのなかに脊髄を容れている．脊柱は生理的に頸椎，腰椎で前彎 lordosis を示し，胸椎，仙尾部で後彎 kyphosis を示している（ちなみに側方の彎曲は側彎 scoliosis）．

　椎体の上面と下面は（軟骨）終板 (cartilaginous) end plate と呼ばれる硝子軟骨でおおわれ，その間に椎間板 intervertebral disc［単に disc (disk) ということが多い］が介在し，上下の椎体を連結している（図2）．椎間板の中心部は髄核 nucleus pulposus と呼ばれる軟らかく弾性に富む膠様の組織で，その外周には線維輪 annulus fibrosus と呼ばれる線維軟骨組織がある．髄核はムコ多糖蛋白複合体を主成分にし，出生直後は80％以上の水分を含むが，加齢とともに退

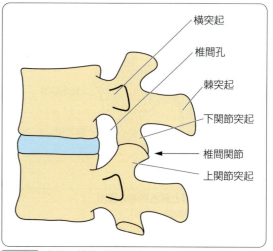

図1　脊柱の構造（側面図）

行変性が進行し70歳台では水分量は60％となる．線維輪の膠原線維は外周に平行ならせん状に走行する．椎体上下面の外周縁には椎体輪状骨端 ring apophysis of vertebral body がある．これは他の骨端と同様に小児期は硝子軟骨組織として認められ，成長に伴い骨化をきたし，骨の成長が止まる18歳から25歳には閉鎖する．椎体輪状骨端が全周性にみられるのが正常とする見解と正常でも後部ではこれを欠くとする見解とがあるが結論は出ていない．この骨端は椎体の上下方向の成長には寄与しないが，脊柱の縦靱帯と椎間板，椎体との連結の役割を果たしている．

　脊柱の前面には帯状の前縦靱帯 anterior longitudinal ligament (ALL) が上下に走向する（図

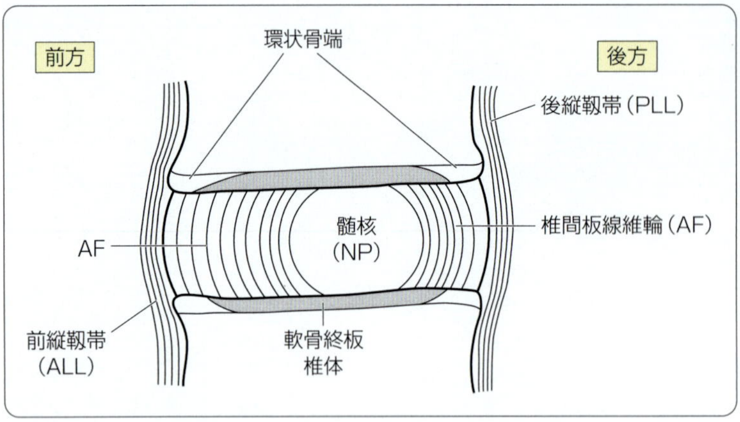

図2 椎間板とその周囲の構造（側面図）

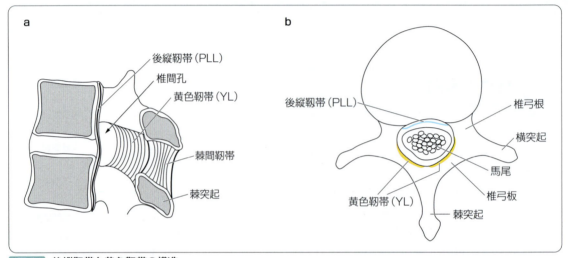

図3 後縦靭帯と黄色靭帯の構造
a：側面図．b：横断図（腰椎）．

2）．脊柱管の前壁，すなわち椎体と椎間板の後面に縦走するものが後縦靭帯 posterior longitudinal ligament (PLL) である（図3）．上下の椎弓板 lamina（椎弓は椎体につく椎弓根 pedicle と椎弓板とに分けられる）の間には黄色靭帯 yellow ligament (YL) (ligamentum flavum) が張っている．黄色靭帯は豊富な弾性線維を含むため黄色調を呈している．

上の椎骨の下椎切痕 inferior vertebral notch と下の椎骨の上椎切痕 superior vertebral notch が向き合い椎間孔 intervertebral foramen を形成し，ここを脊髄神経が通る．上の椎骨の下関節突起 inferior articular process と下の椎骨の上関節突起 superior articular process とで椎間関節 facet joint（関節突起間関節 zygapophyseal joint）を形成する（図1）．この関節は滑膜を有する滑膜関節 synovial joint である．ちなみに，環椎 atlas と軸椎 axis とを連結する正中環軸関節 median atlantoaxial joint と外側環軸関節 lateral atlantoaxial joint も滑膜関節である．したがって，椎間関節，正中および外側環軸関節には滑膜の病変（たとえば，関節リウマチや腱滑膜巨細胞腫など）が生じうるということに留意する．また，仙腸関節 sacroiliac joint は靭帯結合 syndesmosis である．

II 脊柱管狭窄症
spinal canal stenosis

脊柱管狭窄症 spinal canal stenosis は脊柱管が先天性ないし発育性に狭小であったり，後天性に狭小化していたりする場合の「状態診断名」で，

図4 脊柱管狭窄症
a：脊髄造影像．L3から下方の陰影欠損．b：CT．椎間関節部横断面で，左右の黄色靱帯の著明な肥厚と，内側の骨化（黄色靱帯骨化症）がみられ，脊柱管は著明に狭窄している．

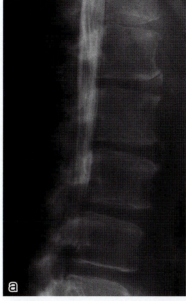
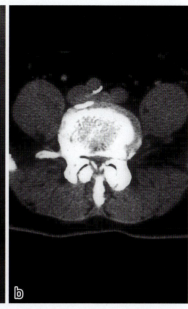

根性痛や間歇性跛行などの馬尾あるいは神経根の圧迫症状を呈する．好発部位は腰椎であり（図4），その場合，腰部脊柱管狭窄症 lumbar（spinal）stenosis ということもある．

その基礎疾患にはさまざまなものがあるが（表1），整形外科的には脊椎すべり症 spondylolisthesis や脊椎分離症 spondylolysis などが重要であり，また原因不明の脊柱管狭窄症もある．

外科病理学的な本疾患とのかかわりは，狭窄をひき起こしている肥厚した黄色靱帯や後縦靱帯が手術により切除された場合に生ずる．後縦靱帯においては靱帯（膠原線維性の靱帯）に線維化 fibrosis，血管新生 neovascularization，軟骨化（軟骨化生 chondroid metaplasia）といった変性像を伴って肥厚がみられる（第10章「滑液包・腱・靱帯の病変」も参照）．一方，黄色靱帯は弾性線維を豊富に含む弾性靱帯 elastic ligament であり，その変性像も膠原線維性靱帯とは異なる．すなわち，弾性線維の減少，消失 loss of elastic fibers とその部の線維化 fibrosis で，弾性線維の変化は Elastica van Gieson（EVG）染色などの弾性線維染色でよく観察できる（図5）．もちろん HE 染色でも，弾性線維は透明感を示すので，見慣れれば弾性線維の減少，消失像を認識することは可能であるが，詳細に検討するには弾性線維染色と併せて観察するのがよい．黄色靱帯においても後縦靱帯と同様に軟骨化生などの通常の靱帯

表1 病理検体からみた主な脊柱管狭窄症の原因疾患
1. 先天性
2. 後天性
   脊椎すべり症
   脊椎分離症
3. 退行変性
   椎間板ヘルニア
   脊柱靱帯骨化症・石灰化症
     後縦靱帯骨化症・石灰化症
     黄色靱帯骨化症・石灰化症
     ピロリン酸カルシウム結晶沈着症
   アミロイドーシス
   黄色靱帯偽嚢胞変性症
   その他の靱帯変性
4. 医原性
5. 外傷性
6. 椎間関節の病変
   関節リウマチ
   変性性関節症
   腱滑膜巨細胞腫
   滑膜軟骨腫症
7. 炎症
8. 腫瘍
9. その他の疾患
   Paget 病

の変性像が認められる（図6）．

脊柱管狭窄症の診断のもとに切除された後縦靱帯や黄色靱帯に骨化を伴うこともある．このような場合には脊柱管狭窄症の原因疾患が後縦靱帯骨化症 ossification of posterior longitudinal ligament（OPLL）や黄色靱帯骨化症 ossification of yellow ligament（OYL）の可能性があるので，

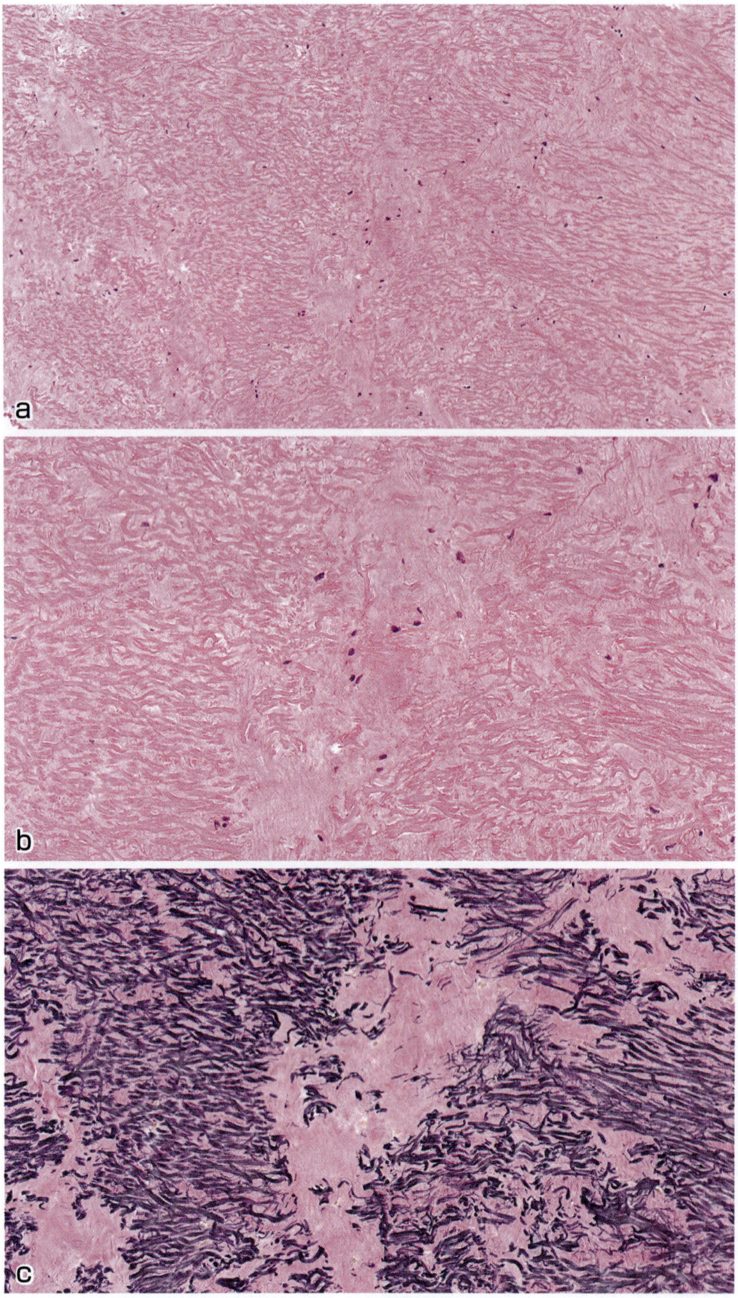

図5　黄色靱帯の変性
a：虫食い状の弾性線維の減少，消失と線維化．b：その拡大像．c：EVG 染色．弾性線維の消失が容易に確認される．

画像所見を担当医に確認する必要がある．また，石灰化としてピロリン酸カルシウム結晶 calcium pyrophophate dihydrate (CPPD) crystal や塩基性リン酸カルシウム結晶 basic calcium phosphate crystal（ハイドロキシアパタイト結晶 hydroxyapatite crysral）の沈着が認められることもあり，石灰化物に注意して観察することが肝要である．骨化および石灰化については後述の「V．脊柱靱帯骨化症，石灰化症」を参照．

Ⅲ　椎間板ヘルニア
disc herniation

椎間板ヘルニア（intervertebral）disc herniation は，椎間板の髄核が突出あるいは脱出して脊髄や神経根などを圧迫し症状が出現したものである．好発部位は腰椎，次いで頸椎であり，胸椎ではまれである．頸椎に発生したものを頸椎椎間板ヘルニア cervical disc herniation，腰椎に発生したものを腰椎椎間板ヘルニア lumbar disc herni-

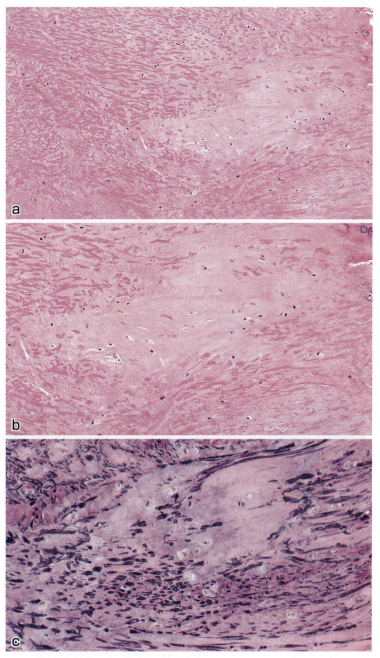

図6 黄色靱帯の変性
a：黄色靱帯変性としての軟骨化生．b：その拡大像．c：軟骨化生巣では弾性線維の減少，消失が認められる．

ationと呼ぶ．突出，脱出は前後上下のどの方向にも生じるが，後縦靱帯の線維走向上，最も弱い後側方に生じることが多い．椎間板ヘルニアはその程度から，protrusion（膨隆），prolapse (subligamentous extrusion)，extrusion (transligamentous extrusion)（prolapseとextrusionはともに脱出），sequestration（分離脱出）に区別される（図7）．椎体の骨内に脱出したものはSchmorl結節 Schmorl's node という（図8）．

手術ではヘルニア組織が少しずつ切除されるため，ヘルニア組織が一塊として病理に提出されることはほとんどなく，断片状の検体として提出される（図9）．ヘルニアとして提出された組織には，髄核が含まれることはもちろんだが，その他に線維輪，軟骨終板，靱帯（後縦靱帯），骨などの組織が認められうるので，これらの組織を区別して把握する必要がある．特に髄核，線維輪，軟骨終板はともに軟骨性組織なので，その区別には注意深い観察を要する．

組織学的に髄核組織 nucleus pulposus tissue

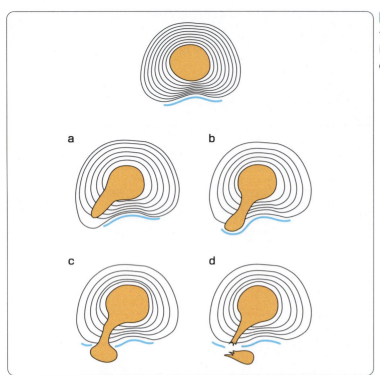

図7　椎間板ヘルニアの分類
俯瞰図．青線は後縦靱帯を示す．図最上は正常，**a**：protrusion，**b**：prolapse，**c**：extrusion，**d**：sequestration.

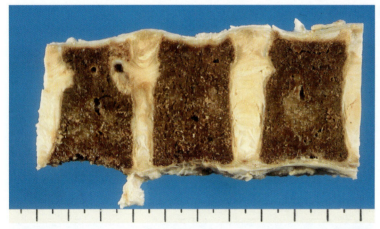

図8　Schmorl 結節
図左の椎体に椎間板組織の椎体内への脱出がみられる（剖検例）.

は線維軟骨 fibrocartilage であり，線維輪組織 annulus fibrosus tissue と基本的に同じであるが，髄核は線維成分の量が少なく（ムコ多糖蛋白複合体の）粘液様基質 myxoid matrix が目立つ（図10）．両者の境界は明瞭でなく暫時移行している．したがって，断片状組織における髄核と線維輪の区別は，すべてを明確にできるわけではない．この点をふまえてヘルニア組織には，髄核および線維輪組織にも，細線維化（毛羽立ち）fibrillation（図11），液状変性 liquefacted change（図12），好酸性の顆粒状の変性・壊死組織 granular necrotic tissue の出現（図13）や軟骨細胞集合化 chondrocytic cloning（図14）が認められる．軟骨細胞集合化は変性後の再生像を意味するが，加齢変化としてみられ，ヘルニア組織ではなくても60歳以上の椎間板組織にはほとんど認められるので，年齢を考慮したうえでその程度により有意な所見か否か判断する必要がある．また，断片状の線維軟骨組織の外縁にフィブリンの滲出（付着）fibrin exudation がみられる（図15）．軟骨終板 cartilaginous end plate は硝子軟骨 hyaline cartilage であるので，

図9 椎間板ヘルニア
手術で切除された椎間板組織．表面は毛羽立っている（細線維化 fibrillation）．

図10 椎間板の組織
図上の組織片が髄核，下が線維輪．

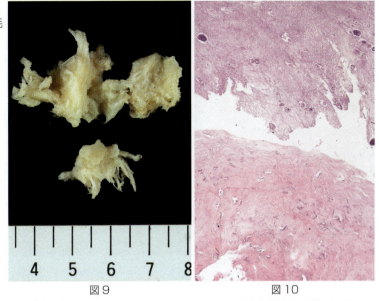

図9　　　　　　図10

図11 椎間板ヘルニア
髄核組織の細線維化（毛羽立ち）fibrillation．軟骨細胞集合化 chondrocytic cloning もみられる．

図12 椎間板ヘルニア
髄核組織の液状変性 liquefacted change．図中央部の粘液様基質の消失．

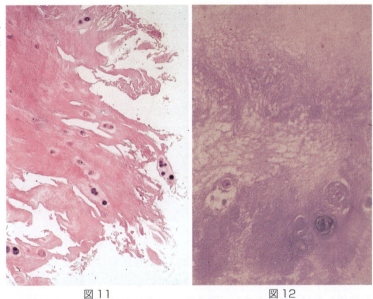

図11　　　　　　図12

図13 椎間板ヘルニア
線維輪組織の好酸性を示す顆粒状壊死組織 granular necrotic tissue の出現．

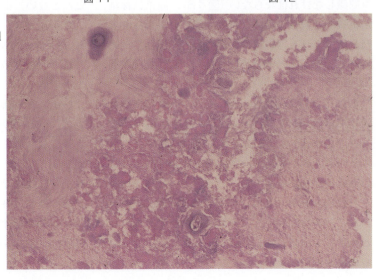

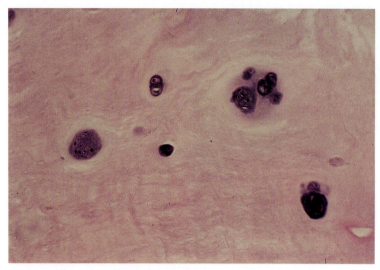

図14 椎間板ヘルニア
髄核組織の軟骨細胞集合化 chondrocytic cloning. 本例は30歳台で，その巣の出現密度および1つの巣内の軟骨細胞数が多いことから著明な再生がみられると判断される．

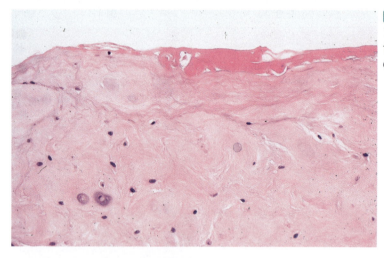

図15 椎間板ヘルニア
フィブリン滲出（付着）fibrin exudation. 椎間板組織片の外縁にフィブリンの付着がみられる．

検体中に硝子軟骨が認められた場合には，椎間板組織ではなく軟骨終板組織が採取されていることを認識しなければならない（図16）．通常は線維輪組織と連続して認められる．骨組織がみられる場合にはこれも線維輪や軟骨終板と連続して認められることがほとんどで，椎体の一部である（図16）．

また，血管新生 neovascularization を伴った線維性肉芽組織も認められることがあり（図17），これはヘルニアに対する周囲結合組織の反応と理解され，分離脱出例に多く観察される．この線維性肉芽組織については注意が必要である．それは臨床からの要望で，「炎症の有無」を問われることがあるが，この肉芽組織を炎症所見ありと判断してしまうことである．ここで問われている炎症は椎間板炎 discitis のことであり，この線維性肉芽組織はそれには相当せず，事実強拡大で観察すれば，血管新生像が主で炎症細胞浸潤はほとんどない．椎間板炎の炎症像は，化膿性であることが通常で，著しい好中球浸潤がみられる（第13章「骨・関節の感染症」を参照）．

鑑別診断上の問題として以下の点がある．ヘルニア組織として病理に提出されれば問題とはならないが，脊椎腫瘍あるいは腫瘤として提出された場合に，上記の軟骨細胞集合化像を軟骨肉腫の増生像と判断してしまうことがあるので注意が必要である．また，大きなSchmorl結節は骨腫瘍と画像上も問題となることがあり，さらに骨梁の間に上記の変性，再生椎間板組織がみられるので，組織学的にも軟骨肉腫の骨梁間への浸潤像と誤られる可能性があることを認識しておく必要がある．

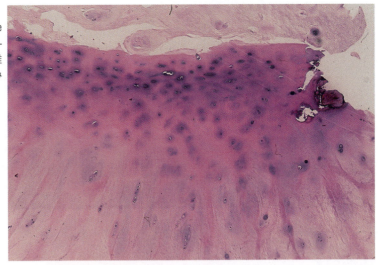

図16 椎間板ヘルニア
提出検体中にみられる硝子軟骨 hyaline cartilage 組織片は軟骨終板 cartilaginous end plate である。図下方は線維輪，図右端に骨組織（椎体の一部）がみられる。

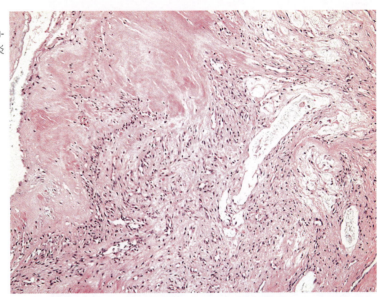

図17 椎間板ヘルニア
椎間板組織辺縁の血管新生 neovascularization を伴った線維性肉芽組織．炎症細胞浸潤はほとんど認められない．

Ⅳ 付着部と付着部炎・付着部症
enthesis and enthesitis/enthesopathy

　付着部 enthesis とは腱・靱帯・関節包・筋膜と骨との接合部のことである（図18）．つまり ligamentous attachment to bone を意味し，そのため腱靱帯付着部ともいう．英語では，enthesis というが，一般的な解剖学や組織学の教科書には，見出し語や本文あるいは索引にも enthesis の用語はない．また，一般的な英語の辞書にも enthesis は腱靱帯付着部という意味では載っていない．一方，ステッドマン医学大事典では，enthesis は「埋植（欠損組織を埋めるために合成物質またはその他の非生体物質を挿入すること）」とされ，上記の付着部の意味の記載はない．ただし，enthesitis の見出し語はあり，「筋肉が付着した部位に起こる外傷性疾患」と説明されている．そもそも enthesis とは，ギリシア語を語源とする単語で，to put＋in（en：〜の中に＋thesis：位置づけ）から「挿入」を意味する単語である．同義語としてラテン語を起源とする insertion があり，この insertion は解剖学の筋学でいう起始 origo，停止 insertio（ラテン語）の停止にあたる英語である．そして，筋学ではこの停止を単に付着ということもある．これらのことから，ここで扱う付着部の概念を表すのにラテン語ではなくギリシア語由来の enthesis をあてるこ

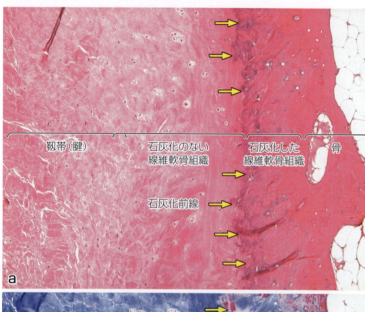

図18 正常の付着部 enthesis
脛骨プラトーと後十字靱帯との付着部.

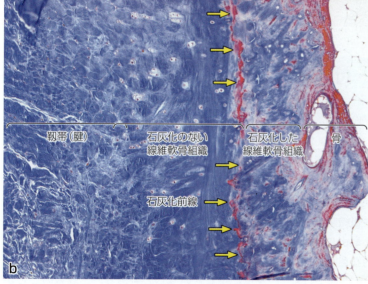

図19 正常の付着部 enthesis
a：HE染色. b：Azan染色.

表2	付着部炎・付着部症のみられる主な疾患

血清反応陰性脊椎関節症
びまん性特発性骨増殖症（DISH）
後縦靱帯骨化症（OPLL）
黄色靱帯骨化症（OYL）
SAPHO 症候群
外傷（enthesophyte，spur）

SAPHO：synovitis, acne, pustulosis, hyperostosis, osteitis.

表3	血清反応陰性脊椎関節症に該当する疾患

強直性脊椎炎 ankylosing spondylitis
乾癬性関節炎 psoriatic arthritis
Reiter 症候群 Reiter syndrome
炎症性腸疾患に伴う関節症（enteropathic arthropathy）

表4	血清反応陰性脊椎関節症に共通する特徴的所見

少関節炎 oligoarthritis または多発性関節炎 polyarthritis
リウマトイド因子陰性
軸骨格病変（仙腸関節炎 sacroiliitis，脊椎炎 spondylitis）
HLA-B27 陽性
家族歴
関節外炎症症状（皮膚，消化管，眼，尿道，子宮頸部）

とにより，解剖学用語としての停止 insertion と区別したのではないかと推測される．

enthesis の正常構造は組織学的に次の4層の構造からなっている．すなわち，靱帯組織，石灰化のない線維軟骨組織 unmineralized fibrocartilage，石灰化した線維軟骨組織 mineralized fibrocartilage，および骨組織の4層である（図19）．unmineralized fibrocartilage と mineralized fibrocartilage との間には石灰化前線 calcification front がみられる．

この付着部にみられる特徴的な病変を付着部炎 enthesitis あるいは付着部症 enthesopathy と呼んでいる．病理総論的には，炎症性，変性性，代謝性あるいは外傷性などさまざまな原因（疾患）に起因するが，組織学的にはどれも類似した病理組織像を呈する．enthesitis は炎症性疾患における付着部の病態を指し，enthesopathy はより広範な病態を含んで用いられるが，両者を区別しないことも多い．なぜなら，enthesitis といっても，組織標本では付着部にフィブリンの滲出や炎症細胞浸潤，肉芽組織の形成というような通常炎症としてイメージするような病理組織像がみられるわけではなく，病理組織では enthesitis と enthesopathy の区別ができないからである．ここでは，両者を区別せず，以下 enthesopathy の名称で解説する．

enthesopathy がみられるあるいはそれを特徴とする疾患・病態には，血清反応陰性脊椎関節症 seronegative spondyloarthropathy，SAPHO（synovitis, acne, pustulosis, hyperostosis, osteitis）症候群，びまん性特発性骨増殖症 diffuse idiopathic skeletal hyperostosis（DISH）や後縦靱帯骨化症，黄色靱帯骨化症あるいはいわゆるテニス肘や野球肘などの外傷性疾患（enthesophyte，spur）などがある（表2）．

日常診療において，enthesopathy の組織像を

みる機会は限られている．たとえば，血清反応陰性脊椎関節症には，強直性脊椎炎，乾癬性関節炎，Reiter 症候群，炎症性腸疾患に伴う関節症などが含まれるが，これらの疾患は臨床症状，臨床検査ならびに画像所見から診断されるので，生検や病変組織が切除されることはなく，病理像をみる機会はほとんどない（表3, 4）（強直性脊椎炎に関しては，本章「IX. その他の病変」も参照のこと）．enthesopathy の病理像はびまん性特発性骨増殖症，後縦靱帯骨化症，黄色靱帯骨化症など脊柱管狭窄をきたす疾患により外科的に切除された場合や外傷性の enthesopathy で enthesophyte（いわゆる spur）が切除された場合などに限られる．

enthesopathy の組織像は付着部靱帯組織の変性と骨化として特徴づけられる．靱帯の骨化は unmineralized fibrocartilage が増生し（靱帯の軟骨化生），石灰化前線 calcification front が靱帯側にシフトし，mineralized fibrocartilage の層に軟骨内骨化 enchondral ossification［比較的新しい骨化部は線維骨 woven bone である（対して既存骨は層板骨 lamellar bone）］が生じることによる（図19～22）．新生された骨化部の線維骨はやがて層板骨へリモデリングされて，既存の骨組織と区別しにくくなる．剖検時の椎骨の検索であれば，全体像をとらえることができるためオリエンテーションもつけやすく，靱帯の骨化を組織学的に把握することは比較的容易であるが，手術検体では，断片状の検体が提出されることが多いのでオリエンテーションをつけることが難し

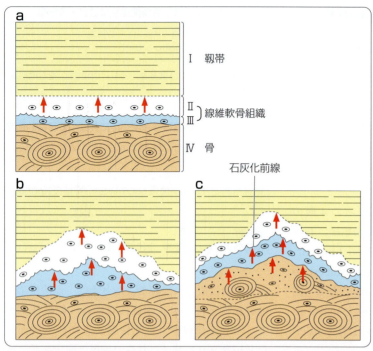

図20 脊柱靱帯の骨化プロセスの模式図
a：正常．骨靱帯接合部（付着部 enthesis）は，組織学的に4層構造からなる．靱帯組織（I），石灰化のない線維軟骨組織 unmineralized fibrocartilage（II），石灰化した線維軟骨組織 mineralized fibrocartilage（III），骨組織（IV）の各層である．石灰化のない線維軟骨組織と石灰化した線維軟骨組織との間には石灰化前線 calcification front がある．靱帯の骨化は石灰化のない線維軟骨組織が増生し，石灰化前線が靱帯側にシフトし（b），石灰化した線維軟骨組織の層に軟骨内骨化 enchondral ossification が生じることによる（c）．

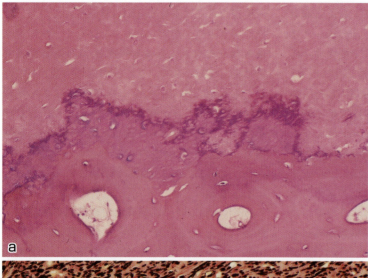

図21 正常の骨靱帯接合部（付着部 enthesis）
a：HE染色．**b**：EVG染色．

図22 黄色靱帯骨化症

a：HE染色．b：EVG染色．骨化部組織．石灰化のないおよび石灰化した線維軟骨組織層が弾性線維の消失を伴って肥厚し，図右方の新生骨形成（線維骨 woven bone）がみられる．

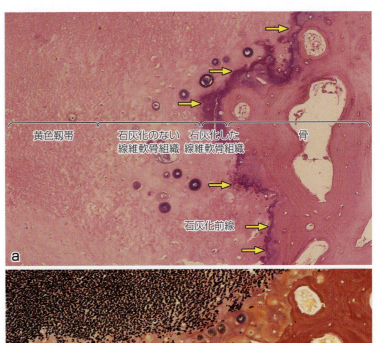
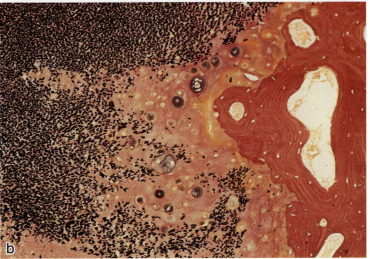

い．しかし，付着部の構造を把握し，靱帯膠原線維の硝子化，軟骨化生，線維軟骨層の肥厚，石灰化前線の乱れ，線維骨からなる層の出現や肥厚などを丹念に観察することで，付着部の異常骨化をとらえることができる．

　enthesis の組織について今一度考えてみると，付着部を特徴づけている組織構造は腱・靱帯と骨，この２つの解剖学的構造を繋いでいる線維軟骨 fibrocartilage である．この線維軟骨帯は，しなやかで強固な腱・靱帯と硬組織である骨との間に介在し，両者を繋いでいるもので石灰化のない線維軟骨組織と石灰化した線維軟骨組織からなり，機能的には両者の緩衝帯，形態的には両者の移行帯といういい方もできる．enthesopathy は，この線維軟骨部をターゲットとした変性，慢性的な刺激，炎症，あるいは損傷に対する組織反応であり，病理総論的には線維軟骨部の慢性増殖性炎と解釈することが可能である．では，何が増殖するかというと，増殖する組織は最終的には骨である．つまり enthesopathy は付着部線維軟骨帯の異常骨化としてあらわれる病態であると理解される（図23）．

脊柱靱帯骨化症，石灰化症
ossification (calcification) of the spinal ligament

　脊柱の靱帯の骨化は一般に加齢現象としてみられるものであるが，骨化のために脊髄や神経根の圧迫障害をきたす場合，病的な骨化として扱われる．その代表的疾患として後縦靱帯骨化症，黄色靱帯骨化症，そして前縦靱帯骨化症 ossification of anterior longitudinal ligament (OALL) があ

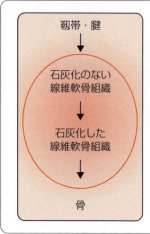

図23 付着部炎・付着部症の病理総論的解釈のまとめ

- 腱付着部を特徴づけている組織構造は腱靱帯と骨を繋いでいる線維軟骨組織である．
- 腱付着部の線維軟骨組織の部位を標的とした変性，慢性的な刺激・損傷に対する組織反応が，付着部炎・付着部症の本態である．
- その形態像は慢性炎症の一形態である慢性増殖性炎であり，腱付着部の異常骨化としてあらわれる．

る．前縦靱帯骨化症は，びまん性特発性骨増殖症，Forestier 病，強直性脊椎骨増殖症 ankylosing spinal hyperostosis とも呼ばれている．これらの疾患は従来それぞれ独立した疾患と提唱されてきたが，近年では全身的な靱帯骨化症としてとらえるべき一種の症候群という疾患概念が支持されるようになっている．特にこれら脊柱靱帯骨化症の骨化は靱帯の骨接合部すなわち enthesis に起こるので，脊柱以外で骨化が起こる部位もやはり腸骨稜 iliac crest や踵骨のアキレス腱付着部など enthesis 部分に起こる．また，後縦靱帯骨化症と黄色靱帯骨化症や前縦靱帯骨化症が合併する頻度も高い．病因は不明であるが，加齢に加え，機械的刺激，力学的作用，そして遺伝的因子などが発生に関係しているといわれている．40歳以上に好発し，男性にやや多い．後縦靱帯骨化症は頚椎に好発し，黄色靱帯骨化症，前縦靱帯骨化症は胸腰椎に好発する．レントゲン的ならびに肉眼的に，骨化は骨棘 osteophyte 様に生じ，これらが次第に長軸方向に沿って進展，融合する（図 24, 25）．

組織学的には，後縦靱帯骨化症，黄色靱帯骨化症，前縦靱帯骨化症ともに基本的には同様で，enthesis 部分の骨化である．enthesis は，組織学的に 4 層の構造（靱帯組織，石灰化のない線維軟骨組織 unmineralized fibrocartilage，石灰化した線維軟骨組織 mineralized fibrocartilage，骨組織）からなる．unmineralized fibrocartilage と mineralized fibrocartilage との間には石灰化前線 calcification front がみられる．靱帯の骨化は unmineralized fibrocartilage が増生し，石灰化前線が靱帯側にシフトし，mineralized fibrocartilage の層に軟骨内骨化 enchondral ossification［比較的新しい骨化部は線維骨である（既存の椎骨は層板骨 lamellar bone）］が生じることによる（図 20～22, 26～28）．通常，手術検体は断片状の組織で，剖検時の椎骨の検索のように全体像をとらえられず，オリエンテーションをつけることが難しいが，これらの enthesis の構造を把握し，膠原線維の硝子化 hyalinization，軟骨化生 chondroid metaplasia，fibrocartilage 層の肥厚，石灰化前線の乱れや線維骨層の出現・肥厚などからこれらの靱帯の異常骨化をとらえることができる．特に，黄色靱帯骨化症では肥厚した fibrocartilage 層内や骨化した骨基質内に埋没した既存の変性した弾性線維を EVG 染色にて容易にとらえることができるので，enthesis 部分の異常を把握しやすい（図 29～31）．検体が黄色靱帯である場合，HE 染色に加えて必ず EVG 染色を行うことを推奨したい．

これらの靱帯に骨化ではなく石灰化がみられる場合，多くは黄色靱帯に認められる（黄色靱帯石灰化症 calcification of yellow ligament；CYL）（図 32）．前縦靱帯や後縦靱帯に石灰化とともに骨化が認められるのが普通で，組織学的に（骨化がなくて）石灰化のみがみられる症例をわれわれは経験していない．黄色靱帯石灰化症では，その多くが CPPD 結晶の沈着である（図 33）．黄色靱帯石灰化症の好発部位は腰椎，頚椎であり，高齢者に多い．頚椎の環軸関節の靱帯に CPPD 結

図24 後縦靱帯骨化症（頸椎）の骨化形態分類

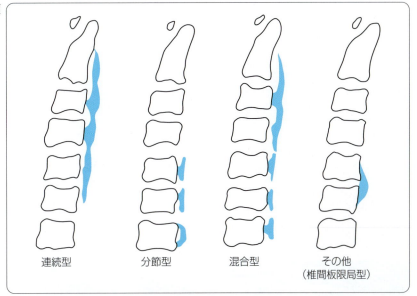

連続型　分節型　混合型　その他（椎間板限局型）

図25 後縦靱帯骨化症（頸椎）
a：単純X線像，b：断層撮影像．C2, 3からC4, 5にかけての連続型後縦靱帯骨化症（青矢印）．前縦靱帯骨化症も軽度伴っている（黄矢印）．c：CT．C3, 4の横断面．

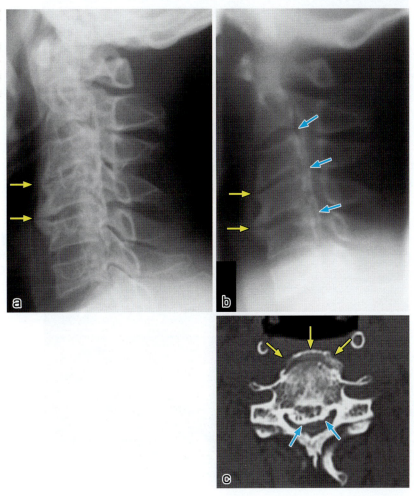

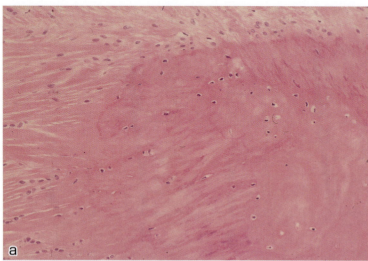
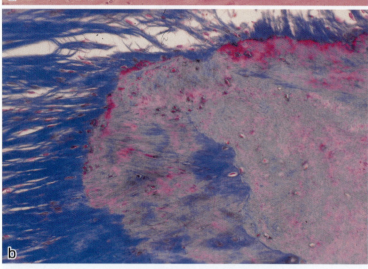

図26 後縦靱帯骨化症
a：HE染色，b：Azan染色．骨化部組織であるが本来の付着部 enthesis の構造を保ち，すなわち図左から右にかけて靱帯組織，石灰化のない線維軟骨組織，石灰化した線維軟骨組織，骨組織の4層からなり，石灰化した線維軟骨組織層と骨組織層との間に新生骨形成（線維骨 woven bone）がみられる．

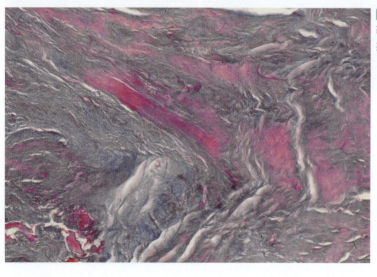

図27 後縦靱帯骨化症
靱帯組織（膠原線維）の硝子化．Azan染色にて赤色を示す．

図28 後縦靱帯骨化症

靱帯組織（膠原線維）の軟骨化生．図右側の線維軟骨への変化．

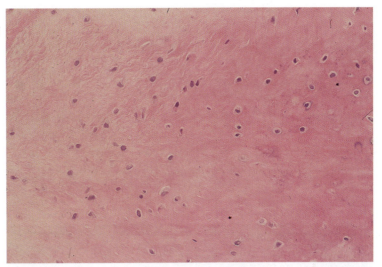

図29 黄色靱帯骨化症

a：HE染色，b：EVG染色．黄色靱帯の付着部の組織で線維軟骨層の拡大がみられる．黄色靱帯には虫食い状の弾性線維の変性が認められる．

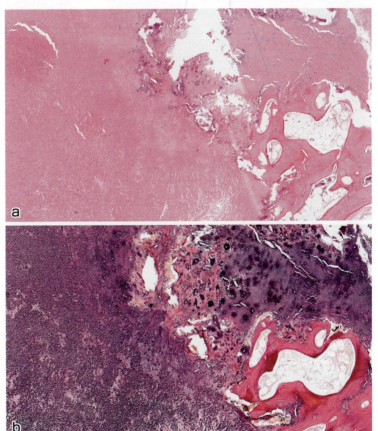

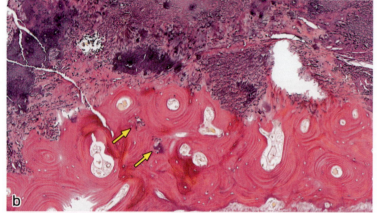

図30 黄色靱帯骨化症
a：HE染色，b：EVG染色．黄色靱帯の付着部の組織で線維軟骨層の拡大がみられる．骨組織内に弾性線維が取り込まれている（矢印）．この所見は黄色靱帯が骨化した組織学的証拠となる．

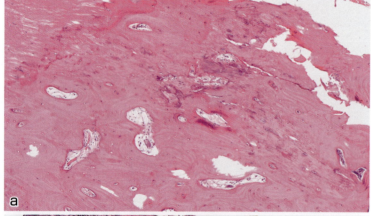

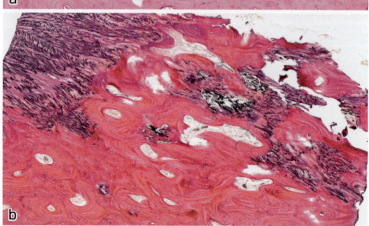

図31 黄色靱帯骨化症
a：HE染色，b：EVG染色．黄色靱帯の付着部の組織．骨組織内に弾性線維が埋没しており，この領域が以前黄色靱帯であったことを表している所見である．つまり，黄色靱帯が骨組織に置き換えられていることを示している．

V 脊柱靱帯骨化症，石灰化症 215

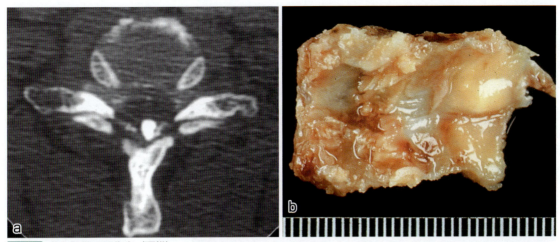

図32 黄色靱帯石灰化症（頸椎）
a：CT．脊柱管内の黄色靱帯正中部に大きな結節状の石灰化がみられる．b：切除した黄色靱帯肉眼像．図右側の球状隆起が石灰化部．

図33 黄色靱帯石灰化症（ピロリン酸カルシウム結晶沈着症）
a：ピロリン酸カルシウムの島状の沈着が認められる．b：aの強拡大像で，黄色靱帯の弾性線維は疎で，粘液変性 myxoid change と軟骨化生 chondroid metaplasia が認められる．

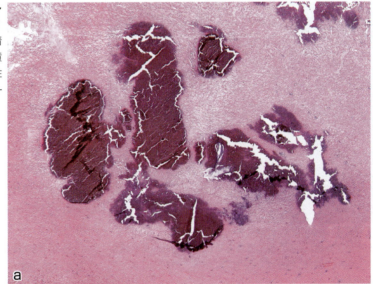

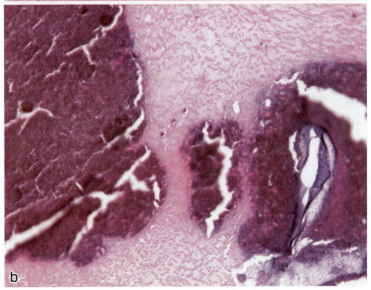

216　第9章　脊柱の病変

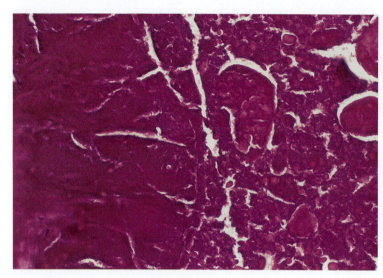

図34　黄色靱帯石灰化症
ピロリン酸カルシウム（図左）とハイドロキシアパタイト（図右）の2種の結晶沈着例.

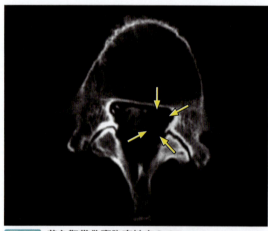

図35　黄色靱帯偽囊胞変性症のCT
54歳，女性のL4，5部分にみられた病変で，黄色靱帯に結節状の肥厚がみられ，脊柱管の狭窄，馬尾の圧排が認められる.

晶が沈着し炎症をきたしたものを頸椎環軸関節偽痛風（crowned dens syndrome；CDS）という．組織学的には，黄色靱帯の弾性線維の減少，粘液変性，軟骨化生などの靱帯変性像に伴って，CPPD結晶が島状に沈着する．石灰化物はときに塩基性リン酸カルシウム（ハイドロキシアパタイト）のことがあり（第6章「Ⅳ．塩基性リン酸カルシウム結晶沈着症」も参照のこと），またまれに，複数の結晶が同時に沈着することもある（図34）.

Ⅵ　黄色靱帯偽囊胞変性症
pseudocystic degeneration of yellow ligament

　黄色靱帯偽囊胞変性症 pseudocystic degeneration of yellow ligament/ligamentum flavumは黄色靱帯が結節状，囊胞状に変性し，脊柱管狭窄をきたすまれな病態である．単に黄色靱帯囊胞 ligamentum flavum cyst という名称での報告もある．中高年の腰椎に好発する．Wildiらの報告の33例の解析によれば，平均年齢63.5歳，61％が女性である．脊柱管狭窄症としての症状が認められる．CTやMRIでは，滑膜囊胞 synovial cyst などの囊胞性病変と診断されていることがある（図35）.

　組織学的には，結節状に限局して黄色靱帯に変性をみる病変で，弾性線維の断裂，離開，減少，消失や粘液変性などの変性像がみられ，これらに加えて液状変性 liquefacted change，好酸性を呈する壊死物 eosinophilic necrotic tissue の沈着，小囊胞化 microcystic change，出血 hemorrhage，線維化 fibrosis や血管新生 neovascularization，骨破砕片 detritus の沈着などを伴い，さらに囊胞状変化 cystic change が認められる（図36～39）．病変部が一塊として切除されていれば，診断は比較的容易と思われるが，オリエンテーションのつかない断片状の検体として提出された場合では，個々の変性所見にとらわれてしまうと全体像の把握が難しく，単に靱帯の変性という診断にしてしまうおそれがあるので，画像や

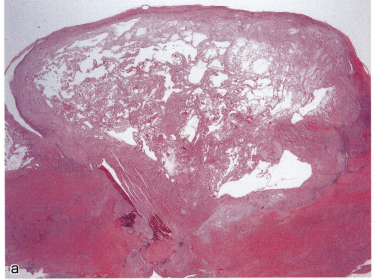
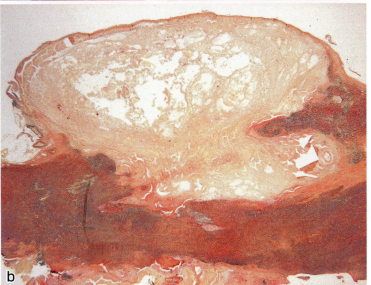

図36 黄色靱帯偽嚢胞変性症
a：図35と同一例の切除組織弱拡大像で，結節の中心は疎な組織からなる．
b：そのEVG染色．病変部の弾性線維の変性が明らかである．

手術時の所見と併せて総合的に判断するよう努める必要がある．また，好酸性変性（壊死）物がみられることから，アミロイドとの鑑別を要する例もあるが，黄色靱帯偽嚢胞変性症にはアミロイドの沈着は認められず，Congo-red染色などアミロイド染色は陰性である．本症の原因は不明であるが，すべての症例で椎間関節の変形性関節症を合併しているとの報告もあり，靱帯単独の病変というよりも椎間関節の変性を含めた脊椎後方要素脊柱管の変性病変の1つなのかもしれない．そう考えると骨破砕片が病変部に沈着していることも納得できる（つまり，沈着している骨破砕片は椎間関節由来が示唆されるわけである）．Wildiらは独立した疾患単位であると主張しているが，今後の症例の蓄積と画像を含めた臨床病理学的な解析が待たれるところである．

Ⅶ 脊柱靱帯アミロイドーシス
amyloidosis of spinal ligaments

脊柱管狭窄症として切除された黄色靱帯にアミロイドの沈着を認めることがある．このように靱帯にアミロイド沈着が認められる場合，長期透析患者にみられる透析アミロイドーシス dialysis-related amyloidosis と透析と関連のないアミロイド沈着の2つが区別される．

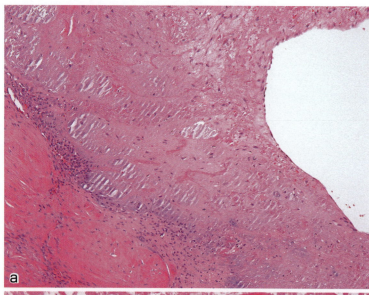

図37 黄色靱帯偽嚢胞変性症
a：図35と同一例の切除組織の病変部辺縁で，粘液変性 myxoid change，血管新生 neovascularization，線維化 fibrosis，嚢胞状変化 cystic change が認められる．b：中心部の強拡大像で，好酸性無構造な壊死物質が認められる．

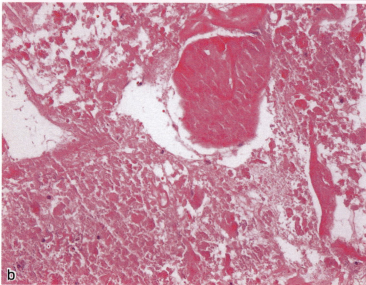

　透析アミロイドーシスで沈着するアミロイドは β_2-microglobulin に由来する Aβ_2m であり，脊椎関連構造（骨，椎間板，椎間関節などの滑膜および靱帯）に沈着しうる（図40）．透析アミロイドーシスでは脊椎の破壊が進行性にみられる破壊性脊椎関節症 destructive spondyloarthropathy（DSA）を合併することがある．破壊性脊椎関節症は頸椎および腰椎に好発し，椎間板腔の狭小化，隣接終板の破壊，椎体の圧迫骨折が認められ，臨床的，画像的に化膿性脊椎椎間板炎，神経障害性脊椎関節症や高度な変形性脊椎症などと鑑別を要することがある．病変の成因，進行にアミロイド沈着がかかわっていることが推測されているが，詳細はまだ解明されていない（第14章「Ⅸ．透析アミロイドーシス」の項も参照のこと）．

　透析と関連のない黄色靱帯アミロイド沈着は，トランスサイレチン transthyretin（TTR）由来ではないとする報告もあるが，TTR由来とする報告もある．TTR由来とするアミロイドーシスは遺伝子変異によるものとよらないものが区別されるが，黄色靱帯に沈着するものは遺伝子変異によらない野生型TTR（wild type TTR）に由来するATTRwtが沈着するものであり，高齢者の腰椎に多く，アミロイド沈着により脊柱管狭窄症をきたす．組織学的には，HE染色では染色斑のような好酸性無構造物の沈着をみる（図41）．一見

図38 黄色靱帯偽嚢胞変性症
a：黄色靱帯に変性と限局性の血管新生が認められ，中心部が嚢胞化している．b：拡大像で，骨破砕断片の沈着が認められる．

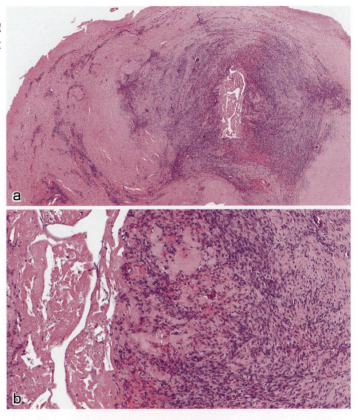

図39 黄色靱帯偽嚢胞変性症
a：黄色靱帯の変性と嚢胞変化．嚢胞化部分の黄色靱帯では，変性により弾性線維が消失している．b：EVG染色．

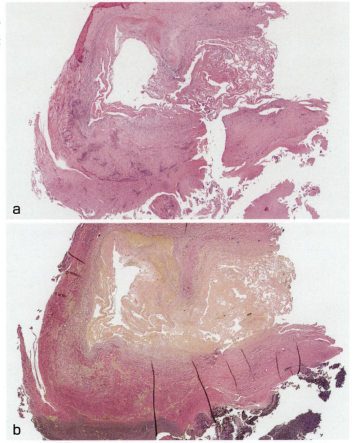

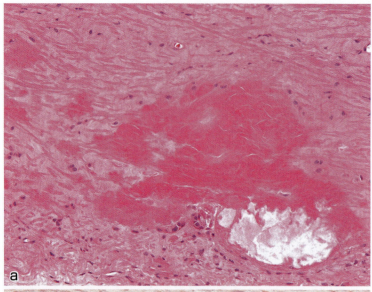
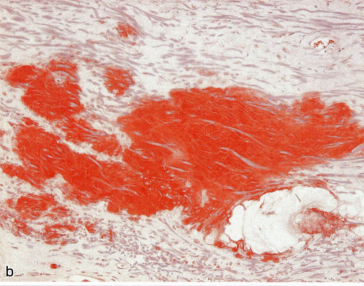
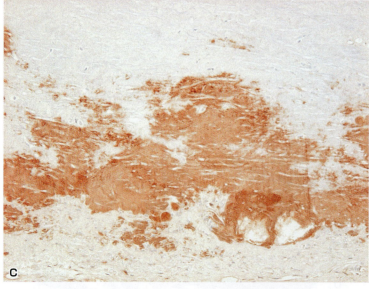

図40 透析関連アミロイドーシス（透析歴29年）
a：黄色靱帯に好酸性無構造物（アミロイド）の沈着がみられる．軽度の粘液変性 myxoid change を伴っている．b：その Congo-red 染色で，アミロイドが陽性に染色されている．c：その β_2-microglobulin 免疫染色で沈着したアミロイドは陽性を示す．

図41 黄色靱帯のアミロイドーシス（透析非関連症例）

a：黄色靱帯の HE 染色で，染色斑のような好酸性無構造物の沈着を認める．
b：EVG 染色で，アミロイド沈着部は黄色を呈し，弾性線維の数も減少している．c：同部の direct fast scarlet (DFS) 染色で，アミロイドは陽性を示す．

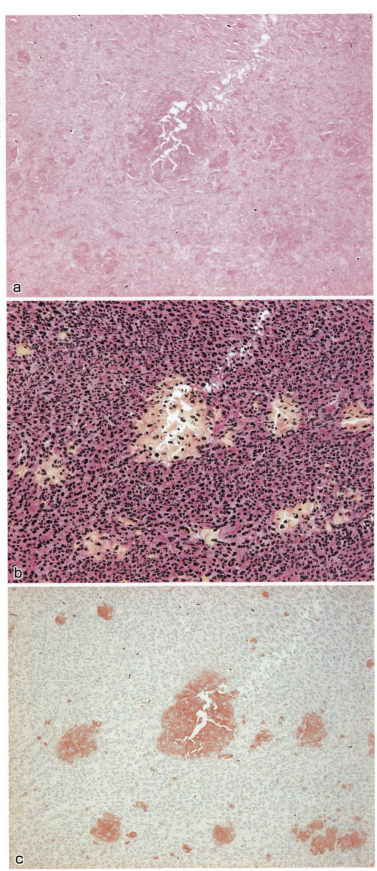

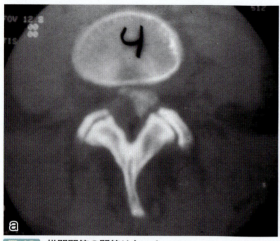
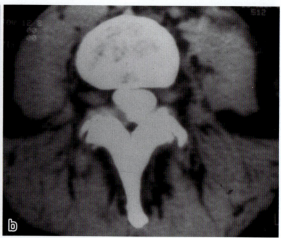

図42 椎間関節の関節リウマチ
腰椎左椎間孔の囊胞性病変に造影剤注入したCT. 椎間関節と連続した囊胞.

するとHE染色では見逃してしまうおそれがあるが，よくみると沈着部では弾性線維が減少しており，弾性線維の密度などその変化に注意を払う必要がある．EVG染色では沈着部が明瞭となり，黄色靱帯の検索ではルーチンにEVG染色など弾性線維染色を併用することが推奨される．Congo-red染色，direct fast scarlet (DFS)染色などアミロイド染色では陽性となり，沈着アミロイドがATTRwtであれば，免疫染色でTTRが陽性となる．アミロイド沈着の程度と脊柱管狭窄の程度と相関があることが示唆されるとする報告がある．ATTRwtアミロイドーシスは，以前より老人性アミロイドーシスと呼ばれていたもので，心臓を初めとして全身性に沈着が認められる．黄色靱帯のアミロイド沈着がその部分症あるいは初期像であるかの議論があるが，黄色靱帯単独の沈着では全身性のアミロイド沈着は通常みられない．一方，周囲の脂肪組織や血管などに沈着がみられる場合やアミロイド沈着による手根管症候群を合併している場合は全身性のアミロイド沈着がみられるので，この点も留意しておく必要がある．

関節リウマチ（図42, 43），滑膜軟骨腫症 synovial chondromatosis，腱滑膜巨細胞腫 tenosynovial giant cell tumor (TSGCT)（色素性絨毛結節性滑膜炎 pigmented villonodular synovitis; PVNS）（図44, 45）などである．

実際の診断にあたっては，椎間関節にはこれらの滑膜疾患が起こることを念頭に置き，鑑別診断していくことが重要である．特に，滑膜軟骨腫症や腱滑膜巨細胞腫は椎骨腫瘍の診断のもとに手術されることがあるので注意が必要である（病理診断時に骨腫瘍のみ鑑別診断として考えると，滑膜病変であるこれらが鑑別診断から抜け落ちてしまう．また，良悪性の鑑別でも誤った判断をしてしまうリスクがある）．また，椎間関節にも変形性関節症が生じる．この病変が外科病理的に積極的に診断を求められる機会はほとんどないが，脊柱管狭窄症などで椎弓切除術 laminectomy など施行されたとき，手術検体にこの関節部の組織（関節軟骨や滑膜）が含まれていることがある．この場合には，椎間関節の変形性関節症変化を評価する必要があり，その存在を知っておくことは重要である．椎間関節を構成する関節突起の変化としては，一般に変形性関節症としての変化がみられ，また，滑膜の変化としては，軽度の非特異性慢性滑膜炎 non-specific chronic synovitis や破砕性滑膜炎 detritic synovitis である（第5章「非感染性滑膜・関節・関節腔の病変と関節の腫瘍・腫瘍様病変」を参照）．

VIII 椎間関節の病変
lesions of facet joints

椎体の上関節突起と下関節突起とで形成する椎間関節は，滑膜を有する滑膜関節であるので，滑膜に生じる病変がときに認められる．すなわち，

図43 椎間関節の関節リウマチ
hyperplastic synovitis 像を示す囊胞壁

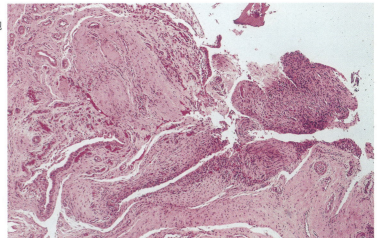

図44 椎間関節の腱滑膜巨細胞腫
Th4〜6 にわたる左椎弓および椎体を破壊する浸潤性病変. a：MRI（T2強調脂肪抑制）. b：造影 CT, Th5, 6 横断面.

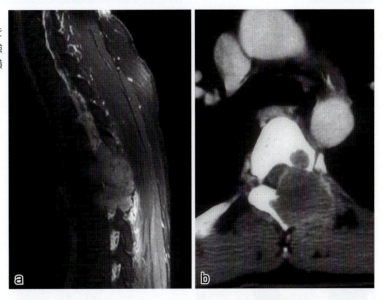

図45 椎間関節の腱滑膜巨細胞腫
線維性中隔により小結節に区画され（a）, 組織球様単核細胞の増殖（b）がみられる巨細胞病変.

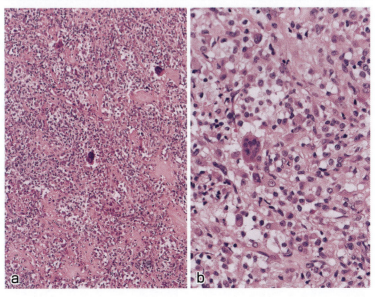

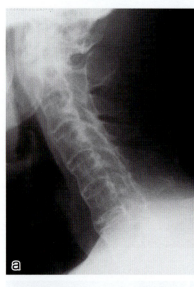
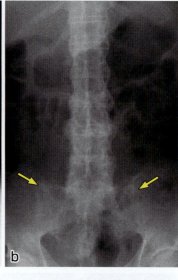

図46 強直性脊椎炎
a（頸椎，側面像），b（胸腰椎，前後像）：単純X線像．椎間板部に骨橋形成を伴った前・後縦靱帯の骨化がみられ，脊柱は竹状脊椎 bamboo spine を示す．仙腸関節は骨癒合している（b；矢印）．

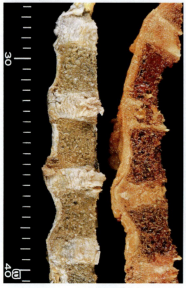
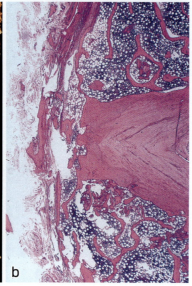

図47 強直性脊椎炎
a：脊柱（腰椎）の肉眼像．強直性脊椎炎症例は右側の椎体（左側は対比のために提示した別症例で変形性脊椎症の症例）．前縦靱帯の椎間板部を含めた骨性肥厚と椎間板内にみられる骨化．b：脊椎（胸椎）のルーペ像．前縦靱帯側（図左方）椎間板部の骨橋形成（剖検例）．

IX その他の病変
miscellaneous lesions

　強直性脊椎炎 ankylosing spondylitis は血清反応陰性脊椎関節症 seronegative spondyloarthropathy の一群に入る疾患で，Marie-Strümpell 病ともいう．男性に圧倒的に多く，20 歳台に発症する．ほとんどの患者に HLA-B27 が見出される．病変は enthesopathy で特徴づけられ，腱や靱帯の骨付着部 enthesis に骨化が生じる．脊柱では前縦靱帯および後縦靱帯に沿って骨化が進み，いわゆる竹状脊椎 bamboo spine の像を呈する（図46，47）．仙腸関節は靱帯によ り結合される関節であるので，enthesopathy の標的関節の1つであり，強直性脊椎炎では仙腸関節炎 sacroiliitis が認められる．最終的には骨癒合して骨性強直に至る．ちなみに本疾患は診断および治療のために生検，手術されることはない．

　変形性脊椎症 spondylosis deformans は椎体に生じる変形性関節症で，剖検の際に高齢者の椎体に普通にみられる病変である（図48）．腰椎と頸椎に多い．椎体に辺縁骨棘 marginal osteophyte が形成されることが特徴的で，進行したものでは椎体間を橋渡しするように骨棘が融合する．この病変が生検や手術検体として病理診断を

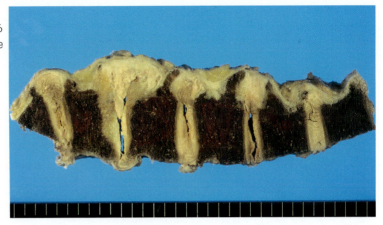

図48 変形性脊椎症
辺縁骨棘および骨棘同士の融合がみられ，いわゆる竹状脊椎 bamboo spine を呈している（剖検例）．

求められることはほとんどない．

　椎体の圧迫骨折 compression fracture は，骨粗鬆症 osteoporosis 患者にはよくみられるものであるが，ときに他疾患との鑑別のため針生検がなされることがある．この場合には，癌の転移や骨髄腫などの腫瘍性病変を注意深く除外する必要がある．圧迫骨折の組織像は，骨折部には骨粗鬆症の像はなく，骨折の修復像がみられる．すなわち，骨梁の壊死（広範な骨壊死 osteonecrosis ではない）や出血，フィブリン滲出，骨梁間組織（骨髄）の線維化や反応性骨形成（仮骨 callus や creeping substitution）などである．

　脊柱の感染症については第13章「骨，関節の感染症」を参照．

第10章

滑液包・腱・靱帯の病変
Lesions of bursa, tendon and ligament

I 滑液包，腱，靱帯の正常構造
anatomy of bursa, tendon, and ligament

滑液包，腱，靱帯などの関節周囲軟部組織は，臓器として取り上げられることがほとんどなく，病理学の教科書にも整理して書かれていないのがほとんどであると思われるので，検鏡の際の理解を助けるためこれらの正常構造をここで簡単にまとめておく．

1 滑液包

滑液包 bursa は，組織の摩擦 friction を軽減する小嚢である．その内面は滑膜組織によりおおわれているが（図 1），組織標本では正常状態の滑液包はよほど注意しないとそれと認識できない．滑液包はその存在部位により以下のように分けられている．皮下滑液包 subcutaneous bursa は皮膚と肘頭 olecranon や膝蓋骨 patella などの骨性隆起との間にあるものである．筋膜下滑液包 subfascial bursa は深部の筋膜と骨との間に，腱下滑液包 subtendinous bursa は腱と腱が重なる部分に，筋下滑液包 submuscular bursa は筋と骨，腱，靱帯との間にあるものである．靱帯間滑液包 intertendinous bursa は靱帯と靱帯を分けるものである．滑液包の出現部位やその発達の程度は個人差がはなはだしい．関節近傍にある滑液包は関節腔と連続していることがあり，この現象は股関節と腸腰筋包 iliopsoas bursa，膝関節と腓腹筋半膜様筋包 gastrocnemio-semimem-branosus bursa とでは普通にみられる．また，滑液包は病的な状態で新たに形成されることがあり，骨軟骨腫 osteochondroma の表面，外反母趾の骨突出部，人工関節と軟部組織との接触面などに形成される滑液包がこれにあたる．

2 腱

腱 tendon は筋の端（起始 origin や停止 insertion）にあり，筋張力を骨や関節包などの運動組織に伝えるものである．腱は組織学的には，腱の長軸に沿って走る膠原線維の集束からなり，それらの間に腱細胞がある（図 2）．

腱の骨接合部を付着部 enthesis と呼び，ここでは組織学的に 4 層の構造からなる（図 3）（付着部 enthesis についての詳細は，第 9 章「Ⅳ. 付着部と付着部炎・付着部症」の項を参照）．すなわち，腱組織，石灰化のない線維軟骨組織 unmineralized fibrocartilage，石灰化した線維軟骨組織 mineralized fibrocartilage，そして骨組織である［骨塩（通常はハイドロキシアパタイト hydroxyapatite；$Ca_{10}(PO_4)_6(OH)_2$）が沈着している状態を mineralized と称し，主に病的状態でカルシウムが沈着する石灰化 calcification と区別して用いることが多い．また，mineralization（または mineralized）という用語はレントゲン的に骨化 ossification なのか単なる石灰化

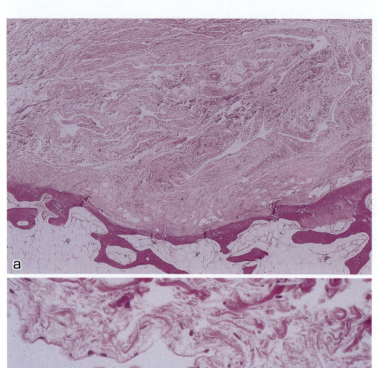

図1 正常滑液包
a：骨近傍の結合織にみられるスリット状の滑液包. b：扁平な滑膜表層細胞 synovial lining cell でおおわれる空隙.

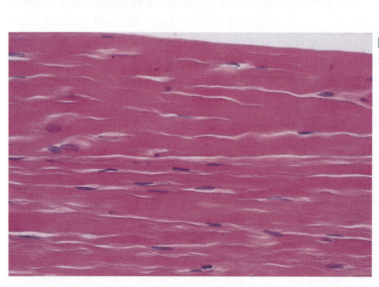

図2 正常の腱組織
平行に走る密な膠原線維束と腱細胞.

図3 付着部 enthesis
図左側の腱から石灰化しない線維軟骨組織，石灰化した線維軟骨組織，骨へと移行している．石灰化しない線維軟骨組織と石灰化した線維軟骨組織との間には石灰化前線 calcification front が認められる．

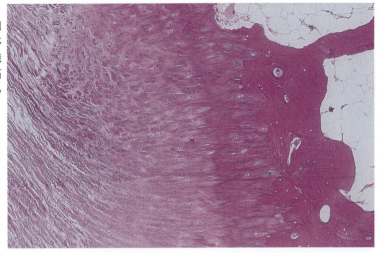

calcification なのかわからない場合の表現としても用いられる］．unmineralized fibrocartilage と mineralized fibrocartilage の境界線を石灰化前線 calcification front (mineralization front) といい，脱灰した標本においても HE 染色で好塩基性（青紫色）の線として認識できる．ちなみに骨膜と骨との接合部や歯根と骨との接合部など骨に接合する部分の膠原線維で骨に対して垂直に付着するものを Sharpy's fiber と呼ぶ．

腱膜 aponeurosis は腱が膜状になったもので，手掌，足底，頭皮下などにみられる．

3 腱鞘

腱鞘 tendon sheath は，四肢などの長い腱にみられるもので，もともとは滑液包が長く腱を取り巻いたものである．したがって，組織学的には滑膜相同器官である．袋状の滑液包が腱を取り巻くので，腱鞘は腱に接する臓側部 visceral layer (inner coat) と周囲結合織に接する壁側部 parietal layer (outer coat) から構成され（図4），取り巻いた滑液包が互いに接する部分が腱間膜 mesotendon であり，ここを通って血管，神経が入る（腱鞘を胸膜，腱を肺，腱間膜を肺門に例えると腱と腱鞘との関係が理解しやすい）（図5, 6）．指の屈筋腱の腱間膜は腱のヒモ vincula tendinum と呼ばれている．

4 靱帯

靱帯 ligament は骨と骨を連結させる線維束である．靱帯の機能は，腱と違い筋の運動を骨に伝えるものではなく，肢位や関節の安定性を維持するものである．組織学的には，腱に類似し密な膠原線維束からなる collagenous ligament である．また，黄色靱帯 ligamentum flavum (yellow ligament) のように弾性線維を豊富に含んだ elastic ligament もある．骨との接合部すなわち付着部の構造は，腱の場合と同様である．

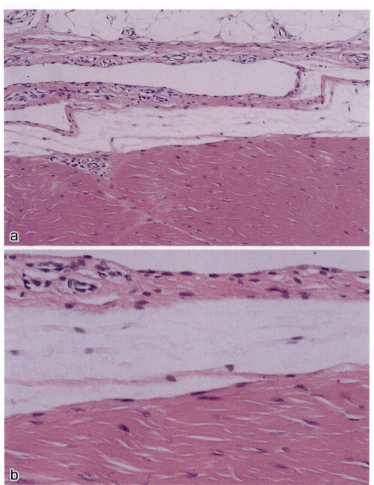

図4 腱と腱鞘
a：下方に腱がみられ，上方に腱鞘（下側が臓側板 visceral layer，上側が壁側板 parietal layer）がみられる．b：強拡大像．

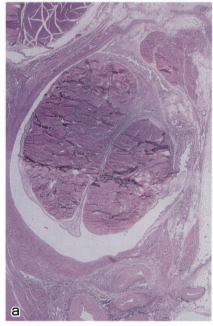

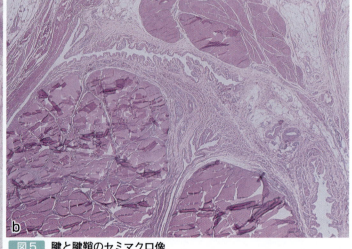

図5 腱と腱鞘のセミマクロ像
a：右斜め上に腱間膜 mesotendon がみられる．b：腱間膜部の拡大像．腱間膜に血管が認められる．

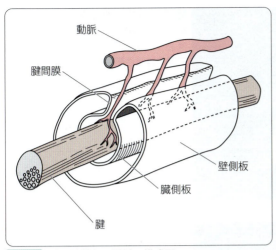

図6 腱と腱鞘との関係の模式図

Ⅱ 滑液包の病変
lesions of bursa

滑液包は滑膜と同様の組織からなるので，滑膜を侵す疾患，病変は滑液包にも生じうる．滑液包に発生した滑膜軟骨腫症 synovial chondromatosis などはその代表例である．

1 滑液包炎

滑液包が病理組織学的検査に供される場合の多くは滑液包炎 bursitis である．好発部位は，肘，肩，足関節周囲，膝周囲で，股関節やときに背部にもみられる．滑液包炎の組織学的変化の基本は滑膜炎のそれと同様で，滑膜表層細胞 synovial lining cell の腫大と増生，フィブリンの滲出，炎症細胞浸潤などが認められる．日常的には慢性滑液包炎 chronic (non-specific) bursitis が病理学的な検索に供されることが多い．この場合，囊胞性変化 cystic change を示し（図7～9），内腔に壊死様物あるいは粘液性や漿液性の液を容れている．

壊死様物はフィブリンを主体とした滲出物で，囊胞（滑液包）壁は線維性肥厚を示し（図10），さまざまな程度の炎症細胞浸潤がみられる以外に血管新生 neovascularization がみられる（図11）．このような場合，臨床的に囊胞状病変 cystic lesion までしかわからず，滑液包炎の診断がなされていないことも多く，また，組織学的

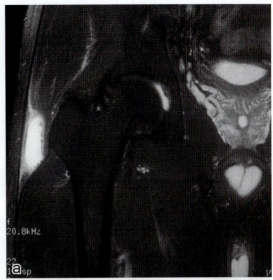
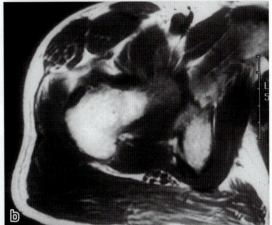
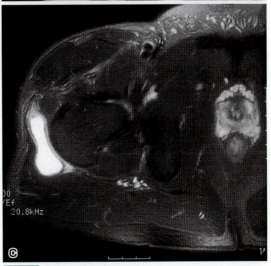

図7 慢性滑液包炎の MRI
a：脂肪抑制 T2 強調冠状断像で大転子外側，軟部組織の高信号病変．b：T1 強調像で低信号を呈する．c：脂肪抑制 T2 強調像で高信号を呈する．

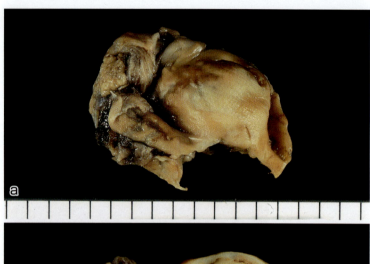
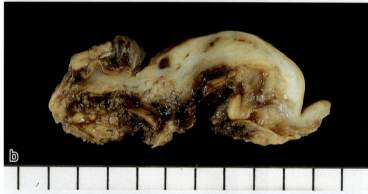

図8 慢性滑液包炎
a：嚢胞状病変で，嚢胞壁は淡褐色を呈する（図7と同一例）．b：その割面像で壁に線維性肥厚を認める．

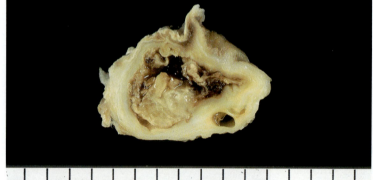

図9 慢性滑液包炎
内腔に壊死様物を容れる．

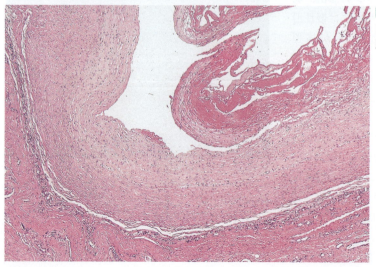

図10 慢性滑液包炎
内壁にフィブリンの付着をみる線維性嚢胞壁．

Ⅱ 滑液包の病変　233

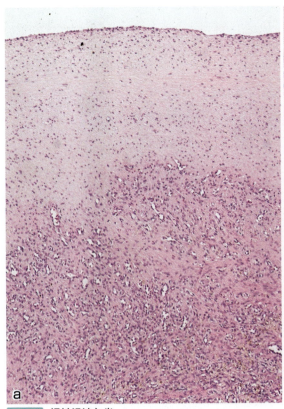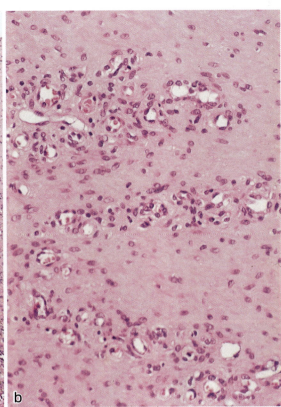

図11　慢性滑液包炎
a：囊胞壁の血管新生．b：強拡大像．

にも滑膜表層細胞がみられず病理診断に困惑するが，線維性肥厚を示した囊胞壁に血管新生が目立てば慢性滑液包炎を考慮すべきである．主病変の囊胞壁周囲の結合織にやや拡張した滑液包がみられることが多く，この所見が滑液包由来の病変であることを示す組織学的証拠となる．

　関節リウマチや全身性エリテマトーデスなど関節炎（滑膜炎）をきたす膠原病では滑液包も侵し，滑液包炎を起こすことがある．関節リウマチでは，滑膜に関連したリウマチ結節 rheumatoid nodule の形成は基本的にあまりみられるものではないが，関節腔の滑膜より滑液包にみられることのほうが多い．また，穿刺や化膿性関節炎の波及により化膿性滑液包炎 septic bursitis（感染性滑液包炎 infectious bursitis）を起こすことがある．この両者の鑑別は，臨床的にきわめて大切であるが，通常は臨床症状や穿刺液の所見，培養などで診断される．病理検査で鑑別を求められる場合は，関節リウマチなどの基礎疾患があって穿刺を繰り返し，そこから感染を起こしたことが疑われる場合がほんどである．これらの鑑別は本書の関節リウマチや化膿性関節炎で述べた通りである．

2　Baker 囊胞

　Baker 囊胞 Baker's cyst は膝窩囊腫（膝窩囊胞）popliteal cyst とも呼ばれ，腓腹筋半膜様筋包の炎症により滲出液が貯留し腫張したものである（図12）．囊胞内溶液の性状は通常漿液性であるが，ときにやや粘液性のこともある．組織学的には，囊胞内面は滑膜表層細胞におおわれ，囊胞壁は線維性に肥厚し，慢性炎症細胞浸潤は軽微で，血管新生も軽度であることが多い（図13, 14）．

　囊胞内面に滑膜表層細胞がないこともあり，診断には病変ができる部位（すなわち膝窩部）が重要である．ときには組織学的所見が後述のガングリオンと同じ性状を示すこともあり（内溶液もやや粘液性），このような場合でも，膝窩部にできる滑液包と関連した囊胞であれば Baker 囊胞と診断される．原因は機械的刺激や膝関節疾患（変

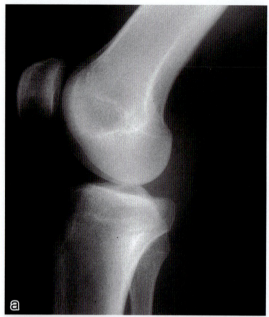
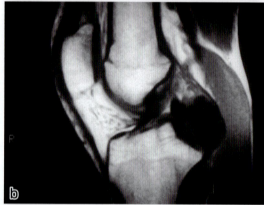
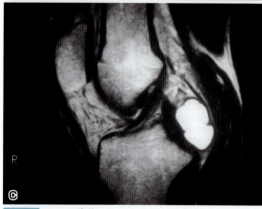

図12 Baker 嚢胞
a：膝関節単純X線像で，膝窩部に軟部腫瘤陰影．b, c：MRI．T1強調像（b）で低信号，脂肪抑制T2強調像（c）で高信号の多包性嚢胞性病変．

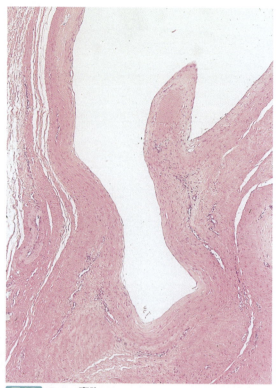

図13 Baker 嚢胞
慢性滑液包炎と同様の嚢胞性病変．

形性関節症や関節リウマチ）の炎症の波及によるもの（この滑液包は膝関節腔と交通していることが多い）がほとんどで，40～50歳台の女性に多い．

3 ガングリオン

　ガングリオン ganglion は手関節背側部に好発する内部にゼリー状の粘稠な液体を容れた単包性 unilocular あるいは多包性 multilocular の嚢胞である．若年成人の女性に多い．関節包や腱鞘に接していることが多いが，関節内腔との連続性はない．組織学的には，嚢胞壁は細胞成分の少ない線維性組織からなり（図15），一般には内面を裏打ちする滑膜表層細胞はほとんどみられない．
　ガングリオンは「臨床的・肉眼的」に粘液の貯留した嚢胞という診断をされるもので，嚢胞壁の滑膜表層細胞の有無により診断が決定されるものではない．大部分は滑膜表層細胞がみられないが，滑液包と連続している像をみることがあり，まれには明らかに滑液包からなる嚢胞壁のこともある．したがって，ガングリオンの組織学的診断

Ⅱ 滑液包の病変　235

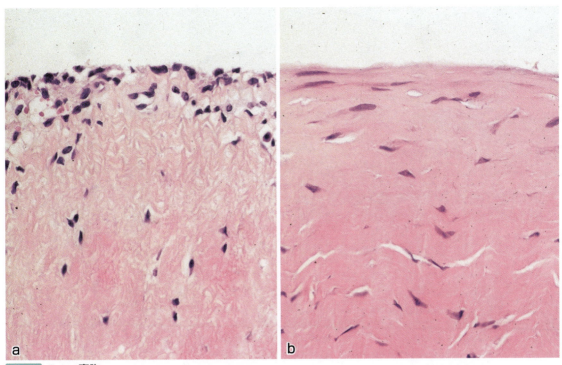

図14 Baker 嚢胞
a：滑膜表層細胞 synovial lining cell の認められる部分．b：滑膜表層細胞がない部分．

図15 ガングリオン
線維組織からなる嚢胞壁．

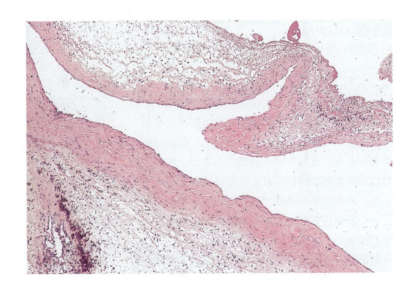

のポイントは裏打ち細胞の有無ではなく，嚢胞壁内や周囲結合組織に粘液貯留がみられることである（図16）．なお，同様の組織像を示す病変がまれに関節内に発生することがあり，関節内ガングリオン intra-articular ganglion といわれるが，そのほとんどは膝関節の前・後十字靱帯に接して顆間窩に生じる．

4 滑膜嚢胞

　滑膜嚢胞 synovial cyst という用語，診断名があり，主に臨床的，画像的に用いられている．滑膜嚢胞は従来さまざまな意味，内容を有してきたが，その代表的なものは，①著明な嚢胞化を示した滑膜肉腫 synovial sarcoma，②関節周辺の嚢胞で，ガングリオンや嚢胞状に拡張した滑液包

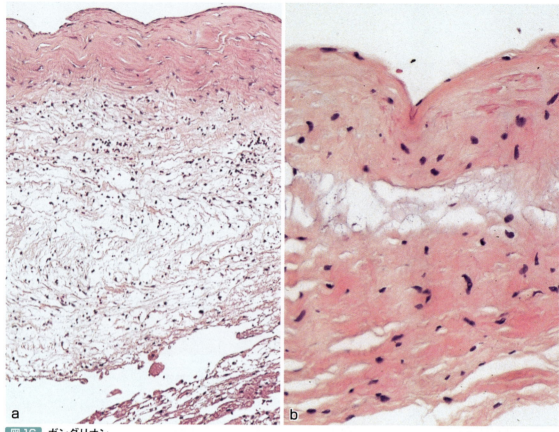

図16　ガングリオン
a：周囲結合織の粘液貯留．b：囊胞壁の粘液貯留．

bursa (bursal cyst) に相当するもの，などである．①と②とでは悪性腫瘍と非腫瘍性良性疾患というきわめて異質な臨床上（治療上）問題のある差異があり，混乱を招く言葉であるが，幸い現在では①の意味で用いられることはほとんどなくなった．画像診断の成書では，液状物を容れた関節近傍の囊胞性病変で内面を滑膜におおわれたものを滑膜囊胞と呼んでいる．

関節腔と交通するものもしないものもあるとしている．たとえば，Baker 囊胞を滑膜囊胞の1例として挙げる記載もある．しかし，その病理組織学的な実体は滑膜や滑液包であり，これらが液体貯留により顕在化したものと考えられる．したがって，これら病変の病理診断名としては，滑膜囊胞という用語ではなくて，滑膜炎，滑液包炎となることがほとんどであり，そのほうがより的確であると考えられる．混乱を避ける意味でも病理学的には滑膜囊胞 synovial cyst という診断名は推奨されない．

III　腱・靱帯組織病変の基本像
basic histological changes of tendon and ligament lesions

日常の病理検査の際にみられる腱組織の病変のほとんどは，外傷とそれに関連した変性 degeneration およびその再生 repair による変化である．靱帯組織でも基本的には腱と同様であるが，脊柱を構成する靱帯の変化については脊柱固有の疾患があり，第9章「脊柱の病変」に記載した．

腱損傷の最も重傷なものはアキレス腱断裂 Achilles tendon rupture にみられるような腱の完全断裂 complete tendon rupture であるが，通常は保存的に治療されるか手術的に縫合されるので，断裂した腱が病理診断に提出されることはほとんどないが，初回手術後の縫合不全の際，瘢痕化した腱断裂部が提出されることがある（図17）．

われわれ病理医がよく遭遇する腱・靱帯の病変としてみられる基本的変化は，基質の変性像とし

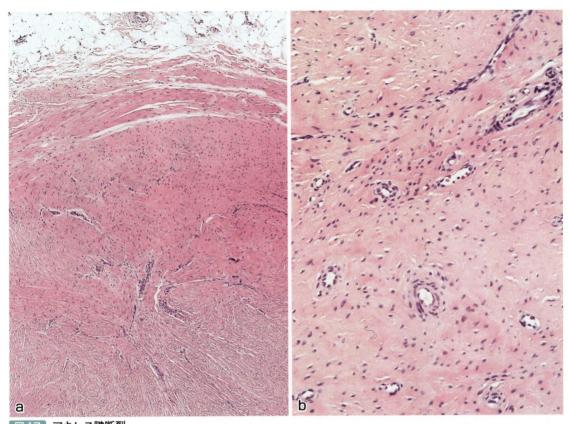

図17　アキレス腱断裂
a：線維性瘢痕．b：血管新生．

図18　腱板損傷
膠原線維の離解 splitting of collagen fibers.

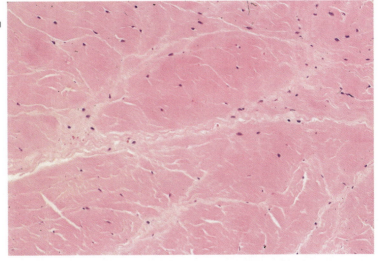

て膠原線維の離解 splitting of collagen fibers（図18），細線維化 fibrillation（図19），粘液変性 myxoid change（ムコイド変性 mucoid degeneration）（図20），微小嚢胞変性 microcystic change（図21），石灰化 calcification がみられ，再生像として血管新生（図22），線維化 fibrosis（図23），軟骨化生 chondroid metaplasia（図24），軟骨細胞集合化 chondrocytic cloning（図24），骨化 ossification（図25）などがある．

238　第10章　滑液包・腱・靱帯の病変

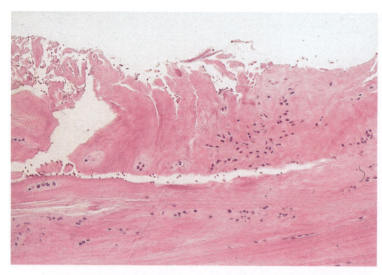

図19　腱板損傷
細線維化 fibrillation.

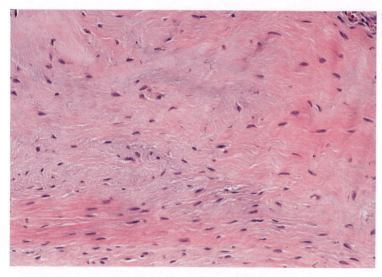

図20　腱板損傷
粘液変性.

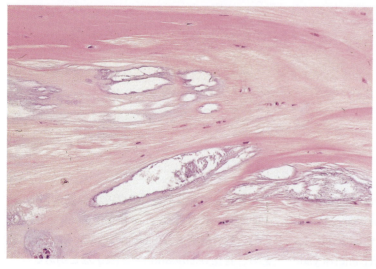

図21　腱板損傷
微小囊胞変性.

図22 腱板損傷
血管新生.

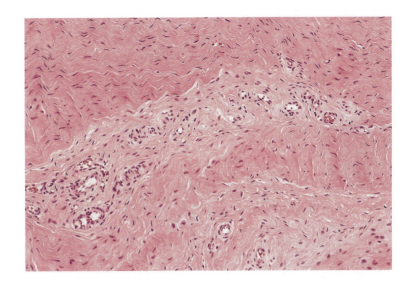

図23 腱板損傷
線維化と血管新生.

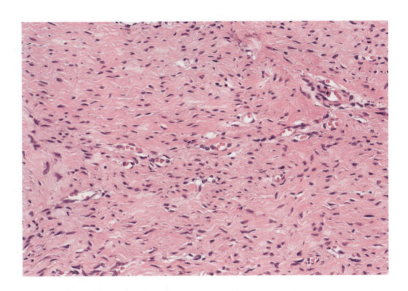

図24 腱板損傷
軟骨化生と軟骨細胞集合化 chondrocytic cloning.

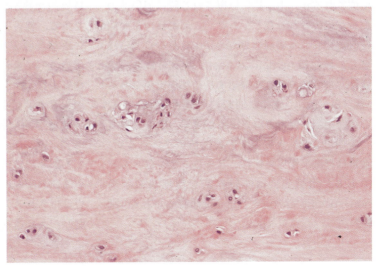

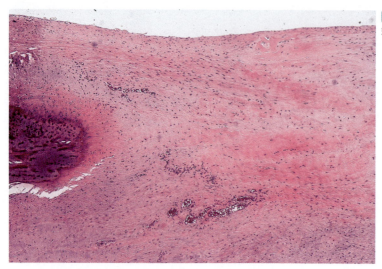
図25 腱板損傷
粘液変性と左側に骨化.

腱板損傷
rotator cuff injury

　腱板（回旋筋腱板）rotator cuff は肩部の上腕骨骨頭につく4筋腱部 musculotendinous cuff の臨床的名称である．肩甲骨と上腕骨とを結ぶ4つの筋は，前方の肩甲下筋 subscapularis，上後方の棘上筋 supraspinatus，後下方の棘下筋 infraspinatus と小円筋 teres minor で，腱板は肩甲上腕関節の安定性に貢献している（図26）．

　腱板損傷 rotator cuff injury には，活発な動作による損傷や腱板への繰り返す軽微な外力に腱板自体の変性が加わり生じるものが多い．侵される腱としては棘上筋の腱が多い．通常は保存的に治療されるが，手術的に修復される際に損傷部の腱板が提出されることがある．この場合，主な病変が認められる組織は腱 tendon であることに注意し，腱組織 tendinous tissue に前述のような変性，再生像の有無を確認することが重要である（図18〜25）．また，同時に滑液包 bursa を含む周囲組織が提出されることが多く，損傷の程度と時期により，炎症とその修復像がみられるが，通常は軽微な慢性炎症にとどまることがほとんどである．滑液包には非特異的な慢性滑液包炎 non-specific chronic bursitis が認められる（図27）．

石灰化腱炎
calcific tendinitis

　石灰化腱炎 calcific tendinitis (calcifying tendinitis) については，第6章「Ⅳ．塩基性リン酸カルシウム結晶沈着症」の項を参照のこと．

de Quervain 腱鞘滑膜炎
De Quervain tenosynovitis

　de Quervain 腱鞘滑膜炎 de Quervain tenosynovitis は，長母指外転筋 abductor pollicis longus と短母指伸筋 extensor pollicis brevis の腱が通る手の背側支帯 dorsal retinaculum の非特異的な狭窄性腱鞘炎 stenosing tenosynovitis である．橈骨茎状突起 radial styloid process 部に疼痛と腫張をみる．母指を屈曲し他の4指を母指の上に重ねた状態で手関節を尺屈すると疼痛を覚える（Finkelstein test という）．手をよく使用する中年女性や妊娠分娩後の女性に多い．

　組織学的には腱鞘 tendon sheath（腱鞘滑膜 tenosynovium）に，活動期にはリンパ球を主体とした非特異的な炎症細胞浸潤がみられるが，この時期の病変の組織をみる機会は少ない．病理検査に供されるのは多くは瘢痕期で，線維化による肥厚があり血管新生を伴っている組織がみられるにすぎない（図28, 29）．

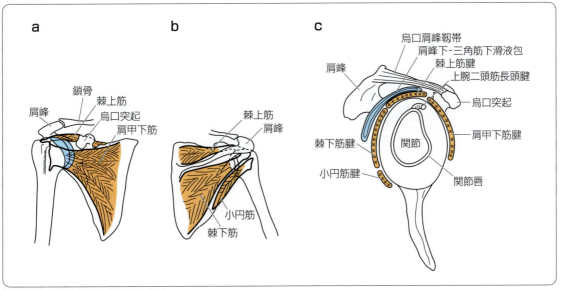

図26 回旋筋腱板の模式図（右）
それぞれ前方（a），後方（b），上腕骨を除いて外側（c）からみた図．

図27 腱板損傷に合併した慢性滑液包炎

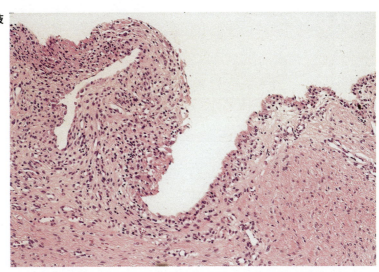

VII ばね指
trigger finger

　ばね指 trigger finger（snapping finger）は，指の指節間関節 interphalangeal（IP）joint の屈伸運動が円滑にいかなくなるもので，中年女性に多い．これは指の中手指節関節 metacarpophalangeal（MCP）joint 部における靱帯性腱鞘 fibrous digital sheath レベルでの屈筋腱の狭窄性腱鞘炎によるものである．

　組織学的には前述の de Quervain 腱鞘滑膜炎と同様である．

VIII Dupuytren 拘縮
Dupuytren's contracture

　Dupuytren 拘縮 Dupuytren's contracture は，手掌腱膜 palmar aponeurosis の縦走線維と指掌深筋膜に発生する浅在性線維腫症 superficial fibromatosis（手掌線維腫症 palmar fibromatosis），すなわち，反応性病変ではなく腫瘍である［なお，足底腱膜に発生する同様の病変は足底線維腫症 plantar fibromatosis（Ledderhose 病）という］．その退縮期から瘢痕期になると手指の屈曲位拘縮をきたすので，この名がある．中年以

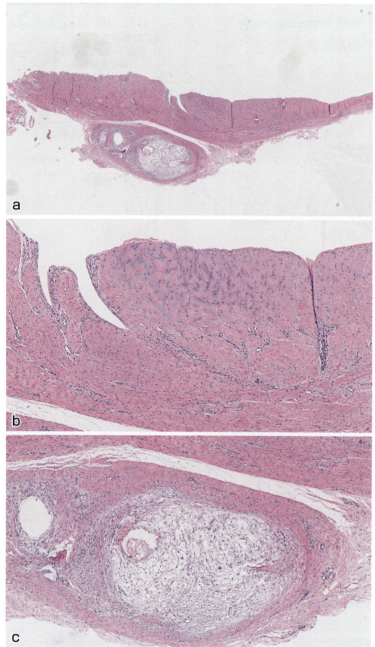

図28 de Quervain 腱鞘滑膜炎
a：弱拡大像で腱鞘滑膜の肥厚が認められる（右側が正常の厚さ）．b：腱鞘に線維化，粘液変性，血管新生が認められる．c：腱鞘に隣接した軟部組織に粘液変性を伴っており，ガングリオンの初期像をみている可能性も考えられる．

降の男性に好発し，手掌尺側に多い．
　増殖期の組織像は活動性の線維芽細胞，筋線維芽細胞が膠原線維を伴い増生する通常の線維腫症 fibromatosis の像を呈するが，この時期に手術されることは比較的少ない（図30）．退縮期，瘢痕期の組織像は被膜のない細胞密度の低い膠原線維の豊富な瘢痕様組織で，一見すると腱組織の膠原線維の走行が乱れたような組織にみえる．

IX 手根管症候群
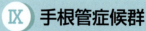
carpal tunnel syndrome

　手根管症候群 carpal tunnel syndrome は，手根管 carpal tunnel 内における正中神経 median nerve の圧迫神経障害 compression neuropathy である．手根管は手根骨と屈筋支帯 flexor reticulum により囲まれた部分で，この中には正中神経，橈側手根屈筋腱 flexor carpi radialis，長母

IX 手根管症候群 243

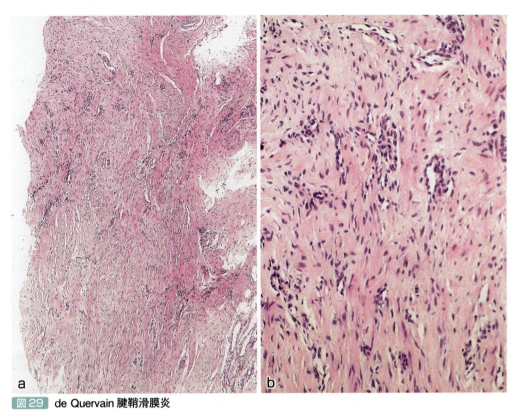

図29 de Quervain 腱鞘滑膜炎
a：線維化により肥厚した瘢痕組織．b：線維化と血管新生．

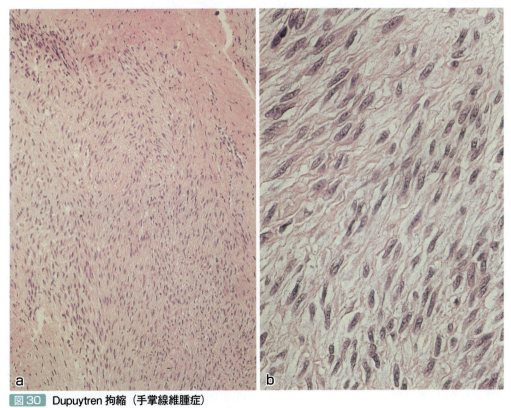

図30 Dupuytren 拘縮（手掌線維腫症）
a：異型のない筋線維芽細胞の増生．b：強拡大像．

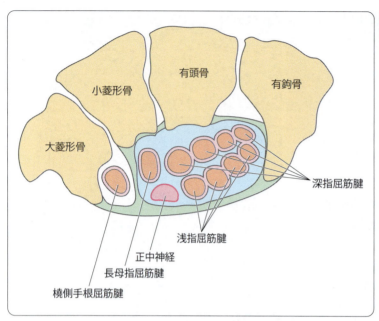

図31 手根管の模式図
説明は本文参照.

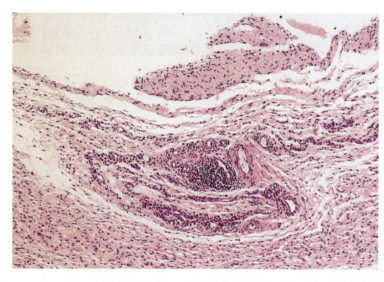

図32 手根管症候群にみられた非特異的な腱鞘炎
血管周囲のリンパ球浸潤.

指屈筋腱 flexor pollicis longus, 4本ずつの浅・深指屈筋腱 flexor digitorum superficialis et profundus が通っている（図31）. これら屈筋腱はこの部分で腱鞘に包まれていて，腱鞘の病変などにより手根管症候群がひき起こされる.

原因としては，非特異的な腱鞘炎（図32, 33）や関節リウマチによる腱鞘炎，外傷およびガングリオンなどが挙げられる. また，長期間にわたる人工透析患者にみられる透析アミロイドーシス（Aβ_2M の沈着）によるものも重要で，病理診断の機会も多い（図34）.

 足根管症候群
tarsal tunnel syndrome

足根管症候群 tarsal tunnel syndrome は，足根管 tarsal tunnel 内における後脛骨神経 posterior tibial nerve の圧迫神経障害であり，手根管症候群に比べてまれである. 足根管は内果 medial malleolus の後下方に位置し，骨と屈筋支帯 flexor retinaculum とに囲まれた部分である. ここを通るものは，後脛骨神経の他に後脛骨筋 tibialis posterior, 長指屈筋 flexor digitorum longus, 長母指屈筋 flexor hallucis longus, 後脛

図33 手根管症候群にみられた非特異的な腱鞘炎

線維性肥厚とリンパ球主体の炎症性細胞浸潤.

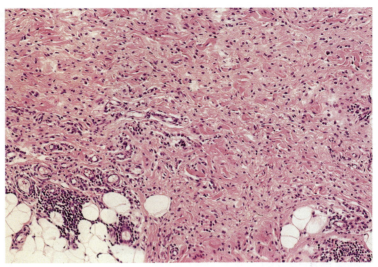

図34 人工透析患者のアミロイド沈着による手根管症候群

a：腱鞘滑膜に好酸性無構造物の沈着がみられる. b：Congo-red染色陽性である.

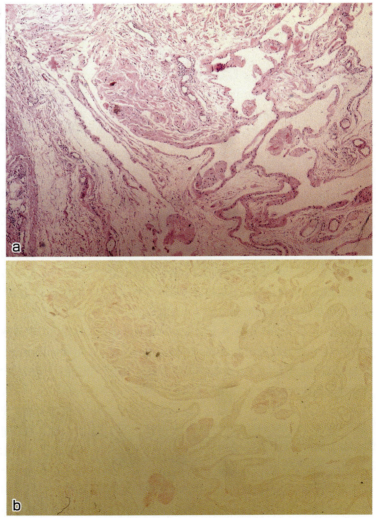

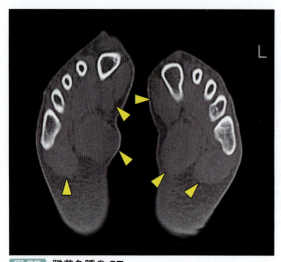

図35 腱黄色腫のCT
足底腱膜に多結節性の腫瘤がみられる（矢頭）．

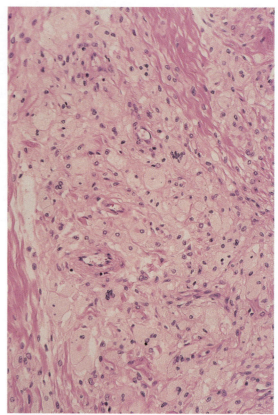

図36 腱黄色腫
泡沫細胞の浸潤．

骨動静脈 posterior tibial artery and vein である．

　足根管症候群の原因として最も多いものは外傷で，足首捻挫 ankle sprain による外傷後の瘢痕，線維化 post traumatic scar (fibrosis) や踵骨骨折による骨変形が挙げられる．関節リウマチによる腱鞘炎 tenosynovitis や扁平足 pes planus などによることもある．組織像は前述の手根管症候群の場合と同様である．

XI 腱黄色腫
xanthoma of tendon

　黄色腫が皮膚真皮や皮下組織以外にみられるものとして腱黄色腫 xanthoma of tendon (xanthomatosis of tendon) があり，アキレス腱 Achilles tendon や足底腱膜 plantar aponeurosis に好発する（図35, 36）．両側性に侵され，また多発する傾向がある．

XII 腱・靱帯の異所性骨化
heterotopic ossification (ectopic bone formation)

　本来骨組織がない組織に化生性の骨形成が生ずる異所性骨化 heterotopic ossification（異所性骨形成 ectopic bone formation）は，腱や靱帯にもみられる．先天性疾患として骨系統疾患に位置づけられている進行性骨化性線維異形成症 fi-brodysplasia ossificans progressiva (myositis ossificans progressiva) があるがきわめてまれである．通常にみられる後天性のものは，外傷，持続性の機械的刺激，熱傷，手術，四肢麻痺などに合併してみられることがある．部位的には腱や靱帯の付着部近傍にみられることが多い（図37, 38）．

　骨化の組織像は生理的な骨形成と同様に膜性骨化 membranous ossification (fibrous ossification) と軟骨を経る軟骨内骨化 (enchondral ossification) とがあり，腱，靱帯に起こる異所性骨化は線維軟骨 (chondroid metaplasia を起こした腱，靱帯組織) を介する軟骨内骨化が多い（図39）．骨組織は比較的成熟したものがみられることが多く，骨髄（脂肪髄）の形成を伴う（図40）．骨組織が成熟しある程度大きくなると，生理的な長管骨の骨幹部の骨形成と同様の膜性骨化がみられる（図39）．

　一方，骨化性筋炎 myositis ossificans では中心部に活動性の (active な) 未熟な骨・軟骨形成

XII 腱・靱帯の異所性骨化　247

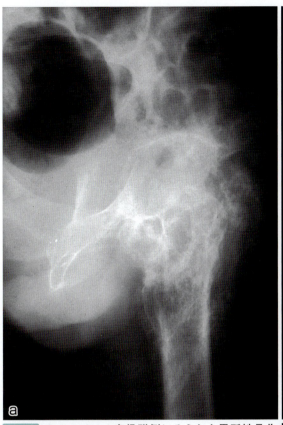
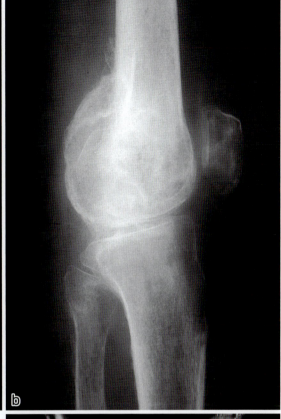
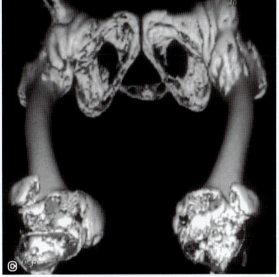

図37　Guillain-Barré症候群例にみられた異所性骨化 heterotopic ossification
a, b：単純X線像. 股関節周囲（a），膝関節周囲（b）に鉱質化mineralizationをみる. c：3次元CT再構築像.

がみられるが（これゆえ骨肉腫などの悪性腫瘍との鑑別が問題となる），いわゆる異所性骨化ではこのようなactiveな骨形成は一般にはみられない．近年まで異所性骨化heterotopic ossificationと骨化性筋炎を反応性，化生性の骨形成という点で一連の病変としてとらえていたこともある．しかし，骨化性筋炎でCOL1A1::USP6の融合遺伝子が見出され，骨化性筋炎も腫瘍性病変と考えられるようになった．骨化性筋炎と同様にUSP6遺伝子の再構成を有する結節性筋膜炎nodular fasciitis（多くはMYH9::USP6の融合遺伝子）では，増殖が自然に停止し，自然消退することも知られており，このような病変に対してtransient neoplasiaという概念も提唱されてい

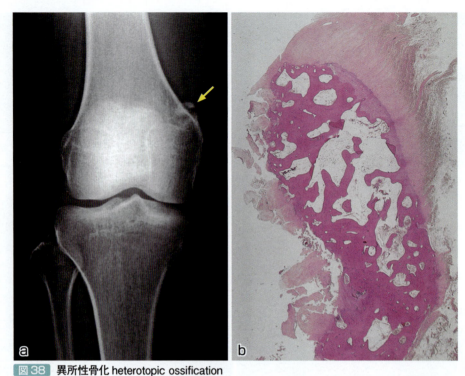

図38 異所性骨化 heterotopic ossification
a：単純X線像. 大腿骨遠位の靱帯付着部近傍にみられた鉱質化 mineralization（矢印）. b：セミマクロ像.

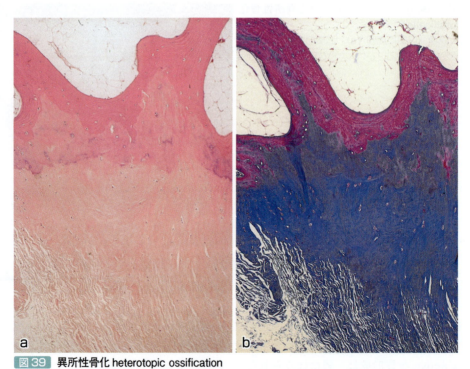

図39 異所性骨化 heterotopic ossification
a：靱帯から線維軟骨を経て形成された骨. 組織学的には付着部の組織と同様である. b：Azan 染色像.

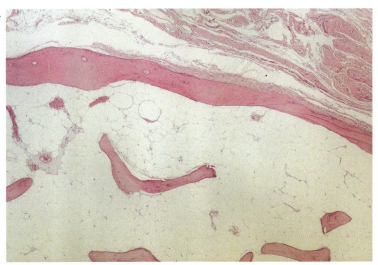

図40 **異所性骨化** heterotopic ossification
脂肪髄の形成のある異所性骨化.

る.骨化性筋炎もその臨床経過,増殖様式,遺伝子変異など結節性筋膜炎との類似性が指摘されており,結節性筋膜炎と一連のスペクトラムの範疇の病変ととらえる考えもある(第16章「骨化性筋炎とその関連疾患」を参照のこと).

第11章 骨系統疾患
Bone dysplasia

骨系統疾患とは
bone dysplasia

骨系統疾患 bone dysplasia (skeletal dysplasia, constitutional disease of bone) とは，軟骨・骨の発生やそれらの成長過程で何らかの異常により骨格の形態や構造に系統的な異常をきたす疾患の総称である．個々の疾患の発生頻度は低いが，すべての疾患を総計するとその発生頻度は1/4,000となり，決してまれなものではない．疾患の種類が非常に多いため，その名称については同一疾患が複数の病名で呼ばれたり，異なる疾患が類似の病名で呼ばれたりするなど混乱していた．

骨系統疾患の命名，分類はMaroteauxらが中心となって提唱したパリ国際命名試案（1970年，後に1977年改訂案，1983年再改訂案）が広く用いられてきた．これは臨床症状，X線像，発症時期などの総合判断による命名法であった．その後1992年SprangerらによるX線像すなわち表現型を最優先させた骨系統疾患国際分類が発表された．さらに近年，骨系統疾患の原因遺伝子が次々に解明され，表現型ではなく遺伝子異常に基づく疾患の再編成が行われ，1998年には遺伝子異常を最優先させた新しい骨系統疾患国際分類（1997年）が発表された．最新の国際分類は改訂10版にあたり，2019年に公表された．

従来，骨系統疾患は全骨格系が侵される骨軟骨異形成症 osteochondrodysplasia と特定の骨のみが侵される異骨症 dysostosis に分けられてきた．骨軟骨異形成症は，骨軟骨の遺伝子変異による全骨格系の疾患と考えられ，骨軟骨組織の発生，分化，成長が広範に侵される異形成 dysplasia と考えられる疾患群であり，一般に症状は持続性，進行性である．一方，異骨症は特定の骨のみ（たとえば頭蓋骨，指骨あるいはそれらの組み合わせ）が個々に侵され，ある特定の部位の骨軟骨の発生，分化，成長の異常で，通常，症状は進行性ではない．

1992年に改訂された国際分類では異骨症の項目が削除されているが，これは異骨症を系統立てて分類することがあまりに煩雑であり，国際分類のワーキンググループが対応しきれないと考えたからである．しかし，異骨症には骨病変を主症状とするさまざまな奇形症候群が含まれており，臨床的には重要な位置を占めている．2019年版骨系統疾患国際分類は，重度の骨格系病変を伴う，①骨系統疾患（狭義），②代謝性骨疾患，③異骨症，④骨格系異常を示すmalformation（形成不全）やreduction（欠失）症候群を対象疾患としている．

1997年の骨系統疾患国際分類では32グループ，240あまりの疾患が取り上げられていたが，最新の2019年版骨系統疾患国際分類では，42グループ，461疾患とグループ数，疾患数ともに増えている（以下，骨系統疾患のグループは2019年版骨系統疾患国際分類で用いられているグループ分類である）．また，437の原因遺伝子

が同定され，全体の92%にあたる425疾患との関連が明らかにされている．これらをここですべて取り上げることは不可能であり，病理組織像の記載のない疾患も数多く存在する．また，通常，骨系統疾患は画像・臨床症状（つまり表現型）と原因遺伝子から診断されるので，診断確定のために病理組織学的検査がなされることはほとんどない．したがって，ここでは，骨系統疾患のうち，病理組織像に特徴があり，日常診断業務でも遭遇する機会があると思われる最も基本的な疾患についてのみ簡単に解説する．

多発性軟骨性外骨腫症 multiple cartilaginous exostosis，内軟骨腫症 enchondromatosis（Ollier病）や線維性骨異形成 fibrous dysplasia なども国際分類の骨格成分の発生異常 disorganized development of skeletal components グループに含まれているが，通常これらの疾患は腫瘍および腫瘍類似病変として扱われており，ここでは解説しない．また，骨系統疾患に分類されてはいるが，骨変化を伴うライソゾーム病 lysosomal storage diseases with skeletal involvement グループに分類されている Morquio 症候群や骨格成分の発生異常 disorganized development of skeletal components のグループに分類されている Nasu-Hakola 病（白質脳症を伴う脂肪膜性骨異栄養症 lipomembranous osteodystrophy，骨嚢腫を伴う初老期認知症 presenile dementia with bone cysts），他の骨硬化性疾患 other sclerosing bone disorders に分類されている過形成型骨関節症 hypertrophic osteoarthropathy，皮膚骨膜肥厚症 pachydermoperiostosis は，第15章「その他の骨疾患」の項に譲る．骨系統疾患一般については本書に挙げた文献，成書を参照されたい．

II タナトフォリック骨異形成症と軟骨無形成症
thanatophoric dysplasia and achondroplasia

タナトフォリック骨異形成症 thanatophoric dysplasia（TD），軟骨無形成症 achondroplasia，軟骨低形成症 hypochondroplasia は，ともに FGFR3 軟骨異形成症グループ FGFR3 chondrodysplasia group に属する代表的疾患である

（FGFR3：3型線維芽細胞増殖遺伝子レセプター fibroblast growth factor receptor 3）．

TDは，以前「致死性骨異形成症」という名称が用いられていたが，カタカナ表記の「タナトフォリック骨異形成症」に変更された．発生頻度は出生20,000～50,000人に1人程度である．TDは1型（TD1）と2型（TD2）に分けられるが，いずれの疾患も原因遺伝子は FGFR3 で，常染色体顕性遺伝形式をとるが，重篤なため発症は新生突然変異である．TD1，TD2ともに FGFR3 遺伝子の点突然変異により，TD1ではpArg-248Cys変異をはじめとして複数のホットスポットが報告されているが，TD2は全例 pLys-650Glu変異である．近位肢節中心の著明な四肢短縮を示すが，生命予後は無治療の場合，死産または早期新生児死亡となることが多い．したがって，病理学的な検索機会はほぼ剖検に限られる．

軟骨無形成症は20,000出生に1人程度と最も頻度の高い骨系統疾患で，四肢短縮型小人症の代表的疾患である．約95%に FGFR3 の膜貫通領域のG380R点突然変異を認め，常染色体顕性遺伝であるが，孤発性も多い．軟骨低形成症は軟骨無形成症の軽症型と考えられるもので，チロシンキナーゼ領域におけるN540K点突然変異を認めることが多い．やはり，本症も外科病理材料として検体が提出されることはほとんどない．

III 骨形成不全症
osteogenesis imperfecta

骨形成不全症 osteogenesis imperfecta（OI）は，骨系統疾患のなかでも比較的よくみられるもので，骨の脆弱性（これに伴う易骨折性と骨変形），青色強膜 blue sclera，歯牙異常，難聴などを特徴とする疾患である．多くは常染色体顕性の遺伝形式を示すが，常染色体潜性の遺伝形式を示すものもある．骨系統疾患国際分類では，骨形成不全症と骨密度低下を示すグループ osteogenesis imperfecta and decreased bone density group に分類されており，その中心的疾患である．OIはその臨床症状から大きく2つの亜型，すなわち重症型の先天性骨形成不全症 OI congenita と軽症型の遅発性骨形成不全症 OI tarda とに分けられていたが，現在は1～5型に分ける

Sillence 分類が用いられており，OI congenita が 2 型と 3 型の OI に，OI tarda が 1 型と 4 型の OI におおむね相当する．5 型は骨間膜の石灰化と過形成仮骨を伴う型である．

I 型コラーゲンは，2 本の α1 鎖と 1 本の α2 鎖より構成される heterotrimer であり，骨の蛋白成分の約 90％ を占める．α1 鎖をコードする *COL1A1* 遺伝子は第 17 番染色体の q21 領域にあり，α2 鎖をコードする *COL1A2* 遺伝子は第 7 番染色体の q22.1 領域にある．OI の原因は I 型コラーゲン遺伝子（*COL1A1* あるいは *COL1A2*）の変異によると考えられており，現在までに 200 以上の異なる変異が報告されている．これらの変異が骨の脆弱性にどのように結びつくのか分子レベルで十分に解明されてはいないが，この変異により，異常 α 鎖が分泌されないため I 型コラーゲンの量的な異常が起こる null allele effect（主に OI 1 型での発症機序と考えられている）と異常 α 鎖が取り込まれたため不安定かつ機能的に異常な 3 本鎖コラーゲン分子が形成される dominant negative effect（主に OI 2 型，OI 3 型，OI 4 型での発症機序と考えられており，OI 1 型に比べ重症型となる）とが，想定されている．

臨床症状の程度は非常に幅広く，周産期に死亡する重症型から中年までに数度の骨折の既往をみる程度の軽症のものまである．臨床的には亜分類が困難な症例も少なからず存在する．OI 1 型（永続的な青色強膜を伴う非変形型）が約 50％ を占め，OI の 5 型のうちで最も症状の軽い型である．乳幼児期の易骨折性，オステオペニア osteopenia（骨減少），青色強膜が主症状で，骨変形はないか，あっても軽度である．約 50％ の例で低身長を示す．歯牙の異常がある場合は OI 1B 型と亜分類される．OI 2 型（周産期重症型）は最も重症な型で，約 5％ を占める．子宮内多発骨折のため，周産期致死性であることが特徴である．OI 3 型（進行性変形型）も 2 型と同様に重症型であるが成人期まで生存する．症状は進行性で，OI の約 20％ を占める．生下時から骨折を繰り返しそのため著しい低身長を示す．扁平頭蓋底 platybasia により四肢麻痺を起こすことがある．画像では骨変形，オステオペニアを示し，骨皮質は薄い（図 1）．長管骨の骨端および骨幹端は幅広く，

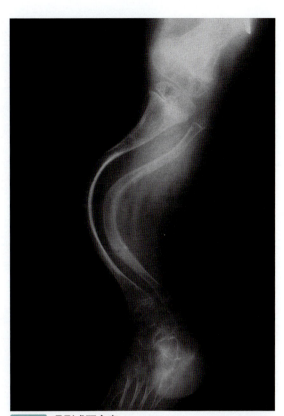

図 1 骨形成不全症
脛骨，腓骨の著しい屈曲変形と骨減少 osteopenia．

点状石灰化 stippled calcification（ポップコーン病変 popcorn lesion とも呼ばれる）がしばしば認められる．脊椎は圧迫骨折によりしばしば魚椎 cod fish deformity を示す．OI 4 型（中等症型）は 1 型と 3 型の中間的な重症度を示すもので OI の約 25％ を占める．

OI の組織像で最も特徴的な所見は，骨細胞 osteocyte 数の増加（hyperosteocytosis という）と線維骨 woven bone の存在である（図 2, 3）．その程度は重症度によりさまざまであり，軽症であるほど層板骨 lamellar bone の割合が多くなる（図 4）．重症例ではさらに皮質骨で成熟したハバース系 haversian system が欠如するなど，骨の秩序だったリモデリング remodeling の障害が認められる．1 型 OI の軽症例では，上記のような異常を示さず，骨組織の構築は正常で，皮質骨厚の減少と骨梁量の低下のみを示す例も存在する．OI では骨折治癒の遅延はみられないが，OI 5 型では，仮骨 callus が過剰に産生される（hyperplastic (exuberant) fracture callus）ことがあり，画像的にも組織学的にも骨肉腫 osteosarco-

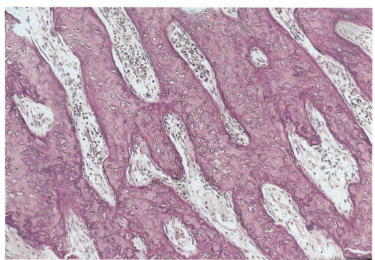

図2 骨形成不全症
線維骨 woven bone からなる骨梁.

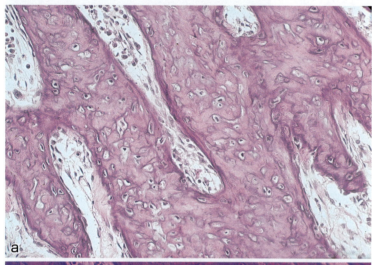
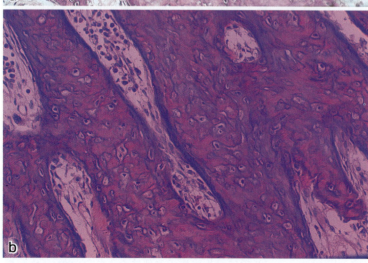

図3 骨形成不全症
a：骨梁には hyperosteocytosis が認められる．b：補正偏光観察像．

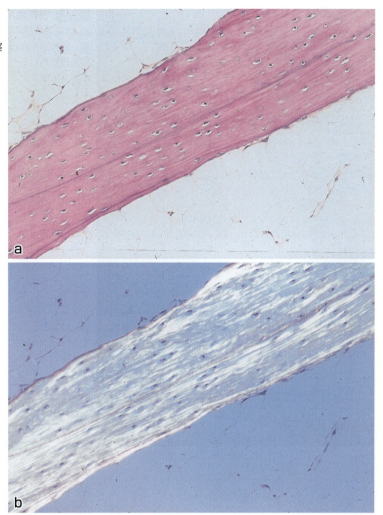

図4 骨形成不全症
a：hyperosteocytosis を認めるが，層板構造を示す骨梁．b：簡易偏光観察像．

ma との鑑別上注意が必要である（図5）．また，画像上骨端および骨幹端部にみられるポップコーン病変は，成長軟骨板 growth plate の断裂と骨端部での残存からなり，組織学的には硝子軟骨島の集簇である．これは外傷による二次的変化と考えられており，軟骨性腫瘍と誤ってはならない．

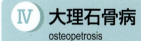
IV 大理石骨病
osteopetrosis

　大理石骨病 osteopetrosis（marble bone 病，Albers-Schönberg 病）は，骨硬化を主徴とする骨系統疾患で，破骨細胞に関連した骨吸収障害という共通の病因メカニズムを有することで特徴づけられた大理石骨病と関連疾患グループ osteopetrosis and related disorders の代表的疾患であり，このグループには後述する濃化異骨症 pycnodysostosis も含まれている．大理石骨病では，破骨細胞の形成や機能不全により，骨吸収 bone resorption が相対的に低下することにより，骨のモデリング modeling とリモデリングに異常をきたす．骨は硬化しているにもかかわらず脆く，易骨折性である．大理石骨病は少なくとも13の異なる亜型が知られているが，通常は代表的な以下の4型に分類されている．すなわち，乳児型 infantile form（常染色体潜性）（OPTB1，4，5，7），遅発型 late-onset form（常染色体顕性）（OPTA1，2），中間型 intermediate form（常染色体潜性）（OPTB2，6），腎尿細管性アシドーシスを伴う型 with renal tubular acidosis（常染色体潜性）（OPTB3），である．これらは遺伝的にも異質であり大理石骨病は1つの疾患単位というよりも疾患群ととらえるべきである［ただし，OPTA1 は原因遺伝子が *LRP5*（low density

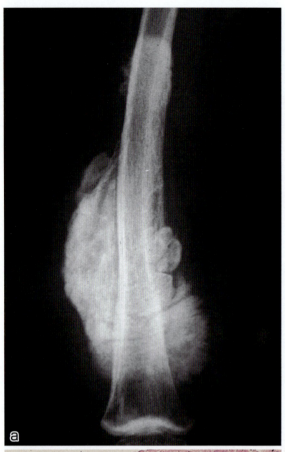
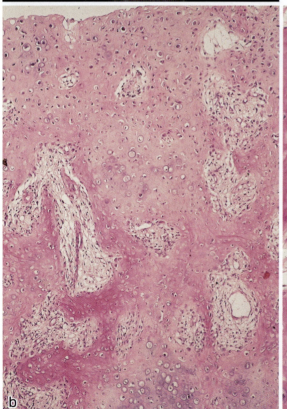
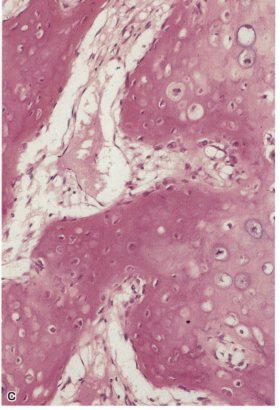

図5 骨形成不全症にみられた hyperplastic callus
a：大腿骨周囲の著明な腫瘤状骨形成像．b：比較的未熟な骨，軟骨からなる仮骨．c：強拡大像で軟骨細胞には大小不同が認められる．（シーピーエル病理診断クリニック　野島孝之先生提供）

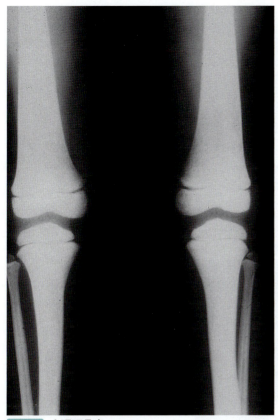

図6 大理石骨病
下肢骨の対称性，びまん性骨硬化像．

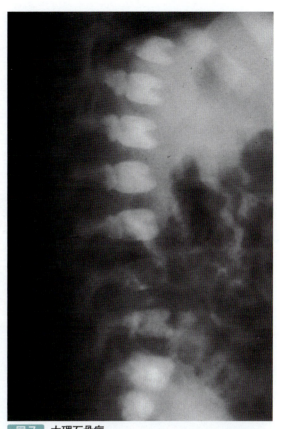

図7 大理石骨病
椎体のいわゆる rugger-jersey appearance.

lipoprotein receptor-related protein 5）であり，国際分類の本グループとメカニズムを異にするため，2019年版国際分類では，OPTA1は他の骨硬化性骨疾患の骨硬化症 osteosclerosis のグループに分類されており，大理石骨病のグループからは除外されている］．破骨細胞の機能不全が病因であるが，現在はその原因遺伝子がほぼ同定されている．腎尿細管性アシドーシスを伴う型では炭酸脱水酵素 carbonic anhydrase Ⅱの欠損により起こる（carbonic anhydrase は，破骨細胞の骨吸収に必要な proton（H^+）の産生にかかわる）．

　臨床症状は病型により異なるが，基本的には，易骨折性，骨髄機能不全（貧血，出血傾向，易感染性），脳神経麻痺である．骨髄機能不全は，骨吸収の障害によってリモデリングされない骨髄腔が骨により閉塞され造血の場がなくなるために生じる．髄外造血により肝脾腫が起こる．頭蓋底の脳神経孔の形成もリモデリングの影響を受け，これが狭小化するため脳神経症状が生じる．早発型は malignant osteopetrosis とも呼ばれ，生下時ないし乳児期から症状がみられ，乳幼児期に死亡する例が多い．遅発型では病的骨折や骨髄炎などがみられるが，まったく無症状で他の理由により撮影されたX線写真で偶然発見されることもある．近年，大理石骨病の治療として，正常な破骨細胞前駆細胞を供給するため骨髄移植が行われるようになり，奏効した報告がある．

　画像では，びまん性，対称性に骨硬化像を呈するのが特徴である（図6）．皮質と髄質の境界は不明瞭である．重症例では骨幹端のモデリングの障害（undermodeling）により Erlenmeyer flask deformity（Erlenmeyer フラスコ状変形：大腿骨遠位で典型的にみられる）を呈する．均質な骨硬化像を示さないことも多く，長管骨では横走する骨透亮帯がしばしばみられ，また腸骨ではいわゆる bone within bone appearance を示すが，椎体では終板 endplate に骨硬化像が目立ち sandwich vertebra あるいは rugger-jersey appearance を呈することが多い（図7）．

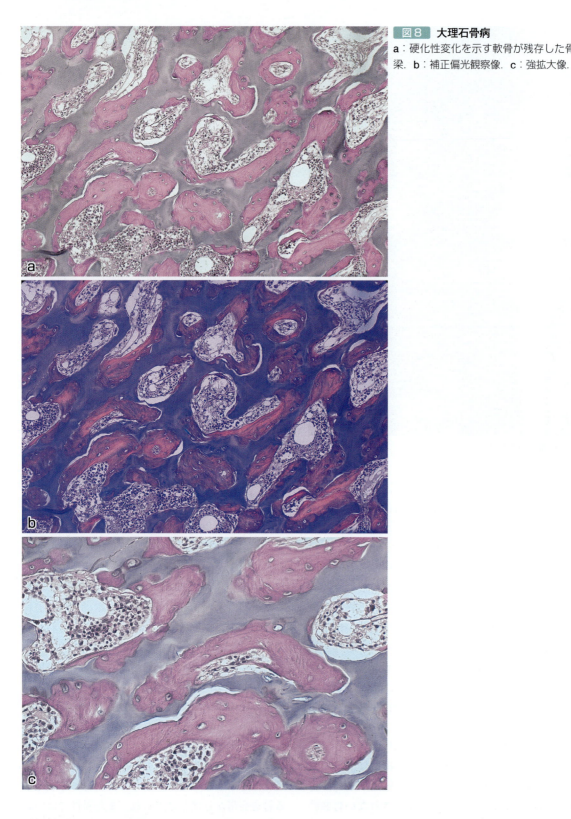

図8 大理石骨病
a：硬化性変化を示す軟骨が残存した骨梁．b：補正偏光観察像．c：強拡大像．

　組織学的には，骨髄腔を埋める石灰化した硝子軟骨の芯 core を有する肥厚，硬化した骨梁組織が特徴的である（図8）．これは骨端成長板 epiphyseal growth plate の骨幹端側の一次海綿骨 primary spongiosa が破骨細胞の機能異常により骨吸収が行われず，そのためモデリング，リモデリングが障害され一次海綿骨 primary spongiosa がそのまま残存するためである（図9）．骨

組織は線維骨 woven bone であることが多いが，層板骨 lamellar bone のこともある．破骨細胞は認められ，数を増していることがある．破骨細胞には光顕的な異常をみないが，電顕的には波状縁 ruffled border の消失を認める．

濃化異骨症
pycnodysostosis (pyknodysostosis)

濃化異骨症 pycnodysostosis (pyknodysostosis) は常染色体潜性遺伝形式をとる骨系統疾患で，破骨細胞に関連した骨吸収異常という共通のメカニズムを有するため大理石骨病のグループに入れられている．濃化異骨症の原因遺伝子は，破骨細胞性骨吸収にかかわる重要な酵素，cathepsin K の *CTSK* 遺伝子である．19世紀末のフランスの画家，Toulouse-Lautrec はこの疾患に罹患していたと考えられている．全身の骨陰影の均質的硬化，低身長，指趾先端骨溶解症 acro-osteolysis，易骨折性，頭蓋冠部の異常（大泉門の開存や Worm 骨 wormian bone の存在），下顎の低形成などを特徴とする（図10）．歯芽の異常もあり齲歯になりやすく，下顎骨の骨髄炎を合併することがある．

組織学的には，骨は緻密な層板骨 lamellar bone からなり，オステオンの間には一部で線維骨 woven bone がみられることもある．一見アーチファクトのようにみえる多数の亀裂 crack が認められ，易骨折性と関連があると考えられている（図11, 12）．破骨細胞は認められるが光顕的に形態学的な異常は明らかではない．硬化性骨に軟骨の芯がほとんどないことが大理石骨病 osteopetrosis との大きな違いで，両者の病因が破骨細胞の機能不全という点では類似しているが，両疾患で一次海綿骨 primary spongiosa の軟骨小柱の吸収能が異なることを示していると思われる．

メロレオストーシス
melorheostosis

メロレオストーシス melorheostosis は他の骨硬化性骨疾患 other sclerosing bone disorders のグループに分類されている（表1）．このグル

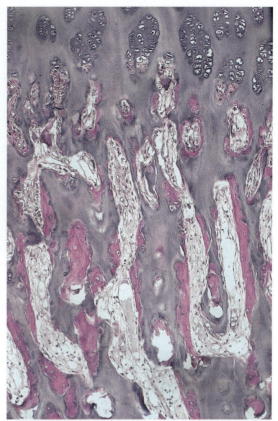
図9 大理石骨病
軟骨が残存する一次海綿骨 primary spongiosa．上方が骨端成長板 epiphyseal growth plate．

ープに分類されている骨硬化像がびまん性でない骨系統疾患には，骨斑紋症 osteopoikilosis（オステオポイキローシス），線条性骨症 osteopathia striata，メロレオストーシス（流蝋骨症）などがあり，硬化性骨異形成症 sclerosing bone dysplasia と総称されることがある．さらに，これらの疾患の特徴を種々の組み合わせで併せもつ症例もあり混合型硬化性骨異形成症 mixed sclerosing bone dysplasia と呼ばれることがある（図13）．ここでは，このグループの疾患のなかでも病理組織検査に供される頻度が比較的多いと思われるメロレオストーシスについて述べる（骨斑紋症と線条性骨症は手術材料として提出されることがほとんどない）．

メロレオストーシスは骨膜性 periosteal および内骨膜性 endosteal の骨増殖を特徴とする疾患で，その病変分布はデルマトーム dermatome に一致して認められる．遺伝性は現在のところ認められていない．病変部（同じ dermatome）の

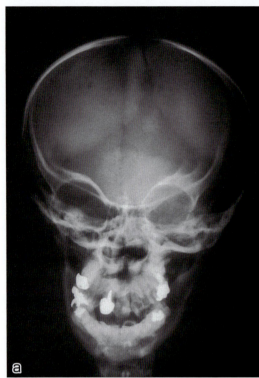
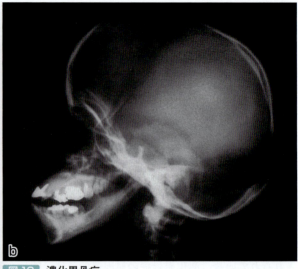

図10 濃化異骨症
a, b：頭蓋骨には，大泉門の開存，頭蓋縫合の離開，Worm 骨 wormian bone，下顎角の消失が認められる．c：手指末節骨の指趾先端骨溶解症 acro-osteolysis.

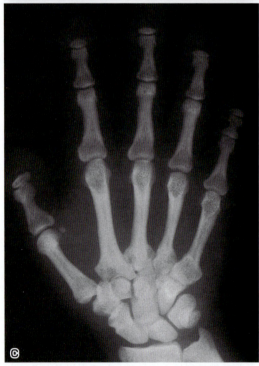

図11 濃化異骨症
a：不規則なセメントライン cement line を示す緻密な層板骨とわずかに残存する軟骨芯．b：簡易偏光観察像．

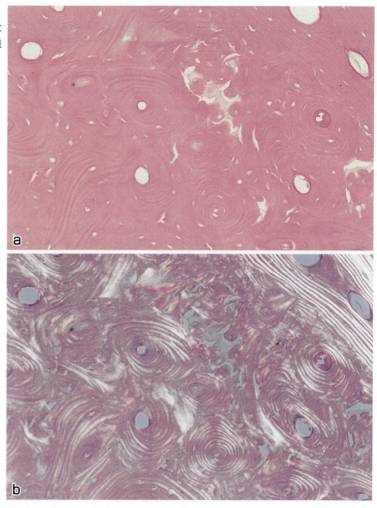

図12 濃化異骨症
改変傾向がみられない亀裂 crack．

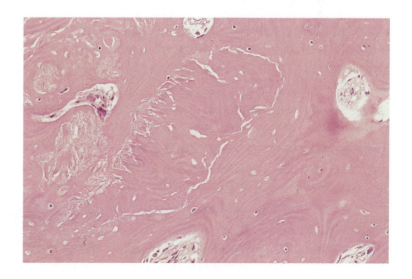

表1	主な他の骨硬化性骨疾患		
疾　患		遺伝形式	遺伝子
骨斑紋症	osteopoikilosis	AD	LEMD3
骨斑紋症を伴う流蝋骨症（混合型骨硬化性異形成症を含む）	melorheostosis with osteopoikilosis (including mixed sclerosing bone dysplasia)	AD	LEMD3
流蝋骨症（メロレオストーシス）	melorheostosis	SP	MAP2K1
頭蓋骨硬化を伴う骨線条症	osteopathia striata with cranial sclerosis（OSCS）	XL	AMER1
頭蓋骨幹端異形成症	cranial metaphyseal dysplasia	AD	ANKH
		AR	GJA1
骨幹異形成症（Camurati-Engelmann病）	diaphyseal dysplasia (Camurati-Engelmann disease)	AD	TGFB1
骨増殖症-高リン血症症候群	hyperostosis-hyperphosphatemia syndrome	AR	GALNT3
		AR	FGF23
		AR	KL
過形成型骨関節症	hypertrophic osteoarthropathy	AR	HPGD
		AR	SLCO2A1
皮膚骨膜肥厚症（過形成型骨関節症，一次性，常染色体顕性）	pachydermoperiostosis (hypertrophic osteoarthropathy, primary, autosomal dominant)	AD	
高ホスファターゼ症を伴う骨肥大症（若年性 Paget 病）	osteoectasia with hyperphosphatasia (juvenile Paget disease)	AR	TNFRSF11B
Pyle 病	Pyle disease	AR	SFRP4

AD：常染色体顕性（優性）遺伝子，AR：常染色体潜性（劣性）遺伝，XL：X 染色体連鎖遺伝，SP：散発性.

皮膚や軟部組織に線状強皮症 liner scleroderma や血管腫，異所性骨化を認めることがある．画像では，長管骨の長軸に沿った，蝋が流れた落ちたような（melted wax flowing down the side of candle と表現される）膨隆性の骨硬化像が特徴である（図14）．脊椎，骨盤骨，肩甲骨や短管骨も侵されるが，頭蓋骨が侵されることはきわめてまれである．罹患肢には延長や短縮が生じる．骨変形の矯正のため骨切り術 osteotomy が行われることがあり，このときに病理組織材料が提出されることがある．組織学的には，骨膜性および内骨膜性の骨形成のため皮質骨の不規則な肥厚が認められる（図15, 16）．断片状の検体の場合，オリエンテーションがつかみにくいが，内骨膜 endosteum（骨皮質内面）に接した不規則な骨硬化像は，周囲海綿骨と対比することにより病変を把握しやすい．新たに形成された骨組織は徐々に成熟していくので，新しい病変は線維骨 woven bone からなるが（図17），次第にハバース系をもつ層板骨 lamellar bone に移行，改変される（図18）．成熟した骨組織は，強拡大では正常の皮質骨（緻密骨 compact bone）とほとんど区別できない．これらの骨組織には活動性の骨芽細胞や破骨細胞はそれほど目立たず，骨形成のプロセスが比較的緩徐であることを示している．

Ⅶ　片肢性骨端異形成症
dysplasia epiphysealis hemimelica

片肢性骨端異形成症 dysplasia epiphysealis hemimelica は，一肢の骨端部の内側または外側が侵され，骨端部の増大，過剰骨形成がみられる発生異常である．散発性にみられ，男女比は 3：1 である．Trevor 病，Fairbank 病，tarsoepiph-

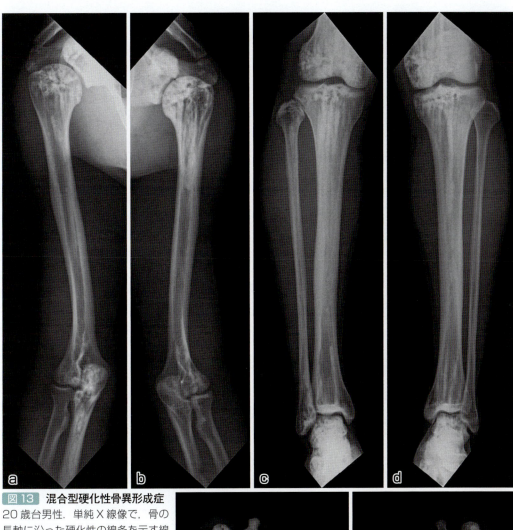
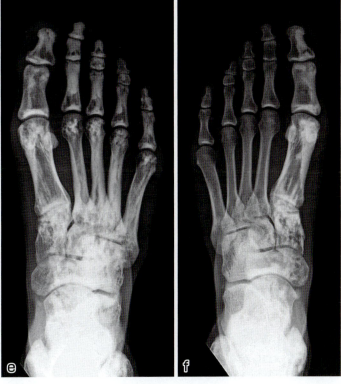

図13 混合型硬化性骨異形成症
20歳台男性．単純X線像で，骨の長軸に沿った硬化性の線条を示す線条性骨症の像と硬化性の斑紋が集簇してみられる骨斑紋症の像が混在している．病変は多骨性にみられるが，左腓骨（d）と左第2から第5の中足骨および足の指骨（f）は病変を免れていることに注目．

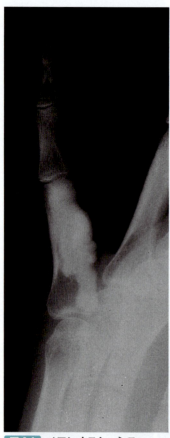

図14 メロレオストーシス
小指基節骨の蝋が流れ落ちたような骨皮質硬化像.

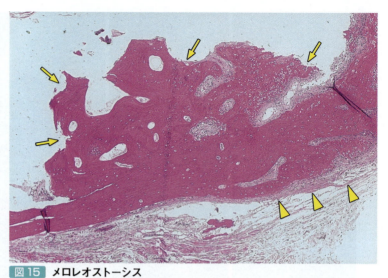

図15 メロレオストーシス
骨膜性(矢頭)および内骨膜性(矢印)の骨形成像. 左端に正常の皮質骨がみられる.

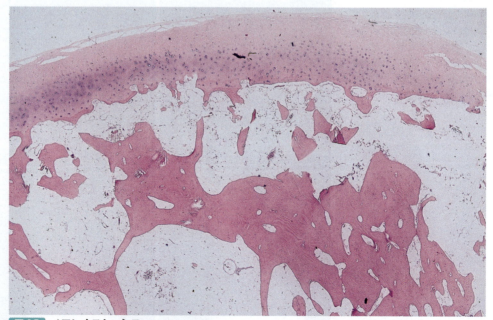

図16 メロレオストーシス
関節軟骨下の不規則な形の硬化性骨梁.

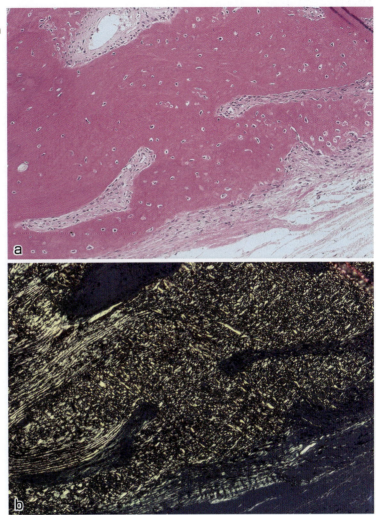

図17 メロレオストーシス
a：骨膜性骨形成像で線維骨 woven bone からなる．b：簡易偏光観察像．

yseal aclasis, epiphyseal osteochondroma ともいわれている．好発部位は距骨，大腿骨遠位，脛骨近位，脛骨遠位で，約半数で距骨が侵され，また，多発性にみられることもある．症状は罹患関節の変形腫大，可動域制限がみられ，多発性のものは罹患肢の肥大を示すことがある．骨系統疾患国際分類では骨格成分発生異常グループに分類されているもので，このグループには多発性骨軟骨腫（骨系統疾患国際分類では多発性軟骨性外骨腫症の名称が用いられている），内軟骨腫症，線維性骨異形成症など骨腫瘍・腫瘍様病変としてよく知られている疾患が含まれている（表2）．

画像では骨端部に過剰な骨形成が認められるが，成長とともに増大し，やがて骨端部に癒合する（図19，20）．病理組織学的な記載はいまだ十分ではないが，基本的には片肢性骨端異形成症の病変は表面に硝子軟骨を有する骨軟骨腫様の組織である（図21）（そのため，"epiphyseal osteochondroma" といわれることもあるが，原因遺伝子は同定されておらず，また，EXT1, EXT2 の変異は明らかではない）．骨端部に骨軟骨腫様組織が認められるが，異型は認められない．しかし，軟骨内に骨化中心が複数あり，その分布が不均一であるなど異形成的な組織である（図22）．これが成長とともに増大し，軟骨帽様組織は軟骨内骨化 enchondral ossification により海綿骨に置換されていき，やがて骨端核（骨端の骨組織）と連続，癒合し，最終的には骨端部片側の骨性肥大，骨性隆起となる．鑑別診断には，通常の骨軟骨腫の他，関節内に骨・軟骨組織が形成されるので，滑膜軟骨腫症や関節包内・傍関節軟骨腫などが挙げられる．

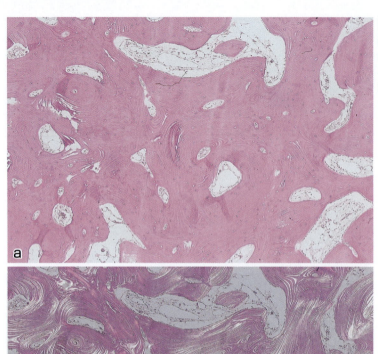

図18 メロレオストーシス
a：内骨膜性骨形成を示す硬化性骨梁でハバース系 haversian system を有する．b：簡易偏光観察像で，層板構造が明瞭である．

VIII Caffey病
Caffey disease

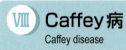

Caffy病 Caffy disease は，かつて乳児皮質骨増殖症 infantile cortical hyperostosis と呼ばれ，骨膜の骨新生を特徴とする原因不明のまれな乳児の疾患とされていたが，原因遺伝子として *COL1A1* が同定され，新生児骨硬化性異形成症 neonatal osteosclerotic dysplasia のグループに分類された．遺伝形式は常染色体顕性遺伝で，乳児型，寛解型が含まれている．5ヵ月以内の乳児，多くは生後すぐに発症する．下顎骨，鎖骨，肋骨，長管骨に好発ししばしば対称性に侵される．単純X線写真では，著明な骨膜反応が認められる（図23）．手足の指趾骨 phalanges と椎体が侵された報告はない．症状は患部の腫脹と圧痛で，発熱，白血球増多などの全身症状も認められる．組織学的には，初期では骨膜に急性炎症反応すなわち，浮腫，好中球浸潤が認められる．急性炎症がやや鎮静化すると骨膜に反応性の骨形成（骨膜反応）が認められるようになり，皮質骨は未熟な骨梁で置換され，亜急性期に移行する．後期では新生骨は次第に成熟しリモデリングを受け，新しい皮質骨となる．病変の成長は自然に止まり，数年の経過で自然消退するが，罹患骨の変形を残すこともある．また，原因遺伝子は同定されていないが，常染色体潜性遺伝形式をとる胎児重症型（severe variants with prenatal onset）もある．

表2 骨格成分の発生異常グループ

疾　患		遺伝形式	遺伝子
多発性軟骨性外骨腫症	multiple cartilaginous exostoses	AD	*EXT1*
		AD	*EXT2*
ケルビム症	cherubism	AD	*SH3BP2*
線維性骨異形成症，多骨型（McCune-Albright）	fibrous dysplasia, polyostotic form (McCune-Albright)	SP	*GNAS*
メタコンドロマトーシス	metachondromatosis	AD	*PTPN11*
骨空洞性異形成症	osteoglophonic dysplasia	AD	*FGFR1*
進行性骨化性線維異形成症	fibrodysplasia ossificans progressiva (FOP)	AD	*ACVR1*
神経線維腫症1型（NF1）	neurofibromatosis type I（NF1）	AD	*NF1*
歯肉線維腫症を伴うケルビム症（Ramon症候群）	cherubism with gingival fibromatosis (Ramon syndrome)	AR	
片肢性骨端異形成症（Trevor）	dysplasia epiphysealis hemimelica (Trevor)	SP	
白質脳症を伴う脂肪膜性異栄養症（骨嚢腫を伴う初老期認知症；Nasu-Hakola）	lipomembranous osteodystrophy with leukoencephalopathy (presenile dementia with bone cyst；Nasu-Hakola)	AR	*TRM2* *TYROBP*
内軟骨腫症（Ollier），および血管腫を伴う内軟骨腫症（Maffucci）	enchondromatosis (Ollier) and enchondromatosis with hemangiomata (Maffucci)	SP	*IDH1, IDH2*
D-2水酸化グルタール酸尿症を伴う骨幹端軟骨腫症	metaphyseal chondromatosis with D-2-hydroxyglutaric aciduria	SP	*IDH1*
遺伝性軟骨腫症	genochndromatosis	AD	
Gorham-Stout病	Gorham-Stout disease	SP	
骨線維性異形成	osteofibrous dysplasia	AD, SP	*MET*

AD：常染色体顕性（優性）遺伝子，AR：常染色体潜性（劣性）遺伝，SP：散発性.

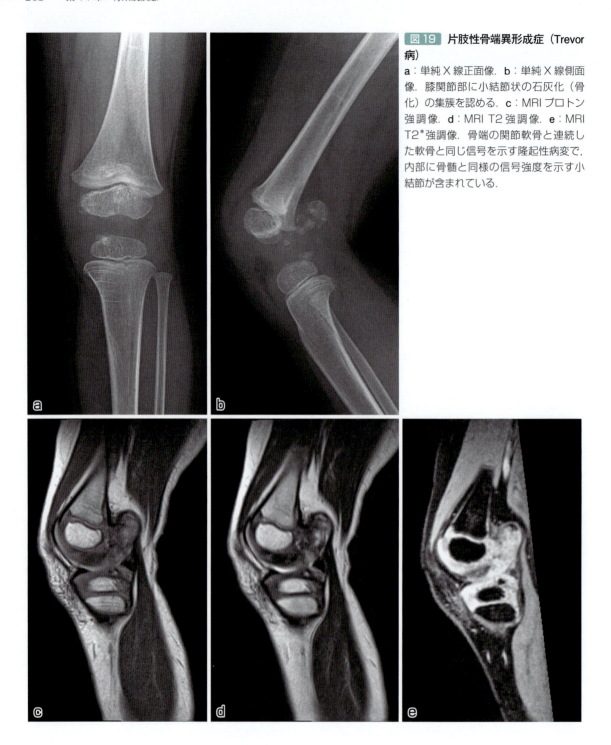

図19 片肢性骨端異形成症（Trevor病）
a：単純X線正面像．b：単純X線側面像．膝関節部に小結節状の石灰化（骨化）の集簇を認める．c：MRIプロトン強調像．d：MRI T2強調像．e：MRI T2*強調像．骨端の関節軟骨と連続した軟骨と同じ信号を示す隆起性病変で，内部に骨髄と同様の信号強度を示す小結節が含まれている．

図20 片肢性骨端異形成症（Trevor病）
右手示指基節骨遠位骨端に骨性隆起を認める．

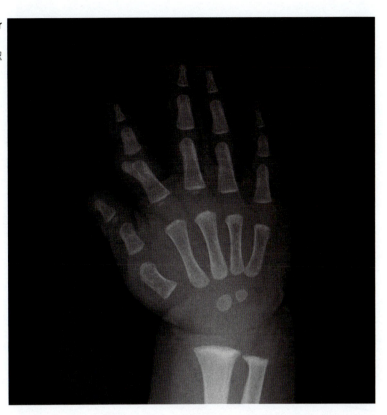

図21 片肢性骨端異形成症（Trevor病）
a：軟骨帽様の表面を有する骨軟骨組織．
b：骨軟骨組織で軟骨帽様の軟骨組織が消失し，表面はキャップ状の骨組織に置換されている．

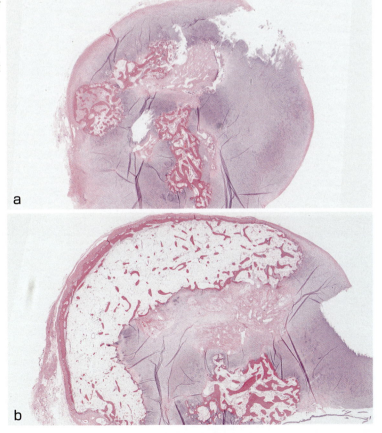

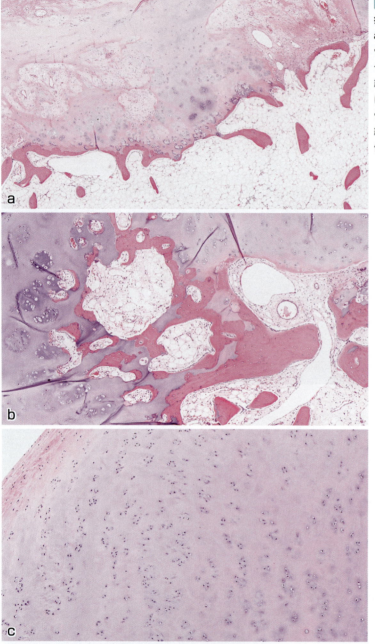

図22 片肢性骨端異形成症（Trevor病）
a：軟骨帽様の軟骨組織と骨組織（海綿骨）との移行部．この部分では軟骨内骨化は目立たない．b：軟骨帽様の軟骨組織と骨組織（海綿骨）との移行部．骨梁には硝子軟骨の芯がみられ，不完全な軟骨内骨化の状態が示唆される．c：軟骨組織には異型はみられず，関節軟骨様の像を呈する．

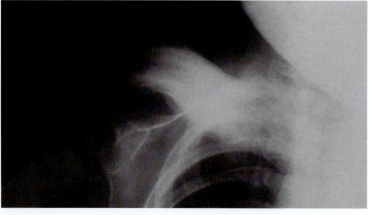

図23 Caffey病
鎖骨の著明な骨膜反応．

第12章 骨外傷・骨折
Fracture and traumatic diseases

I 骨折の分類と用語
classification and terminology of fracture

骨折 fracture とは，骨が外力により構造上の連続性を失った場合をいう．

骨は，その硬さ hardness，構築 architecture（たとえば，長管骨が管状であること），コンプライアンス compliance（しなやかさ），そしてリモデリング remodeling により日常の外力に抵抗し，構造，機能を維持している．骨折は通常外力が十分強い場合に起こるが，骨折の起こり方は力の大きさ，方向，力の加わった時間や部位などさまざまな因子により左右される．それゆえ，骨折の部位や程度，骨折線の走行，転位の有無や方向などに基づいたさまざまな骨折の分類がある．

外力が直接作用した部位に骨折が起こる場合を直達骨折 direct fracture（直達外力 direct force による骨折）といい，外力が作用しない部位に起こる場合を介達骨折 indirect fracture（介達外力 indirect force による骨折）という．骨腫瘍や骨感染症があると，通常骨折を起こす外力よりも軽微な外力で骨折を起こすことがあり，これを病的骨折 pathologic fracture（pathological fracture）という．骨折部の皮膚に損傷がなく骨折部と外界との交通がない場合，閉鎖骨折 closed fracture といい，骨折部と外界とに交通がある場合，開放骨折 open fracture という．骨折線の走行により横骨折 transverse fracture，斜骨折 oblique fracture，らせん骨折 spiral fracture などに分けられ，骨片が2個以上あるものを粉砕骨折 comminuted fracture という（図1）．

複雑骨折 compound fracture は，この粉砕骨折のことではなく，開放骨折のことであり，間違わないよう注意が必要である．なお，閉鎖骨折のことを単純骨折 simple fracture ともいう（単純，複雑は骨折線の複雑さとは関係ない）．骨折の程度により完全骨折 complete fracture（骨の連続性が完全に断たれるもの），不完全骨折 incomplete fracture に分けられる．不完全骨折には小児に起こる若木骨折 greenstick fracture（片側の皮質骨が骨折しもう一方側の皮質骨が屈曲したもの）などが含まれる．

II 骨折の治癒過程
healing process of fracture

正常な治癒過程を経れば骨折は瘢痕を残さず治癒するという点で，骨は他の組織と異なりきわめて特異な組織である．一般に，骨折の治癒には4週から12週かかるといわれているが，これはさまざまな因子により影響を受け，骨折治癒期間は条件により大きく異なる．骨折は多い疾患であるにもかかわらず，その診断は通常，外傷機転，症状および画像から確定され，治療は整復 reduction と固定 fixation によりなされるので，実際には診断のために病理組織をみる機会はきわめて少ない．しかし，骨折の治癒過程は実験モデルなどを使い詳細に研究されており，その病理像を理

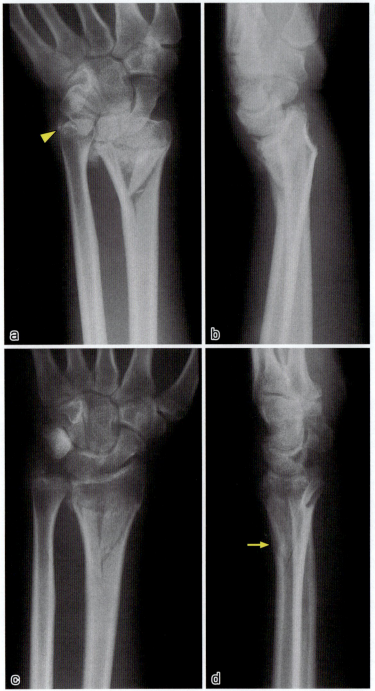

図1　外傷性骨折
a, b：橈骨遠位端粉砕骨折（受傷時）．尺骨茎状突起の裂離 avulsion を伴っている（矢頭）（a：前後像，b：側面像）．
c, d：受傷2ヵ月，整復治療後．仮骨の形成（矢印）（c：前後像，d：側面像）．

解しておくことは重要である．
　骨折の治癒過程は炎症期 inflammatory phase，修復期 reparative phase，再造形（リモデリング）期 remodeling phase の3期に分けられる．骨折による最初の変化は出血である．骨髄，ハバース管，骨膜あるいは周囲軟部組織の血管が破綻して出血し，血腫が形成される（図2）．血管が傷害されるため，骨折部の骨は壊死に陥る．これらの損傷により急性炎症反応が惹起される．急性炎症反応が消退すると，骨折部に肉芽組織が形成され（図3），また血腫の器質化が始まる．損傷した骨からは骨形成蛋白 bone morphogenetic protein（BMP）が放出され，肉芽組織内の未分化間葉細胞を骨芽細胞，軟骨芽細胞へと分化誘導

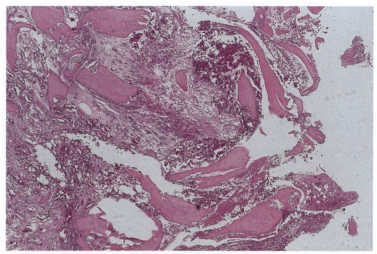

図2 inflammatory phase（骨折炎症期）
骨折部の出血と断片化した骨梁．

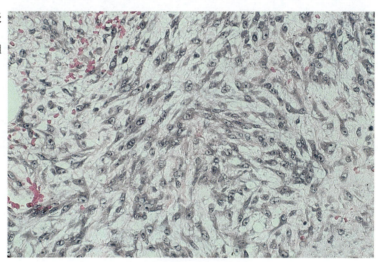

図3 inflammatory phase（骨折炎症期）
活動性の線維芽細胞の増生した肉芽組織．

する．これにより肉芽組織には，骨（線維骨woven boneであり未熟な骨immature boneである）および軟骨が形成される（図4）．骨，軟骨そして線維肉芽組織が混合したこの組織を骨折仮骨fracture callus［あるいは単に仮骨callus（日本語が化骨ではないことに注意）］と呼ぶ（図5〜8）．この仮骨ができる時期は，すでに修復期である．仮骨は骨折部の骨の外側にも髄腔内にも形成される．数週間のうちには仮骨の量も増え，石灰化も起こり，単純X線像でも確認できるようになる．酸素の供給が十分でなかったり，血管に乏しかったりすると仮骨における軟骨の割合が多くなるといわれている．また，骨折部における過剰な動きは，骨形成よりも線維形成を促すとされている．仮骨が過剰に産生されたものをexuberant fracture callus (hyperplastic fracture callus) と呼ぶ．再造形期では，仮骨の中の軟骨は軟骨内骨化enchondral ossificationにより骨に置換され，また線維骨は層板骨lamellar bone（成熟した骨mature bone）に変わっていく．そして，骨吸収と骨形成を繰り返して仮骨はリモデリングを受け，数ヵ月後には皮質骨，海綿骨ともに融合が完成し骨折が治癒する．

III 骨癒合と骨癒合不全
union and nonunion

骨折の修復がスムースに起こり正常な期間内に変形を残さず治癒することを骨癒合union (bone union) という．変形を残して骨折が癒合した場

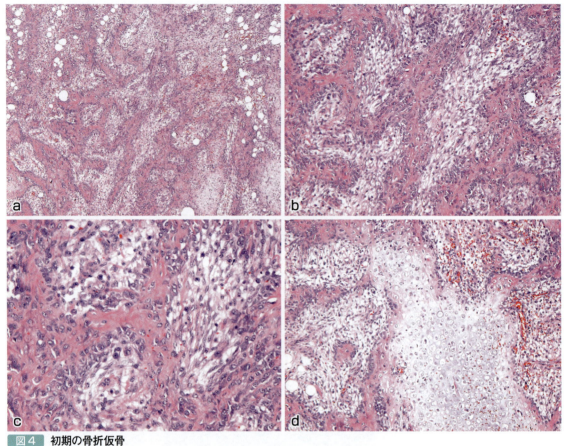

図4　初期の骨折仮骨
a：相互に吻合する未熟な類骨．b：背景には核の腫大した線維芽細胞が認められる．c：類骨の周囲には核が腫大し，核小体もみられる骨芽細胞が認められる．d：反応性に形成された軟骨組織で，軟骨性仮骨の部分．

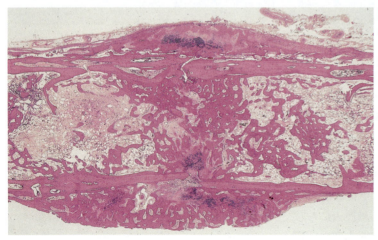

図5　reparative phase（骨折修復期）
骨折部を包むような髄内外の骨折仮骨の形成（肋骨）．

Ⅲ 骨癒合と骨癒合不全

図6 reparative phase（骨折修復期）
a：骨折部の線維骨と軟骨からなる骨折仮骨．b：簡易偏光観察像．

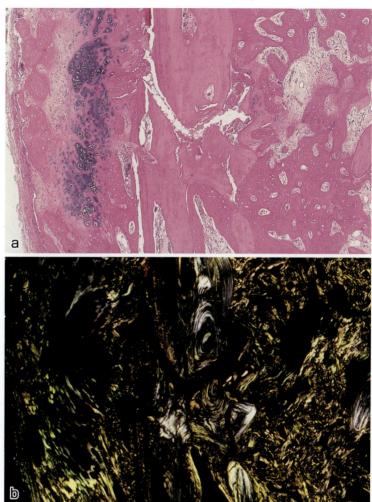

図7 reparative phase（骨折修復期）
骨折仮骨．未熟な類骨（図左方）と成熟傾向がみられる石灰化した線維骨（図右方）．

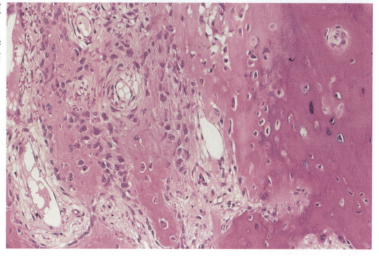

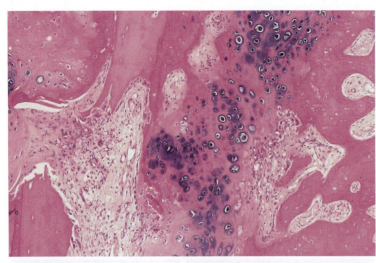

図8 reparative phase（骨折修復期）
軟骨性仮骨．軟骨成分を伴う骨折仮骨．

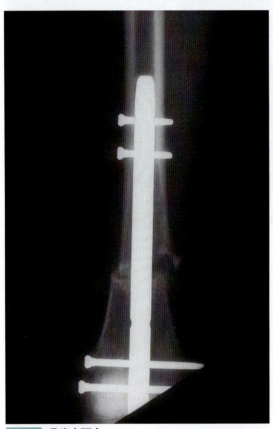

図9 骨癒合不全
骨癒合のない大腿骨骨折．

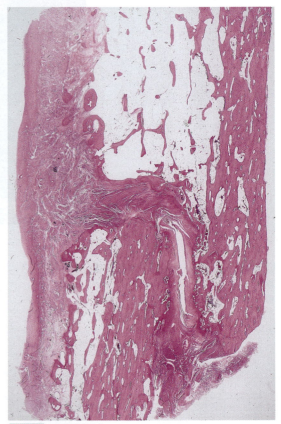

図10 骨癒合不全
セミマクロ像．

合，変形癒合 malunion と呼ぶ．変形は，特に乳幼児や小児では，リモデリングによって次第に矯正されていくが，変形が永続的に残る場合もある．上腕骨顆上骨折後の内反肘は最も一般的な変形癒合である．骨折が正常の治癒期間で治らず，治癒までに長期間を要するものを遷延癒合 delayed union という．遷延癒合では骨折部の修復は緩慢ではあるが続いているのに対し，骨折の骨癒合機転が完全に停止したものを骨癒合不全 nonunion という（図9）．骨折端の間隙は緻密な線維性組織で埋められている（線維性骨癒合 fibrous union という）（図10〜13）．骨癒合不

図11 骨癒合不全
仮骨の形成のない線維性組織の介在.

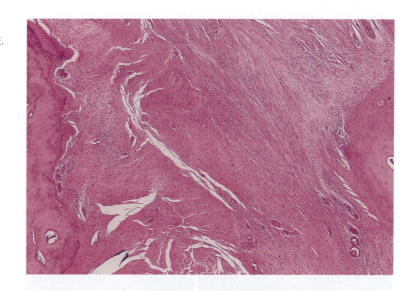

図12 骨癒合不全
血管に乏しい介在線維性組織.

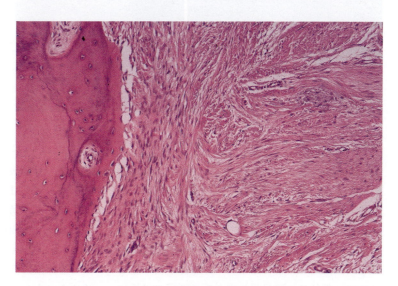

図13 骨癒合不全
骨移行部の線維軟骨組織. 付着部 enthesis（骨靱帯移行部）に似る.

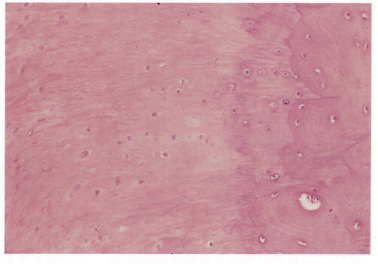

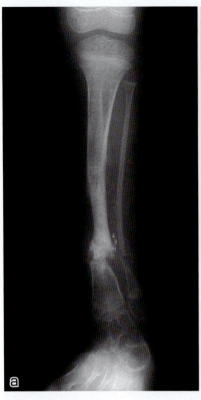
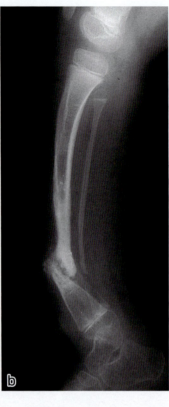

図14 脛骨の先天性偽関節
脛骨，腓骨の遠位骨幹部での途絶と弓状変形．a：前後像，b：側面像．

全部で過剰な動き motion（屈曲やずれ）が恒常的に加わると，骨折端の間隙を埋めている線維組織に滑膜化生 synovial metaplasia が起こり滑膜腔を形成して，骨癒合不全部で可動性を認めることがある．これを偽関節 pseudoarthrosis（synovial pseudoarthrosis）と呼ぶ．骨癒合不全が起こりやすい部位は，脛骨骨幹部と距骨頸部の骨折である．

骨癒合がうまくいかない場合に，骨癒合を促すため内固定や骨移植などが行われることがある．このときに，骨癒合不全部の組織が提出されることがある．組織学的には，前述したように，活動性の骨形成がほとんど認められず，仮骨の形成がきわめて乏しいことが普通で，緻密な線維組織が認められる．血管新生には乏しく，不良肉芽ないし瘢痕組織と理解される．線維組織に軟骨島が認められることもあるが，骨化像に乏しい．軟骨が量的に多い場合には軟骨性仮骨 cartilaginous callus と呼ぶことがある．

神経線維腫症1型 neurofibromatosis type 1 (NF1)で，脛骨の先天性偽関節 congenital pseudoarthrosis of the tibia がみられることがあるが，骨折後の偽関節と混同してはならない．これは，通常1歳未満の乳児期に発症し，脛骨下1/3の骨幹が先細り途絶しているもので，弓状の変形 bowing deformity を伴うことがある（図14）．組織学的には fibrous union と同様の緻密な線維性結合組織からなり，骨や軟骨形成は認められない（図15～18）．また，ここに神経線維腫も認められない．この病変を有する患者の50％には NF1 の徴候が認められ，診断時点で NF1 の徴候がみられなくても成長に伴って NF1 であることが明らかになることが多い．また，NF1 患者の10％にこの脛骨病変が認められる．なお，NF1 に合併するその他の骨病変としては脊柱側彎症 scoliosis が知られている．

IV 疲労骨折
stress fracture

疲労骨折 stress fracture は通常の骨折と違い，比較的軽微な外力が繰り返し加わることにより不完全骨折を起こすものである．通常，stress fracture は fatigue fracture（日本語では stress

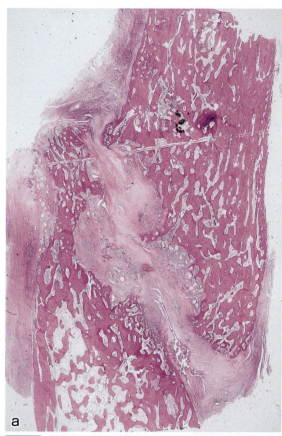
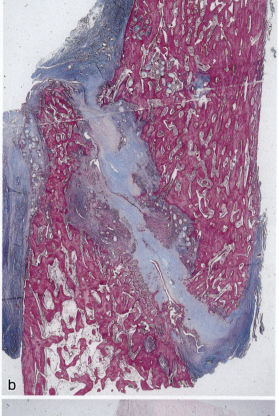

図15 脛骨の先天性偽関節
セミマクロ像．**a**：HE染色，**b**：Azan染色，**c**：Alcian Blue染色．

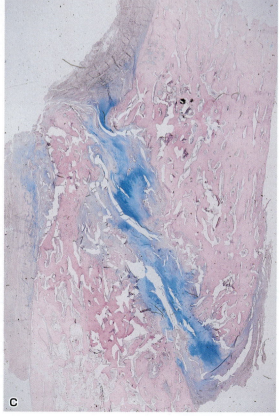

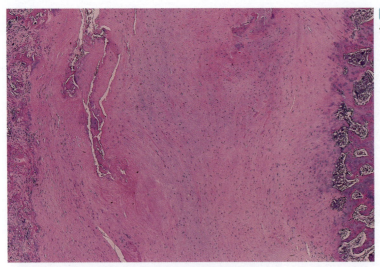

図16 脛骨の先天性偽関節
偽関節部の弱拡大像.

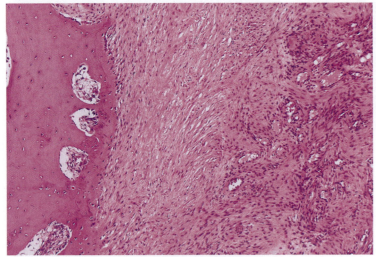

図17 脛骨の先天性偽関節
血管新生がみられる偽関節部の線維性肉芽組織.

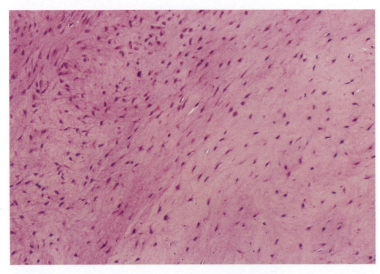

図18 脛骨の先天性偽関節
偽関節部の粘液変性 myxoid change を示す線維性組織

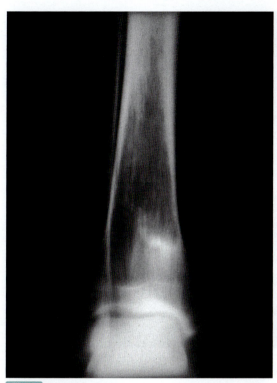

図19 stress fracture
脛骨遠位骨幹端の線状の骨硬化像（断層Ｘ線像）．

fractureと同じ疲労骨折）と同義に用いられているが，fatigue fractureは厳密には，正常な骨に異常な外力が加わって起こるものを指し，長距離走者にみられる脛骨や腓骨のstress fractureはfatigue fractureの好例である．一方，正常な外力でも骨に異常があればstress fractureが生じる．骨粗鬆症患者にみられる骨盤や下肢骨のstress fractureがこれに相当し，これを脆弱性骨折insufficiency fractureという．骨軟化症にみられるLooser zoneも脆弱性骨折の1例である．

　症状は運動時の疼痛であり，安静により改善する．好発部位は脛骨近位骨幹，脛骨遠位骨幹，腓骨遠位骨幹，足部の骨である．初期のstress fractureは単純Ｘ線像では明らかな所見はないが，ときにわずかな骨膜反応がみられることがある．この時期でも骨シンチグラフィでは集積像が認められ，MRIでは骨内の病変が描出できる．やや進行すると単純Ｘ線像でも骨折線すなわち横走する線状の骨透亮像あるいは硬化像（あるいは両者の混合像）が認められる（図19, 20）．骨膜反応がかなり強く認められることもあり，この場合には骨腫瘍（類骨骨腫，骨膜性骨肉腫など）との鑑別が問題となる．

　症状や画像からstress fractureの診断がなされれば，病変が生検されることはない．画像ではstress fractureか，腫瘍（骨肉腫，類骨骨腫，小円形細胞腫瘍など）か，判断できず，その鑑別が問題となるときに生検がなされる．なかでも，骨折仮骨であるのか，骨肉腫すなわち悪性であるのかの鑑別が最も重要である．組織学的には，種々の成熟段階の骨折仮骨が認められる．若い仮骨では未熟な類骨osteoidの形成が認められ，周囲に腫大した骨芽細胞がきれいに並ぶ（図21, 22）．骨芽細胞は活動性で，豊かな細胞質を持ち，その外周は好塩基性，核周囲は淡明で形質細胞の細胞質に類似し，核は大型で核小体は明瞭ではあるが，明らかな異型はない（図23）．類骨は未熟なものから成熟傾向を示すものが移行し，いわゆるzoning phenomenonをうかがわせ，類骨・骨は全体に秩序だった骨梁配列trabecular patternを示す（図24, 25）．特に骨膜反応では類骨は比較的規則正しく平行に並ぶ傾向が認められる（図26）．軟骨も出現することがあり，核の大小不同など異型を示すので注意が必要である（図27）．一方，骨肉腫での類骨形成は不規則でレース状の配列をとり，腫瘍細胞は不規則に配列し類骨周囲に1列に並ぶことはない．骨芽細胞には異型が明らかで，前述した形質細胞様変化を示さないことが多い．また，異常核分裂をみることもある．異型な軟骨が出現することもあり，特にstress fractureと鑑別が問題となることが多い骨膜性骨肉腫periosteal osteosarcomaでは軟骨成分が優位に認められるので，慎重な鑑別を要求される．骨肉腫の軟骨では粘液変性myxoid changeを示すことがあるが，仮骨の軟骨では粘液変性はみられない．ここで，注意すべきことは，骨肉腫でも骨膜反応を伴うことはまれではなく，標本の一部に反応性骨軟骨形成がみられてもそれだけでは骨肉腫を否定できないことである．標本全体の評価（生検部位や検体が適切か否かも含め）と画像所見を合わせた慎重な総合判断が要求される．

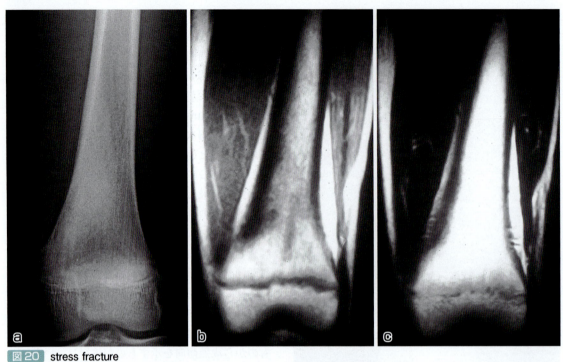

図20 stress fracture
大腿骨遠位骨幹端の骨硬化像．a：単純X線像，b：MRI T1強調像，c：MRI T2強調像．

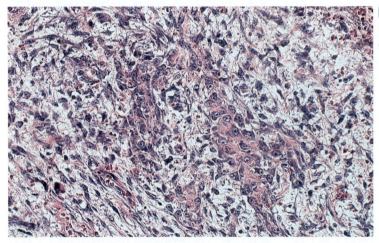

図21 骨折仮骨
肉芽組織内の未熟な類骨（early osteoid）．

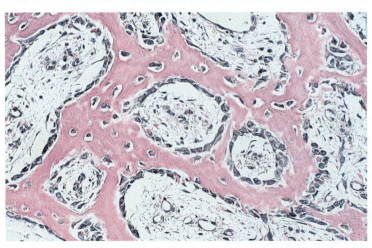

図22 骨折仮骨
相互に吻合する比較的未熟な類骨．

図23 骨折仮骨
a：類骨表面に並ぶ腫大した骨芽細胞.
b：骨梁表面の非活動状態の扁平な骨芽細胞（aとの対比するため提示）.

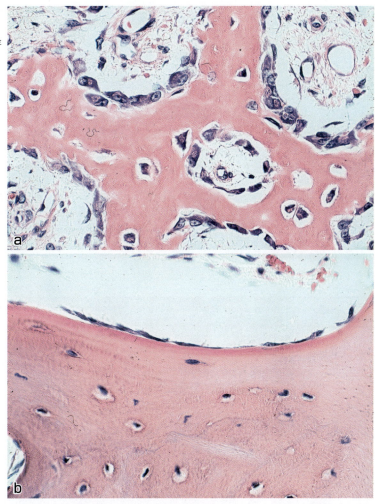

図24 骨折仮骨
秩序だった骨梁配列.

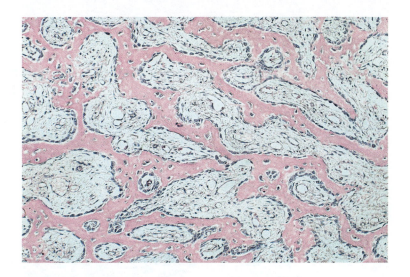

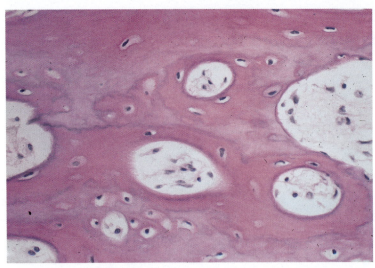

図25 骨折仮骨
成熟傾向を示す仮骨の骨梁.

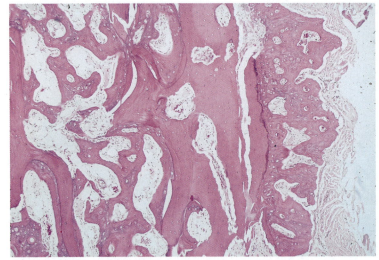

図26 stress fracture
図右方の骨膜反応. 図左方の骨内に骨折仮骨の形成.

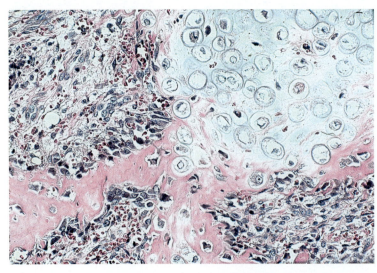

図27 骨折仮骨
異型を示す軟骨性仮骨.

V 脆弱性骨折
insufficiency fracture

前述したように，異常な骨は日常生活程度の外力でも stress fracture を生じることがある．このような骨折を脆弱性骨折 insufficiency fracture という．骨粗鬆症，骨形成不全症や大理石骨病などにみられる stress fracture は脆弱性骨折であり，骨軟化症にみられる Looser zone も脆弱性骨折の1例である．病的骨折 pathologic fracture は，通常腫瘍や感染症のある骨に起こった骨折に対して用いる．近年，骨粗鬆症の大腿骨骨頭などの軟骨下領域に生じる脆弱性骨折（軟骨下脆弱性骨折 subchondral insufficiency fracture；SIF）が注目されている．臨床的および画像的に大腿骨頭壊死との鑑別が問題となっており，切除検体で大腿骨頭壊死と SIF との鑑別を問われる機会が増えている．SIF については，第5章「Ⅳ．軟骨下脆弱性骨折」に詳述したので，そちらを参照のこと．

VI 裂離骨折
avulsion fracture

裂離骨折 avulsion fracture とは，腱の付着部の骨が腱に引っ張られて剝離（裂離 avulsion）を起こすものをいう．筋の急激かつ過剰な収縮や反復する収縮などによる．成人にも小児にも起こるが，小児の場合には，骨端 apophysis 全体が裂離することがある．通常，スポーツと関連して起こることが多く，青少年に多い．好発部位は，坐骨結節 ischial tuberosity［大腿二頭筋，半膜様筋，半腱様筋（いわゆる hamstring muscles）が付着］，大転子 greater trochanter（中，小殿筋が付着），小転子 lesser trochanter（腸腰筋が付着），上前腸骨棘 anterior superior iliac spine（縫工筋，大腿筋膜張筋が付着）（図28），および上腕骨近位骨幹側方大胸筋ないし三角筋付着部である．また，脛骨粗面 tibial tuberosity に起こる裂離損傷 avulsion injury は Osgood-Schlatter 病としてよく知られている．

組織学的には，病変の新旧に応じた骨折仮骨が認められる．線維芽細胞の増生や肉芽組織もみられる（図29, 30）．裂離した既存の骨・軟骨組織がみられることもある（図31, 32）．

cortical irregularity syndrome（皮質骨不整症候群）は大腿骨遠位の内側骨幹端，大内転筋付着部に生じる裂離損傷で，かつて骨膜性デスモイド periosteal desmoid と呼ばれていた病変である．小児から青少年期にみられる．通常，無症状であるが，激しい運動を行ったときに疼痛を訴えることもある．小さな病変も含めれば男児の10％にはみられるといわれており，約1/3の例で

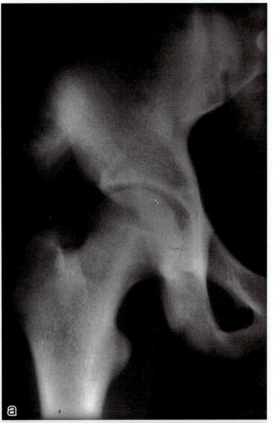

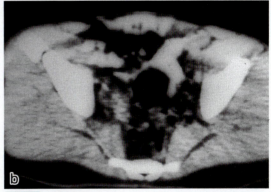

図28　裂離骨折
上前腸骨棘の裂離損傷 avulsion injury．a：単純X線像，b：CT．

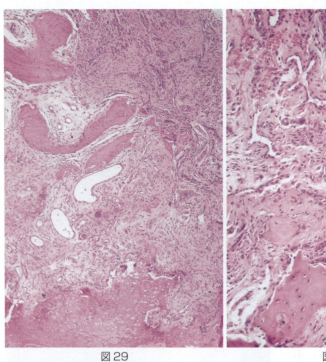

図29

図30

図29 裂離骨折
骨片を含む肉芽組織.

図30 裂離骨折
血管新生の目立つ肉芽組織.

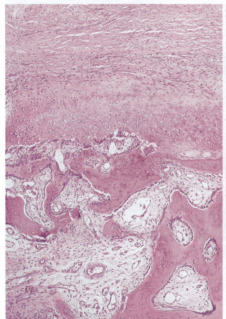

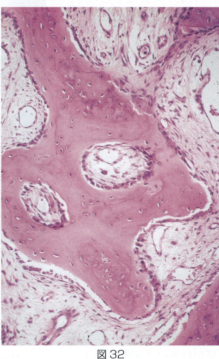

図31

図32

図31 裂離骨折
裂離した既存骨組織.

図32 裂離骨折
反応性骨形成を示す裂離した既存骨組織.

は病変は両側性である．単純X線像では，大腿骨遠位の内側骨幹端に皮質の不整な欠損像が認められる（図33）．ほとんどの症例では画像的に診断され，生検されることはない．しかし，ときに腫瘍性病変の否定や鑑別のため，生検されることがある．組織学的には，腱や靱帯組織に似た緻密な線維性組織で，臨床情報なしに組織標本だけをみると，デスモイド線維腫症 desmoid fibromatosis を思わせる像を呈する（図34, 35）．ときに細胞密度が高いこともあり，また類骨形成が認められることがある．下床の既存骨が採取されていれば，腱と骨の接合部，すなわち付着部 en-

| 図33 | cortical irregularity syndrome（皮質骨不整症候群）
大腿骨遠位内側骨幹端の骨不整像．

| 図34 | cortical irregularity syndrome（皮質骨不整症候群）
デスモイドを思わせる密な線維性組織．

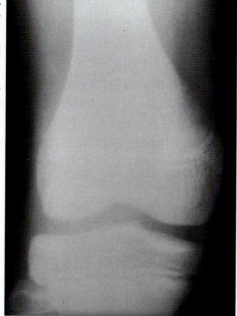
図33

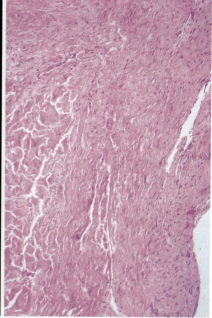
図34

| 図35 | cortical irregularity syndrome（皮質骨不整症候群）
豊富な膠原線維束を伴う線維性組織．

| 図36 | cortical irregularity syndrome（皮質骨不整症候群）
表面やや不規則な侵蝕された骨梁を示す線維骨境界部．

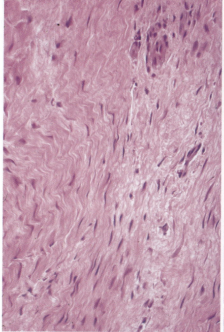
図35

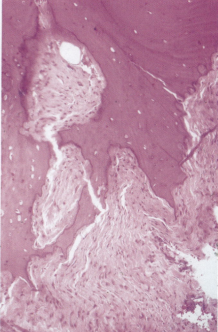
図36

thesis の組織がみられる（図36）．診断するうえで最も重要なことは，本病変を線維肉腫や骨肉腫などの悪性腫瘍やデスモイド線維腫症と overdiagnosis しないことである．

VII 大腿骨頸部骨折
femoral neck fracture

わが国は近年，急速に高齢化が進み大腿骨頸部骨折 femoral neck fracture の発生が多くなり，その治療法として人工大腿骨頭置換術 femoral head prosthetic replacement ［人工股関節全置換術 total hip arthroplasty (THA)，または total hip replacement (THR)］が施行されることが著しく増加している（図37）．これに伴い切除骨頭の病理学的検索，診断の機会も増えている．大腿骨頸部骨折は，骨折部の位置により関節包内 intracapsular の内側骨折 medial fracture (of femoral neck) と関節包外 extracapsular の外側骨折 lateral fracture に分けられ，発生率は全体で後者がやや高く，80歳以上の高齢者では後者が前者の約3倍となっている．危険因子としては骨粗鬆症 osteoporosis が最も重要であるが，転倒などの受傷機転や機械的な骨強度も挙げられている．

病理組織学的検索においては適切な部位の標本を作製する必要があり，大腿骨骨頭の切り出し方法を図38に解説する．骨折部の組織像は前記のようであり，骨折から手術までの時間経過と仮骨の成熟度とを比較検討しその十分あるいは不十分の程度を判断することが望まれる．また，病理診断において骨粗鬆症の有無，その程度について評価し記載する必要がある．注意すべき所見として陳旧性病変，すなわち古い仮骨 old (fracture) callus がみられることがある（図39）．old callus は頸部の骨皮質の骨内膜側 endosteal に形成されることが多く，また最も術前に近い時期の新鮮な完全骨折部の近傍にみられる．これは1回の完全骨折ではなく不完全骨折（小骨折 minor fracture）が生じていて，複数回の小骨折の後に完全骨折が起きたことを意味する．仮骨の新旧の組織学的区別は比較的容易で，前記の仮骨形成の経時的変化のようであるが，肝腎なことは完全骨折の時期が骨頭切除のどのくらい以前であるかを臨床情報から確認しておくことである．なお，癌の骨転移などの病的骨折の可能性を否定しておくことも，大腿骨頸部骨折骨頭の病理学的検索の重要な役割の1つである．

図37 大腿骨頸部骨折

a：単純X線像，b：MRI T1強調像，
c：MRI T2強調像，d：人工骨頭置換
術後．

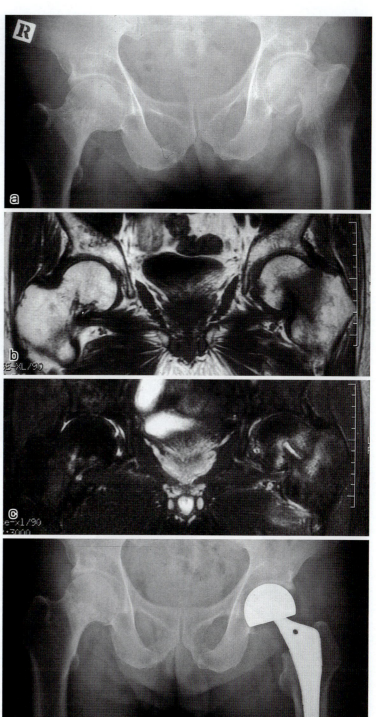

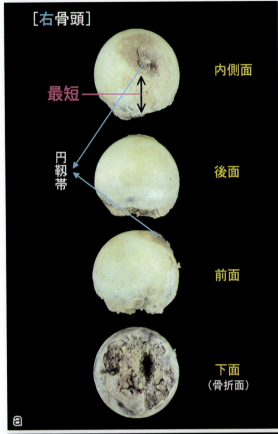
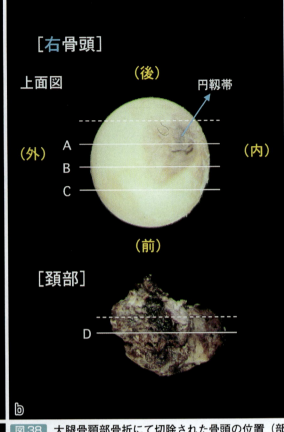

図38 大腿骨頸部骨折にて切除された骨頭の位置（部位）判別と切り出し方法

原則はX線前後像（A-P view）と対応できる割面，すなわち前額断面（frontal or coronal cut surface）を作製する．位置判別は前・後・内・外の4方向を決定することで，骨頭関節軟骨面にみられる大腿骨骨頭靱帯（円靱帯 round ligament）の骨頭付着部を基準として行う（**a**）．靱帯付着部と関節軟骨辺縁（margin of articular cartilage）との距離が最も短い部位が内側に相当する．この両者（靱帯付着の中心部と最短の関節軟骨辺縁）を結ぶ線が内側-外側の線で，この線に沿って前額断面を作製する（**b, c**）．なお，変形性関節症 osteoarthritis の場合の位置判別は，骨頭下面の大腿骨頸部の手術切除断面をみて行うが（第2章「変形性関節疾患」を参照），頸部骨折の場合は骨頭下面が骨折面そのもので不規則なごつごつした表面像を呈しており，整った「楕円形」の頸部切断面はみられず，したがって骨頭下面から位置判別はできない．骨折部より遠位の位置での頸部追加切除材料が提出された場合は，変形性関節症のときと同様に上面の骨折面とは反対の下面切除断面をみて「楕円形」の長軸（内側-外側線）に沿って割を入れる（**図b**の下方；**図c**の割D）．以上のように内側，外側の位置判別ができても左右が不明ならば前・後を決めることはできず，左右どちらの骨頭かの臨床情報は必要不可欠である．

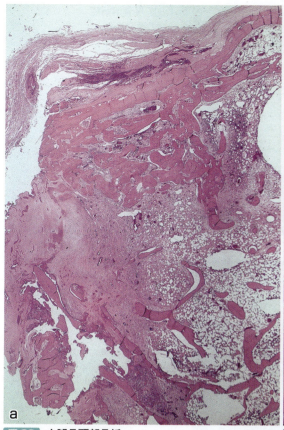
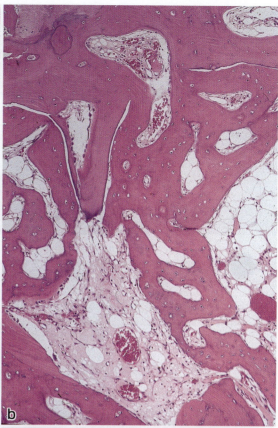
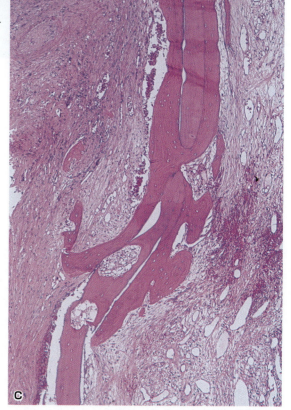

図39 大腿骨頸部骨折
a：骨折部に認められた陳旧性仮骨（図上方），b：強拡大像．
c：肉芽組織を伴う新しい仮骨．

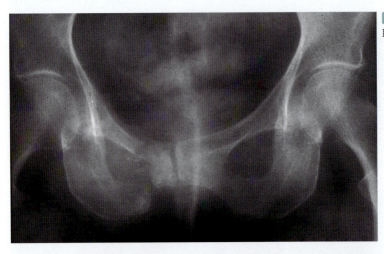

図40 恥骨溶解症
恥骨枝の骨溶解像.

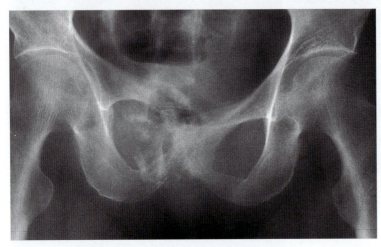

図41 恥骨溶解症
恥骨枝の破壊と骨溶解像.

VIII 外傷後骨溶解症
posttraumatic osteolysis

通常の骨折で骨折部に多少の骨減少がみられることがあるが，それとは異なり外傷後に進行性に高度な骨溶解がみられることがあり，外傷後骨溶解症 posttraumatic osteolysis と呼ぶ．これは特定の部位に好発する．すなわち，鎖骨の外側端 distal portion of clavicle, 恥骨枝 pubic ramus, 坐骨枝 ischial ramus, 橈骨遠位端 distal portion of radius, 尺骨遠位端 distal portion of ulna, 手根骨 carpus, 大腿骨頸部 femoral neck などである．外傷後に発症するが，外傷が軽微で外傷と認識されていないこともあり，また画像的にも骨折が明らかではないこともまれではない．鎖骨外側端の posttraumatic osteolysis は，重量挙げなどのスポーツ選手にみられることがあり，反復する軽微な外傷が関係していると考えられている．

恥骨枝に起こるものは恥骨溶解症 pubic osteolysis として知られており，中高年の女性に好発する．外傷の既往がないことも多い．症状は疼痛である．単純X線像では恥骨に進行性の骨溶解像を認め，骨硬化像や骨折像を伴うこともあり，画像的には転移性骨腫瘍や軟骨肉腫などとの鑑別が問題となる（図40, 41）．組織学的には，基本的には骨折仮骨の組織像を示し，反応性骨および軟骨形成，肉芽組織や粘液変性を示す線維性組織，壊死に陥った骨梁片やヘモジデリン沈着などが認められる（図42, 43）．特に，反応性の軟骨形成が目立つことが多く，軟骨細胞の大小不同や二核細胞がみられ，組織学的にも軟骨肉腫との鑑別が問題となることがある（図44）．本症の存在と特徴を知らないと診断に苦慮し，悪性との誤診のリスクも高まるので注意が必要である．

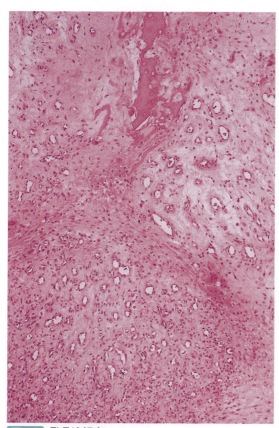

図42 恥骨溶解症
拡張した血管の目立つ肉芽組織.

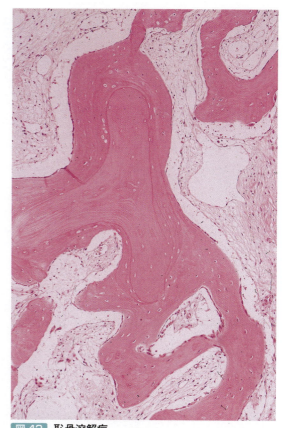

図43 恥骨溶解症
添加性骨形成を示す骨組織.

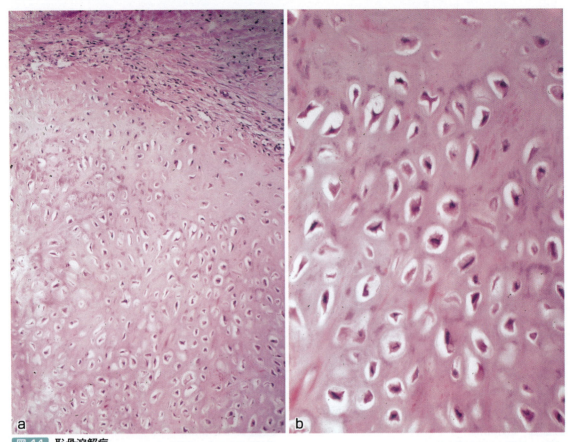

図44 恥骨溶解症
a：異型を示す反応性軟骨組織．b：強拡大像．

第13章

骨，関節の感染症
Bone and joint infection

I 骨髄炎
osteomyelitis

1 一般的事項

　骨の感染症は骨髄炎 osteomyelitis と呼ばれているが，ここでの骨 bone は基質としての骨組織（osteo-）と骨髄（myelo-）の両者を指している．すなわち，骨髄炎は骨髄 bone marrow の感染症ではなく，骨組織と骨髄を含めた骨の感染症という意味で用いられている．

　感染経路としては，急性化膿性関節炎と同様，他部位からの血行性感染と隣接する組織からの直接感染がある．後者は，軟部組織の感染巣からの直接感染，開放骨折 open fracture からの感染，齲歯からの顎骨への感染，穿刺や外科手術による感染が含まれ，二次性骨髄炎 secondary osteomyelitis ともいう．また，糖尿病や閉塞性動脈硬化症による趾の壊疽 gangrene から指骨 phalanx に感染が及んで骨髄炎が起こることがあるが，これも二次性骨髄炎に含まれ，日常の病理検査では遭遇する機会が多い．原因菌としては *Staphylococcus aureus* が最も多く，次いで *Hemophilus influenzae*，Streptococci などが多い．また，グラム陰性桿菌，抗酸菌，真菌，ウイルス，寄生虫によるものもある．二次性骨髄炎では複数細菌の混合感染であることも多い．後天性免疫不全症候群の患者では，化膿性骨髄炎，骨の結核や真菌感染症の他，非結核性抗酸菌感染症や細菌性血管腫症 bacillary angiomatosis がみられることがある．

　一般に骨髄炎は臨床経過から急性，亜急性，慢性に分けられるが，これらがお互いにオーバーラップすることも多く，厳密に区別できないことも少なくない．ここで特に強調しておきたいことは，組織像からは骨髄炎の急性，慢性の区別はできないということである．これが病理総論的な炎症の考え方や他臓器における一般的な感染症の病理診断の扱いと異なる点であり，いい換えれば，骨髄炎の診断に際して，病理組織所見に基づいて急性骨髄炎 acute osteomyelitis とか慢性骨髄炎 chronic osteomyelitis という病理診断をしてはならない，ということである．では，どのような病理診断をしたらよいかというと，単に骨髄炎 osteomyelitis と診断する．これは急性および慢性骨髄炎の疾患概念は臨床像と画像所見に基づいたものであり，病理組織学的所見に基づいたものではないからである．また，急性骨髄炎であっても慢性炎症細胞浸潤や線維化を示す部分があることや逆に慢性骨髄炎であっても好中球浸潤の著しい急性炎症病巣を伴うことはしばしば経験され，一般的な病理学における炎症総論の概念があてはまらないからである．有名な Brodie 膿瘍 Brodie abscess において，膿瘍という名称にもかかわらず，高度な好中球浸潤は必ずしも伴わないことが普通であり，ここにも病理総論的な用語と実際の疾患名に乖離がある．

　もう1つ，骨髄炎の組織学的診断の際に留意

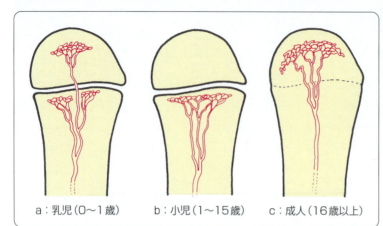

図1 長管骨の血行と骨髄炎感染病巣との関係
a：乳児では，成長軟骨板を貫通する血管が存在するため，骨幹端と骨端を侵す．**b**：小児では，成長軟骨板がバリアとなるため，骨幹端に好発する．**c**：成人では，成長軟骨板が閉じているため，骨端に好発する．（文献1より改変）

すべき重要なことは，髄内の炎症病巣を示す組織像をみたからといって，それが必ずしも感染すなわち骨髄炎を意味しないことである．すなわち，組織像のみで骨髄炎との診断はできず，必ず臨床像や画像との対比をする必要がある．たとえば，髄腔が炎症細胞浸潤を伴う線維性組織で置換され反応性骨形成がみられても，このような組織像は，骨折の治癒過程，関節リウマチなどの関節炎，変形性関節症，骨壊死，腫瘍の周辺部などで非特異的に出現しうる．そのため，骨髄炎と診断を下す前に，これらの疾患を確実に除外する必要がある．

2 急性および慢性骨髄炎

1）臨床的事項

a. 急性骨髄炎

急性骨髄炎 acute osteomyelitis は15歳以下の小児に多く，菌血症 bacteremia により血行性に細菌が骨に到達して起こる．通常，長管骨の骨幹端 metaphysis に好発する．これは骨の解剖学的血管走行分布と血行動態に関連している（図1）．すなわち，骨幹 diaphysis の栄養孔から骨内に入った動脈は骨端成長軟骨板 epiphyseal growth plate を貫通せず，その直下（骨幹端）で血管がループを形成して動脈から類洞，そして静脈に移行する．この類洞 sinus で血流速度が遅くなり，そのため血中の菌がそこに定着しやすくなるので，急性骨髄炎が骨幹端に好発するのである．乳児では，成長軟骨板を貫通して骨端 epiphysis に達する動脈があるために，骨端，骨幹端の両者に病巣が生じうる．また，成人では成長軟骨板は消失しているため特定の好発部位はない．

骨幹端に定着した細菌は急性化膿性炎症を惹起し，感染巣（膿瘍）は髄内を広がり皮質骨に達する．さらに感染巣は皮質骨の Volkmann 管を通じて骨膜下に至り，骨膜下膿瘍 subperiosteal abscess を形成する（図2〜5）．骨幹端が関節包内にある大腿骨近位では，炎症が関節内に波及しやすく急性化膿性関節炎を起こす．髄内感染巣内では，種々のサイトカインが放出され，破骨細胞の骨吸収の亢進を促進し，骨破壊が進む．この過程で骨組織（骨片）が壊死に陥る．壊死に陥った骨片は破骨細胞の骨吸収を受けず（破骨細胞は，通常生きた骨 living bone しか吸収しない），周囲の living bone と肉芽組織により隔離されて膿瘍内に残存する．この壊死に陥った骨片 necrotic bone が腐骨 sequestrum（複数形は sequestra）と呼ばれるものである．腐骨はX線上硬化性の骨片 bone spicule としてみられる．膿瘍周囲，特に骨膜下には反応性の骨形成が起こる．この反応性の骨（living bone である）を骨柩 involucrum という．骨柩はついには膿瘍を取り囲み，既存骨に癒合一体化し慢性期に移行する（図2）．

症状は発熱，疼痛，運動制限で，圧痛が著しい．検査所見では白血球増多と血沈の亢進が認められる．原因菌は Staphylococcus aureus が最も多いが，2歳以下の乳幼児では Haemophilus influenzae が原因菌として最も多い．鎌状赤血

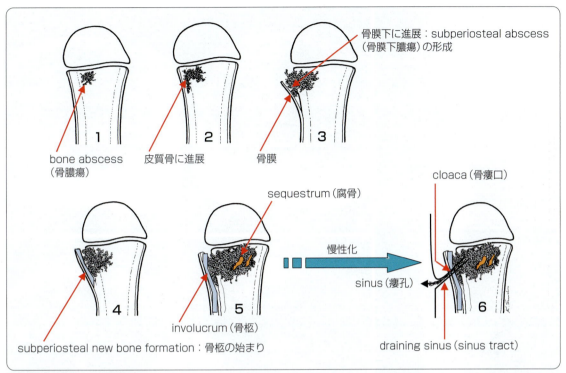

図2 骨髄炎の進展様式
骨端管に形成された病巣（骨腫瘍 bone abscess）は，皮質骨に進展し，さらに骨膜下に達して骨膜下膿瘍 subperiosteal abscess を形成する．皮質骨から持ち上げられたことで骨膜が刺激され，骨膜下に骨新生（骨膜反応）が起こる．これが骨柩 involucrum の始まりである．一方，病巣内では骨梁が壊死に陥り腐骨 sequestrum となる．病勢が落ち着き慢性化すると瘻孔が形成され，これを通じて膿が年余にわたり排出される．説明は本文を参照のこと．（文献1より改変）

球症などのヘモグロビン異常症や免疫不全状態の患者ではサルモネラ Salmonella の感染が多い（図3）．

単純 X 線像では，骨幹端に不規則な骨透亮像と骨膜反応が認められる．画像では，いわゆる小細胞性病変すなわち Ewing 肉腫，悪性リンパ腫，Langerhans 細胞組織球症などが急性骨髄炎の主たる鑑別の対象となる．骨シンチグラフィでは集積像が早期から認められるが非特異的である．

b. Brodie 膿瘍

Brodie 膿瘍 Brodie abscess は，初期の急性感染を一掃できないまでもある程度抑制された場合に生じ，比較的境界鮮明な骨透亮像を特徴とする亜急性ないし慢性骨髄炎である．細菌の毒力に対し宿主の防御反応が相対的に勝っている場合に生じる．男児に多く，症状は軽度の局所痛と微熱であるが，無症状のこともある．原因菌としては *Staphylococcus aureus* が多い．長管骨の骨幹端，特に脛骨の近位および遠位骨幹端に好発する（図6）．

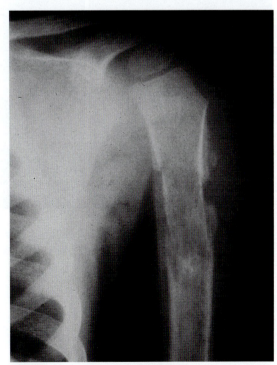

図3 サルモネラによる急性骨髄炎
上腕骨近位骨幹部の不規則な骨透亮像と著明な骨膜反応．

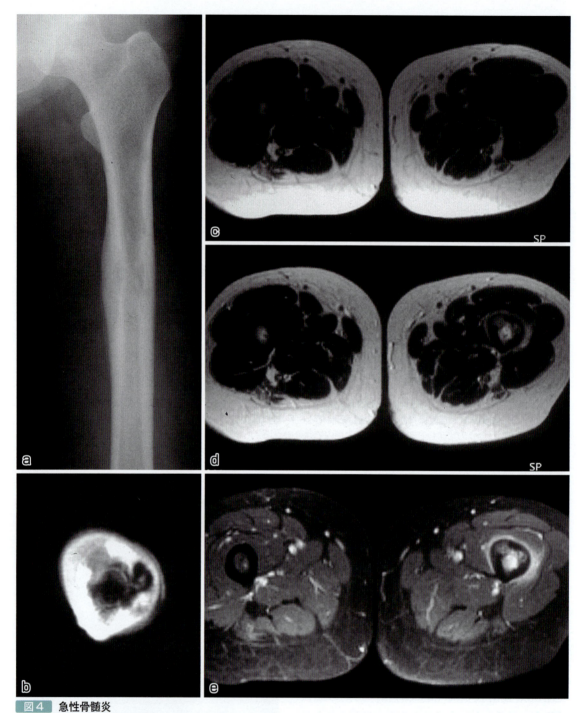

図4 急性骨髄炎

a：X線像．大腿骨骨幹部の境界不明瞭な骨透亮像と骨膜反応．b：CT．CTでは皮質骨の不規則な侵蝕像と骨膜反応がみられる．c〜e：MRI．MRIではそれに加え骨膜下膿瘍の形成が示唆される．c：T1強調像，d：T2強調像，e：T1強調ガドリニウム造影脂肪抑制像．

I　骨髄炎　299

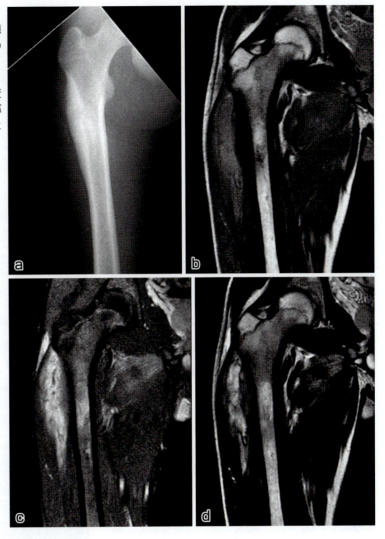

図5　急性骨髄炎（15歳，男性）
a：単純X線像．大腿骨近位骨幹部の境界不明瞭な骨透亮像と骨膜反応を認める．b〜d：MRI．b：T1強調像，c：T1強調ガドリニウム造影脂肪抑制像，d：T2強調像．境界不明瞭な骨内病変に加えて，骨膜下および軟部組織に及ぶ膿瘍形成が認められ，小円形細胞腫瘍との鑑別が問題となる像である．

　単純X線像では，比較的境界鮮明な骨透亮像を示し，周囲に反応性の硬化像を伴うことが多い．多発性のこともある．MRIでは，中心部はT2強調像で高信号を示す（図7）．病巣辺縁では，T1およびT2強調像で低信号を示す縁が認められ，rim signあるいはpenumbra signと呼ばれている．一般にBrodie膿瘍は骨腫瘍との鑑別が画像上問題となり，そのため生検されることが多い．皮質内のBrodie膿瘍は類骨骨腫osteoid osteomaとの鑑別が画像上問題となる．

c．慢性骨髄炎

　慢性骨髄炎chronic osteomyelitisは長期に持続する骨感染症で，開放骨折などからの二次性骨髄炎によることが多いが，急性化膿性骨髄炎から移行することもある．抗菌薬治療にはきわめて抵抗性を示し，保存的治療での治癒はほとんど望めない．これは腐骨が細菌の温床となるためである．

　持続する感染の結果，皮膚に瘻孔sinus（sinus tract, draining sinus）が形成され［骨柩の開口部をcloaca（骨瘻口）という］，これを通じて膿pusが排出されるようになる．この瘻孔をfistula（訳語は瘻孔でsinusと同じ）と記載することもあるが，fistulaは通常，内腔のある臓器間（直腸-膀胱瘻など）や内腔のある臓器と体外（膀胱-皮膚瘻など）に生じた異常路を指す用語で，骨と皮膚をつなぐ瘻孔の用語としてはsinusが正しい．瘻孔からは膿や腐骨が年余にわたり排出される（図2）．まれに，瘻孔から扁平上皮癌が発生することがある（図8）．これは慢性刺激による

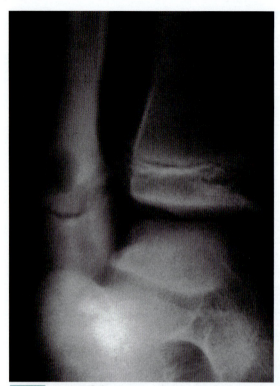

図6 Brodie膿瘍
腓骨遠位骨幹端の境界明瞭な骨透亮像.

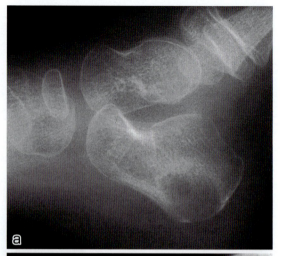
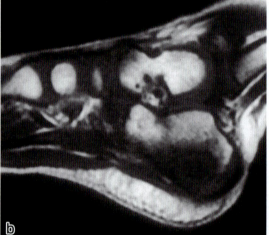
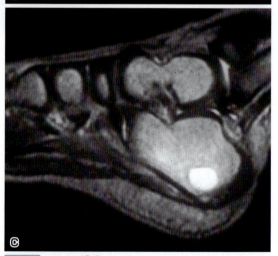

図7 Brodie膿瘍
a：X線像．踵骨の辺縁硬化を伴う境界鮮明な骨透亮像.
b, c：MRI．T1強調像（b）では低信号，T2強調像（c）では高信号.

皮膚表皮発生の皮膚癌と考えてよい．さらにまれには，瘻孔から肉腫が発生することもある．線維肉腫や未分化多形肉腫，血管肉腫，骨肉腫などが知られている．なお，瘻孔では，内面をおおう扁平上皮に過形成性変化がしばしばみられ，これを安易に扁平上皮癌としてはならない．

単純X線像では，繰り返す骨破壊と骨形成を反映し，境界不明瞭で不規則な骨透亮像と骨硬化像が混在する．骨膜反応も著明にみられ，このために骨の変形をきたす．

Garréの硬化性骨髄炎 Garré's sclerosing osteomyelitisは，まれな非化膿性硬化性骨髄炎で，下顎骨に好発する（図9）．骨膜反応による著明な骨添加を示す，壊死ないし化膿性滲出物のない肉芽組織に乏しい骨髄炎に対し用いられ，単に骨硬化性変化を示す骨髄炎を指すものではない．

2）病理所見

骨髄炎の組織学的所見は，基本的には一般の炎症性変化と同様で，急性期では，髄腔に好中球の浸潤がみられ，骨梁は壊死に陥る（図10, 11）．

図8 **慢性骨髄炎に合併した扁平上皮癌**
a：肉眼像．下腿および足部の慢性骨髄炎例の踵部に発生した潰瘍を形成する扁平上皮癌．b：組織像．角化を伴う高分化型扁平上皮癌で，骨内に浸潤している．c：その拡大像．

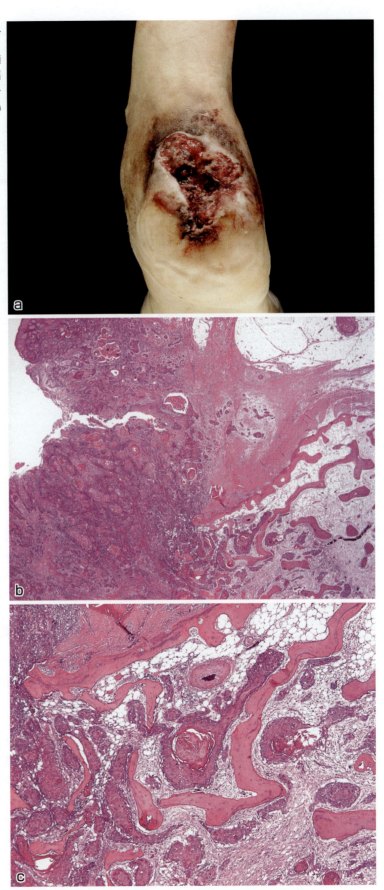

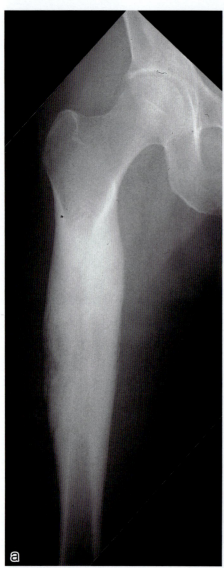
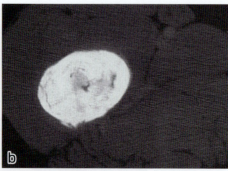
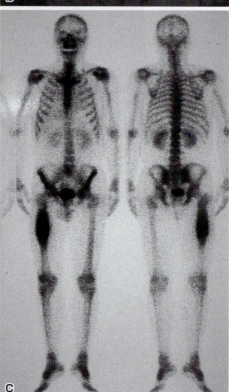

図9 Garréの硬化性骨髄炎
a：X線像．大腿骨近位骨幹部の著明な骨硬化像．b：CT．骨髄腔を埋める骨形成像．c：骨シンチグラフィ集積像．

骨梁は骨吸収を受け，断片化などが認められ，やがて，病巣は肉芽組織に置換される（図12）．また，反応性の骨形成や添加性骨形成 appositional bone formation（図13），骨膜反応を伴う（図14）．亜急性期から慢性期になると，肉芽組織は次第に線維化，瘢痕化し，炎症細胞はリンパ球，形質細胞や組織球が主体となる（図15, 16）．なお，Brodie膿瘍では膿瘍という用語が使われてはいるが，組織学的には膿が貯留しているとは限らず（図17），限局性の組織融解性（この場合は骨が融解して透亮像となる）の化膿性炎症という意味で膿瘍という名称が用いられていると理解される．

3 化膿性脊椎炎および椎間板炎

脊椎炎は，脊椎椎体に生じ急性化膿性炎症［化膿性脊椎炎 suppurative spondylitis (pyogenic spondylitis)］を基本とする．長管骨の一般的な骨髄炎と違って，小児よりも成人，むしろ中高年者に多い骨感染症である．他の骨髄炎や化膿性関節炎と同様に感染経路には，血行性，隣接する軟部組織の炎症の直接的な波及，穿刺や外傷による直接感染などがある．血行性の場合には，動脈性の場合とBatsonの静脈叢を介するものとの両者がある．起炎菌としてはStaphylococcus aureusが多いが，培養で原因菌が確認されないことも多い．血行性感染の場合，その血管分布から

図10 急性骨髄炎

a：髄腔の著しい好中球浸潤．b：壊死に陥った骨梁片．c：壊死骨に付着する細菌塊．

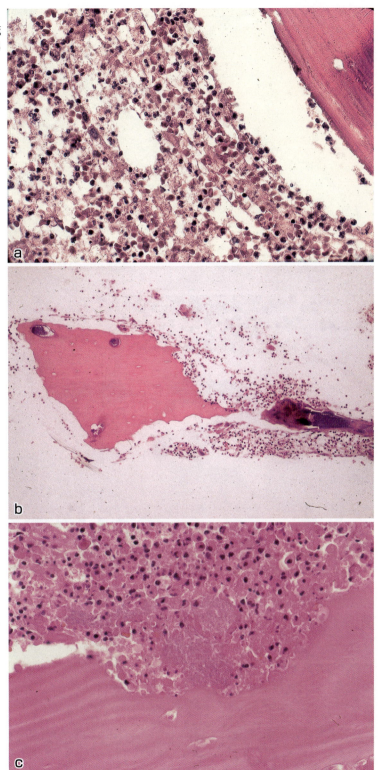

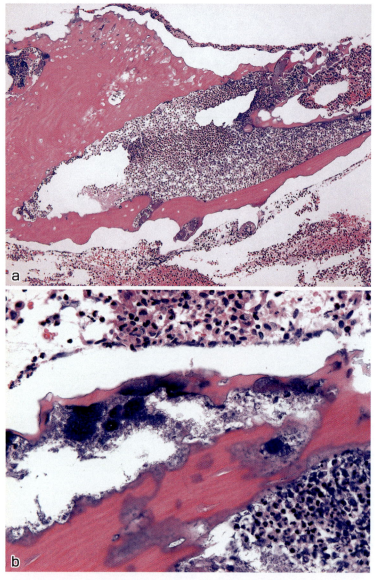

図11　急性骨髄炎
a：著しい好中球浸潤と不規則な骨吸収を受けた壊死に陥った骨梁断片（腐骨）．
b：壊死骨（腐骨）に付着する細菌塊．

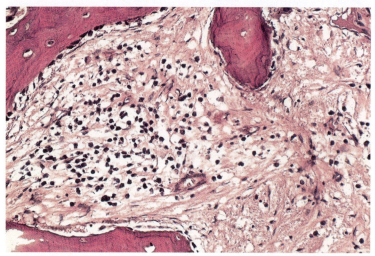

図12　急性骨髄炎
髄腔を置換した肉芽組織と疎らなリンパ球浸潤．慢性炎症の組織像で，慢性骨髄炎でも同様の所見を呈する．

図13 急性骨髄炎
既存骨梁に付加されるような骨形成（添加性骨形成）.

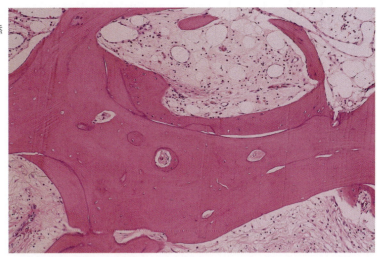

図14 急性骨髄炎
a：骨膜反応. b：強拡大像.

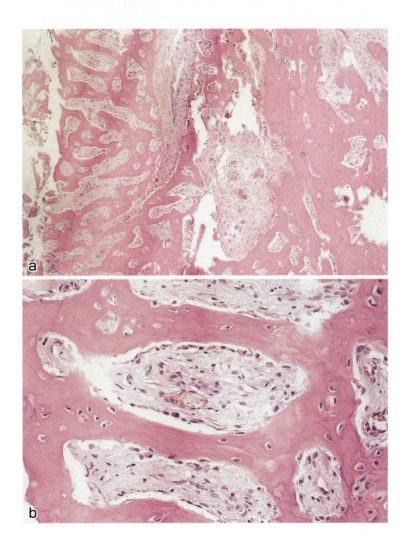

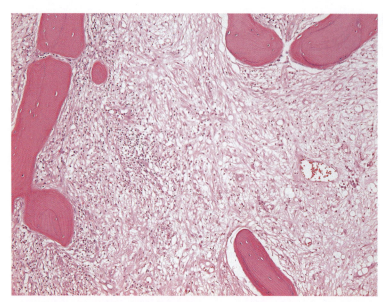

図15 慢性骨髄炎
髄腔を置換する線維性肉芽組織とリンパ球浸潤.

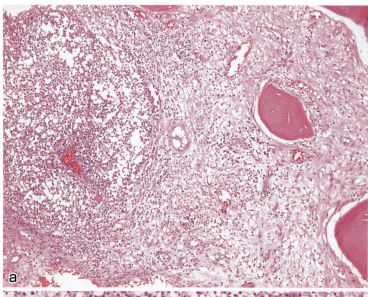
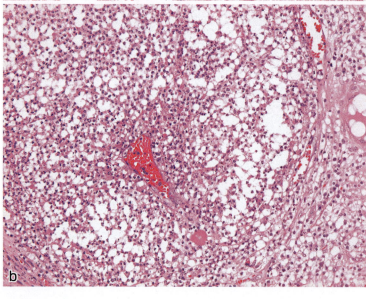

図16 慢性骨髄炎
a:慢性骨髄炎にみられた局所的な急性炎症像で,膿瘍形成を認める. b:aの拡大像.

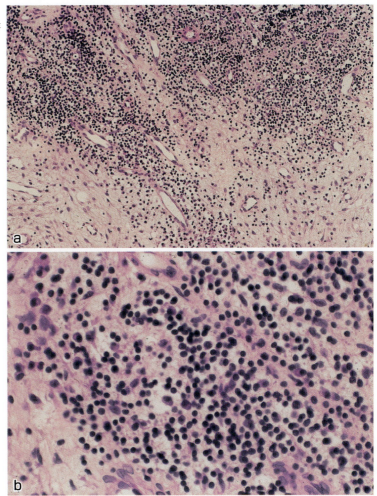

図17 Brodie 膿瘍
a：リンパ球，形質細胞浸潤を伴う肉芽組織．b：強拡大像．

椎体の軟骨終板直下あるいは椎体の周辺部に感染巣が形成され，椎体全体および椎間板に炎症が進展する（椎間板に炎症が及べば，脊椎椎間板炎 spondylodiscitis という）（図18, 19）．連続する2椎体を侵すことも多い．画像では，終板 end plate の破壊，椎体の骨硬化性変化がみられ，椎間板を侵す場合には椎間腔の狭小化 disc space narrowing が認められる．症状は疼痛と運動制限で，局所の炎症所見には乏しい．赤沈の亢進と白血球増多をみる．

小児の化膿性脊椎炎は椎間板炎 discitis の形で発症することが多い．これは成人に達する前の20歳以下の脊椎では，椎体から軟骨終板を穿通し線維輪に至る血管が存在し，そのため血行性に起炎菌が直接，椎間板に到達するためである．

組織学的には，脊椎炎，椎間板炎ともに急性期には好中球の浸潤が著しい膿瘍形成がみられ，炎症が遷延し亜急性か慢性期になるに従いリンパ球や形質細胞の浸潤，肉芽組織の形成，線維化が認められるようになるという通常の化膿性炎症の組織像を示す．菌塊が見出されることはほとんどない．壊死に陥った骨梁や既存の骨梁に新生骨が付加され硬化性変化を示す骨梁，破骨細胞による骨吸収が目立つ骨梁などが同時に認められる．

椎間板炎に関して，成人の椎間板の針生検検体で椎間板炎の有無を問われることがある．成人では純粋な椎間板炎はまれであり，実際は変形性脊椎症などに伴う椎間板変化のことも多い．しかし，脊椎炎を伴わない椎間板炎という疾患もあることは認識しておく必要がある．

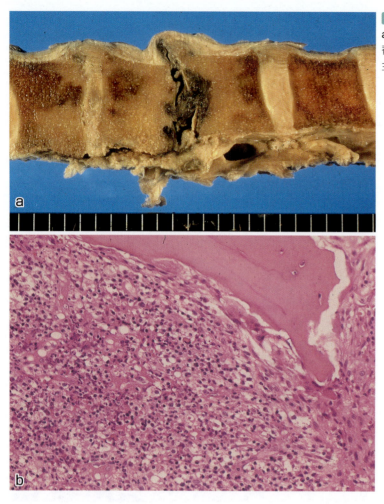

図18 化膿性脊椎椎間板炎
a：椎体および椎間板の破壊がみられる脊椎椎間板炎（剖検例）．b：好中球を主とした急性炎症細胞浸潤．

4 結核性骨髄炎および脊椎炎

　骨関節の結核症で最も多いものは結核性脊椎炎 tuberculous spondylitis であり（図20），その次にみられるものは結核性関節炎 tuberculous arthritis である．脊椎以外の結核性骨髄炎 tuberculous osteomyelitis は比較的少ない．血行性にどの骨にも起こるが（図21），手足の短管骨を侵すことが有名で，骨とともに周囲の腱鞘組織も侵し，結核性指炎 tuberculous dactylitis と呼ぶ．成人にも起こるが小児に多い．指骨 phalanx や中手骨 metacarpal，中足骨 metatarsal などが侵され骨幹が紡錘形に膨隆するものを風棘 spina ventosa と呼ぶ．X線では，指骨などの骨幹が紡錘状に膨隆し，骨膜反応を認め，軟部組織の腫脹が認められる．

　結核性脊椎炎（脊椎カリエス spinal caries）は，骨関節結核の中で最も多いもので，その約50％を占める．小児にも成人にもみられ，下部胸椎と腰椎が好発部位である．感染経路としては血行性とされており，特に Batson の静脈叢 Batson's venous plexus との関連が指摘されているが，リンパ管を重要視する見解もある．正常椎体を挟んで，2個以上の病巣をみる，いわゆる skip lesion を呈することもある．椎間板も侵し，椎体の破壊が進行すると椎体の圧潰 collapse により脊柱後彎 kyphosis（亀背 gibbus, Pott's kyphosis あるいは Pott 病という）を生じる（図22）．対麻痺を伴うこともある（Pott's paralysis という）．結核病巣が椎体の皮質を壊し，椎体周囲の靱帯下に膿瘍を形成し（傍脊柱膿瘍 paravertebral abscess），さらに腸腰筋筋膜下など抵抗の弱い部分を伝わって下降し流注膿瘍 gravitation abscess，滞留膿瘍 congestion abscess を形成

図19 化膿性椎間板炎

a：椎間板線維輪組織の急性炎症細胞浸潤．b：その拡大像．c：線維輪組織に浸潤する好中球．

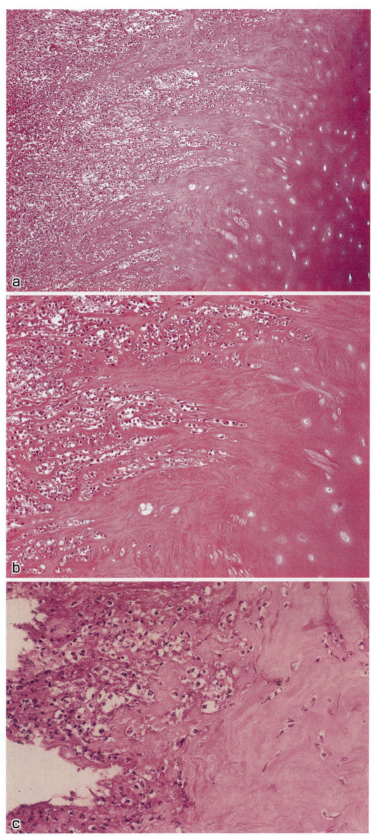

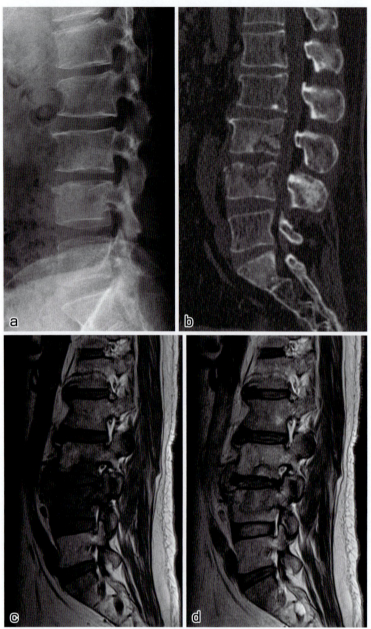

図20 結核性脊椎炎
a：単純X線像. b：CT矢状断再構成像. c：MRI T1強調矢状断像. d：MRI T2強調矢状断像. L3, 4に骨破壊像を認め, 病巣はL3〜4間の椎間板の一部にも及んでいる.

する. 結核の膿瘍は急性炎症所見を欠くため冷膿瘍 cold abscess と呼ばれる（図23）.

組織学的には, 他臓器の結核症と同様で乾酪壊死 caseous necrosis を伴う類上皮細胞肉芽腫が認められる（図24）. 骨の結核症では組織学的検索がその診断に重要である. 抗酸菌染色（Ziehl-Neelsen染色）での検索が必須であることはいうまでもないが, 組織切片での結核菌の検出率は必ずしも高くない. 結核菌が組織学的に確認できない場合には, T-SPOTなどのインターフェロンγ遊離試験, 結核菌培養やポリメラーゼ連鎖反応 polymerase chain reaction（PCR）による結核菌遺伝子検査などが必要になる.

5 その他まれな病原体による骨感染症

結核菌以外の抗酸菌, 真菌, ウイルス, あるいは寄生虫による骨髄炎は比較的まれである. 免疫不全状態の患者では非結核性抗酸菌による骨髄炎がみられることがある（図25）. 梅毒性骨髄炎や骨膜炎は有名ではあるが, 今日では梅毒そのもの

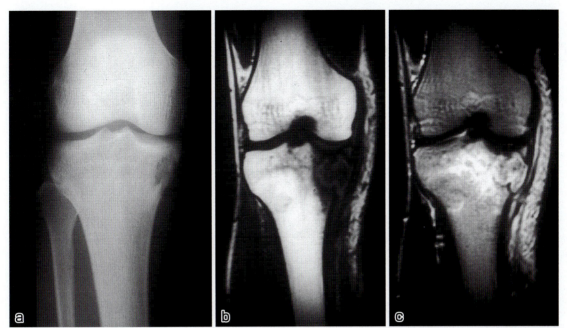

図21 結核性骨髄炎
a：X線像．脛骨近位骨端骨幹端部の比較的境界明瞭な骨透亮像．b, c：MRI．骨膜下に及ぶ病変．b：T1強調像，c：T2強調像．

図22 結核性脊椎炎
椎体前方の破壊とそれに伴う後彎（剖検例）．

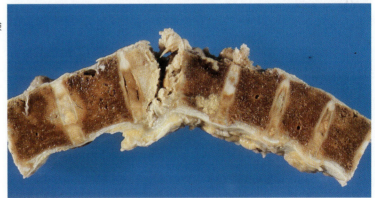

図23 結核性脊椎炎による流注膿瘍（冷膿瘍）
腸骨窩に滞留した膿瘍の肉眼像．

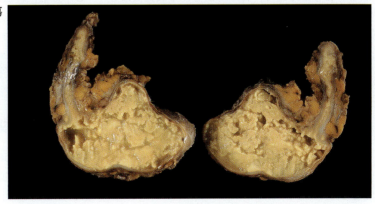

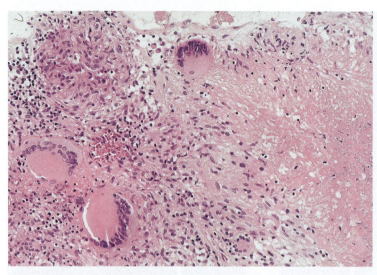

図24 結核性骨髄炎
乾酪壊死とLanghans型巨細胞を伴う類上皮細胞肉芽腫.

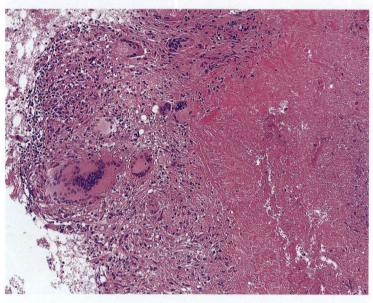

図25 非結核性抗酸菌性骨髄炎
結核結節に類似した乾酪壊死を伴う類上皮細胞肉芽腫. 培養では*Mycobacterium avium* complex が検出された.

がまれとなったため，骨の梅毒をみる機会はほとんどなくなった．しかし，梅毒はごく最近再び増加傾向がみられつつあり，今後の動向に注意が必要である．

骨関節の真菌感染症は，通常，免疫不全状態の患者に日和見感染症としてみられ，カンジダCandida，クリプトコックス Cryptococcus（図26, 27），アスペルギルス Aspergillus などによるものが多い．骨結核症と同様，脊椎に多いが，どの骨も侵される．X線像は非特異的な骨透亮像を示す．

骨の寄生虫感染症としては，エキノコックス Echinococcus の感染が知られているがまれである．脊椎，骨盤，長管骨に多く，多房性の嚢胞状病変を示す．

II 感染性関節炎
septic arthritis

1 化膿性関節炎

1）臨床的事項

急性化膿性関節炎 acute septic arthritis は，purulent arthritis, suppurative arthritis, pyogenic arthritis（訳語としてはすべて化膿性関節炎）ともいわれ，病理組織学的用語としては

septic という用語よりも，これらの形容詞のほうが使いやすい．化膿性関節炎は，通常，単関節性 monoarticular に発生し，感染経路として，他の部位からの血行性感染，隣接する軟部組織や骨（骨髄炎）からの直接感染，関節穿刺や手術，外傷などによる直接感染などがある．乳幼児では，大腿骨近位の急性骨髄炎から波及した化膿性股関節炎が多く，これは大腿骨近位の骨幹端が関節包内にあるという解剖学的特性のために，関節内に炎症が及びやすいからである．

原因菌としては，Staphylococcus aureus，Haemophilus influenzae，Streptococci などが多く，かつ重要である．成人の化膿性関節炎は，膝，足，肩，肘関節などに好発し，Staphylococcus aureus によるものが多い．若年成人では，Neisseria gonorrhoeae による多発性の関節炎が，淋疾の全身感染症 disseminated gonococcal infection の一症状として認められるが，関節液の培養で Neisseria gonorrhoeae が証明されることはほとんどなく，いわゆる感染症に伴う reactive arthritis と考えられている．マダニにより媒介されるライム病 Lyme disease は，ボレリア属スピロヘータである Borrelia burgdorferi の慢性全身感染症であり，関節炎を起こすことでも有名であるが，通常は一過性であり，病理検体が提出されることは少ない．

2）病理所見

病理組織学的には，滑膜組織表面には，強い好中球の滲出を伴うフィブリンの滲出が認められ，滑膜は増生し，好中球主体の炎症細胞浸潤，血管の拡張と増生，滑膜表層細胞の腫大などが認められる（図28, 29）．典型的な急性化膿性関節炎症例は，臨床症状，画像所見，穿刺関節液の性状や培養で診断され，滑膜が病理組織検査に供されることは少ない．関節穿刺によるステロイド注入を繰り返し行った症例で，関節リウマチなどの現病の再燃か感染の合併かといった鑑別を要求されることが実際には多い．関節リウマチにおいても活動期では著明なフィブリン滲出がみられるので，フィブリン滲出の所見だけでは鑑別とはならずフィブリン内の好中球の滲出の程度で判断する（図30）．当然のことながら多数みられれば化膿性関節炎の合併が考慮される．また，基礎疾患と

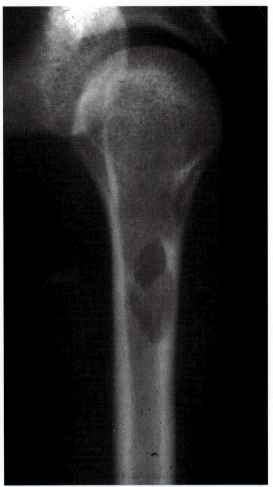

図26 cryptococcal osteomyelitis
上腕骨近位骨幹部の境界明瞭な骨透亮像．

しての関節リウマチが病理側に情報として知らされていないこともあり，フィブリン滲出があるからといって化膿性滑膜炎 purulent synovitis と即断せず，関節リウマチなどの基礎疾患合併の可能性をチェックすることを習慣づけることが大切である．関節リウマチでは，炎症細胞として好中球がみられるものの全体のバランスからいえば，むしろ，リンパ球と形質細胞が多いことが特徴で，好中球主体の炎症は化膿性関節炎を示唆する所見である．

2 結核性関節炎と非結核性抗酸菌性関節炎

結核性関節炎 tuberculous arthritis は，他の部位の感染巣から血行性に Mycobacterium tu-

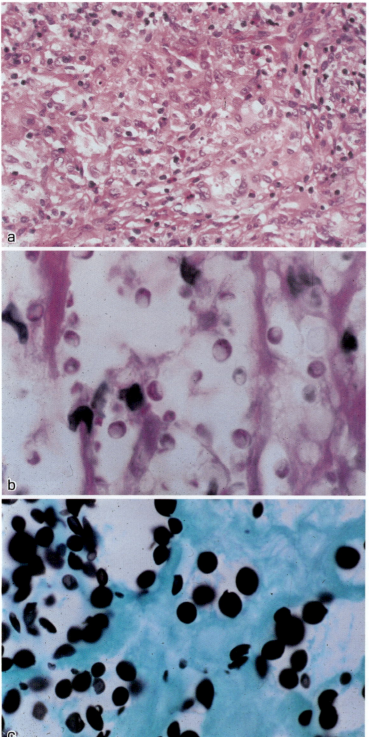

図27 cryptococcal osteomyelitis
a：肉芽腫性炎症像．b, c：明瞭なクリプトコッカスの菌体．b：PAS染色，c：Grocott染色．

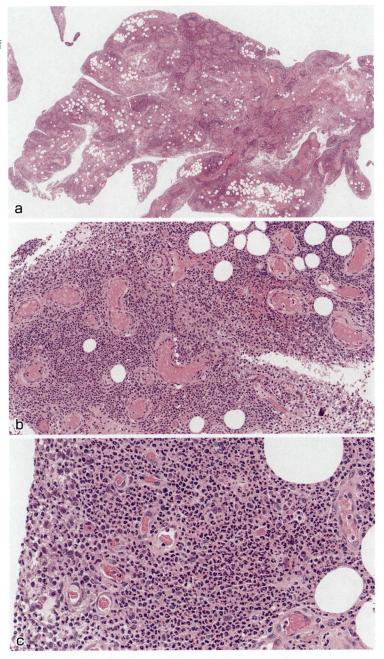

図28 化膿性関節炎
a：滑膜に高度な炎症細胞浸潤を認める．
b：好中球浸潤と充血が目立つ．c：著明な好中球浸潤．

berculosisが，滑膜に撒布されて生じる．膝，股，肩，足関節などに好発する．骨端の骨破壊を伴うこともある．組織学的には，他の部位の結核病巣と同様で，乾酪壊死を伴う類上皮細胞肉芽腫epithelioid cell granulomaが認められる（図31）．

後天性免疫不全症候群など免疫異常のある患者に，非結核性抗酸菌による関節炎をみることがある．原因菌としては，*Mycobacterium kansasii*や*Mycobacterium avium intracellulare*が多い．組織学的に，組織球の浸潤が著明で，組織球の胞体内に抗酸菌染色で抗酸菌を証明できることが多い（図32）．肉芽腫を形成しないこともあるので，注意が必要である．

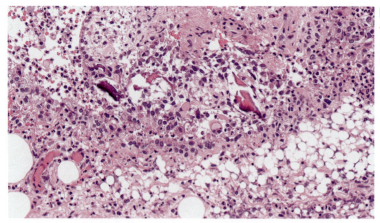

図29 化膿性関節炎にみられた detritus
骨破砕片（detritus）の沈着を認め，関節構造の破壊が示唆される．

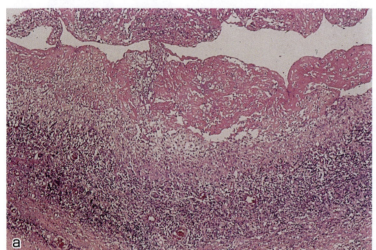

図30 関節リウマチに合併した化膿性滑膜炎
a：関節リウマチ性炎症像を示す滑膜の表層に化膿性炎症がみられる．b：滑膜内の形質細胞を主とした炎症細胞浸潤（関節リウマチ）．c：滑膜表層の好中球浸潤を伴うフィブリン滲出（化膿性炎症）．

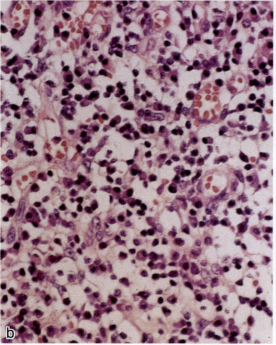
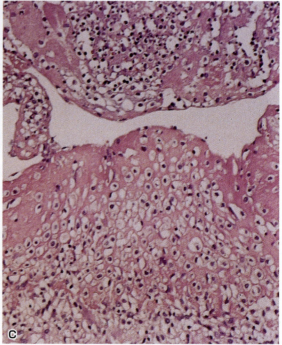

Ⅱ 感染性関節炎 317

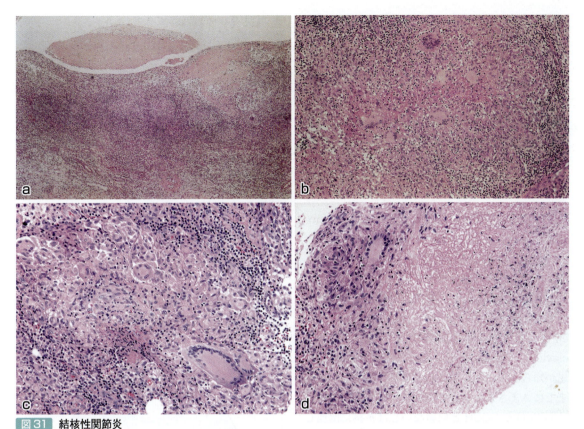

図31 結核性関節炎
肉芽腫性滑膜炎．a：滑膜表面にはフィブリンの滲出も認められる．b：中心に乾酪壊死を伴う類上皮細胞肉芽腫．Langhans 型多核巨細胞の出現も認められる．c：Langhans 型多核巨細胞の出現を伴う類上皮細胞肉芽腫．d：乾酪壊死を伴う類上皮細胞肉芽腫．

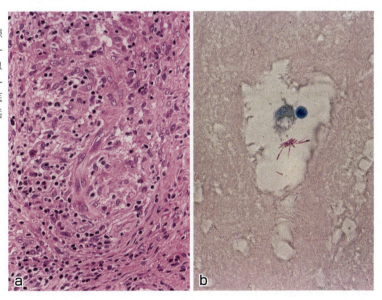

図32 非結核性抗酸菌性滑膜炎
手関節にステロイド注射を行っていた患者．a：類上皮細胞肉芽腫．b：Ziehl-Neelsen 染色にて抗酸菌が認められる．滑膜の組織培養により *Mycobacterium terrae* が検出された．（獨協医科大学日光医療センター病理部　山口岳彦先生提供）

III SAPHO症候群とその関連疾患（慢性再発性多発性骨髄炎，胸肋鎖骨肥厚症，掌蹠膿疱症性骨関節炎）

SAPHO syndrome and related diseases (chronic recurrent multifocal osteomyelitis, sternocostoclavicular hyperostosis, and pustulotic arthro-osteitis)

1 SAPHO症候群

　SAPHO症候群 SAPHO syndrome は，synovitis, acne, pustulosis, hyperostosis, osteitis の頭文字をとったもので，1987年にChamotらにより前胸壁を侵す骨炎を包括する病名として初めて用いられた．従来，慢性再発性多発性骨髄炎 chronic recurrent multifocal osteomyelitis (CRMO)，胸肋鎖骨肥厚症 sternocostoclavicular hyperostosis (SCCH) と呼ばれる疾患が知られていたが，これと類似した疾患がこれまでにさまざまな名称で報告されており，これらは CRMO や SCCH と同義ないしは密接に関連した疾患と考えられていた．これらには，condensing osteitis of clavicle of childhood, chronic symmetric plasma cell osteomyelitis, chronic sclerosing osteomyelitis, multifocal chronic osteomyelitis, plasma cell osteomyelitis, chronic multifocal cleidometaphyseal osteomyelitis, sternoclavicular hyperostosis, acne-associated spondyloarthropathy, pustulotic arthro-osteitis (PAO；掌蹠膿疱症性骨関節炎) などが含まれる．これらは臨床像や画像所見に多少の違いはあるものの共通する部分も多く，関節炎や骨硬化性変化などの骨関節病変に挫創や掌蹠膿疱症 palmoplantar pustulosis (PPP) などの皮膚病変が合併することが多く，これら多くの名称で呼ばれてきたものを包括する名称として SAPHO症候群が提唱されたわけである．SAPHO症候群が単一の疾患単位であるのか，共通した症状や所見を示す異なる疾患が混じっているのか，まだ議論のあるところではあるが，現時点では，SAPHO症候群には臨床的，放射線学的，病理学的な特徴をある面で共有するいくつかの疾患が含まれていると理解しておくのがよいと

表1 SAPHO症候群のスペクトル

	CRMO	SCCH	PAO
発症年齢	20歳以下	20～50歳台	成人
PPP	40％以下	30～50％	必発
前胸部病変	±	必発	―
その他の骨病変	±	±	必発

SAPHO：synovitis, acne, pustulosis, hyperostosis, osteitis
CRMO：chronic recurrent multifocal osteomyelitis
SCCH：sternocostoclavicular hyperostosis
PAO：pustulotic arthro-osteitis
PPP：palmoplantar pustulosis
（文献17より改変）

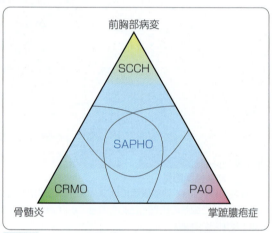

図33 SAPHO症候群の各病型の関係を示す模式図
SAPHO症候群にみられる症状のうち，掌蹠膿疱症性骨関節炎（PAO）では掌蹠膿疱症など皮膚病変が，胸肋鎖骨肥厚症（SCCH）では前胸部の骨増生症が，慢性再発性多発性骨髄炎（CRMO）では骨髄炎が，それぞれ強調されている．SAPHO症候群はこれらすべてを包括する疾患概念として提唱されている．

思われる（表1，図33）．つまり，SAPHO症候群を中心とするスペクトルの一端には CRMO が，別の一端には SCCH が位置し，そしてまた，別の一端には PAO が位置し，この三角形の中に前述したような特徴（SAPHOの頭文字の病態）をさまざまな割合で示す疾患群と理解することもできる．また，SAPHO症候群を，CRMO, SCCH, PAO に分類し，この3者にあてはまらないものを暫定的に nonspecific osteitis としておき，皮膚病変など典型的所見が明らかになった時点で特異的診断をする，という考えもある．

Ⅲ　SAPHO症候群とその関連疾患（慢性再発性多発性骨髄炎，胸肋鎖骨肥厚症，掌蹠膿疱症性骨関節炎）

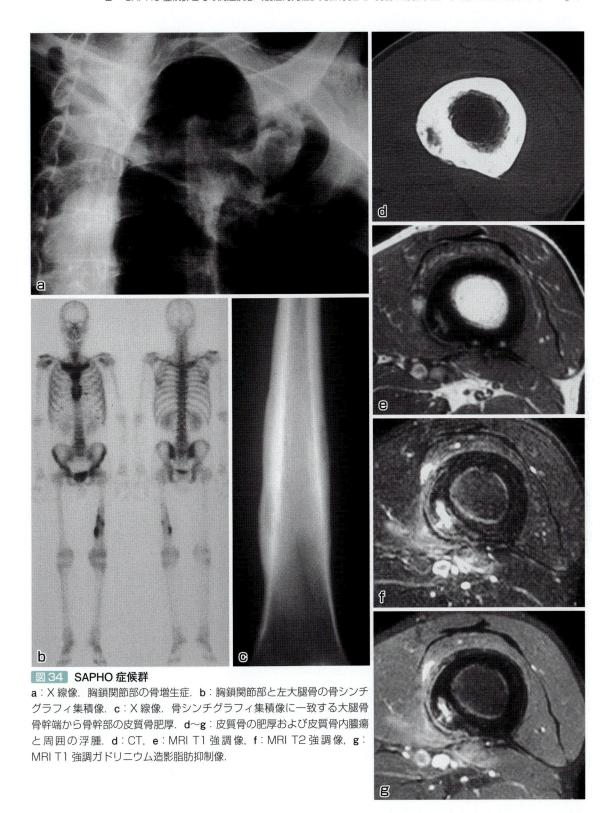

図34　SAPHO症候群
a：X線像．胸鎖関節部の骨増生症．b：胸鎖関節部と左大腿骨の骨シンチグラフィ集積像．c：X線像．骨シンチグラフィ集積像に一致する大腿骨骨幹端から骨幹部の皮質骨肥厚．d〜g：皮質骨の肥厚および皮質骨内膿瘍と周囲の浮腫．d：CT，e：MRI T1強調像，f：MRI T2強調像，g：MRI T1強調ガドリニウム造影脂肪抑制像．

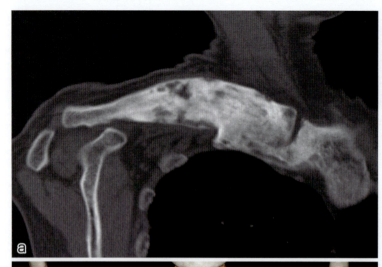
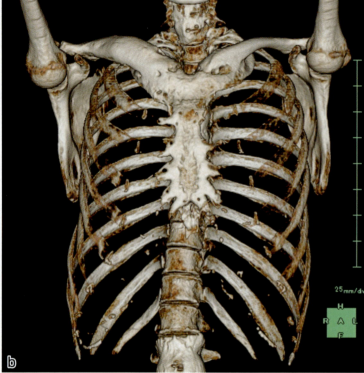

図35 SAPHO 症候群
a：胸鎖関節部，鎖骨に骨硬化と骨肥厚がみられ，虫食い状の骨透亮像を伴っている．b：3次元 CT 再構成像．胸鎖関節部，鎖骨の骨肥厚と骨硬化が明瞭に認められる．

　原因は不明であるが，骨や関節病変の培養で，痤瘡に認められる *Propionibacterium acnes* が検出される例があり，皮膚と骨関節病変に共通の病因として注目されている．また，強直性脊椎炎や血清反応陰性脊椎関節症 seronegative spondyloarthropathy（リウマトイド因子陰性脊椎関節症）で多く認められる HLA-B27 が陽性の症例もあるが，有意な関連はないとする報告もある．

　病型はさまざまであり，皮膚病変が骨病変に先行することも，逆に骨病変が先行し，遅れて（場合によっては数年後のこともある）皮膚病変が出現することもある．皮膚病変の欠如は SAPHO 症候群を否定するものではない．通常は慢性の経過を取り，寛解と増悪を繰り返すことが多い．

　SAPHO 症候群でみられる骨関節病変は，その名の通り滑膜炎 synovitis，骨増生症 hyperostosis，骨炎 osteitis であるが，骨硬化と骨膜性反応による皮質骨の肥厚を示すのが特徴である（図34）．しかし，骨硬化が前景に出ないこともある．その標的部位は胸鎖関節を中心とした胸骨・肋骨・鎖骨，仙腸関節，恥骨結合，椎間板椎体接合部や長管骨などである（図35）．

III SAPHO症候群とその関連疾患（慢性再発性多発性骨髄炎，胸肋鎖骨肥厚症，掌蹠膿疱症性骨関節炎） *321*

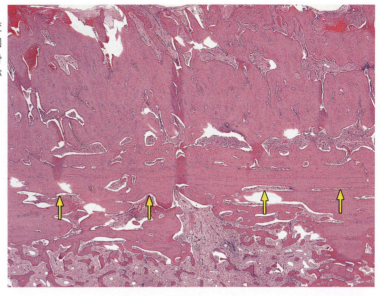

図36 SAPHO症候群
上方に骨膜性骨肥厚，下方に骨硬化性変化を伴った慢性骨髄炎の像を認める．図中央やや下方を横走する層板骨は皮質骨である（矢印）．皮質骨を挟んで上方が骨外，下方が髄内．

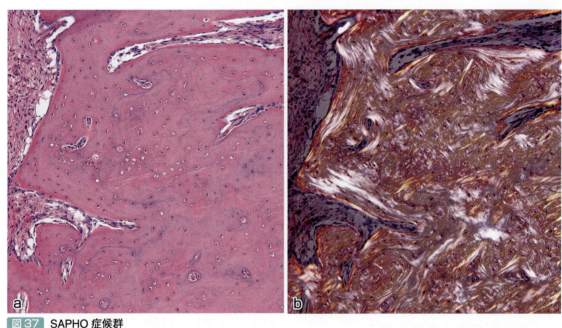

図37 SAPHO症候群
線維骨 woven bone からなる骨増生症（a）．b はその簡易偏光観察像．

　組織学的には，前述の通り，骨膜反応による皮質骨の肥厚，骨硬化性変化に加え（図36, 37），リンパ球，形質細胞主体の炎症細胞浸潤がみられ，骨髄腔は線維性肉芽組織や線維化が認められる（図38）．病初期には好中球浸潤が混在し，ときに集簇し微小膿瘍 microabscess を形成することもあり，形態学的に急性化膿性骨髄炎と区別が難しいこともある（図39）．一般に，SAPHO症候群では著明な化膿性炎症や腐骨の形成，あるいは細菌塊は認められない．骨梁は硬化性変化を示すことが多い．骨膜反応を含む反応性骨形成が認められるが，硬化性の骨組織が皮質骨に添加されるような形態を示し，全体として皮質骨が肥厚したような様相を呈する．総合的には，慢性骨髄炎の像に類似した組織所見を呈する．

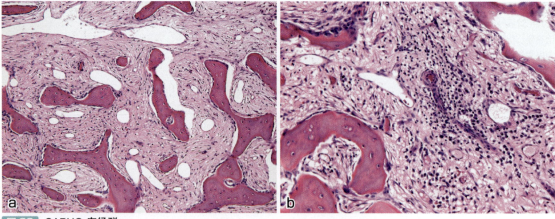

図38 SAPHO 症候群
a：髄腔の反応性骨形成と骨梁間の線維増生が認められる．b：骨梁間組織にリンパ球，形質細胞浸潤を伴い，慢性骨髄炎の像に類似している．

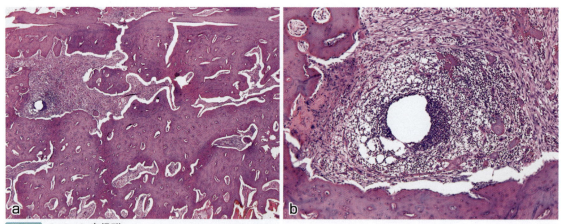

図39 SAPHO 症候群
a：骨硬化性変化を示す骨膜反応がみられ，そのなかに微小膿瘍が認められる．b：微小膿瘍の拡大像．

2 慢性再発性多発性骨髄炎

慢性再発性多発性骨髄炎 chronic recurrent multifocal osteomyelitis（CRMO）は，主に小児ないし青年期にみられる特異な骨髄炎で，異時性，多発性に骨，特に長管骨（脛骨，大腿骨，腓骨など）の骨幹端と鎖骨を侵すものである．しばしば左右対称性の分布をとる．症状として局所の疼痛と腫脹，発熱や体重減少をみる．臨床経過は数年にわたり寛解，再発を繰り返すが，最終的には自然寛解する．原因は不明であり，通常，細菌培養は陰性である．皮膚疾患，特に PPP を伴うことがあり，骨病変は皮膚病変の病勢に連関していることが多い．X 線像では硬化性変化を伴う骨透亮像を示す（図40）．硬化性変化が優位であることも多い．組織学的にはリンパ球，形質細胞主体の炎症細胞浸潤（病初期には好中球浸潤が混在する）がみられ，骨髄腔は線維性肉芽組織や線維化が認められる．骨膜反応を含む反応性骨形成が認められ，骨梁は硬化性変化を示すこともある．全体として，本病態も慢性骨髄炎の像に類似した組織所見を呈する．

3 胸肋鎖骨肥厚症

胸肋鎖骨肥厚症 sternocostoclavicular hyper-

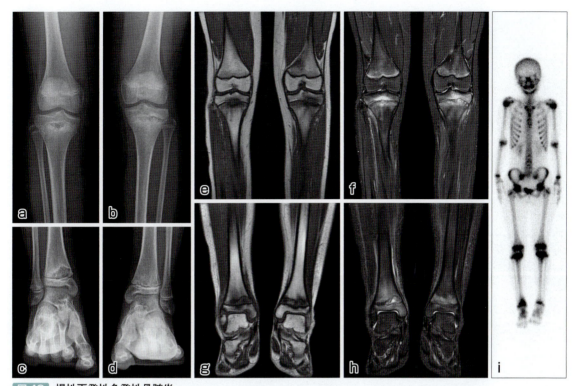

図40　慢性再発性多発性骨髄炎
a～d：単純X線像．e～h：MRI．T1強調冠状断像（e, g），STIR冠状断像（f, h）．i：骨シンチグラフィ．単純X線では，脛骨近位および遠位骨幹端を中心に骨透亮像を認め，一部骨端に及んでいる．MRIでは，X線像の病変に一致して，T1強調像で低から等信号，STIR像で高信号を呈し，骨シンチグラフィでは集積像を認める．

ostosis（SCCH）は，鎖骨，上部肋骨の前方部および胸骨に骨増生症 hyperostosis（骨肥厚症）と同部軟部組織の骨形成を特徴とする疾患で，日本で報告例が多い（図41）．通常，20～50歳台の成人にみられ，PPPとしばしば合併する．前縦靱帯骨化症 ossification of anterior longitudinal ligament（OALL）や仙腸関節炎 sacroiliitis などの靱帯骨化症を伴うこともあり，いわゆる血清反応陰性脊椎関節症と同様の病変を示す（血清反応陰性脊椎関節症には乾癬性関節炎 psoriatic arthritis も含まれており，PPP との関連において興味深い）．したがって，SCCH，広義ではSAPHO症候群の骨増生病変は付着部炎 enthesitis（付着部症 enthesopathy）という視点でとらえることができるかもしれない．骨病変の病理所見は，比較的早期の病変では炎症細胞浸潤がみられる骨髄炎の像を示すが，完成した病変では炎症細胞浸潤は消退し骨の硬化性変化が主な変化となる．骨硬化は骨膜性のみならず髄腔の海綿骨にも起こり，全体として骨は硬化，肥厚する（図42）．このような変化はCRMOなどSAPHO症候群として包括される病態で共通の像である．

4　掌蹠膿疱症性骨関節炎

掌蹠膿疱症性骨関節炎 pustulotic arthro-osteitis（PAO）は，成人のPPP患者に四肢の関節炎あるいは前胸部以外の骨の骨硬化性病変あるいはこの両者が合併したものをいう（図43）．したがって，PAOではPPPは必須の所見である．PAO症例で，前胸部を侵すこともあるが，その場合SCCHとの違いが曖昧となる．

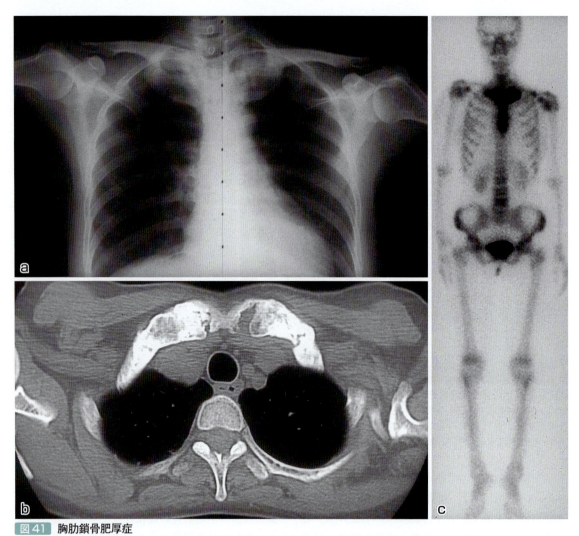

図41 胸肋鎖骨肥厚症
a：X 線像．胸鎖関節部の鎖骨および第 1 肋骨にみられる骨増生症 hyperostosis．b：CT．c：胸骨および胸鎖関節部の骨シンチグラフィ集積像．

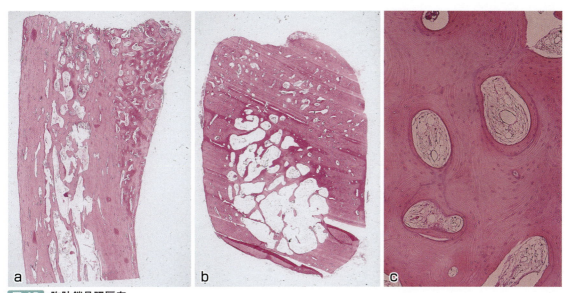

図42 胸肋鎖骨肥厚症
a：切除鎖骨縦断像で胸鎖関節側（図上方）の骨膜性および内骨膜性の骨肥厚と髄内骨梁の硬化性変化．b：切除鎖骨横断像で偏心性の骨肥厚．c：添加性骨形成像もみられる緻密な成熟骨からなる骨肥厚部．

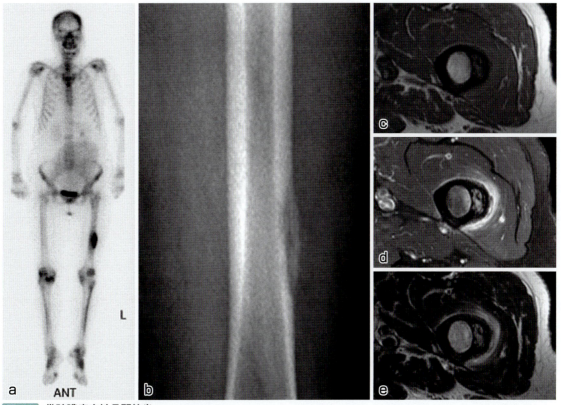

図43 掌蹠膿疱症性骨関節炎
掌蹠膿疱症を合併した63歳女性例．a：骨シンチグラフィ．左大腿骨骨幹に異常集積像を認める．前胸部に異常集積を認めない．b：同部の単純X線像．皮質骨にやや淡い骨肥厚像を認める．c〜e：横断像．周囲に浮腫を伴う皮質骨の肥厚と皮質骨内にT1強調像（c）で低〜等信号，T2強調像（e）で高信号を呈し，ガドリニウムで造影される病巣を認める（d）．

第14章

代謝性骨疾患・代謝異常症
Metabolic bone diseases

I はじめに
introduction

　代謝性骨疾患 metabolic bone disease は，身体の化学的環境の異常によりひき起こされる骨疾患群であり，それらの多くは全身的な骨量の減少を示し，易骨折性を呈する．個々の疾患の診断，治療は，主に内分泌領域の内科医や代謝性骨疾患を専門とする整形外科医が扱うことが多い．また，病理組織学的検査においても，非脱灰標本の作製や骨組織形態計測を行う必要があり，通常の病理検査室では対応できない．そのため，一般病理医にはなじみが薄く，また，検体数やコストの点からも，これらの病理組織学的検査は，欧米でも専門の人員（技師と医師）と設備の整ったセンター的な施設の検査室に委ねられている．

　日本では代謝性骨疾患の病理組織学的診断の多くが，内科や整形外科の代謝性骨疾患を扱う専門医に委ねられているのが現状であると思われる．しかしながら，代謝性骨疾患すべての例で診断に非脱灰標本を必要とするわけではなく，専門病院ではなくても骨生検材料が提出され診断を求められる場合があり，一般病理医もこれら疾患の基本的概念や病理像を理解しておく必要があると考えられる．また，代謝性骨疾患の理解を深めることにより，非腫瘍性骨疾患全般の組織像を読む力も養われる．非脱灰標本を用いる組織形態計測を含めた骨生検についての詳細は成書にゆずり，ここでは専門病院以外で病理診断を求められる場合を中心に解説する．

II 骨代謝の基礎的事項
basics of bone metabolism

1 骨を構成する細胞とニッチ

　骨を構成する特有の細胞には，骨芽細胞 osteoblast，骨細胞 osteocyte，破骨細胞 osteoclast があり，関節を含めると軟骨細胞 chondrocyte も含まれる．骨芽細胞は間葉系幹細胞を起源とし，骨の主たる構成蛋白である I 型コラーゲンを産生・分泌する他，オステオカルシン，オステオポンチン，骨シアロプロテインなど非コラーゲン性蛋白やデコリンなどのプロテオグリカンを産生・分泌し，骨基質の石灰化を司る．骨芽細胞は骨形成における中心的細胞である．

　骨細胞は骨芽細胞に由来し，骨芽細胞が産生した骨基質に自ら埋まり，基質の石灰化の過程で骨細胞に成熟する．骨細胞が埋まっている腔を骨小腔 bone lacuna という．骨細胞は多数の長い細胞質突起を骨小管（骨細管）bone canaliculi の中に伸ばし，隣接する骨細胞や骨芽細胞の突起とギャップ結合 gap junction により接合し，細胞性ネットワークを形成して，情報や栄養を伝達している．

　骨細胞の寿命は数 10 年といわれており，これに対して骨芽細胞の寿命は数ヵ月，破骨細胞のそれは数週間といわれている．骨細胞はメカニカル

ストレスを感知するメカニカルセンサーとして働き，また骨細胞が産生する分子（FGF23，PHEX，DMT1，SOST，MEPE など）を介してリン代謝や骨の石灰化を制御していると考えられている．

破骨細胞は単球・マクロファージ系の細胞に由来する 20〜100 μm の数個から数十個の核をもつ多核の巨細胞で，骨吸収の主役を担っている．そして，破骨細胞は石灰化した骨を吸収できる唯一の細胞である．破骨細胞が吸収した骨のくぼみ（Howship 窩）にはまり込むように存在する．破骨細胞の骨吸収面には明帯 clear zone と波状縁 ruffled border があり，明帯は骨表面への接着を，波状縁は骨吸収の主機能を担っている．破骨細胞は炭酸脱水酵素 II carbonic anhydrase II により産生されたプロトン proton [H$^+$] を波状縁上のプロトンポンプ proton pump により分泌し，波状縁直下は pH4.0〜5.0 の酸性に保たれ，この酸によるミネラルの溶解と加水分解酵素による骨有機成分の消化吸収により骨吸収が起こる．さらにカテプシン K cathepsin K やマトリックスメタロプロテアーゼ matrix metalloproteinase（MMP）-9 などの蛋白質分解酵素を分泌する．特にカテプシン K は酸性環境下で I 型コラーゲンを強力に分解する．

骨芽細胞系細胞は破骨細胞の分化にかかわる重要なマクロファージコロニー刺激因子 macrophage colony stimulating factor（M-CSF）と receptor activator of nuclear factor-κB ligand（RANKL）を発現している．M-CSF は破骨細胞を含む単球・マクロファージ系細胞全般の維持，分化に必要なサイトカインであり，その受容体はチロシンキナーゼ型の c-Fms（CSF-1 receptor；CD115）である．破骨細胞前駆細胞は M-CSF の受容体である c-Fms と RANKL の受容体である receptor activator of nuclear factor-κB（RANK）を発現しており，骨芽細胞系細胞の発現する M-CSF と RANKL をそれぞれの受容体を介して認識し，破骨細胞へと分化する．骨芽細胞系細胞は M-CSF を恒常的に発現しているのに対して，RANKL は誘導的に発現され，破骨細胞の分化を調節している．また，骨芽細胞系細胞は，RANKL のデコイ受容体であるオステオプロテゲリン osteoprotegerin（OPG）も産生し，RANK-RANKL 相互作用を阻害することにより，破骨細胞の分化を抑制する．

骨代謝の観点から骨髄をみると，骨形成システムと骨吸収システムのバランスを基本とした制御機構が働いている．一方，骨髄を造血組織という観点からみると成体になると生涯にわたって血液細胞を供給し続ける非常に重要な臓器であるということもできる．このように骨髄での造血幹細胞の機能を維持するための特別な場（微小環境）として，ニッチ niche という概念が提唱された．つまり，ニッチは造血幹細胞を維持する特別な「場」，微小環境というわけである．ニッチの環境に関与する細胞として骨芽細胞，骨細胞，破骨細胞の他，特に重要と考えられている CAR 細胞 CXCL12-abundant reticular cell（CXCL12；C-X-C motif chemokine ligand 12）が知られている．CAR 細胞は骨髄にびまん性に分布する突起を有する細胞で，類洞周囲にも存在する．その突起には未分化造血細胞の大部分が接着している．CXCL12 や SCF-1（stromal cell-derived factor 1）などのケモカインを分泌し，またレプチン受容体や Foxc1 を発現している．さらに骨芽細胞の分化に必須の Runx2，Osterix，脂肪細胞の分化に必須の peroxisome proliferator-activated receptor gamma（PPARγ）を発現し，CAR 細胞自ら骨芽細胞や骨髄脂肪細胞に分化する．

2 骨のモデリング，リモデリング，カップリングとミニモデリング

骨は内部応力や重力もしくは運動などの外部からの力学的負荷に対抗して常にその三次元構築が最適となるよう適応し，それを維持するように休むことなく新陳代謝を繰り返している．つまりこのようないったんつくり上げた骨の古い骨を新しい骨で置き換えるという現象を骨のリモデリング remodeling という．しかし，骨は成長過程で初めから形をなしているわけではない．骨にはそれぞれ特有の形があるわけであるが，発生期や成長期では，成長に伴ってそれぞれの骨に特有の形，たとえば長管骨や扁平骨など，大きさを変え，形を整えて，その形をつくり上げる．この現象を骨のモデリング modeling という．また，骨は活発に代謝活動を行うことによって，単なる支持組織

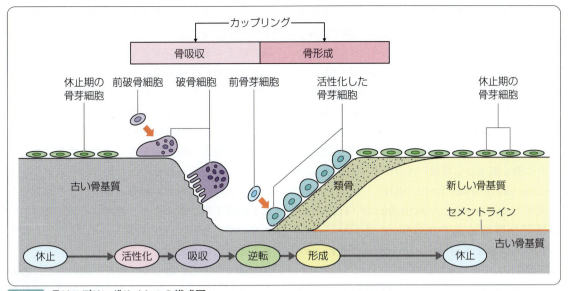

図1 骨リモデリングサイクルの模式図
説明は本文を参照のこと.

としての強度を保つというだけではなく，細胞外液中のカルシウムイオン（Ca^{2+}）濃度の維持，調節という生体のカルシウム貯蔵庫として重要な役割を果たしている．

　骨のリモデリングは生涯にわたり継続されるが，リモデリングを行うのに必要な細胞群を骨の基本多細胞単位 basic multicellular unit of bone という．基本多細胞単位は骨吸収を行う破骨細胞，前骨芽細胞，骨形成を行う骨芽細胞，そして骨細胞からなる．これらの細胞が連動して，一連の骨吸収・骨形成からなるリモデリングのサイクルを回している．細胞動態の視点でみるとリモデリングサイクルは，休止 resting →活性化 activation →吸収 resorption →逆転 reversal →形成 repair →そして再び休止に至るという5相に分けられる（図1）．休止期には休止期骨芽細胞 resting osteoblast が骨表面をおおっているが，ここに（前）破骨細胞が移動し，破骨細胞が分化誘導され活性化される（活性化とは破骨細胞の活性化である）．活性化された破骨細胞は骨表面を吸収する（吸収期）．破骨細胞が吸収した部位に前骨芽細胞が移動し（逆転期；ここで骨吸収から骨形成への逆転が起こる），活性化した骨芽細胞 active osteoblast となって骨基質を活発に合成する（形成期）．骨基質の形成が落ち着くと再び休止期に入り，休止期骨芽細胞が骨表面をおおう状態となる．リモデリングの行われた場では古い骨と新しく形成された骨が接しているが，この境界線をセメントライン cement line といい，HE染色で好塩基性のラインとして認識できる．セメントラインは破骨細胞が骨吸収を行った痕であり，セメントラインを介して隣り合った骨基質は生成された時期が異なる．このことは骨代謝性疾患のみならず，さまざまな骨疾患の病理所見を解釈するうえできわめて重要な情報を提供する．この一連のサイクルで，骨吸収と骨形成のバランスが釣り合っている状態をカップリング coupling といい，この場合骨の総量に変化はない．リモデリングは1サイクルに約4〜6ヵ月を要する過程である．リモデリングのサイクルが早く回れば骨代謝は高代謝回転，逆に遅ければ低代謝回転という．カップリングを進めるためには破骨細胞と骨芽細胞との間で何らかの情報を伝達する必要があり，その因子をカップリング因子 coupling factor といい，骨基質内に埋め込まれた因子が破骨細胞の骨吸収により局所に放出されることで，局所の骨芽細胞に分化，増殖，活性化を促す．また，破骨細胞の膜上にもカップリング因子が存在することも推測されている．このリモデリングはメカニカルストレスなどの物理的因子の他にカップリング因子としての局所的に作用するサイトカインや全身性に骨代謝を調節している各種ホルモンなど

多くの因子により調節されている．破骨細胞の形成や活性化を促進する因子としては，副甲状腺ホルモン parathyroid hormone，$1,25(OH)_2D_3$，M-CSF，インターロイキン interleukin (IL)-6，IL-11 が知られており，破骨細胞に抑制的に働く因子としては，カルシトニン calcitonin，エストロゲン estrogen，インターフェロン interferon (INF)-γ が知られている．一方，骨芽細胞に促進的に働く因子としては，インスリン様成長因子 insulin-like growth factor (IGF)，形質転換増殖因子 transforming growth factor (TGF)-β，線維芽細胞増殖因子 fibroblast growth factor (FGF)，骨形成蛋白 bone morphogenetic protein (BMP) が知られている．

休止期骨芽細胞が活性化し，骨基質合成を行う骨吸収に依存しないモデリングの過程があり，これをミニモデリング mini-modeling という．荷重をはじめとする骨にかかるストレス，すなわち内部応力の方向や大きさは不変なものではなく刻々と変化しており，この変化に適応するには骨梁の形，太さ，配列などを内部応力に応じて変化させる必要がある．そのため，骨は継続的にリモデリングをし続けているが，骨吸収の過程を経ずに骨形成を行うミニモデリングという方法を取ることもある．ミニモデリングでは，休止期骨芽細胞が活性型骨芽細胞へと変化して，骨梁表面上に新しい骨基質を局所的に添加する．したがって，ミニモデリングでは骨吸収と骨形成のカップリングは存在しない．健常な成人ではリモデリングが圧倒的に多く誘導されているが，わずかにミニモデリングも行われているという．非生理的状態では，ミニモデリングも盛んに行われることがあり，いわゆる添加性骨形成 appositional bone formation は主にミニモデリングにより形成されたものと考えられる．ミニモデリングでは，骨吸収が行われないため，新旧の骨基質を隔てるセメントラインは既存骨梁の表面であるから，その形状は破骨細胞が吸収した Howship 窩のような凹凸不整ではなく，滑らかなラインとなるのが特徴である．なお，ミニモデリングという用語であるが，成長期のように骨全体のモデリング過程をマクロモデリング macro-modeling ともいうが，これに対して顕微鏡的なモデリング過程であることからミニモデリングと呼んでいる．

実際の標本上はリモデリングとミニモデリングを厳密に区別できないことも多く，病理診断の現場ではミニモデリングという現象を含めリモデリングと一括して呼んでいるのが実情であり，日常の病理診断のレベルではそれで特に問題はないと考える．ただし，上述した狭義のリモデリングとミニモデリングの違いを知っておくことは非腫瘍性骨関節疾患の組織像をさらに深く読み込むことにつながると思われる．たとえば，リモデリングではその過程で骨梁の基質の置換がなされる．それを耐震工事に例えると，建屋をそのままにして強度の増した新しい柱にリフォームすることができると例えることができる．一方，ミニモデリングでは，骨吸収がなく添加性骨形成のみが行われるわけだから，古い柱はそのままにその周囲に耐震補強して柱を太くして強度を増すという耐震工事にたとえられる．翻って，実際の病理検体をみてみると，変形性関節症の軟骨下では，リモデリングもミニモデリングも行われて結果として骨硬化性変化で荷重に対応しているようにみえる．大腿骨骨頭壊死では，壊死領域はリモデリングやミニモデリングは行えない→しかし，荷重負荷に対応しないといけない→そのため，ミニモデリングで応急処置をせざるをえない，というようにみえる（骨吸収を行えば一時的には骨梁が痩せて骨梁にかかる荷重負荷が増す）．これがいわゆる creeping substitution という所見の実態であるように思われる．また，Paget 病では荷重負荷とはまったく関係がない無秩序な骨吸収を出発点とするリモデリングであるので，内部応力に対応するような形でリモデリングは行われない．つまり，建屋の天地・設計図をまったく無視した滅茶苦茶なリフォームとたとえることもできよう．

III 骨生検
bone biopsy

多くの代謝性骨疾患は骨生検をせずに診断が可能である．たとえば，Paget 病では画像所見と血清アルカリフォスファターゼ高値により診断され，典型的な骨軟化症では多発性対称性の骨折と血清ビタミンD低値，血清カルシウム低値，血清リン低値，血清アルカリフォスファターゼ高値などの検査所見で診断が可能である．しかし，画

像や検査所見が非典型的であったり，骨代謝の状態を組織学的に正確に評価したかったりする場合には，非脱灰標本 undecalcified section を用いる骨生検が施行される．このような場合の多くは骨粗鬆症と骨軟化症の評価を目的とするものである．ハイドロキシアパタイトの沈着した石灰化した骨 mineralized bone とその沈着のない石灰化していない類骨 osteoid との区別が，脱灰された標本ではつかなくなる．また，骨芽細胞や破骨細胞が脱灰操作中に脱落し，これらの正確な定量的評価ができない．実際に自ら非脱灰標本を用いる骨生検の診断に携わらなくても，代謝性骨疾患に対する骨生検のプロセスについて知っておくことは有益と思われるので，ここで簡単に解説する．臨床医からこのような目的の骨生検について相談される機会はあると思われるからである．

　生検は腸骨稜（上前腸骨棘のやや後下方）から，直径 5 mm 以上の生検針を用い，腸骨を貫通し前後の皮質を含む検体を採取する．採取された検体は 10％ホルマリンに固定し，glycol metacrylate ないし methyl metacrylate などのアクリル樹脂包埋をする．ブロックは 5〜10 µm に硬組織用のミクロトームを用いて薄切し，Kossa 染色，Goldner 染色あるいは Villaneuva 染色を施行する．形態計測 histomorphometry を行い，骨梁の占める面積（trabecular bone volume という）や類骨の量（trabecular osteoid surface や trabecular osteoid volume など）を調べ，骨粗鬆症や骨軟化症の診断，評価を行う．また，抗菌薬のテトラサイクリン tetracyclin が石灰化部分に取り込まれることを利用し，テトラサイクリンを投与した後，生検を行う（通常，テトラサイクリンを 3 日間投与し 12 日間間隔を置いた後，再びテトラサイクリンを 3 日間投与し 3 日後に生検する）．テトラサイクリンは自家蛍光を発するので，蛍光顕微鏡で観察を行うことにより，テトラサイクリン投与時点の石灰化部を認識することができ（通常 2 本の線状の蛍光としてみられる），ダイナミックな骨石灰化状態の指標となる．

Ⅳ 骨粗鬆症
osteoporosis

骨粗鬆症 osteoporosis は，骨の構成成分であ

表1　続発性骨粗鬆症の原因疾患

1.　内分泌異常	3.　欠乏症
甲状腺機能亢進症	ビタミン C 欠乏症
副甲状腺機能亢進症	カルシウム欠乏症
Cushing 症候群	栄養不良
末端肥大症	4.　薬剤
糖尿病	副腎皮質ステロイド
性腺機能低下症	ヘパリン
2.　消化器疾患	5.　骨形成不全症
胃切除後症候群	6.　その他
吸収不良症候群	アルコール中毒
	金属中毒
	不動，宇宙飛行

る骨基質や骨塩に質的変化なく，骨量が減少する状態であり，これにより易骨折性や腰背部痛などの臨床症状を呈する．骨粗鬆症は一般に原発性（一次性）と原因疾患などが明らかな続発性（二次性）とに分類される．続発性骨粗鬆症の原因疾患を表1に示す．原発性骨粗鬆症は，特発性若年性骨粗鬆症 idiopathic juvenile osteoporosis と退行期骨粗鬆症 involutional osteoporosis に分けられ，後者はさらに，閉経後骨粗鬆症 postmenopausal osteoporosis（type Ⅰ osteoporosis）と老人性骨粗鬆症 senile osteoporosis（type Ⅱ osteoporosis）に分けられる．老人性骨粗鬆症は中年以降加齢に伴い，比較的緩徐な骨量の減少がみられるもので，骨代謝回転の遅い低回転型 low turnover type とも呼ばれ，男女ともに認められる．閉経後骨粗鬆症はエストロゲンの欠乏により，比較的急速に骨吸収が進むもので，骨代謝回転が速いことから高回転型 high turnover type とも呼ばれている．

　骨粗鬆症は加齢とともに増加し，男女比は圧倒的に女性に多く，男性の 2〜20 倍といわれている．臨床症状は身長の縮み，円背，腰背部痛，骨折（脆弱性骨折）などである．骨折は胸腰椎の圧迫骨折（図2），橈骨遠位端骨折（Colles 骨折），大腿骨頸部骨折が最も多い．

　骨粗鬆症の診断は，主として臨床症状，骨X線像，生化学的検査（通常は正常）によりなされるもので，病理学的に診断されることは実際にはない．日本骨代謝学会と日本骨粗鬆症学会の合同委員会により策定された診断基準（2012 年度改訂版）があり，臨床の現場ではこれに従って診断されている（表2）．骨粗鬆症の診断基準にも取

表2　原発性骨粗鬆症の診断基準（2012年度改訂版）（文献1, 2より一部改変）

低骨量をきたす骨粗鬆症以外の疾患または続発性骨粗鬆症を認めず，骨評価の結果が下記の条件を満たす場合，原発性骨粗鬆症と診断する．

Ⅰ．脆弱性骨折(注1)あり
1. 椎体骨折(注2)または大腿骨近位部骨折あり
2. その他の脆弱性骨折(注3)があり，骨密度(注4)がYAMの80％未満

Ⅱ．脆弱性骨折なし
骨密度(注4)がYAMの70％以下または−2.5 SD以下

YAM：若年成人平均値（腰椎では20〜44歳，大腿骨近位部では20〜29歳）
注1：軽微な外力によって発生した非外傷性骨折．軽微な外力とは，立った姿勢からの転倒か，それ以下の外力をさす．
注2：形態椎体骨折のうち，3分の2は無症候性であることに留意するとともに，鑑別診断の観点からも脊椎X線像を確認することが望ましい．
注3：その他の脆弱性骨折：軽微な外力によって発生した非外傷性骨折で，骨折部位は肋骨，骨盤（恥骨，坐骨，仙骨を含む），上腕骨近位部，橈骨遠位端，下腿骨．
注4：骨密度は原則として腰椎または大腿骨近位部骨密度とする．また，複数部位で測定した場合にはより低い％値またはSD値を採用することとする．腰椎においてはL1〜L4またはL2〜L4を基準値とする．ただし，高齢者において，脊椎変形などのために腰椎骨密度の測定が困難な場合には大腿骨近位部骨密度とする．大腿骨近位部骨密度には頸部またはtotal hip (total proximal femur) を用いる．これらの測定が困難な場合は橈骨，第二中手骨の骨密度とするが，この場合は％のみ使用する．
付　記：骨量減少（骨減少）［low bone mass (osteopenia)］：骨密度が−2.5 SDより大きく−1.0 SD未満の場合を骨量減少とする．

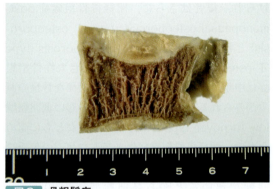

図2　骨粗鬆症
椎体の肉眼像で圧迫骨折を伴ったいわゆる魚椎を呈している．肉眼で確認できる骨梁は細く，その数も減少している（剖検例）．

り入れられている骨密度定量法にはsingle photon absorptiometry (SPA)，dual photon absorptiometry (DPA)，dual energy X-ray absorptiometry (DXA)，quantitative computed tomography (QCT) などがあり，さらに超音波を用いた超音波骨量測定法ultrasound bone densitometryもあるが，臨床の現場では簡便性と再現性に優れたDXAが骨密度測定の基準となっている．診断基準では，骨密度定量法を用いた骨塩量をもとに，骨塩量が若年成人平均値（腰椎では20〜44歳，大腿骨近位部では20〜29歳）の−2.5 SDより大きく−1.0 SD未満をosteopenia；low bone mass（骨量減少）という（ちなみに骨粗鬆症は−2.5 SD以下）（表2）．

前述のように通常の骨粗鬆症の診断確定のために骨生検がなされることはほとんどない．骨生検の適応となるのは，非典型的な症例で骨軟化症と鑑別を要する場合や骨代謝の状態を詳しく把握したい場合などに限られる．しかし，実際には高齢者の大腿骨頸部骨折 femoral neck fracture 例で人工骨頭置換術が施行されることが多く，切除された大腿骨骨頭の病理検査で骨粗鬆症の有無を問われることがある．この場合，通常の脱灰標本を観察することになるが，形態計測を行わずともおおまかに骨量の減少を評価する必要がある．骨量減少の指標となる所見として，海綿骨spongy bone においての骨梁のやせ細り trabecular thinning，骨梁の連続性の消失 discontinuous bone trabeculae（図3a）や，皮質骨幅の減少 cortical thinning がある．

以上は組織像の基本であるが，大腿骨骨頭の場合，荷重weight-bearingによる二次的変化が加わっており，骨粗鬆症状態の判定は非荷重部の観察によらねばならない．非荷重部は骨頭の内側と

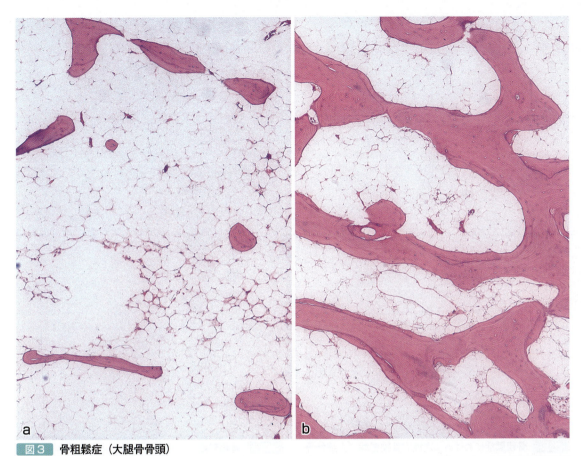

図3 骨粗鬆症（大腿骨骨頭）
a：骨梁のやせ細り，骨梁の連続性の消失がみられる骨量減少（非荷重領域の骨頭内側，外側部）．b：二次性の骨梁肥厚（荷重領域の骨頭中央部）．

外側領域である（図4）．内側領域は外側より面積が広く骨量減少の判断は内側部で行うのがよい．一方，荷重部である骨頭中央領域は荷重負荷により二次的な骨梁肥厚 trabecular thickening がみられる（図3b）．これは各骨梁が添加性骨形成 appositional bone formation により正常よりも肥厚しているもので（図5），それのみに注目すると一見 osteoporotic change と矛盾するように思われるが，一定面積に存在する骨梁の密度が減少しているため，trabecular bone volume，すなわち骨量は減少していることが知られている．したがって，この二次性の骨梁肥厚は骨粗鬆症の間接的証拠となり，見慣れればこれから骨粗鬆症の状態にあることの診断が可能である．また，骨粗鬆症のために荷重部の骨梁にみられる顕微鏡的な微小骨折 microfracture が起こることがあり，その仮骨 callus 像（図6）がみられれば，高度な骨粗鬆症を示唆する所見である．

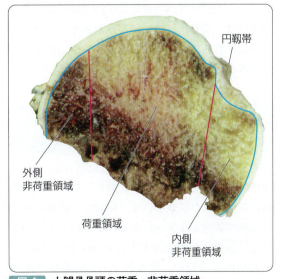

図4 大腿骨骨頭の荷重・非荷重領域
右骨頭の前額断面．中央部が荷重領域で内側，外側部が非荷重領域．

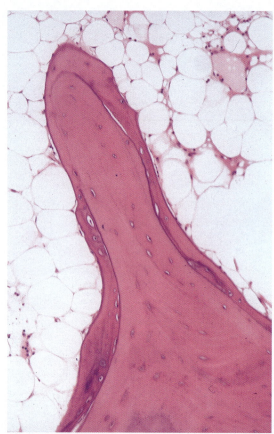

図5 骨粗鬆症における二次性の骨梁肥厚（大腿骨骨頭，中央部荷重領域）
添加性骨形成による骨梁の肥厚．

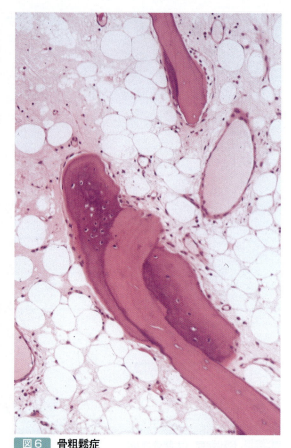

図6 骨粗鬆症
骨梁の微小骨折の仮骨形成．本来の骨梁が離断しその周囲に瘤状に反応性類骨・骨形成（陳旧性の仮骨）がみられる．

　以上，大腿骨骨頭の骨粗鬆症の組織所見をみるためには，切り出し時に前額断割面をつくり，その内側，外側のオリエンテーションをつけて標本とする必要がある．

 副甲状腺機能亢進症
hyperparathyroidism

　副甲状腺機能亢進症 hyperparathyroidism は，副甲状腺ホルモンの分泌が亢進し，その作用が異常に増強された状態をいう．腺腫など副甲状腺自身で副甲状腺ホルモンの分泌亢進を起こすものを原発性副甲状腺機能亢進症 primary hyperparathyroidism といい，慢性腎不全，妊娠などその他の原因により副甲状腺の機能が続発性に亢進するものを二次性副甲状腺機能亢進症 secondary hyperparathyroidism という．また二次性副甲状腺機能亢進症の経過中に副甲状腺が自律性を獲得したものを三次性副甲状腺機能亢進症 tertiary hyperparathyroidism と呼ぶ．原発性副甲状腺機能亢進症の原因として腺腫，過形成および癌が区別されるが，腺腫が全体の約80％を占める．多発性腺腫や過形成例では，多発性内分泌腺腫症 multiple endocrine neoplasia (MEN) であることもある．

　副甲状腺機能亢進症による骨病変は，1891年に von Recklinghausen により汎発性囊胞性線維性骨炎 osteitis fibrosa cystica generalisata と記載されたことに始まるが，当初はこの名のもとに Paget 病，骨軟化症や線維性骨異形成など骨変形，線維化，あるいは囊胞性変化を示すさまざまな骨疾患が副甲状腺機能亢進症と区別されることなく包括されていた．1920年代になって，カルシウム代謝における副甲状腺の機能が明らかにされ，次第に現在のように疾患概念が整理されていった．

1 臨床的事項

かつては教科書的な骨病変を呈する原発性副甲状腺機能亢進症例がみられたが，現在ではそのような症例はきわめて少ない．その理由は血清カルシウムを容易に日常的に測定できるようになり，骨病変などが生じる前の初期，すなわち無症状のうちに発見され治療されてしまうからである．原発性副甲状腺機能亢進症はどの年齢でも発生しうるが成人から中高齢者に多い．男女比は女性にやや多い．検査所見では，血清カルシウムの上昇がみられ，ほとんどの症例で血清副甲状腺ホルモンの上昇が認められる．血清リンの低下，血清アルカリフォスファターゼの上昇もみられることが多い．

臨床症状は高カルシウム血症による倦怠感，疲労感，筋力低下などがみられるが気づかれないことも多く，また前述のようにまったく無症状のことも少なくない．進行すれば，腎結石，骨病変，消化性潰瘍や膵炎がみられるが，これらの症状を呈する例は近年では減少している．

2 画像所見

単純X線像上の比較的初期の変化として骨膜下骨吸収 subperiosteal bone resorption がみられ，手の末節骨先端部 tufts of distal phalanges や中節骨橈側 radial border of middle phalanges で最も早期に変化をとらえることができる（図7）．骨病変が進行すれば，骨量の減少 osteopenia が認められ，頭蓋骨では salt and pepper 像と形容される顆粒状の骨吸収像を示す（図8）．歯根周囲の lamina dura の消失も認められる．

最近では，骨密度定量法が発達し，単純X線像の変化があらわれる前に骨塩量の低下をとらえることができるようになった．副甲状腺機能亢進症では皮質骨優位の骨塩量の低下が認められる．

3 病理所見

最近では副甲状腺機能亢進症の診断は一般検査所見でなされることが多いので，病理組織検査がされる機会は少ない．比較的初期の組織学的変化の特徴は骨代謝回転の亢進 high-turnover state

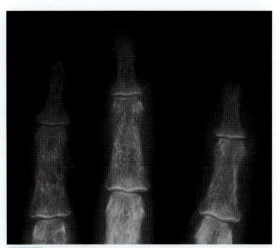

図7 副甲状腺機能亢進症
手の中節骨，末節骨の骨膜下骨吸収と骨減少 osteopenia．

で，これは破骨細胞による骨吸収と骨芽細胞による骨形成がともに亢進している状態であり，骨吸収と骨形成のバランスはある程度保たれている．この時点では形態計測をして初めてとらえられる程度の組織学的変化であることもある．しかし，丹念に観察すれば骨吸収窩が少数骨梁に散在していたり，皮質骨に破骨細胞が出現していたりするなどの像が認められる．他の臓器での一般的な組織変化と比べると，これらの骨組織での変化はきわめて軽微であるため見逃されやすいが，たとえ1～2個でも骨梁に明らかな骨吸収窩が認められれば，骨吸収がかなり亢進した状態であると認識する必要がある．

ある程度進行した副甲状腺機能亢進症では，tunneling resorption あるいは dissecting resorption と呼ばれる特徴的な組織像が認められる（図9～13）．これは骨梁の中をトンネルを掘り進むように骨吸収が起こるものである（図10, 11）．トンネルが貫通すると，骨梁が解離し，1本の骨梁だったものが虫食い状の並行する2本の細い骨梁になり，あたかも不規則なレール軌道のようにみえる（図12）．これを弱拡大で観察すると2本の細い骨梁による模様にみえ，独特の印象を与える（図9, 13）．副甲状腺機能亢進症では high-turnover state を反映して類骨でおおわれる骨梁外周面が増加する．破骨細胞は石灰化した骨 mineralized bone を吸収するが，石灰化していない類骨 unmineralized osteoid は

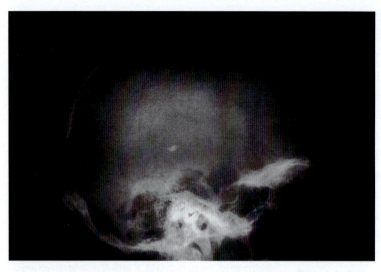

図8 副甲状腺機能亢進症
頭蓋骨のsalt and pepper像.

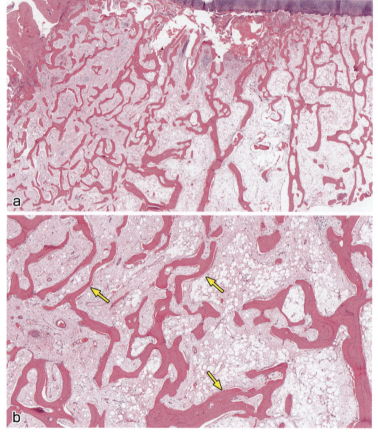

図9 副甲状腺機能亢進症
a：弱拡大像では骨梁が奇妙な模様を呈するようにみえる．b：その中拡大像．図10～12で示す骨梁を矢印で示す．

吸収することができない．したがって，類骨でおおわれた骨梁面からは骨吸収が行われず，破骨細胞が骨梁中心部に入り込んで骨吸収を行う（図14）．この像がtunneling resorptionである．たとえていえば，副甲状腺機能亢進症では，骨梁ははからずも類骨という鎧をまとって，破骨細胞の骨吸収からその身を守っているような状態となっている．しかし，副甲状腺ホルモンで刺激された破骨細胞は類骨という鎧のない部分から骨梁本体の内部に侵入して骨吸収を進め（tunneling），

図10 副甲状腺機能亢進症

a, b：tunneling resorption（トンネル状の骨吸収）のみられる骨梁．tunneling の縦断面と横断面（矢印）がともに認められる．

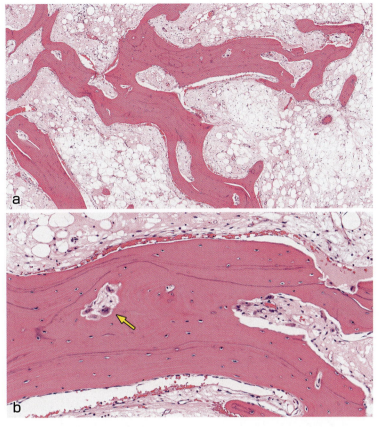

図11 副甲状腺機能亢進症

a, b：tunneling あるいは dissecting resorption のみられる骨梁．両方向から tunneling がみられるが，トンネルは貫通していない（矢印）．

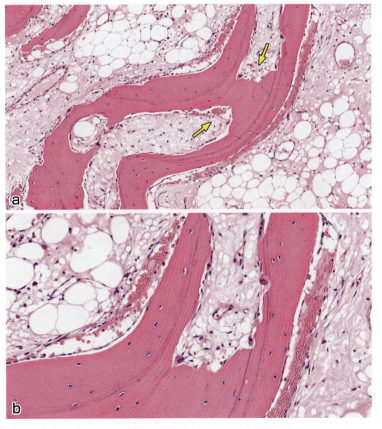

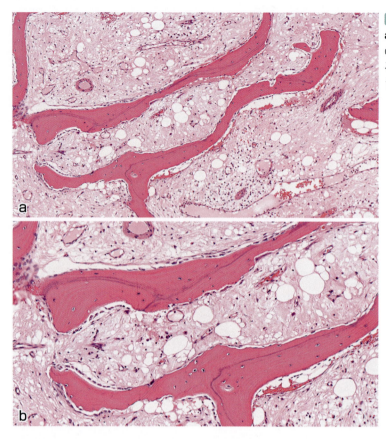

図12 副甲状腺機能亢進症
a, b：tunneling が貫通し，いわゆる dissecting resorption が完成している．細い骨梁が並行し，レール軌道のようにみえる骨梁像を呈する．

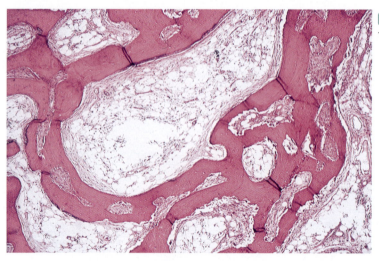

図13 副甲状腺機能亢進症
tunneling resorption の中拡大像．

副甲状腺ホルモンから受けた指令をまっとうする，ともいえよう．骨梁周囲には線維化を伴うことも特徴で，peritrabecular fibrosis と呼ばれる（図15）．骨吸収が骨形成を凌駕すると全体として骨量は減少するものの，それを補填すべく骨形成も亢進し，結果として骨梁に新生骨である線維骨 woven bone が占める割合が増加する．

図14 副甲状腺機能亢進症
mineralized bone trabecula（黒色）の表面にみられる破骨細胞性骨吸収．unmineralized osteoid におおわれた骨梁表面（赤紫色）には骨吸収はみられない（非脱灰標本でのKossa染色）．

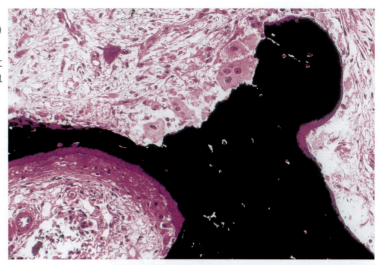

図15 副甲状腺機能亢進症
tunneling resorption がみられるとともに peritrabecular fibrosis が認められる．

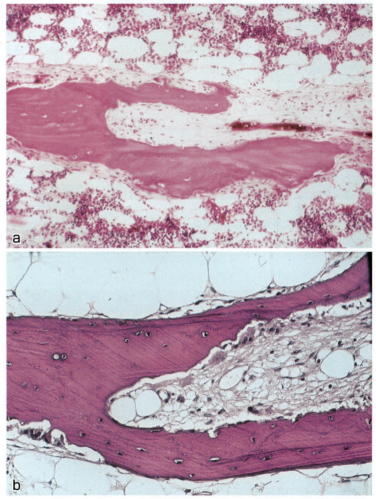

4 褐色腫

褐色腫 brown tumor は原発性，二次性どちらの副甲状腺機能亢進症にも生じるが，近年では二次性副甲状腺機能亢進症例で遭遇する機会が多い．出血，ヘモジデリンの沈着のため肉眼的には褐色を呈するためこの名がある．画像では境界明瞭な骨透亮像で，辺縁に硬化性変化を伴わない（図16）．大腿骨と脛骨の骨幹端や骨幹に好発するが，どの骨にも生じ，単発性のことも多発性のこともある．骨皮質を主座とし，膨隆性病変を示すこともある．組織学的には巨細胞性病変 giant cell rich lesion で（図17, 18），巨細胞修復性肉芽腫 giant cell reparative granuloma と区別できない像を呈する．血管が豊富な線維性組織に多数の破骨細胞型多核巨細胞の出現があり，出血やヘモジデリンの沈着が目立つ（図19）．巨細胞は出血巣に集簇する傾向がある．病巣に反応性の骨形成がまれならず認められる（図20）．近年，褐色腫で KRAS の変異が約60％の例にみられ，これにより mitogen-activated protein kinase (MAPK) pathway が活性化されることが報告されている．褐色腫は副甲状腺ホルモンの正常化により退縮するが，遺伝子変異があることから，単なる反応性病変ではなく，内分泌刺激による環境下で増殖する腫瘍性病変である可能性が指摘されている．

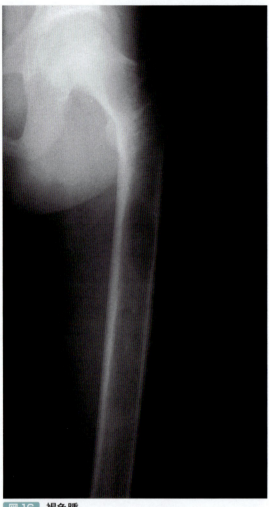

図16 褐色腫
大腿骨近位骨幹部の境界明瞭な骨透亮像．

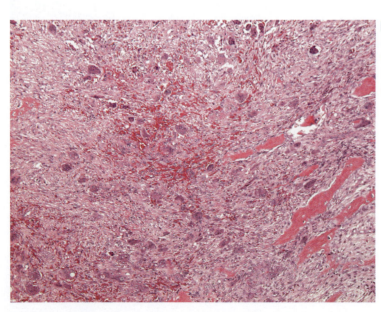

図17 褐色腫
破骨細胞型多核巨細胞を多数認める巨細胞性病変で，出血，反応性骨形成を伴い，巨細胞修復性肉芽腫と区別できない像を呈する．

V 副甲状腺機能亢進症

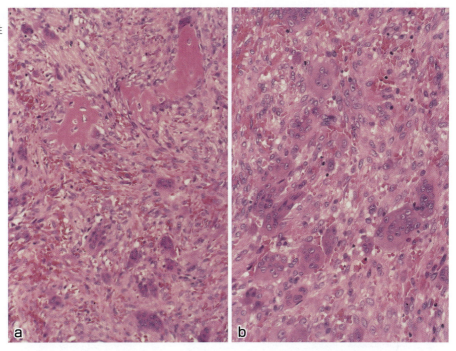

図18 褐色腫
a：出血を伴う巨細胞性病変．b：強拡大像．

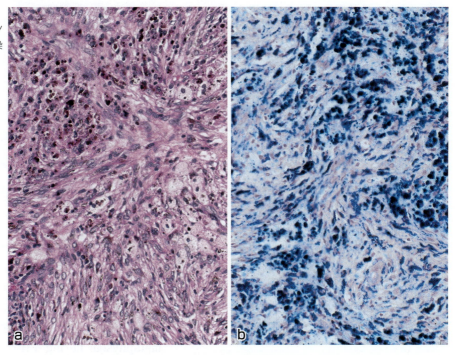

図19 褐色腫
a：著明なヘモジデリン沈着．b：Berlin blue 染色．

　骨巨細胞腫 giant cell tumor との鑑別は，発生部位，検査所見を考慮すれば比較的容易であるが，組織像からは困難なことがあり，非典型的な部位に発生した骨巨細胞腫様組織をみた場合は，褐色腫の可能性を念頭に置いて慎重に診断すべきである．近年，骨巨細胞腫では H3F3A G34W などの遺伝子変異があること知られており，この変異は免疫染色でも検出が可能となっているので，診断困難例では積極的に用いるとよい．また，巨細胞修復性肉芽腫をみた場合も必ず副甲状腺機能亢進症の有無をチェックしておく必要がある．

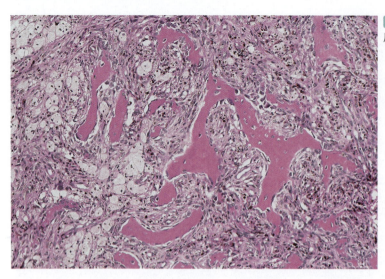

図20 褐色腫
反応性の骨形成.

VI 骨軟化症・くる病
osteomalacia・rickets

骨軟化症 osteomalacia とくる病 rickets はともに，骨塩の骨基質への沈着（鉱質化 mineralization）が障害される疾患である．正常な mineralization にはカルシウムとリンの両者が必要であるが，さまざまな段階での異常が骨軟化症・くる病を惹起するため，その原因は多岐にわたり，ビタミンD欠乏やビタミンD活性化障害による腸管からのカルシウムとリンの吸収障害の他，腎でのリン再吸収障害，低フォスファターゼ血症 hypophosphatasia などが挙げられる（表3）．くる病は骨端線閉鎖前の小児にみられ，成長軟骨板 epiphyseal growth plate（すなわち骨端線 epiphyseal line）を侵し変形や発育遅延などが認められる．骨軟化症は小児にも成人にもみられ，類骨の mineralization が不十分なため，結果として易骨折性や変形が認められる．一般に検査所見では血清アルカリフォスファターゼの上昇と血清リンの低下が認められる．

1 くる病の臨床および画像所見

近年の生活環境や栄養状態の改善により，日本では典型的なビタミンD欠乏性くる病に遭遇する機会はほとんどなくなった．くる病では低身長，脊柱後彎を呈し，荷重骨の変形が認められる．肋軟骨部が数珠状に腫大する rachitic rosa-

表3 骨軟化症・くる病の原因

1. ビタミンD欠乏症
    ビタミンD摂取不良
    活性型ビタミンD合成障害（紫外線不足）
    ビタミンD吸収不良
      a. 胃切除後状態
      b. 小腸疾患（スプルーなど）
      c. 肝・胆道疾患
2. 腎尿細管性疾患
    尿細管性アシドーシス
    Fanconi 症候群
3. 抗けいれん薬の長期投与
4. 腫瘍に伴う骨軟化症・くる病
5. 先天性疾患
    伴性低リン血症性ビタミンD抵抗性くる病
    家族性ビタミンD依存性くる病I型
    家族性ビタミンD依存性くる病II型
    低ホスファターゼ血症
6. 水酸化アルミニウム（制酸薬）の長期投与

ry（くる病性数珠）や成長軟骨板の腫大による手首，膝，足首の関節の腫大もみられる．筋力低下により腹部が膨隆する．くる病の最も特徴的な画像所見は成長軟骨板の幅が広がることで（widening epiphyseal plate），骨幹端のカップ様変形 metaphyseal flaring を伴うことが多い．この変化はほとんどすべてのくる病に認められる．荷重骨，特に脛骨では弓形状の変形が認められる．また，Looser line と呼ばれる骨の長軸に対し垂直に横走する骨硬化像がみられ，この本体は疲労骨折 stress fracture である．Looser line は荷重骨ばかりでなく，肩甲骨，肋骨，鎖骨や恥骨などにも認められる．

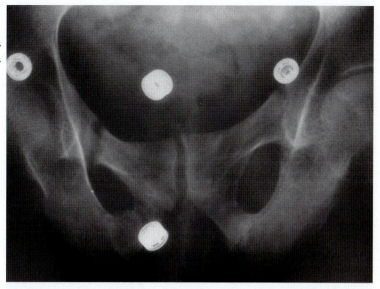

図21 骨軟化症
右恥骨枝にみられるLooser zone.
(Johns Hopkins Medical Institutions, Department of Pathology　Dr. Edward F. McCarthy より提供)

2 骨軟化症の臨床および画像所見

　骨軟化症では筋力低下や骨痛などを呈することがあるが,無症状のこともまれではない.明らかな疲労骨折がない場合でも骨痛を訴えることがある.検査所見では血清アルカリフォスファターゼの上昇がみられるが非特異的である.血清副甲状腺ホルモンは上昇することが多いが血清カルシウムは正常あるいは低下している.画像では骨減少症 osteopenia を呈し,退行期骨粗鬆症との鑑別はきわめて難しい.Looser zone と呼ばれる骨に横走する透明帯がみられれば,骨軟化症を考える.Looser zone の本体も疲労骨折で,大腿骨や脛骨に多いが,肋骨や恥骨,坐骨にもしばしば認められる(図21).特に Looser zone が両側対称性にみられることがある(Milkman 症候群ともいう).骨シンチグラフィでは単純X線像でとらえることのできない疲労骨折でも集積像として認められる.

3 病理所見

　骨軟化症・くる病の組織学的特徴は,unmineralized osteoid の割合が増加する hyperosteoidosis である.骨梁外周は unmineralized osteoid でおおわれ,また,皮質骨のハバース管内面も unmineralized osteoid でおおわれる.骨軟化症では形態計測を行うと unmineralized bone の割合は骨梁全体の少なくても10％以上を占める.unmineralized osteoid と石灰沈着のある骨 mineralized bone との鑑別は非脱灰標本によらねばならない.したがって,骨軟化症が疑われた場合には非脱灰標本 undecalcified section を作製する必要がある(図22).しかし,脱灰標本を用いて類骨と骨を識別する吉木法[3](脱灰処理前に0.5％塩化シアヌル・メタノール液で約2日処理する必要がある.脱灰してしまった標本には適用できないので注意が必要)や5mm角程度の小組織片を脱灰せずに合成樹脂包埋し,電顕の厚切り切片と同様に1μm厚切片を作製し Toluidine blue 染色標本を用いて,おおよその unmineralized osteoid 量を評価することは可能である.骨軟化症では,症状,検査所見と画像のみでは確定診断できないこともあり,最終的には病理組織検査に委ねられることがある.

　古典的なくる病の病理組織を検索する機会は今日ではほとんどないが,骨の病変は基本的には骨軟化症と変わらない.成長軟骨板は幅広く,軟骨と骨との境界部は凸凹不整で軟骨細胞の柱状配列が乱れる(disorganized growth plate).また,primary spongiosa の石灰化も当然乏しい.

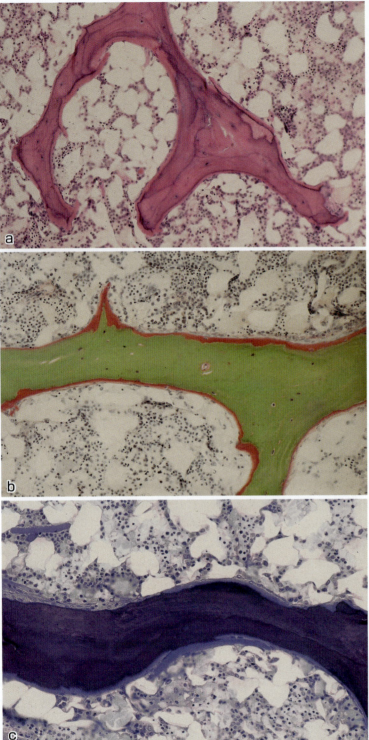

図22 骨軟化症
a：非脱灰標本によるHE染色．b：Goldner染色．c：Toluidine blue染色．Goldner染色，およびToluidine blue染色標本で明らかな骨梁周囲の類骨 unmineralized osteoid の増加（hyperosteoidosis）．

4 腫瘍に伴う骨軟化症・くる病

腫瘍に伴う骨軟化症・くる病 tumor-induced osteomalacia and rickets（腫瘍性骨軟化症 oncogenic osteomalacia）はまれではあるが，腫瘍を切除することにより骨軟化症を完治させることができる点で重要である（図23）．病態生理は伴性低リン血症性ビタミンD抵抗性くる病 X-linked hypophosphatemic vitamin D-resistant rickets と同様であり，検査所見では著明な低リン血症，尿中リン排泄の増加，尿細管リン再吸収の低下，血清アルカリフォスファターゼのさまざまな程度の上昇を認める．腫瘍が産生する fibroblast growth factor 23（FGF23）により腎尿細管のリン再吸収が抑制され，低リン血症を起こすことが腫瘍性骨軟化症の基本的病態と考えられている．

腫瘍性骨軟化症の原因腫瘍はさまざまで，間葉系腫瘍が多いがそればかりではなく上皮系腫瘍や造血器系腫瘍での報告もある．間葉系腫瘍では高リン尿性間葉系腫瘍 phosphaturic mesenchymal tumor（PMT）と呼ばれる特徴的な形態像を示す腫瘍である．その組織像は多様で従来の腫瘍の分類では診断に難渋することが多く，これまでの報告では血管周皮腫，血管腫，巨細胞腫，巨細胞修復性肉芽腫，非骨化性線維腫，骨芽細胞腫などといわれる頻度が高いが，教科書の記載に一致しない非典型例が多い．PMTの特徴は，血管が豊富で（図24a），しばしば周皮腫様パターン pericytomatous pattern を示し（図24b），破骨細胞型多核巨細胞成分を含み（図24c），骨形成（図24d）や異栄養性石灰化を示す軟骨成分（図24e）などが混在するきわめてユニークで特徴的な組織像を呈する．およそ50%の症例で融合遺伝子がみつかっており，その多くは *FN1::FGFR1* 融合遺伝子であり，その他 *FN1::FGF1* 融合遺伝子が確認されている．

VII イタイイタイ病（カドミウム中毒症）
itai-itai disease (cadmium poisoning)

神通川下流域の富山県富山市（旧婦負郡婦中町）に，1910～1970年代に発生した公害病である．カドミウムに汚染された水を取水した田畑から収

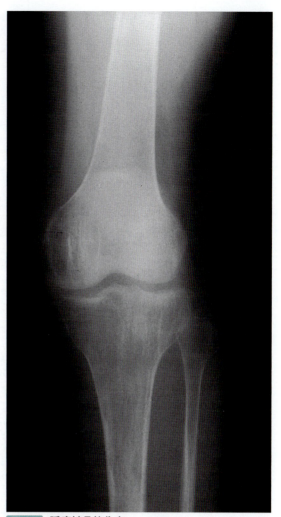

図23 腫瘍性骨軟化症
大腿骨，脛骨，腓骨のびまん性の骨減少 osteopenia．

穫された農作物や飲料水を摂取してきたことが原因とされる．カドミウムは，神通川上流の岐阜県神岡鉱山から採掘された亜鉛を精錬した際の廃水に含まれていた．1970年代に，長崎県対馬市（旧下県郡厳原町）の対州鉱山の下流域でも規模は小さいもののイタイイタイ病（カドミウム中毒症）itai-itai disease（cadmium poisoning）が発生している．

イタイイタイ病は，患者がその痛みに「イタイ，イタイ」と泣き叫ぶことから命名されたとされる．その本態は骨軟化症であり，その原因はカドミウム摂取による近位尿細管障害，すなわちファンコーニ症候群 Fanconi syndrome である．近位尿細管障害によりリン酸の再吸収が阻害され骨軟化症を発症する．ファンコーニ症候群は，先

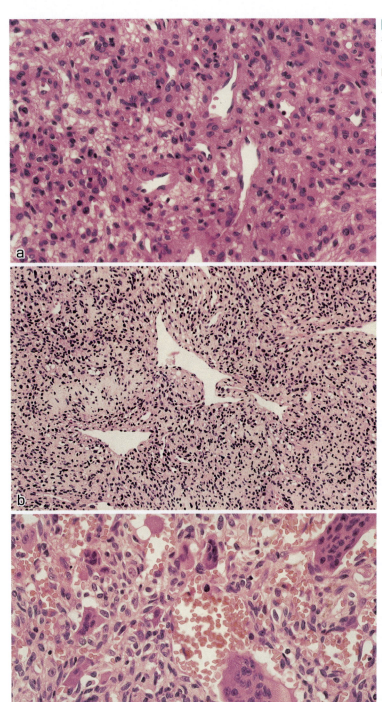

図24a〜c 腫瘍性骨軟化症
多彩な組織像を示す phosphaturic mesenchymal tumor. a：血管腫様成分. b：血管外皮腫様成分. c：巨細胞腫様成分.

図24d〜e 腫瘍性骨軟化症
d：骨芽細胞腫様成分．e：石灰化を伴う軟骨成分．

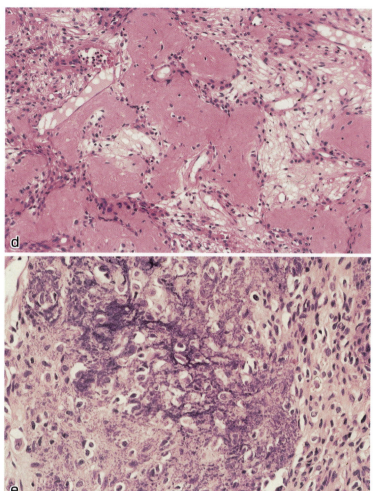

天性と後天性があり，後天性では内因性と外因性がある．カドミウム，水銀，鉛などの重金属は，薬剤と並ぶ後天性・外因性ファンコーニ症候群の代表的な原因物質である．

　X線では，全身性に骨密度が低下し，骨皮質が薄く，骨梁が減少する．Looser zone と呼ばれる皮質骨と直交する骨透亮像を特徴とし，不全骨折と考えられている．Looser zone や骨折はしばしば多発し，肩甲骨・肋骨・恥骨枝・大腿骨・脛骨近位などに両側性，対称性にみられることが多い．

　イタイイタイ病の骨病変の本態は骨軟化症であるため，その病態や組織所見は骨軟化症と同様である．

　組織学的には，骨の石灰化障害のため類骨層が肥厚し石灰化骨は相対的に減少する（hyperosteoidosis）．類骨層を組織学的に評価するには非脱灰標本が望ましいが，イタイイタイ病の診断のために，塩化シアヌル固定後に脱灰を行って HE 染色を行う吉木法が，類骨の判定のために用いられてきた．吉木法では，類骨層は好酸性に染色され，一方，石灰化骨は無染色あるいは淡好酸性を示し，両者を区別することができる（図25, 26）．

腎性骨異栄養症
renal osteodystrophy

　慢性腎不全などの腎機能障害の合併症としての骨病変を腎性骨異栄養症 renal osteodystrophy（ROD）という．以前は骨病変が臨床的に問題となる前に患者が原疾患により亡くなることが多かったが，近年では，血液透析や腎移植により末期腎不全でも長期生存が可能であるため，ROD を

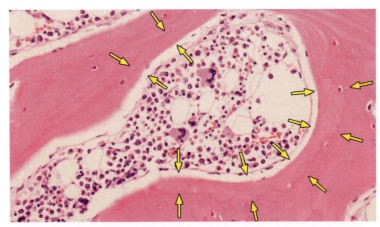

図25　イタイイタイ病
石灰化線から骨髄側にみられる類骨層（unmineralized osteoid）の比率が高い（HE染色）．（富山大学学術研究部医学系病理診断学講座　平林健一先生のご厚意により撮影，イタイイタイ病専門的資料情報発信事業）

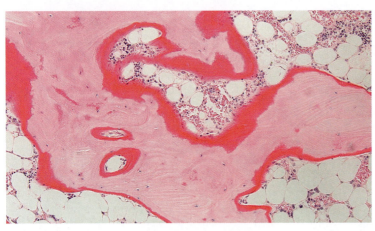

図26　イタイイタイ病
好酸性領域が類骨層（unmineralized osteoid）に相当し，その比率が高い（吉木法）．淡好酸性領域は層板骨（成熟骨）に相当する．（富山大学学術研究部医学系病理診断学講座　平林健一先生のご厚意により撮影，イタイイタイ病専門的資料情報発信事業）

みる機会は増加している．RODの基本的病態は二次性副甲状腺機能亢進症を基盤とし，これに骨軟化症が合併した状態と理解できる．しかし，腎機能低下がカルシウム，リン代謝に及ぼす機序の詳細はきわめて複雑で多くの因子が関係しており，十分に解明されているわけではない．

1 臨床的事項

臨床症状は骨痛や病的骨折 pathologic fracture である．荷重骨 weight-bearing bone では多発性の疲労骨折も認められる．また，筋力低下や皮膚の石灰化もみられる．小児では成長障害をきたし腎性くる病 renal rickets と呼ばれる．検査所見では，血清副甲状腺ホルモンの上昇，血清リンの上昇がみられる．血清カルシウム値は慢性腎不全では低下するが，二次性副甲状腺機能亢進症例では高値を呈する．ビタミンD代謝産物は低値を示す．血清アルカリフォスファターゼは上昇する．

2 画像所見

通常，副甲状腺機能亢進症の画像所見が優位に認められる．骨膜下や軟骨下の骨吸収が目立ち，手の末節骨先端部の骨吸収像は単純X線像上，最も早期に病変がとらえられる．また，鎖骨遠位端も比較的早期に変化を示す部位である．褐色腫もしばしば認められ，境界鮮明な溶骨性病変で，骨幹端部に好発し，しばしば多発性である．RODでは骨減少 osteopenia に加え，海綿骨（髄腔）に骨硬化 osteosclerosis も認められることがある．特に小児の椎体の終板近傍に骨硬化が目立ち，rugger-jersey appearance を呈することが

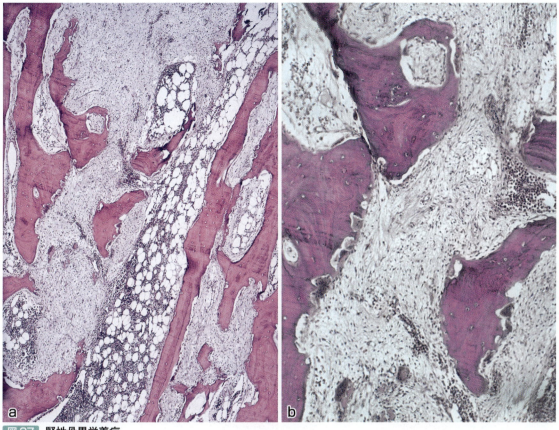

図27　腎性骨異栄養症
a：二次性副甲状腺機能亢進症としての盛んな骨吸収と髄腔の線維化．b：強拡大像．

ある．骨軟化症の所見が加わると，多発性の疲労骨折が認められる．

3 病理所見

　組織学的にも副甲状腺機能亢進症と骨軟化症の像がオーバーラップして認められ，骨代謝回転が亢進している high-turnover ROD と骨代謝回転が低下した low-turnover ROD とがある．ROD の多くは副甲状腺機能亢進症が前景に立つ high-turnover ROD であるが，low-turnover ROD では，副甲状腺機能亢進症の治療により副甲状腺機能亢進症の特徴である骨吸収と骨形成が鎮静化し，骨軟化症の像が目立つようになる．

　high-turnover ROD では，（二次性）副甲状腺機能亢進症の像として tunneling resorption など盛んな骨吸収が認められる．また，活動性の骨形成も認められるが，類骨への石灰沈着は不十分であり，hyperosteoidosis の状態で骨軟化症の要素が加わる．さらに線維化は骨梁周囲のみならず骨髄腔に及び，いわゆる線維性骨炎 osteitis fibrosa と呼ばれる像となる（図27,28）．褐色腫が認められることもまれではない．

　透析患者では高リン血症の治療にアルミニウム製剤をリン吸着薬 phosphate binder として用いることがある．アルミニウムは類骨（unmineralized osteoid）の石灰化，すなわち骨の mineralization を阻害する．このため過剰なアルミニウムは骨軟化症を起こすことが知られており，アルミニウム骨症 aluminum bone disease といわれている．組織学的なアルミニウム沈着の検索は，アルミノン染色 aluminon stain（脱灰標本でも可能）にてなされ，骨と類骨との境界の石灰化前線 mineralization front に沈着する（図29）．また，類骨や石灰化前線には鉄の沈着も認められ，骨軟化症（iron-related osteomalacia）の一因となると考えられる（図30）．

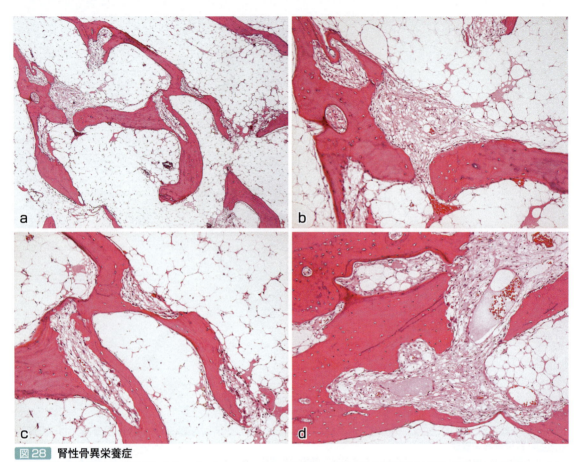

図28 腎性骨異栄養症
a：二次性副甲状腺機能亢進症による tunneling resorption を認め，吸収された骨梁部分は淡い線維化に置換され，また，骨梁周囲にもわずかな線維化が認められる．b〜d：その強拡大像．脱灰標本のため，これでは骨軟化症の有無は評価ができない．

IX 透析アミロイドーシス
dialysis-related amyloidosis

長期透析患者（少なくても5年以上）に透析アミロイドーシス dialysis-related amyloidosis が合併することはよく知られている．透析患者に合併するアミロイド（Aβ_2m）はβ_2ミクログロブリン β_2-microglobulin に由来する．Aβ_2m の沈着は身体中どこにでも生じうるが，特に滑膜，骨，神経周囲や関節周囲組織，皮膚や皮下組織に沈着しやすい．一方，肝，腎，脾への沈着は比較的まれである．透析アミロイドーシスの病態として，①手根管症候群，②アミロイド関節症 amyloid arthropathy，③透析脊椎関節症（破壊性脊椎関節症やアミロイド沈着による脊柱管狭窄症や偽腫瘍），④アミロイド腫瘍 amyloid tumor などに分けられる．

手関節の腱鞘滑膜に沈着すると手根管症候群 carpal tunnel syndrome を起こし，病理学的にアミロイド沈着の有無の検索を依頼されることも多い（第10章「IX．手根管症候群」も参照）．

骨関節組織への沈着では，上腕骨や大腿骨の骨頭，関節軟骨直下に沈着し関節症（アミロイド関節症）をひき起こす（図31, 32）．この病変は単純X線像上，囊胞状にみえるので骨囊胞 bone cyst といわれているが，病理学的には単純な囊胞ではなく，基本像はアミロイド（Aβ_2m）の結節状の沈着である（図33〜41）．二次的な変形性関節症変化が加わり，囊胞性変化を伴うこともある．また，アミロイドの沈着部位に病的骨折を起こすことがある．

脊椎に沈着すると椎体の圧迫骨折を起こす．進行性に脊椎の破壊をきたすものを破壊性脊椎関節症 destructive spondyloarthropathy と呼び，

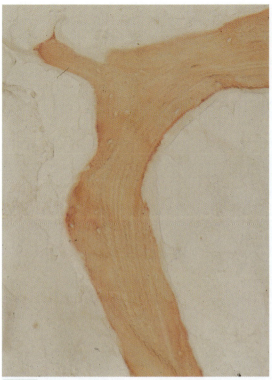

図29 腎性骨異栄養症のアルミニウム骨症
石灰化前線に一致したアルミニウムの沈着（aluminon染色）．

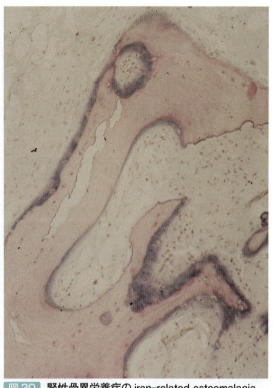

図30 腎性骨異栄養症のiron-related osteomalacia
類骨に一致した鉄沈着（Berlin blue染色）．

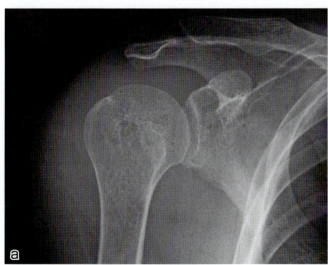
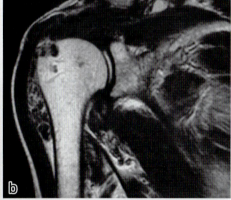
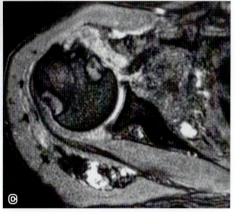

図31 透析アミロイドーシス
長期透析例．**a**：単純X線像．右肩の周囲軟部組織に腫脹が認められる．**b**：MRI T2強調像．**c**：MRI T2*強調像．腱板に肥厚がみられ，骨頭に囊胞状の骨侵食が認められる．（学校法人慈恵大学名誉教授　福田国彦先生のご厚意による）

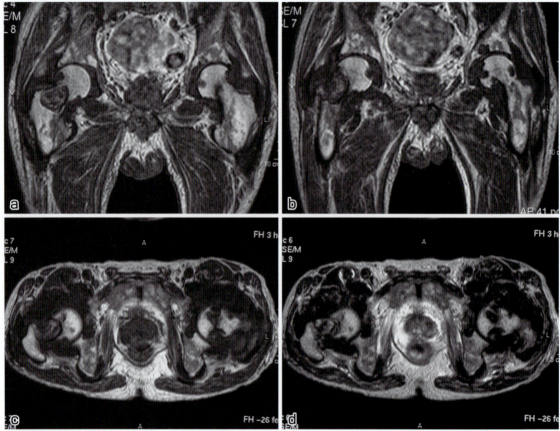

図32 透析アミロイドーシス
長期透析例. a〜c：MRI T1強調像. d：MRI T2強調像. 股関節の関節包や周囲組織にアミロイド沈着を認め，大腿骨頸部に粗大な骨侵食像を認め，大腿骨骨頭や左臼蓋に軟骨下嚢胞の像を認める．（学校法人慈恵大学名誉教授　福田国彦先生のご厚意による）

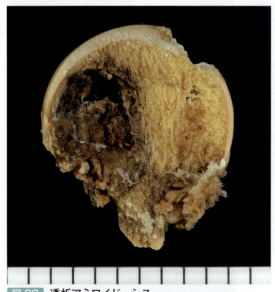

図33 透析アミロイドーシス
大腿骨頸部骨折を合併した大腿骨骨頭の結節状のアミロイド沈着．

アミロイド沈着がその発生に深くかかわっていると推察されている．破壊性脊椎関節症は頸椎および腰椎に好発し，椎間板腔の狭小化，隣接終板の破壊，椎体の圧迫骨折が認められ，臨床的，画像的に化膿性脊椎椎間板炎，神経障害性脊椎関節症や高度な変形性脊椎症などと鑑別を要することがある（図42）（第9章「Ⅶ．脊柱靱帯アミロイドーシス」参照）．

アミロイド腫瘍は，アミロイドが腫瘤状，結節状に沈着するもので，臨床的，画像的に骨腫瘍や軟部腫瘍との鑑別が問題となる（図43）．その実態は，組織学的にはアミロイド沈着による偽腫瘍 pseudotumor である．

図34 透析アミロイドーシス

a：大腿骨に結節状のアミロイド沈着を認める．b：アミロイドはDFS（Direct fast scarlet）染色陽性である．c：β_2ミクログロブリン免疫染色．アミロイドに陽性である．関節軟骨は染色過程で剥離している．

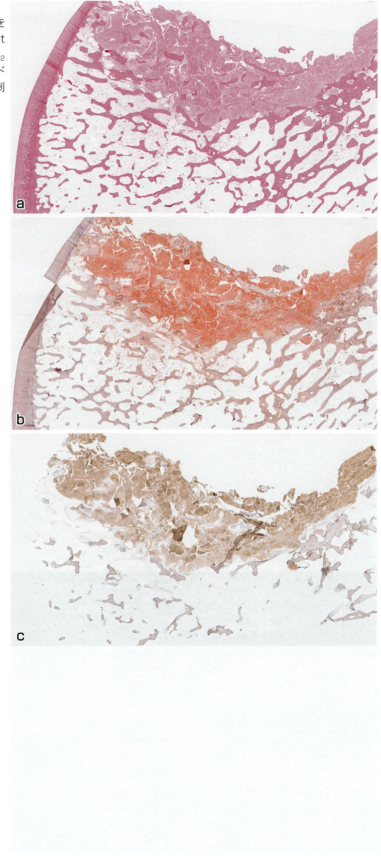

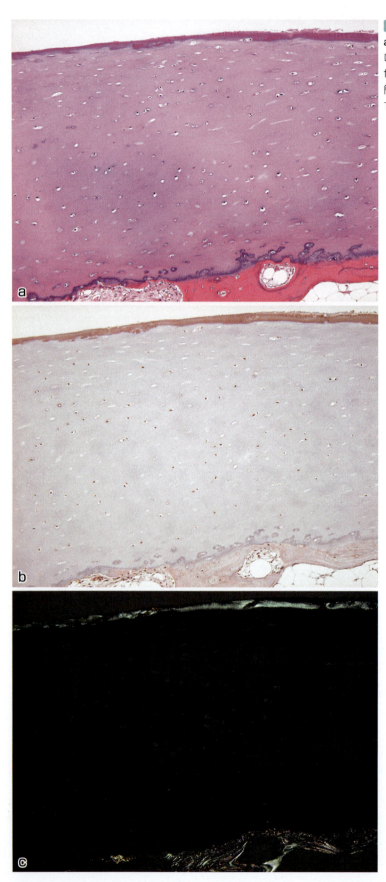

図35 透析アミロイドーシス
a：大腿骨骨頭の関節軟骨表層面にアミロイド沈着を認める．b：DFS（Direct fast scarlet）染色で陽性を示す．c：簡易偏光観察で淡緑色調の複屈折性を示す．

図36 透析アミロイドーシス
骨梁を侵食してアミロイド沈着が認められる.

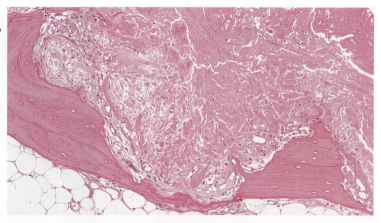

図37 透析アミロイドーシス
アミロイド沈着部の辺縁では骨梁間に浸潤するように沈着が認められる.

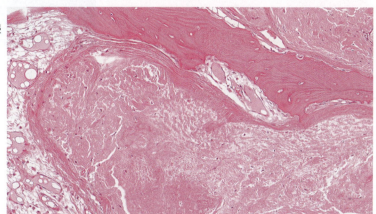

図38 透析アミロイドーシス
a：HE染色でアミロイドは好酸性無構造物として観察される．b：DFS（Direct fast scarlet）染色陽性である．

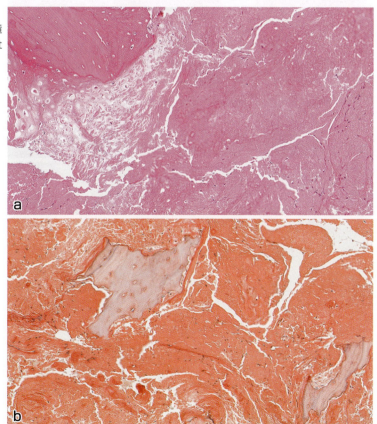

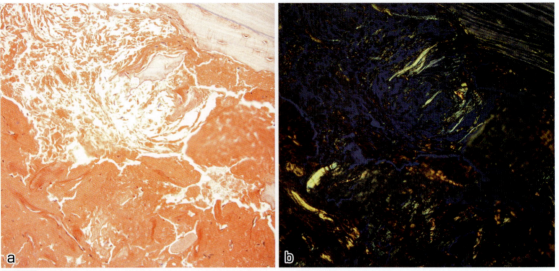

図39 透析アミロイドーシス
a：DFS（Direct fast scarlet）染色．b：簡易偏光像．アミロイドはDFS染色陽性で，簡易偏光観察で，淡緑色調の複屈折が認められる．

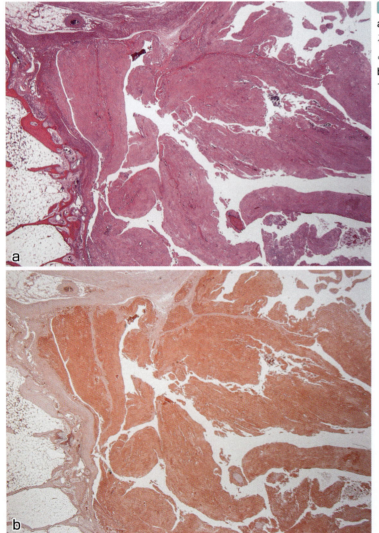

図40 透析アミロイドーシス
a：滑膜に顕著なアミロイド沈着を認める．著明な沈着は画像上，アミロイドによる偽腫瘍としてみられることがある．
b：DFS（Direct fast scarlet）染色で陽性を示す．

Ⅸ 透析アミロイドーシス　357

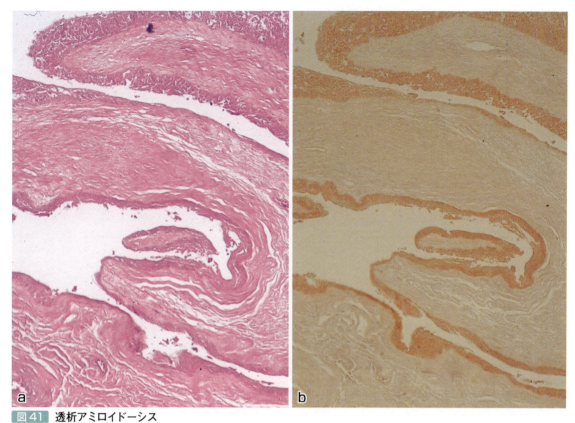

図41　**透析アミロイドーシス**
a：滑膜に沈着したアミロイド．b：Congo red 染色．

図42　**破壊性脊椎関節症**
透析アミロイドーシスで，頸椎の椎体C5〜6間の椎間板の扁平化と終板の破壊が認められる．C5，6の棘突起に脆弱性骨折を認める．（学校法人慈恵大学名誉教授　福田国彦先生のご厚意による）

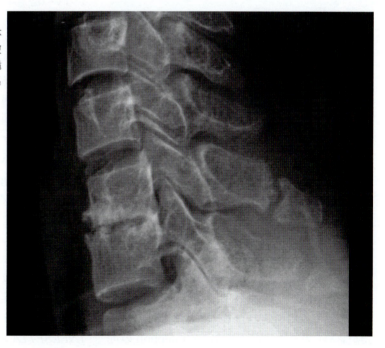

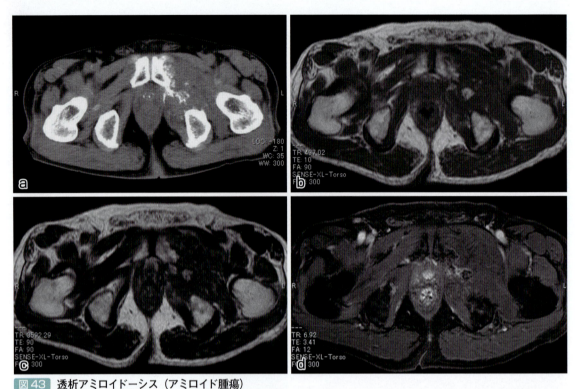

図43 透析アミロイドーシス（アミロイド腫瘍）
a：CT, b：MRI T1強調像, c：MRI T2強調像, d：MRI脂肪抑制ガドリニウム造影T1強調像. CTでは左坐骨部に骨破壊を伴う軟部腫瘤を認める. MRIでは, T1, T2強調像で低信号を呈し, 造影効果に乏しい腫瘤である.

X Paget病
Paget's disease

　Paget病 Paget's disease は局所的な骨代謝回転の増加と無秩序なリモデリングを特徴とする非炎症性骨疾患である（乳腺のPaget病と特に区別する場合, 骨Paget病 Paget's disease of bone と呼ぶ. なお発音は「ページェット」ではなく「パジェット」が一般的である）. 1877年にSir James Pagetにより変形性骨炎 osteitis deformans として報告されたのに始まるが, 線維性骨炎 osteitis fibrosa が副甲状腺機能亢進症によるものであることが明らかになる1926年まで, 両者は混同されていた.

　Paget病の原因はいまだ不明である. Paget病の破骨細胞の核内および細胞質内に封入体がみられ, 電顕で観察すると paramyxovirus 様の構造物が認められるため, slow virus infection の可能性が示唆されているが結論を得ていない. この封入体は骨巨細胞腫でも認められることがあるが, その他の骨疾患では現在のところ観察されていない（図44）. 一方, Paget病の発生には明らかな地域差があり, また家族内発生も知られていることから, 病因として遺伝子異常が疑われている. 原因遺伝子として PDB1, PDB2, PDB3, PDB4 や RANK, OPG, SQSTM1, VCP などの遺伝子変異が病因として検討されている. 骨系統疾患分類では他の骨硬化性骨疾患グループに入れられている高フォスファターゼ症を伴う骨肥大症 osteoectasia with hyperphosphatesia （この疾患は若年性Paget病 juvenile Paget's disease ともいわれている）の原因遺伝子は TNFRSF11B で, この変異によりオステオプロテゲリン（OPG）の欠損をきたし, 破骨細胞の分化, 活性化を抑制的に調節することができなくなり, その結果Paget病と類似した病態が生じる. また, 骨系統疾患の骨溶解症グループに分類されている家族性拡張性骨溶解症 familial expansile osteolysis は TNFRSF11A 変異がRANKシグナルペプチドの異常をもたらすことが原因と考えられている. このように破骨細胞を中心とした骨代謝にかかわる分子の異常によりPaget病と類似した疾患がみ

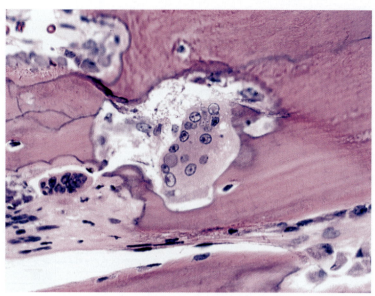

図44 Paget病の破骨細胞にみられた核内封入体様構造

られることから，この領域の研究がPaget病の原因解明につながるものと期待されている．

1 臨床的事項

Paget病は40歳以上の中高齢者に多く，年齢に伴い増加する．20～30歳台に発生することはまれである．男性にやや多い．発生頻度には著しい地域差があり，ヨーロッパ，アメリカ，オーストラリア，ニュージーランドの白人には多く，アジア，アフリカには少ない．家族内発生が多いことも知られている．好発部位は骨盤，仙骨，脊椎，頭蓋骨などの軸骨格 axial skeleton，大腿骨，脛骨である．その他どの骨にも発生するが，肋骨や手足の短管骨ではまれである．多骨性 polyostotic に侵されることが多く，単骨性 monostotic の症例は10～15%を占める．

臨床症状は疼痛で，これはミクロレベルでの骨折や骨膜の刺激によると考えられている．最終的には変形をきたす．また，罹患骨は脆く病的骨折を起こしやすい．しかしながら，無症状のこともまれではなく，X線撮影検査で偶然に発見されることもある．検査所見では骨代謝回転の亢進を反映し骨形成マーカー，特に血清アルカリフォスファターゼが高値となる（著しい高値のこともある）．また，骨吸収マーカーである尿中ハイドロキシプロリン hydroxyproline も高値となる．骨シンチグラフィでは病変部に強い集積像を認め，単純X線像で変化があらわれる前に病変を描出しうる．日本骨粗鬆症学会によるPaget病の診断フローチャートを図45に示す．

2 病理所見と画像所見

Paget病は病変の進行から3期に分けられる（図46）．

1）初期 initial phase（骨融解期 lytic phase, hot phase）

骨吸収が優勢な時期で，X線像にて骨透亮像を示す（図47）．長管骨では骨端部に始まり，次第に骨幹端，骨幹方向へ進行する．先進部では骨幹方向に向かって凸の楔状 wedge-shaped，火炎状 flame-shaped，V字形 V-shaped ないし草の葉状 blade of grass の透亮像を呈する．病変の進行は緩徐で骨端から骨幹に達するまでに数年を要するので（1年で1cm進むといわれている），骨幹部に透亮像が進んでいるときには骨端部は次の中期の像を示すことが多い．頭蓋骨を侵す場合，比較的大きな限局性の骨透亮像を呈し，X線像上 osteoporosis circumscripta と呼ばれている．骨シンチグラフィでは集積像を示す．

組織学的には非特異的な破骨細胞性骨吸収 osteoclastic (bone) resorption を示す（図48）．骨梁には骨芽細胞の縁取り osteoblastic rimming も認められるが，その程度は軽度である．

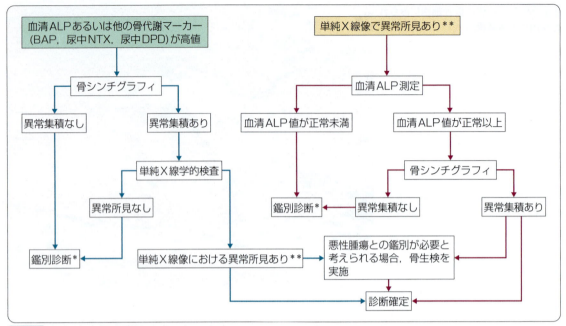

図45 骨Paget病の診断のフローチャート
単純X線像，血中ALP，骨代謝マーカー，骨シンチグラフィにより診断を検討する．悪性骨腫瘍との鑑別が必要と考えられる場合，骨生検を実施する．ALP：アルカリフォスファターゼ，BAP：骨型アルカリフォスファターゼ，NTX：I型コラーゲン架橋N-テロペプチド，DPD：デオキシピリジノリン．＊：骨Paget病の鑑別診断では，前立腺癌や乳癌などの骨転移や骨硬化を示す骨系統疾患が含まれる．＊＊：骨Paget病のよく知られた単純X線像での特徴は，骨吸収の亢進，骨梁の粗造化や際立ち，骨皮質の肥厚，骨の輪郭の拡大である．

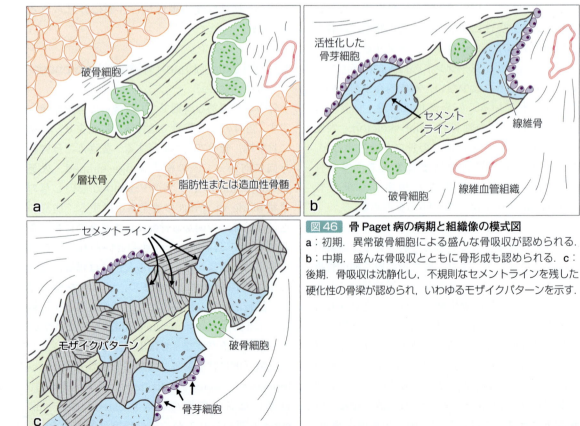

図46 骨Paget病の病期と組織像の模式図
a：初期．異常破骨細胞による盛んな骨吸収が認められる．
b：中期．盛んな骨吸収とともに骨形成も認められる．c：後期．骨吸収は沈静化し，不規則なセメントラインを残した硬化性の骨梁が認められ，いわゆるモザイクパターンを示す．

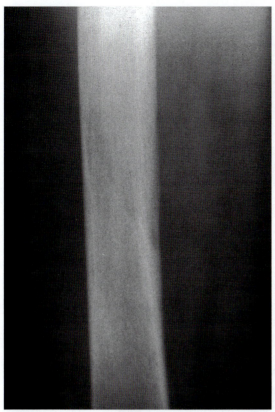

図47 Paget 病の骨融解期
大腿骨骨幹部の境界不鮮明な骨融解像.

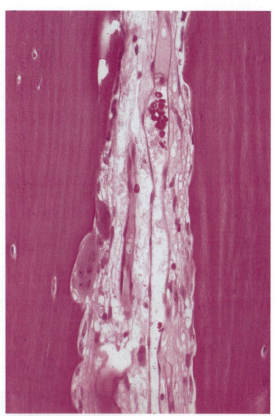

図48 Paget 病の骨融解期
破骨細胞による骨吸収像.

この時期の Paget 病では，骨梁のモザイクパターン mosaic pattern はみられない．骨梁間 intertrabecular space では骨梁周囲に限局して軽度の線維化がみられる程度である．この時期に組織像から Paget 病を診断するのは困難で，画像や検査所見と合わせ経過を追って観察することが最も重要である．組織学的な鑑別診断として，副甲状腺機能亢進症，慢性骨髄炎などが挙げられる．臨床的に癌の骨転移が疑われて検索されることも多く，標本上，癌転移巣周辺部の骨融解部分の組織と区別することは難しい．

2）中期 intermediate phase（活動期 active phase, lytic/sclerotic phase）

骨吸収と骨形成がともに亢進した状態で，Paget 病の特徴をあらわす時期である．X 線画像所見は初期と同様の骨透亮像がみられるが，これに加えて粗な骨梁構造 coarse trabecular pattern がみられる（図49, 50）．また，骨皮質の不規則な肥厚がみられる（図49c, d）．頭蓋骨ではこの時期に cotton wool pattern と呼ばれる骨融解と骨形成が混在した所見を呈する（図51）．骨シンチグラフィでは著明な集積像を示す（図49b）．

組織学的には，盛んな骨吸収および骨形成（osteoclastic resorption に対応する用語としては bone formation ではなく osteoblastic activity という．骨基質に着目し骨梁に新生骨を付加する意味の場合には骨添加 bone apposition という）が認められる（図52～55）．破骨細胞には正常より明らかに大きいものが認められ，核の数も 20～30 個程度のものが混在し，ときには 100 個以上の核を有するものも出現する（図56, 57）．骨梁の侵蝕窩（Howship 窩）も大型不規則である．骨芽細胞の縁取りも明瞭で，骨芽細胞は腫大し形質細胞様となる．骨梁は線維骨（無層骨）woven bone の状態のものが多い．1 つの骨梁で骨吸収と骨形成が同時にみられ，また骨形成も過剰で，秩序だったリモデリングではないので骨梁の形も方向もさまざまである．骨梁間は血管

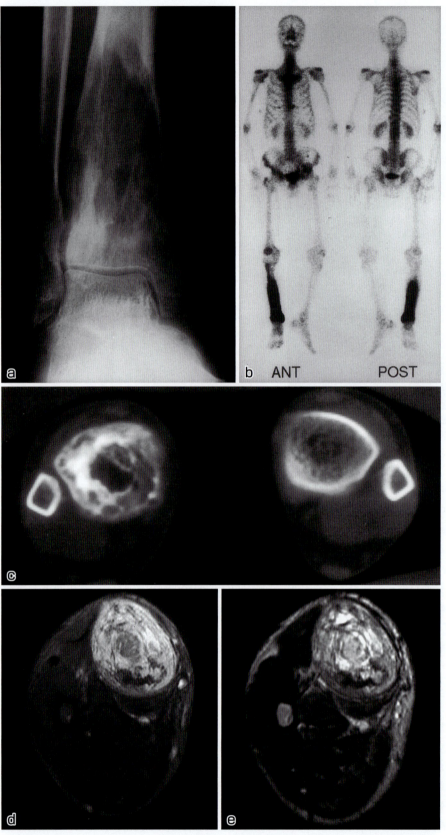

図49 Paget病の活動期（脛骨遠位部）
a：単純X線像で，骨融解と骨形成の混在した骨肥大，変形像．b：骨シンチグラフィで著明な集積像．c：CT．d, e：MRI．造影T1強調像（d），T2強調像（e）．CTとMRIで骨皮質の不規則な肥厚．

図50 Paget病の活動期
右大腿骨と左骨盤にみられるPaget病.骨融解,骨形成の混在と骨肥大と粗造な骨梁.それぞれ対側は正常.

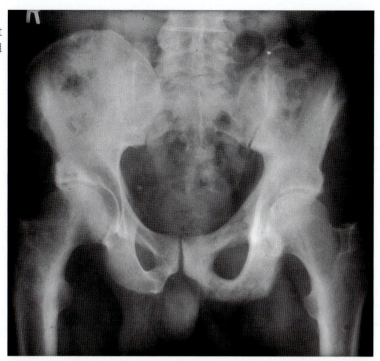

図51 Paget病の活動期
頭蓋骨のcotton wool pattern.

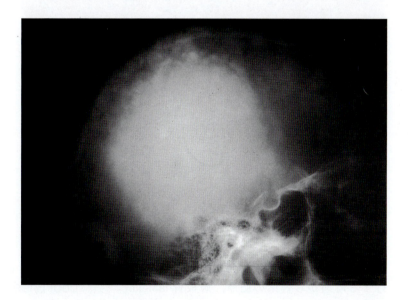

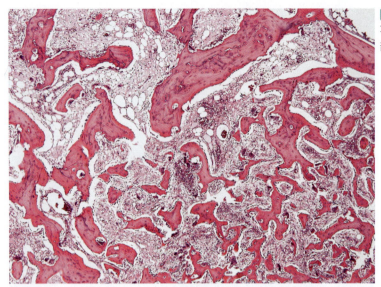

図52 Paget病の活動期
不規則な骨梁形成と骨梁間の線維化．一部に硬化性の骨梁も混在して認められる．

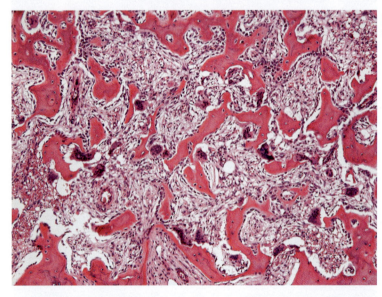

図53 Paget病の活動期
著明な破骨細胞性骨吸収と骨形成の混在．

の拡張が目立つ疎な線維性組織である．後期に移行する時期から骨梁の肥厚，層板骨 lamellar bone への転化傾向，そして後述するモザイクパターンが認められるようになる（図58）．この時期に病理検査がなされることが最も多い．鑑別診断としては，副甲状腺機能亢進症，線維性骨異形成，慢性骨髄炎，骨折仮骨，骨芽細胞腫，場合によっては骨肉腫などが挙げられる．特に副甲状腺機能亢進症が最も問題となるが，副甲状腺機能亢進症では，tunneling resorption と呼ばれる骨梁の長軸に沿ってトンネルを掘り進むようにみえる骨吸収像が特徴である．

3）後期 late phase（骨硬化期 sclerotic, cool phase）

骨吸収が鎮静化し骨形成が優勢な時期で，Paget病に特徴的な像を示す．X線画像所見では，硬化性変化を示し，疎な骨梁構造，骨皮質の肥厚，骨皮質と髄腔との境界の不明瞭化，変形などが認められ，骨全体が大きくなる（bony enlargement）．椎体では対称的な皮質の肥厚が起こり，単純X線像で額縁様陰影 picture frame appearance と呼ばれる所見を呈する（図59）．骨シンチグラフィでは集積像を示す．病的骨折がみられるのもこの時期が多い（図60）．

図54 Paget病の活動期
腫大した活動性の骨芽細胞も目立ち，組織像は骨芽細胞腫との鑑別も問題となる．

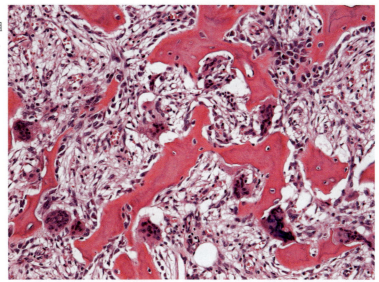

図55 Paget病の活動期
a：著明な破骨細胞性骨吸収と骨形成の混在．b：簡易偏光観察像．モザイクパターン未現．

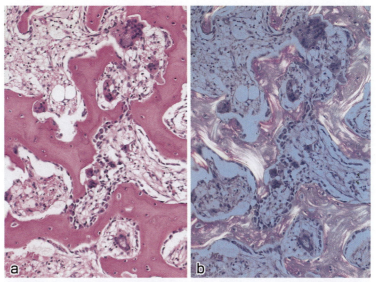

図56 Paget病の活動期
20個以上の核を有する大型の破骨細胞の出現を認める．

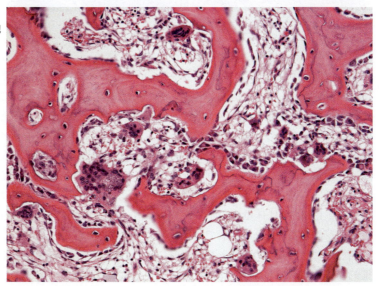

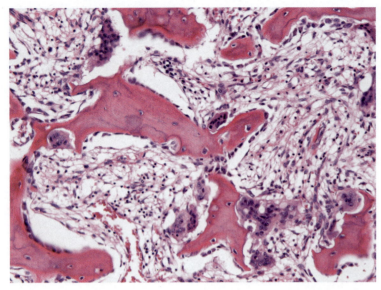

図57 Paget病の活動期
多数の核を有する破骨細胞はその形態が不規則である．また，Howship窩も大きい．

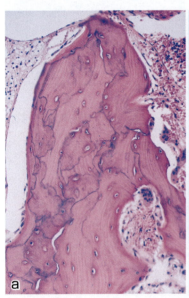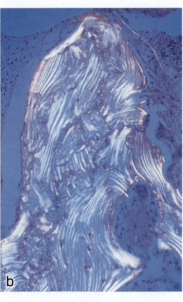

図58 Paget病の活動期
a：骨梁のモザイクパターン．b：簡易偏光観察像．

　組織学的には，骨梁の著明な肥厚がみられ，骨基質には特徴的なモザイクパターンmosaic patternが認められる（図61〜64）．これは新生骨の骨基質が不規則なセメントラインで区画された状態で，1つの骨梁において骨吸収と骨形成が繰り返されたことを示すものである．骨梁間は線維性組織で置換される．生理的なリモデリングではストレスの方向（たとえば荷重骨weight-bearing boneでは体重がかかる方向）に沿った骨添加が起こるが，Paget病では骨吸収が高度かつ無秩序に起こるため，ストレス方向に沿った機能的な骨添加が行われず，そのためストレスに対して脆弱になるため個々の骨梁は肥厚し，骨皮質も肥厚する．最終的には骨吸収，骨形成ともに鎮静化するが，この状態のPaget病の骨がもとの脂肪ないし造血骨髄を伴った骨組織に復することはない．モザイクパターンはPaget病に特徴的な所見ではあるが特異的ではなく，骨梗塞，線維性骨異形成，慢性骨髄炎，骨折後，癌の硬化性骨転移など種々の疾患でみられることがある．鑑別の要点はPaget病ではその程度が高度で広範にみられることで，画像所見をあわせればこの時期のPaget病の診断に苦慮することはほとんどない．

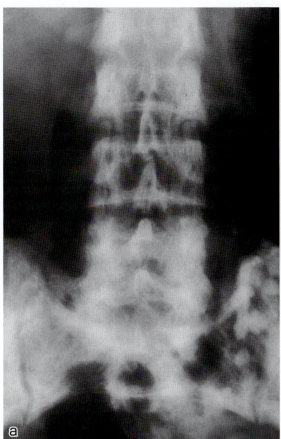
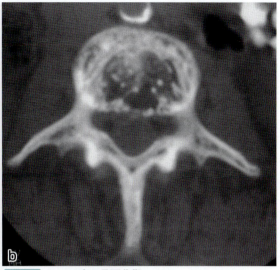

図59 Paget病の骨硬化期
腰椎の著明な骨硬化，変形像．a：単純X線像．b：CT．

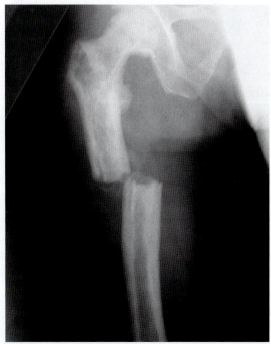

図60 Paget病の骨硬化期
大腿骨骨幹部に病的骨折を認める．Paget病ではこのような横骨折が特徴的である．

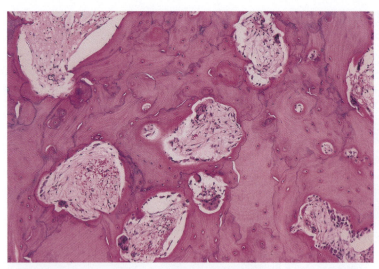

図61 Paget 病の骨硬化期
モザイクパターンのみられる骨梁肥厚像.

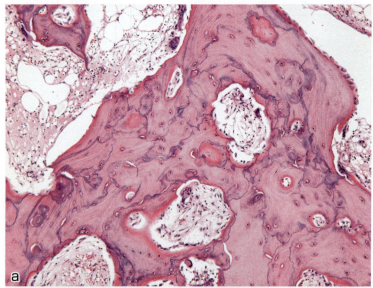
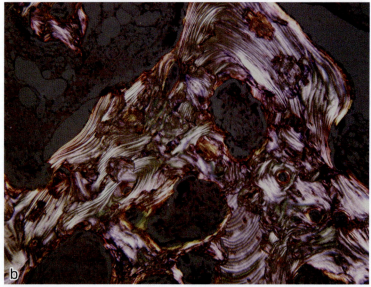

図62 Paget 病の骨硬化期
a：硬化性の骨梁に不規則なセメントラインが認められ，いわゆるモザイクパターンが認められる．b：その簡易偏光像．

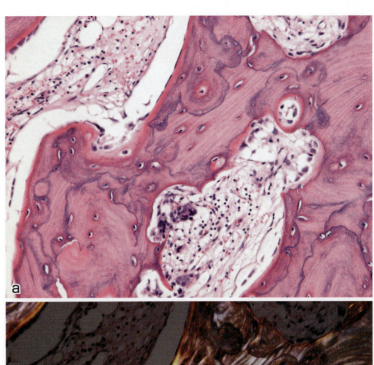
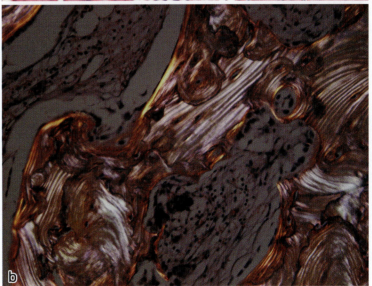

図63 Paget病の骨硬化期
a：モザイクパターンが認められる骨梁で，骨吸収と骨形成は活動期に比べると鎮静化している．b：その簡易偏光像．

3 合併症

1）病的骨折

　Paget病に侵された骨は脆く，病的骨折を起こしやすい．初期から後期のいずれの時期にも起こる．骨折後の骨癒合 bone union が遷延することが多い．また，下肢骨では疲労骨折の頻度も高い．

2）骨腫瘍

　Paget病に侵された骨 pagetic bone から悪性腫瘍が発生することはよく知られている（図65）．骨悪性腫瘍の発生率は，かつては Paget 病患者の5～10％と考えられていたこともあったが，現在では1％以下と考えられている．好発部位は大腿骨，上腕骨，骨盤，頭蓋骨，顎骨などである．腫瘍の組織型は骨肉腫 osteosarcoma（図66），未分化多形肉腫 undifferentiated pleomorphic sarcoma／悪性線維性組織球腫 malignant fibrous histiocytoma，線維肉腫 fibrosarcoma，軟骨肉腫 chondrosarcoma である．Paget病から発生する骨悪性腫瘍を Paget 肉腫 Paget's sarcoma と呼ぶこともある．Paget 肉腫の予後は de novo に発生したこれら骨悪性腫瘍のものより悪い．

　比較的まれではあるが pagetic bone から骨巨

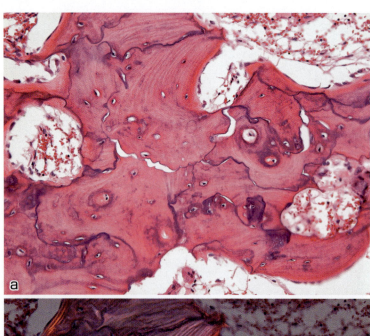
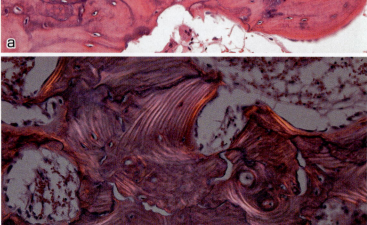

図64 Paget病の骨硬化期
a：硬化性の骨梁にみられた典型的なモザイクパターン．b：その簡易偏光像．

細胞腫 giant cell tumor of bone が発生することがある．局所侵襲性で軟部組織に腫瘤を形成して浸潤する．好発部位は頭蓋骨と顔面骨であり，de novo の骨巨細胞腫がこの部位に発生することがほとんどないのと対照的である．Paget病に合併する骨巨細胞腫のなかには家族ないし地方集積性（イタリア，アベリーノ Avellino 地方）が認められるものがある．また，Paget病に合併する骨巨細胞腫は通常の骨巨細胞腫ではなく巨細胞修復性肉芽腫 giant cell reparative granuloma であるとの意見もある．

まれに pagetic bone の骨膜下あるいは骨に接する軟部組織に腫瘤性病変を形成することがあり，Paget's sarcoma と鑑別を要する．組織学的には骨内の Paget病と同様の組織からなり，Paget病の偽肉腫 pseudosarcoma と呼ばれている．

3）その他の合併症

頭蓋底部が侵されることにより脳神経孔が狭窄し，視神経萎縮や難聴などの脳神経障害を起こす．pagetic bone は血流が豊富なため多骨性の広範な病変がある場合，心肥大をきたす．また，骨髄に造血の場がなくなるため，髄外造血がみられることもある．

図65　Paget病から発生した骨肉腫
下顎骨全域にわたる骨硬化像と中央部の相対的骨透亮像（骨肉腫相当部）．a：単純X線像．b：骨シンチグラフィ．

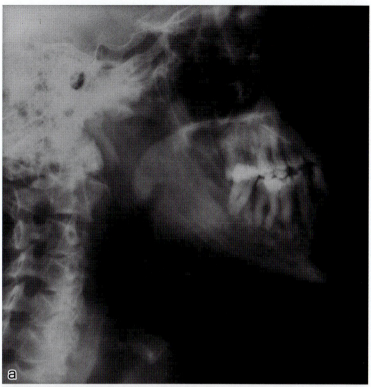
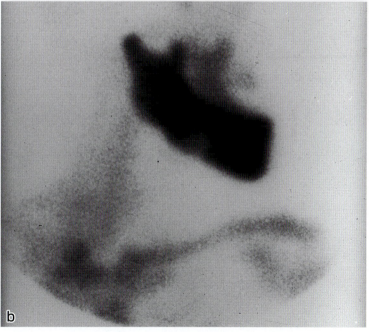

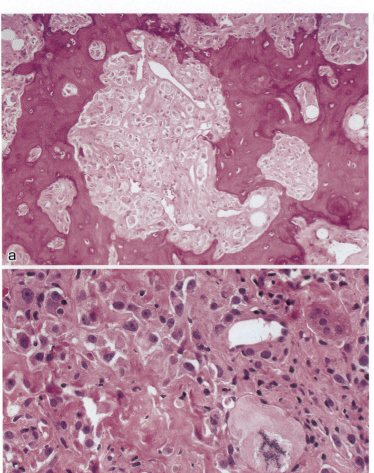

図66 Paget病から発生した骨肉腫
a：Paget病の変化を示す骨梁pagetic boneの間に浸潤する骨肉腫．b：骨肉腫像．

第15章

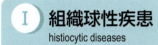

その他の骨疾患
Miscellaneous bone diseases

I 組織球性疾患
histiocytic diseases

1 Langerhans 細胞組織球症

　Langerhans 細胞組織球症 Langerhans cell histiocytosis (LCH) は，Langerhans 細胞の表現型を示す骨髄樹状細胞のクローナルな増殖からなる腫瘍性疾患である．LCH にクローナリティが報告されて以来，以下のような遺伝子変異が見出され，これまで組織球の増殖する腫瘍様病変として位置づけられてきた LCH であるが，現在では腫瘍性疾患であると考えられるようになった．LCH で報告されている遺伝子変異としては，MAPK pathway にかかわる遺伝子の変異，*BRAF* V600E 変異が 50％以上の症例で見出されており，また，約 30％ の症例で *IGH*，*IGK*，*TCR* などのクローナルな遺伝子変異がみられている．その他に somatic *MAP2K1* に変異を認めた症例などの報告がある．

　以前，LCH は組織球症 X histiocytosis X と呼ばれていた．これは 1953 年に Lichtenstein が好酸球性肉芽腫 eosinophilic granuloma，Hand-Schüller-Christian 病，および Letterer-Siwe 病を表現型の違う同一の疾患と考え，この 3 者を包括する概念として組織球症 X という名称を提唱したことによる．しかし，最近では LCH の名称が好んで使われるようになっていた．WHO 分類の第 5 版では，この疾患に対して LCH のみを推奨用語とし，組織球症 X をはじめ，Langerhans 細胞肉芽腫症 Langerhans cell granulomatosis，好酸球性肉芽腫，Hand-Schüller-Christian 病，Letterer-Siwe 病の各用語は推奨されていない．WHO 分類第 5 版での solitary lesion (unifocal single-system LCH, monostotic LCH)，multiple lesions (multifocal single-system LCH, polyostotic LCH)，cases with disseminated or visceral involvement (multisystem LCH, disseminated LCH) がそれぞれ好酸球性肉芽腫，Hand-Schüller-Christian 病，Letterer-Siwe 病におおむね対応するが，単に用語をいい換えただけという印象もある（肉芽腫 granuloma，肉芽腫症 granulomatosis という単語を腫瘍性性格が明らかになった LCH にそぐわないとして使いたくなかったのかもしれない）．ここでは，長年使われてきた好酸球性肉芽腫，Hand-Schüller-Christian 病，Letterer-Siwe 病に代わり，骨病変という観点から最もわかりやすいと思われる造血器系腫瘍の WHO 第 4 版補訂版に使われている monostotic/polyostotic/disseminated LCH の語を用いて解説する．monostotic/polyostotic/disseminated LCH の各病像は典型的には異なるが，臨床像がオーバーラップあるいは移行することもあり，必ずしもその区分は明確ではない．これらの病型の違いは，MAPK にかかわる遺伝子変異が生じる細胞の分化レベルの違いによるとする説が提唱されている．たとえば，pluripotent hematopoietic cell のレベルで

変異が起こると多臓器にわたる播種性病変を生じる高リスクなdisseminated LCHが，一方，組織に限局したレベルの細胞に変異が起きた場合はmonostotic LCHがみられるというわけである．

Langerhans細胞は，正常では表皮やリンパ節にみられる細胞性免疫における抗原提示細胞の1つであるが，LCHは皮膚やリンパ節のLangerhans細胞ではなく，Langerhans細胞の表現型を有する骨髄の樹状細胞起源と考えられている．免疫組織化学的にCD1a, langerin (CD207), S-100蛋白，HLA-DRに陽性で，リゾチームlysozymeは陰性，電顕的には細胞質にテニスラケット状のBirbeck顆粒Birbeck granuleを有するという特徴がある．

monostotic LCHは従来の好酸球性肉芽腫におおむね対応しており，30歳以下，特に5〜15歳の小児に多いが，高齢者にみられることもある．男女比は約2：1で，男性に多い．好発部位は頭蓋骨，大腿骨，骨盤，肋骨，脊椎であり，単骨性の病変である．症状は疼痛であるが，無症状の場合や発熱，全身倦怠感などの骨以外の症状を伴うこともある．単純X線像では，典型的には骨の打ち抜き像punched-out lesionとして認められる（図1, 2）．また，骨膜反応を伴う境界不明瞭な浸潤性骨破壊像を呈することもまれではなく（図3），この場合には骨髄炎やEwing肉腫，白血病，悪性リンパ腫などの悪性腫瘍との鑑別が問題となる．脊椎は主に前方要素すなわち椎体が侵

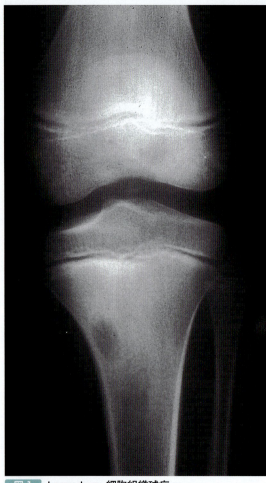

図1 Langerhans細胞組織球症
好酸球性肉芽腫．脛骨近位部の打ち抜き像．

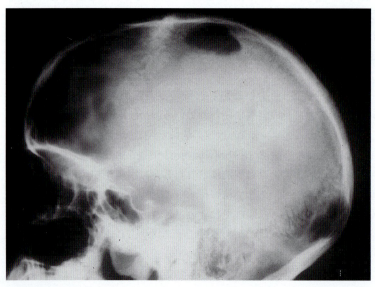

図2 Langerhans細胞組織球症
頭頂骨の境界鮮明な骨透亮像．

I 組織球性疾患　375

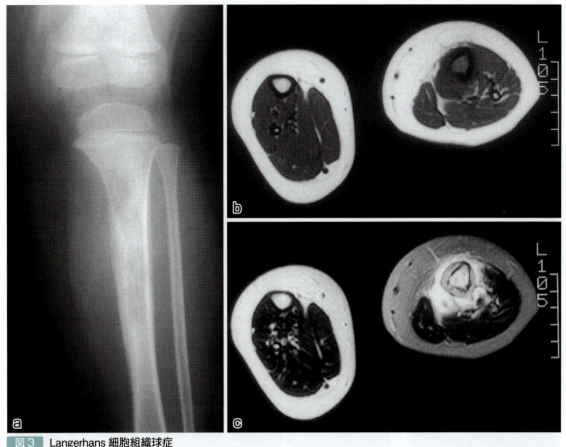

図3 Langerhans 細胞組織球症
a：X線像．脛骨骨幹端から骨幹部の境界不鮮明な溶骨性病変と骨膜反応．b, c：MRI．T1強調像（b）で等信号，T2強調像（c）で高信号を示す．

され，扁平椎 vertebra plana (of Calvé) と呼ばれる圧迫骨折を起こす（図4）．予後は良好であり，自然消退することもある．

polyostotic LCH は，主に頭蓋骨や顔面骨を多巣性に侵し，従来の Hand-Schüller-Christian 病におおむね対応する．3歳以下の幼少児に多い．頭蓋骨の溶骨性病変，眼球突出，尿崩症は Christian's triad として知られている．経過は緩慢で，予後は比較的良好であるが，死の転帰をとることもある．

disseminated LCH は，最も重症型であり，従来の Letterer-Siwe 病に対応している．2歳以下の乳幼児にみられる．全身性に Langerhans 細胞の増生がみられる．全身性のリンパ節腫脹，皮疹，肝脾腫，線維化を伴う肺病変がみられ，骨髄もびまん性に侵される．骨髄，肝，肺病変を伴うものは高リスクとされ，予後は不良で，通常死の転帰をとる．

LCH はどの病型であってもその組織像は基本的に違いがない．組織学的には，Langerhans 細胞の増生がみられ，通常種々の炎症細胞，特に好酸球の浸潤が認められる（図5, 6）．Langerhans 細胞は単核の組織球様細胞で，核に特徴的な切れ込み nuclear groove やくびれを有し，コーヒー豆様の核 coffee-bean nucleus と形容される（図7）．細胞質は豊富で細胞境界は鮮明である．明らかな核異型はみられない．好酸球がさまざまな割合で混在するが，好酸球浸潤に乏しく，好酸球がほとんど認められないこともある（つまり，好酸球の出現は診断に必須ではない）．好酸球浸潤が著しいと好酸球性膿瘍を形成したり，Charcot-Leyden 結晶を認めたりすることもある（図8）．特に Charcot-Leyden 結晶は好酸球浸潤が消退した後でも残存するため，Langerhans 細胞が少なく慢性骨髄炎との鑑別が問題となる陳旧性の病変（burned-out LCH）におい

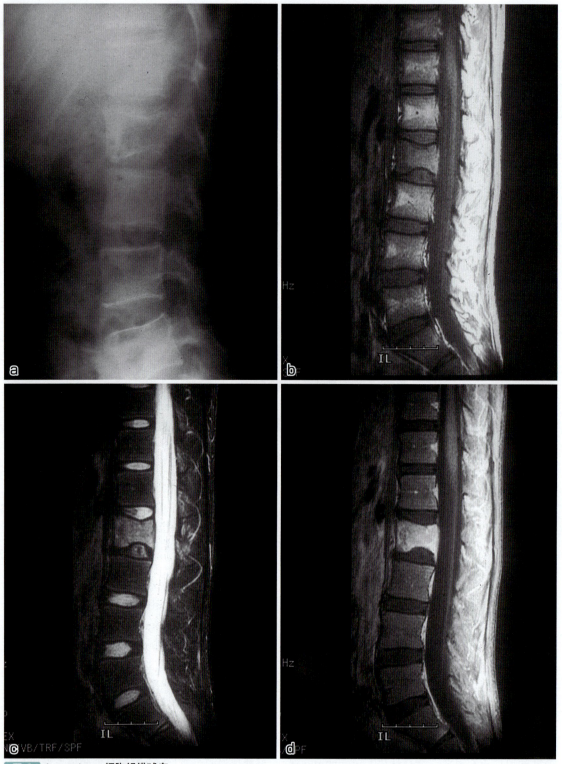

図4 Langerhans 細胞組織球症
a：単純X線像．腰椎椎体の圧迫骨折．b〜d：矢状断 MRI．T1 強調像（b）で等信号，T2 強調脂肪抑制像（c）で高信号，ガドリニウム造影（d）で造影効果を示す．

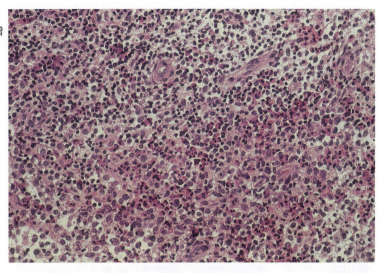

図5 Langerhans 細胞組織球症
好酸球を混じた Langerhans 細胞の増生.

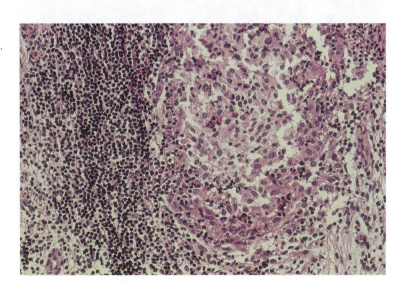

図6 Langerhans 細胞組織球症
肉芽腫様の Langerhans 細胞の増生.

て，LCH を示唆する重要な所見となる．好中球，リンパ球，形質細胞あるいは泡沫細胞（通常の組織球）などの炎症細胞浸潤も認められ（図9），やはり急性，慢性骨髄炎との鑑別が問題となるが，病巣内に Langerhans 細胞を見出すことが重要である．破骨細胞型多核巨細胞が多数出現することもあり（図10），巨細胞性病変 giant cell rich lesion をみた場合にも，一応 LCH を念頭に置いて鑑別していく必要がある．また，凝固壊死を示すこともあり（図11），Ewing 肉腫などの壊死と誤ってはならない．Langerhans 細胞の核はくびれを有しており不整形を示すので，悪性リンパ腫の異型リンパ球と鑑別しなければならない．特に標本の質が十分ではない迅速診断の場合には，LCH か悪性リンパ腫か鑑別が困難なことがあり，確定診断にはパラフィン標本を待たねばならない．

免疫組織化学的には，Langerhans 細胞は CD1a, langerin（CD207），S-100 蛋白に陽性であり，リゾチームは陰性である（図12, 13）．Langerhans 細胞の確認に免疫染色はきわめて有用であり，Langerhans 細胞が少数の陳旧性病変の場合でも診断の補助となる．電顕では Birbeck 顆粒が認められるが（図14），出現頻度が低い場合もあり，Birbeck 顆粒が確認できないからといって LCH を否定できるわけではない．

上述したように，monostotic LCH の陳旧性病変や自然消退例の場合，病巣内に Langerhans

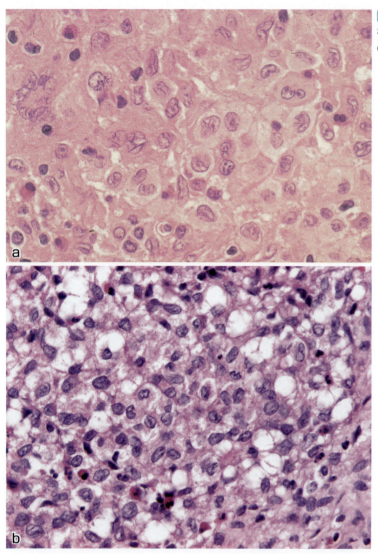

図7　Langerhans 細胞組織球症
核にくびれや切れ込みを有する Langerhans 細胞.

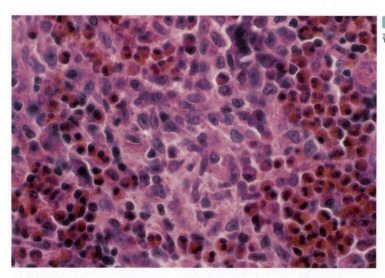

図8　Langerhans 細胞組織球症
著明な好酸球浸潤.

図9 Langerhans 細胞組織球症
泡沫細胞の浸潤.

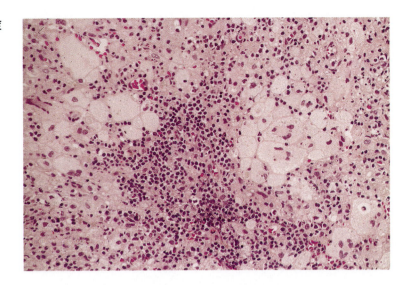

図10 Langerhans 細胞組織球症
多核巨細胞の出現.

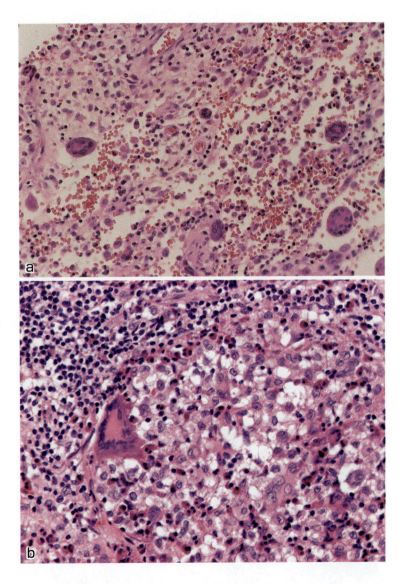

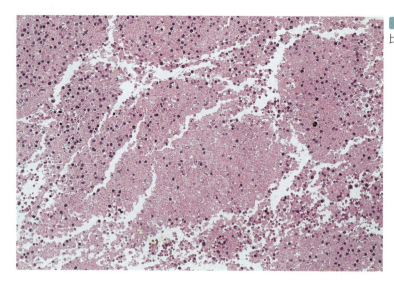

図11 Langerhans 細胞組織球症
比較的広範な凝固壊死巣.

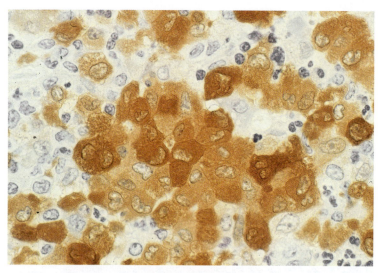

図12 Langerhans 細胞組織球症
S-100 蛋白陽性像.

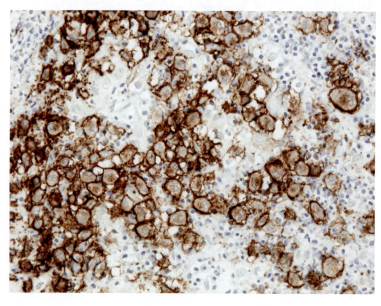

図13 Langerhans 細胞組織球症
CD1a 陽性像.

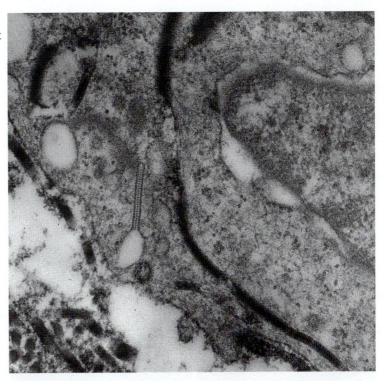

図14 Langerhans 細胞組織球症
電顕像. Langerhans 細胞にみられたラケット状の Birbeck 顆粒.

細胞がきわめて少数あるいはほとんど認められず，HE 染色標本では Langerhans 細胞を認識できないことがある．このような場合，線維化あるいは肉芽様組織に多かれ少なかれリンパ球や泡沫細胞などの炎症細胞浸潤を伴った反応性ないし瘢痕様組織をみることが多く，burned-out LCH といわれている．骨髄炎，非骨化性線維腫，変性した線維性骨異形成，またきわめてまれではあるが Hodgkin 病などと慎重に鑑別しなければならないが，少数でも好酸球浸潤がみられる場合には LCH を疑い，積極的に免疫染色を行って，Langerhans 細胞の有無を確認すべきである．筆者らの経験では，このような病変で好酸球がみられた場合はかなりの頻度で Langerhans 細胞を確認できる．

2 Erdheim-Chester 病

Erdheim-Chester 病 Erdheim-Chester disease は，lipid granulomatosis とも呼ばれるきわめてまれなクローナルな組織球増殖性疾患で，主に長管骨をびまん性，対称性に侵すことを特徴とする．Erdheim-Chester 病では，50％以上の症例で *BRAF* E600V の変異を認め，その他，*PI3KCA, ARAF, NRAS, KRAS, MAP2K1* などの変異も報告がある．40 歳以上の中高年に多く，男女比は約 3：1 で男性にやや多い．画像所見は特徴的で，長管骨（大腿骨，脛骨，上腕骨など）の骨幹から骨幹端に対称性に骨硬化性病変が認められる（図15）．骨皮質の肥厚がみられることもある．通常，骨端は病変からまぬがれる．頭蓋骨，顔面骨，肋骨，骨盤などが侵されることもある．骨病変は無症状であることも多く，軽度な疼痛がある程度である．肺，心，腎，皮膚，眼窩，下垂体などを侵して，呼吸困難，心膜炎，腎盂腎炎，黄色腫，眼球突出，尿崩症などの骨外病変による症状を呈することがある．経過は緩徐で予後は比較的良好である．

組織学的には，髄内に組織球，特に泡沫細胞の増生と骨硬化性変化を認める（図16〜18）．種々の程度の線維化を伴うことが多く（図19），リンパ球浸潤や多核の組織球性巨細胞の出現がみられることもある．これら組織球は CD68，CD163 に陽性で，Factor XIIIa，fascin も陽性となる．S-100 蛋白，CD1a，langerin（CD207）は陰性であり，Langerhans 細胞とは異なるが，病巣内に少数の Langerhans 細胞が免疫組織化学的に見出された症例が報告されている．骨梁は

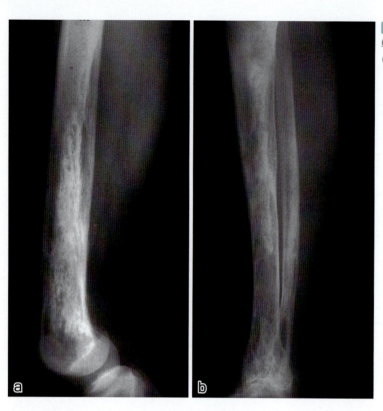

図15 Erdheim-Chester 病
単純X線像．大腿骨（a），脛骨，腓骨（b）の骨幹骨幹端の硬化性病変．

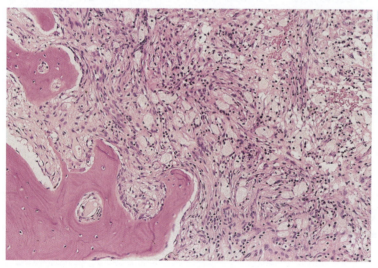

図16 Erdheim-Chester 病
泡沫細胞の著明な浸潤．

添加性骨形成 appositional bone formation により肥厚し，やや不規則な骨梁パターンを示す．硬化した骨梁には不規則なセメントライン cement line がみられ，一見 Paget 病のモザイクパターンを思わせる pagetoid appearance を呈する（図20）．

3 Rosai-Dorfman 病

Rosai-Dorfman 病 Rosai-Dorfman disease は比較的まれな原因不明の組織球増殖症で，em-peripolesis を示す S-100 蛋白陽性の大型組織球を特徴とする．巨大なリンパ節腫大を伴う洞組織球症 sinus histiocytosis with massive lymph-adenopathy とも呼ばれている．Rosai-Dorf-

図17 Erdheim-Chester 病
泡沫細胞と多核の組織球.

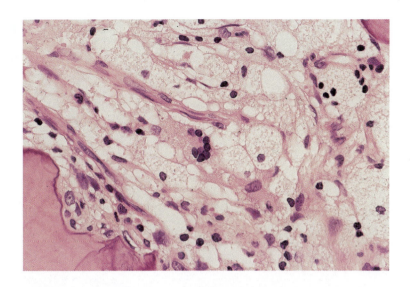

図18 Erdheim-Chester 病
CD68 陽性像.

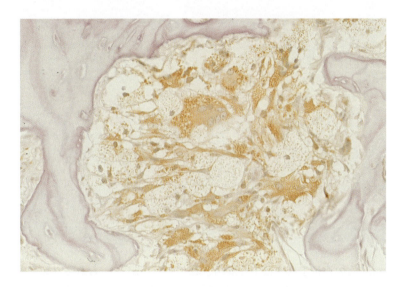

図19 Erdheim-Chester 病
軽度のリンパ球浸潤と線維化を伴う泡沫細胞の浸潤.

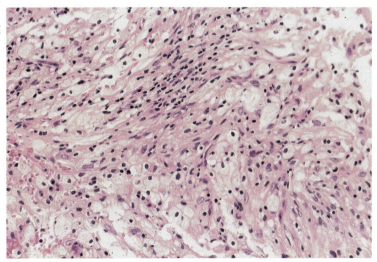

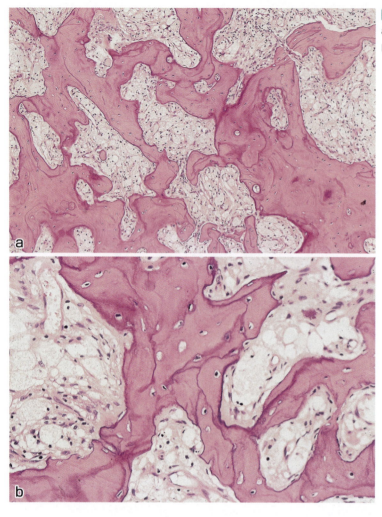

図20 Erdheim-Chester 病
a：硬化性変化を示す骨梁．b：骨梁の pagetoid appearance.

man 病の遺伝子変異は十分解明されていないが，*KRAS* と *MAP2K1* のミスセンス点突然変異が相互排他的に検索した約 30% の症例で検出されたとの報告がある．20 歳前後の若年者によくみられ，頸部のリンパ節腫大を示すことが多い．リンパ節外に病変を認めることもまれではなく，ときに節外病変が発見の契機となることもある．節外病変では，皮膚，上気道，軟部組織，眼瞼や眼窩，骨，唾液腺，中枢神経などにみられることが多い．主な症状は発熱，頸部リンパ節腫脹である．骨では長管骨を侵すことが多い．多発性に認められることもある．画像では比較的境界鮮明な骨透亮像を示す．予後は良好で，自然に消退を示すことが多い．

組織学的には，基本的にはリンパ節病変と同様で，リンパ球，形質細胞，好中球などの炎症細胞浸潤を伴い，細胞質の豊かな組織球の増殖が認められる（図21, 22）．最も特徴的な所見は，リンパ球，形質細胞，あるいは好中球を貪食した大型の組織球が認められることで，emperipolesis あるいは lymphophagocytosis と呼ばれる（図23）．emperipolesis は，細胞が正常の形態を保ったまま他の細胞に取り込まれる（貫入する）現象をいう．emperipolesis は Rosai-Dorfman 病に特徴的ではあるが，特異的ではないので，注意が必要である．組織球の核は類円形で，Langerhans 細胞にみられるようなくびれや切れ込みを示さない．また，核異型も認められない．免疫組織化学的には，増殖する組織球は S-100 蛋白陽性であり，CD68，CD163 も陽性となる．Langerhans 細胞に陽性となる CD1a，langerin（CD207）は陰性である．リンパ球，形質細胞，好中球，泡沫細胞などの炎症細胞浸潤と線維化を伴うことが多い．病巣内には IgG4 陽性の形質細

I 組織球性疾患　385

図21 Rosai-Dorfman 病
黄白色の結節．皮下軟部組織発生例

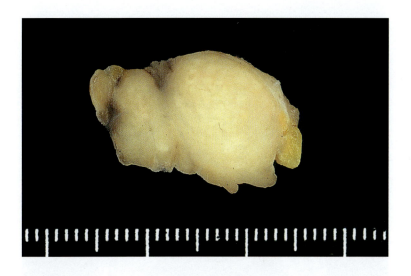

図22 Rosai-Dorfman 病
リンパ球浸潤に混在してみられる大型の組織球．

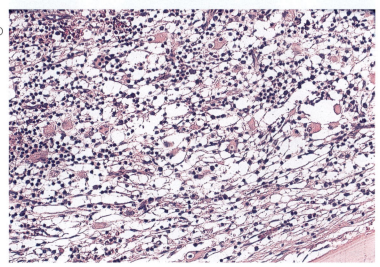

図23 Rosai-Dorfman 病
emperipolesis を示す組織球．

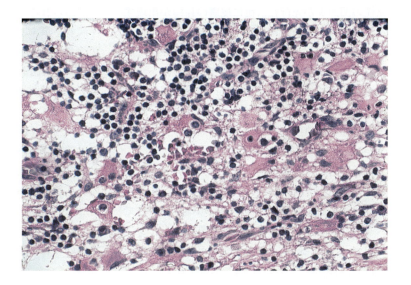

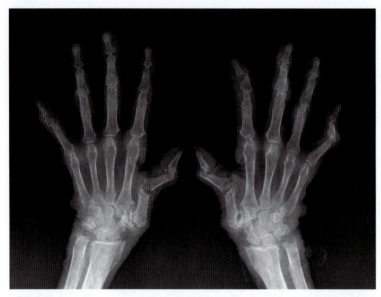

図24 多中心性細網組織球症
単純X線像.手指の指節間関節および手根骨の関節に多発性の破壊と変形を認める.

胞がさまざまな割合で混在するが,IgG4/IgG比は低く,IgG4関連疾患とは異なる病態と考えられている.

4 多中心性細網組織球症

多中心性細網組織球症 multicentric reticulo-histiocytosis は,皮膚と関節(滑膜)を侵す全身性の原因不明の組織球増殖症である.中年に多く,男性に比べ女性にやや多い傾向がある.糖尿病やSjögren症候群などの全身性疾患や担癌患者に発生することがある.半数以上の症例では多発性の関節炎が先行し,後に皮膚の丘疹が出現する.関節炎は手足の指(趾)節間関節 interphalangeal joint に好発する(図24).皮疹は,顔面,頭皮,前腕,手に好発する.画像では,手の指節間関節に対称性,多発性に,痛風や関節リウマチに類似した骨びらん(marginal erosion)を示す関節炎が典型的所見で,関節周囲の骨粗鬆症 osteoporosis や骨膜反応は伴わない.

組織学的には,基本的には滑膜,皮膚ともに同様で,大小の組織球の増殖が認められ,リンパ球,形質細胞の浸潤を伴う.組織球は淡好酸性でスリガラス状を呈する豊かな細胞質を有し,ジアスターゼ消化 periodic acid-Schiff (PAS) 反応に陽性を示し,多核のものも混在する(図25).組織球は CD68,CD163,CD45 に陽性であるが,S-100蛋白,CD1a は陰性である(図26).

5 その他

サルコイドーシス sarcoidosis は,主にリンパ節,肺,皮膚,眼を侵す原因不明の全身性肉芽腫性疾患であるが,骨や関節が侵されることもある.サルコイドーシスにおける骨・関節病変の正確な発生頻度は不明であるが,サルコイドーシス例の骨病変は5〜10%に,関節病変は10〜35%に認められる.骨病変は手の短管骨に多く,溶骨性病変を示すことが多い.関節病変は急性多発性関節炎 acute polyarthritis あるいは慢性多発性関節炎 chronic polyarthritis としてみられ,手足,膝,肘関節に好発する.組織学的には他の部位のサルコイドーシスと変わりなく,非乾酪性類上皮細胞肉芽腫が認められる(図27).

マラコプラキア malakoplakia は,膀胱に好発する肉芽腫性疾患であり,組織学的に好酸性の胞体をもつ組織球(von Hansemann 細胞)の浸潤や Michaelis-Gutmann 小体(細胞内に認められる PAS 染色陽性の同心性層状小体)の存在に特徴づけられる.骨に発生した例の報告がある.

図25　多中心性細網組織球症
a：滑膜にみられる淡好酸性スリガラス状の豊かな胞体をもつ組織球の浸潤．
b：強拡大像．

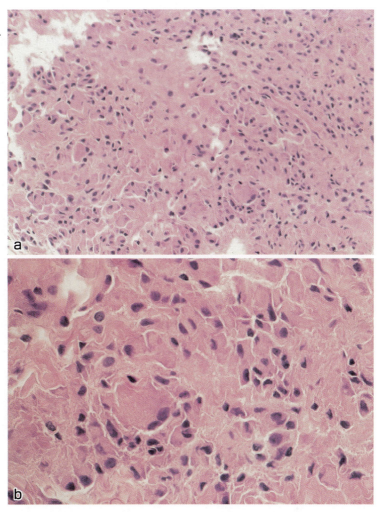

図26　多中心性細網組織球症
CD68陽性像．

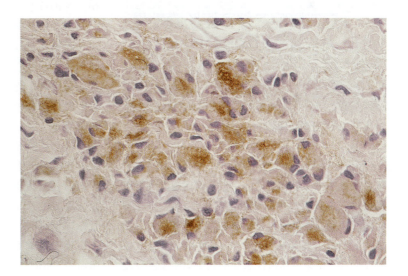

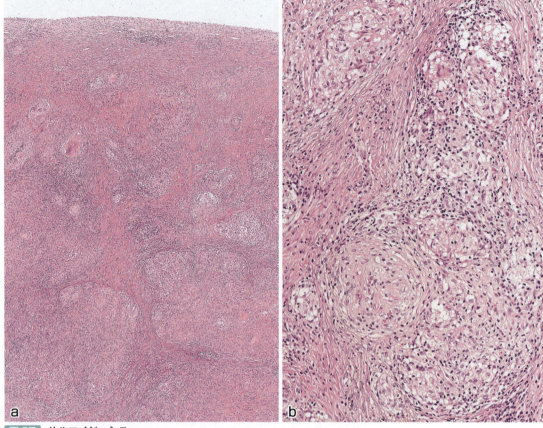

図27 サルコイドーシス
a：滑膜に多数の類上皮細胞肉芽腫． b：強拡大像．

II 白質脳症を伴う脂肪膜性骨異栄養症（Nasu-Hakola病）
lipomembranous osteodystrophy with leukoencephalopathy（Nasu-Hakola disease）

　膜形成性脂質異栄養症 membranous lipodystrophy あるいは polycystic lipomembranous osteodysplasia とも呼ばれていたが，2019年版骨系統疾患国際分類では，白質脳症を伴う脂肪膜性骨異栄養症の名称が用いられており，1970年代に本症の疾患概念を確立した研究者に因んで那須・ハコラ病 Nasu-Hakola disease とも呼ばれている．常染色体潜性遺伝形式を示すまれな遺伝性疾患で，責任遺伝子は TREM2 あるいは TYROBP（DAP12）であり，破骨細胞や脳のミクログリアに発現している TREM2 遺伝子や TYROBP 遺伝子の機能喪失変異によるとされるが，その詳しい分子メカニズムはわかっていない．日本での報告例が多く，フィンランド，スウェーデン，ノルウェー，米国からの報告がある．病変は主として脳と骨に認められる．病的骨折などの骨症状を契機として発見され，次第に痴呆やけいれんなどの精神神経症状が出現する．20歳台で発病し，30〜40歳台で死亡することが多い．骨の単純X線像では，長管骨や手足の骨（指趾の短管骨，手根骨，足根骨）に対称性に囊胞状の溶骨性病変を示す（図28, 29）．長管骨では骨幹端および骨端を侵す．肉眼では黄褐色ゼリー状を呈する．

　組織学的には，特徴的な膜囊胞性変化 membranocystic change が広範に認められる（図30, 31）．これは不整な波状を呈する膜に囲まれた小囊胞状の構造物で，PAS反応陽性，Luxol fast blue 染色陽性であり，Azan Mallory 染色で赤染する（図32）．

| 図28 | 白質脳症を伴う脂肪膜性骨異栄養症（Nasu-Hakola病）
a：大腿骨，脛骨，腓骨の骨端および骨幹端の囊胞状溶骨性病変．b：同一例の7年後で，病変の進行をみる．

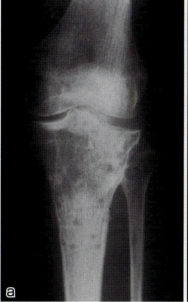
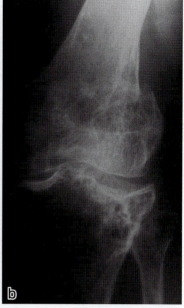

膜囊胞性変化は脂肪変性の1つの形式であるが，本疾患に特異的ではなく，循環障害により生じた通常の脂肪壊死［骨では阻血性骨壊死 avascular necrosis of bone（骨壊死 osteonecrosis）など］でも認められることがあるので，注意が必要である．

III ライソゾーム病
lysosomal diseases

酵素が先天的に減少ないし欠損すると，その酵素により処理されるべき物質が細胞内に蓄積し，蓄積症 storage disease が起こる．これまでにさまざまな蓄積症が知られているが，そのほとんどはライソゾーム酵素の異常（欠損）によるもので，ライソゾーム病 lysozomal disease と呼ばれている．これらは脂質蓄積症 lipidosis，糖原蓄積症 glycogen storage disease，ムコ多糖症 mucopolysaccharidosis，ムコ脂質症 mucolipidosis などにおおまかに分けられるが，蓄積物質や欠損酵素により個々の疾患に分類され（たとえば Gaucher 病），臨床症状などによりさらに細分類されている（たとえば Gaucher 病，1～3型）．これらのうちいくつかの疾患では骨病変がみられるが，診断は臨床症状や欠損酵素の同定などによってなされるので，診断のために病理検査が行わ

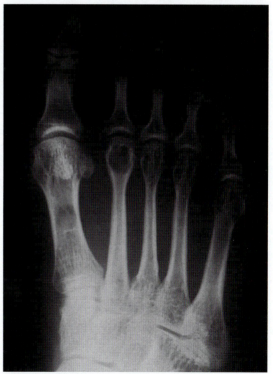

| 図29 | 白質脳症を伴う脂肪膜性骨異栄養症（Nasu-Hakola病）
中足骨に囊胞状の骨透亮像．

れることは少ない．ここでは骨病変を示す代表的疾患である Gaucher 病と Morquio 症候群について記載する．

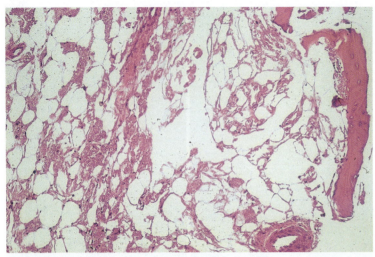

図30 白質脳症を伴う脂肪膜性骨異栄養症（Nasu-Hakola 病）
膜嚢胞性変化を示す髄腔．弱拡大像．

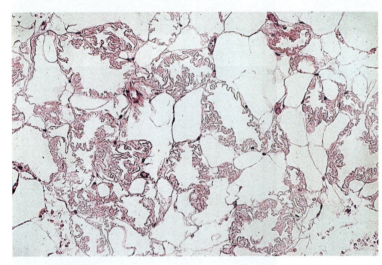

図31 白質脳症を伴う脂肪膜性骨異栄養症（Nasu-Hakola 病）
脂肪髄にみられる膜嚢胞性変化．

1 Gaucher 病

　Gaucher 病 Gaucher disease は，グルコセレブロシダーゼ glucocerebrosidase の異常（欠損ないし減少）により全身の組織球にグルコセレブロシド glucocerebroside が蓄積する疾患である．グルコセレブロシドを蓄えた組織球は Gaucher 細胞と呼ばれており，特に肝，脾，骨髄，リンパ節に多数認められる．成人になって発症する1型と乳幼児期に発症し神経症状を伴う2および3型の3つに臨床的に分けられている．Gaucher 病の骨変化として，阻血性骨壊死，腫瘍様の骨透亮像，変形が知られている（図33）．阻血性骨壊死は，大腿骨骨頭，上腕骨骨頭，脛骨近位に好発する．Gaucher 細胞が骨内の血管を圧迫するための循環障害によるとされている．腫瘍様の骨透亮像は大腿骨や上腕骨にみられることが多く，地図状ないし虫食い状あるいは皮質骨の膨隆を伴う溶骨性病変で，画像上，腫瘍との鑑別が問題となる．病的骨折を起こしやすい．モデリングの異常により Erlenmeyer フラスコ状変形などの骨変形をきたすことがある．組織学的には骨髄にいわゆる Gaucher 細胞の充満が認められる（図34）．Gaucher 細胞は胞体が大きく，胞体には紙を無造作に折ったような独特なしわ模様が認められる（図35）．阻血性骨壊死（いわゆる骨梗塞を含む）を伴うことがある（図36）．

図32 **白質脳症を伴う脂肪膜性骨異栄養症（Nasu-Hakola病）**
膜囊胞性変化．a：HE染色，b：PAS反応，c：Luxol fast blue染色．

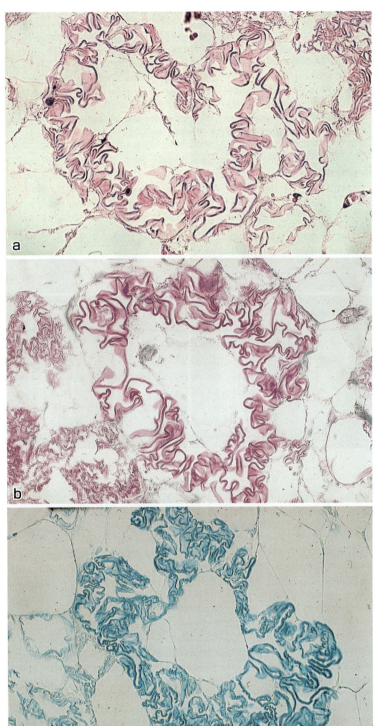

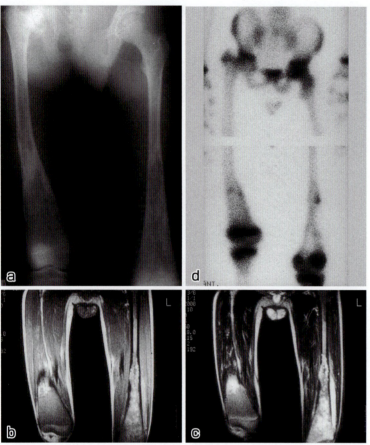

図33 Gaucher 病
a：単純 X 線像．両側大腿骨に Erlenmeyer フラスコ状変形，やや不規則な骨硬化性変化を伴う骨透亮像．b, c：MRI．T1（b）および T2（c）強調像で右大腿骨遠位骨幹端と左大腿骨近位部の低信号域（Gaucher 病の病変本来の像）と左大腿骨遠位骨幹端から骨幹部の不均一な高信号域（Gaucher 病による虚血後の再灌流を示す）．d：骨シンチグラフィ．両側大腿骨遠位部と脛骨近位部に集積像．

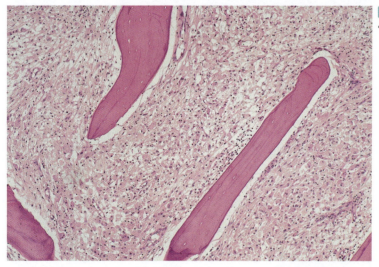

図34 Gaucher 病
骨髄腔に充満した Gaucher 細胞．

図35 Gaucher 病
a：胞体に独特のしわ模様を呈する Gaucher 細胞．b：PAS 反応像．

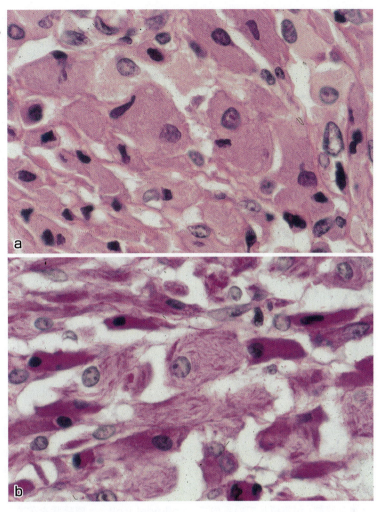

図36 Gaucher 病
Gaucher 病に合併した骨梗塞．

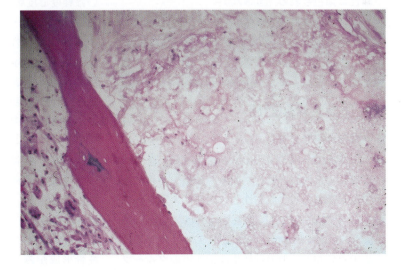

2 Morquio 症候群

Morquio 症候群 Morquio syndrome は，ムコ多糖症の中で最も多くみられるものでムコ多糖症Ⅳ型とも呼ばれ，相対的に四肢の長い小人症 dwarfism，扁平椎 platyspondyly，脊柱後彎 kyphosis，外反膝 genu valgum，角膜混濁，関節弛緩などを示す疾患である．常染色体潜性遺伝形式をとり，ガラクトサミン-6-スルファターゼ galactosamine-6-sulfatase（A 型；ムコ多糖症 A 型，責任遺伝子は *GALNS*）あるいはβガラクトシダーゼ β-galactosidase（B 型；ムコ多糖症 4B 型，責任遺伝子は *GLB1*）の欠損によりケラタン硫酸 keratan sulfate が蓄積する．ムコ多糖症は一般に dysostosis multiplex と呼ばれる骨格異常を示すが，Morquio 症候群は多発性異骨症 dysostosis multiplex の所見に加え軟骨に異常を示し，骨端の異常（二次性骨化中心の欠如や不規則化），不規則な成長軟骨板の軟骨細胞の配列，軟骨細胞の空胞変性を示す．脊柱の異常（環軸椎亜脱臼など）による脊髄圧迫症状の治療のため脊椎固定術が行われることがあり，この際採取される脊椎の靱帯にも軟骨化生と細胞の空胞変性が認められることがある（図37）．空胞状の細胞質にはムコ多糖（Morquio 症候群の場合にはケラタン硫酸）が蓄積しているので，colloidal iron で陽性に染色される（図37c）．

Ⅳ 骨膜疾患 periosteal diseases

1 肥厚性骨関節症

肥厚性骨関節症 hypertrophic osteoarthropathy（広義）は，ばち指 clubbing finger，骨膜性骨形成による四肢の肥大，関節の腫張した疼痛を示す症候群である．原発性と二次性に大別されるが，原発性肥厚性骨関節症 primary hypertrophic osteoarthropathy は，2019 年版の骨系統疾患国際分類で，他の骨硬化性骨疾患のグループに入れられている過形成型骨関節症 hypertrophic osteoarthropathy ［国際分類の日本語訳は過形成型骨関節症が使われているが，ここでは狭義の hypertrophic osteoarthropathy に「過形成型骨関節症」を使い，二次性の病変を含む広義の hypertrophic osteoarthropathy に対しては従来使われている「肥厚性骨関節症」の用語を用いて解説する］と皮膚肥厚を伴う皮膚骨膜肥厚症 pachydermoperiostosis に分けられる．前者は常染色体潜性遺伝形式をとり，責任遺伝子は *HPGD* もしくは *SLCO2A1* である．この 2 つの遺伝子はともにプロスタグランジンの代謝に関係するもので，結果として生じるプロスタグランジン E₂ 過剰症による病態であることが明らかにされている（腫瘍細胞の COX-2 発現による局所的なプロスタグランジン増加が局所の炎症反応や骨膜反応，骨硬化をきたすことが知られている類骨骨腫 osteoid osteoma と比較すると興味深い）．一方，皮膚骨膜肥厚症は常染色体顕性遺伝形式をとり，過形成型骨関節症と責任遺伝子を同じくする同一疾患で，皮膚骨膜肥厚症を症状が揃った完全型 complete form とする考えがあるが，2019 年版国際分類では両者を分けており，皮膚骨膜肥厚症には原因遺伝子の記載がない．また，原発性肥厚性骨関節症はその症状から皮膚肥厚 pachyderma，ばち指，長管骨を主とする骨膜性骨肥厚の特徴的な 3 主徴すべてを認める完全型と皮膚症状を欠く不完全型，および骨変化が欠如あるいは軽度で皮膚肥厚のみを有する初期型に分けるという考えも一般的である．

二次性肥厚性骨関節症 secondary hypertrophic osteoarthropathy は他の疾患に合併する肥厚性骨関節症で，そのなかでも肺疾患に伴う肺性肥厚性骨関節症 pulmonary hypertrophic osteoarthropathy が最も多くかつ重要である．原因肺疾患としては原発性肺癌が多い．脛骨，腓骨，橈骨，尺骨の骨幹部に好発する．画像では，骨膜性の骨形成が認められる（図38, 39）．長期にわたる病変ではしばしば層状の骨形成を呈する．骨シンチグラフィでは病変部の骨表面に集積が認められる．組織学的には，骨膜に新旧に応じた反応性骨形成がみられ，通常の骨膜反応と同様である．原疾患の治療により，骨関節症状は改善するが，肥厚した骨はそのまま残存することが多い．

図37 **Morquio 症候群**
a, b：脊椎靱帯の軟骨化生と空胞変性.
c：Colloidal iron 染色.

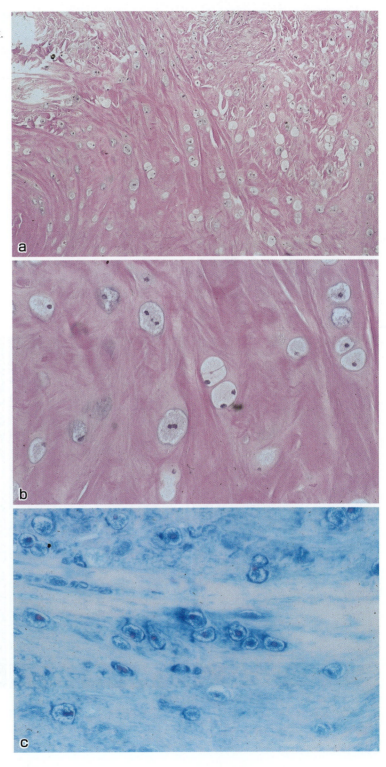

2 Caffy 病

Caffy 病 Caffy disease（乳児皮質骨増殖症 infantile cortical hyperostosis）については，第 11 章「骨系統疾患」を参照のこと．

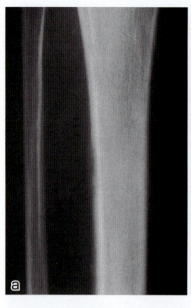
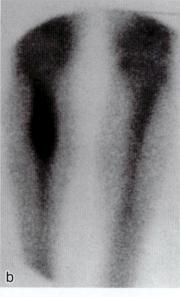

図38 肺腺癌に合併した肺性肥厚性骨関節症
a：単純X線像．脛骨近位骨幹部の骨膜反応．b：同部の骨シンチグラフィでの集積像．

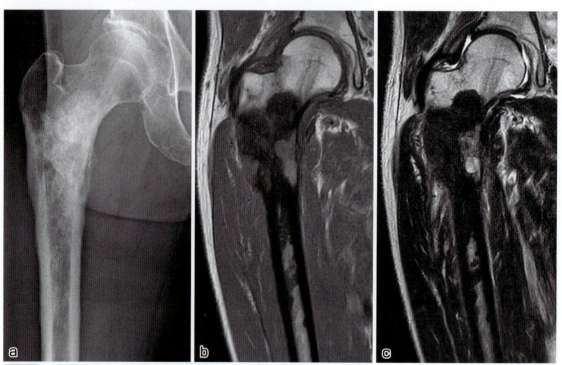

図39 肺腺癌に合併した肺性肥厚性骨関節症
a：単純X線像．b：MRI T1強調像．c：MRI T2強調像．右大腿骨近位部に限局した骨形成像．MRIではT1強調像，T2強調像ともに低信号を呈し，骨形成が示唆される．生検では腺癌の転移は認めず，反応性骨形成が確認された．

第16章

骨化性筋炎とその関連疾患
Myositis ossificans and related diseases

I はじめに
introduction

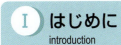

　本章で取り上げる疾患は，軟部組織や骨周囲，骨表面に発生する骨・軟骨形成性の病変群である．その代表的疾患が骨化性筋炎 myositis ossificans であり，急速に増大する限局性の腫瘤を形成するため，悪性腫瘍と鑑別を要する反応性病変と考えられてきた．また，手足の短管骨の骨表面や軟部組織に好発する骨化性筋炎に類似した反応性と考えられてきた骨・軟骨形成性病変が知られている．それぞれは特徴的な臨床病理像を呈するが，相互に関連した一連の疾患群としてこれらを proliferative periosteal processes of phalanges として一括してとらえ，骨化性筋炎の類縁疾患と考えられてもいた．しかし，近年，骨化性筋炎を含めてこれらの病変の多くで，遺伝子変異が検出されているため，これらは反応性病変ではなく腫瘍性病変であるとの認識に変わりつつある．しかし，これらは病変の増大が自然に止まる自己抑制的 self-limiting な経過を取り，これまでの腫瘍という概念の病変とはかなり様相の異なるものでもあり，従来の腫瘍の枠組みで考えるとその概念に齟齬が生じることも事実である．したがって，今後この点に関して，総論的に腫瘍という概念や定義を見直すことも必要であろうと思われる．いずれにしても，臨床病理学的には良性病変であるため，これまで通りこれらの病変を骨折仮骨や結節性筋膜炎 nodular fasciitis と同様，病理診断に際して悪性腫瘍と間違えないように注意することが最も大切であることに変わりはない．また，病変が十分成熟する前に辺縁 marginal あるいは病変内 intralesional で切除されるとしばしば再発をきたすので，この点も注意が必要である．

II 疾患概念と用語の問題
disease entity and terminology

　ここで骨化性筋炎や指趾の骨表面や軟部組織に好発する骨・軟骨形成性病変に関する用語を整理しておきたい．それぞれの病変の病態や組織像が類似しているだけではなく，名称も類似しており，かつ，同じ名称が違う病変の同義語としてオーバーラップして用いられてもいるからである．さらに最近では遺伝子変異についての知見も加わり，その観点からも個々の病変について見直しも必要になってきている．分子生物学的知見は今後さらに解明されていくと思われるが，名称・用語の混乱をできるだけ少なくするために，病変と用語そのものをできるだけ1対1の対応としていくことが望ましいと思われる．

　以下，問題と思われる用語やその使用例を列記し，その理解のための交通整理を試みる（図1）．

　①進行性骨化性線維異形成症 fibrodysplasia ossificans progressiva は，軟部組織や骨周囲に進行性に骨形成が多発するきわめてまれな疾患で，myositis ossificans progressiva とも呼ば

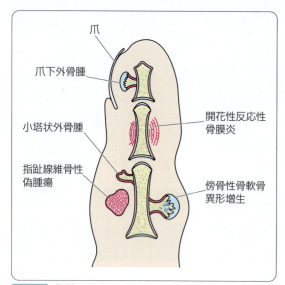

図1 指趾の骨表面や軟部組織に好発する骨・軟骨形成病変の模式図
詳細は本文を参照のこと．

れるが，通常の骨化性筋炎とはまったく異なる疾患であり，原因遺伝子を ACVR1/ALK2 とする骨系統疾患の範疇に入る疾患である．現在は単に myositis ossificans という場合，限局性骨化性筋炎のことを指すのが一般的であるが，以前は myositis ossificans という同じ名称を用いていた両者を区別するため，通常の骨化性筋炎を限局性骨化性筋炎 myositis ossificans circumscripta（あるいは localized myositis ossificans）と呼び，進行性骨化性線維異形成症は myositis ossificans progressiva と呼んで，circumscripta（限局性）と progressiva（進行性）という形容詞により両者の区別をしていた．しかし，上述のように病態が明らかになり，myositis ossificans progressiva については myositis という用語を用いず，異形成的意味としてより相応しい fibrodysplasia という用語が一般的になることで，骨化性筋炎に circumscripta という形容詞をつけなくとも混同される恐れがなくなった．WHO 分類第 5 版では myositis ossificans circumscripta の用語を推奨していないのは，このような現況を踏まえてのことと推測される．一方，進行性骨化性線維異形成症については myositis ossificans progressiva といわずに fibrodysplasia ossificans progressiva といえば不要な混乱が避けられる．その他骨化性筋炎について WHO 分類第 5

版では，かつて用いられていた pseudomalignant osseous tumour of soft tissue と myositis ossificans traumatica を関連用語として挙げているが，これらも使用を推奨されていない．

②異所性骨化 heterotopic ossification（異所性骨形成 ectopic bone formation）を骨化性筋炎と同義に用いている教科書もあるが，異所性骨化という用語は zoning phenomenon を呈さず，より成熟した骨形成を示す病変に対して用いられる傾向にあり，また，骨化性筋炎が遺伝子変異を有し，その腫瘍性性格が明らかとなった現在，異所性骨化 heterotopic ossification と骨化性筋炎 myositis ossificans を同義語として使うと不要な混乱を招く．なぜなら，異所性骨化 heterotopic ossification は骨化性筋炎よりも広い概念で，骨化性筋炎と区別すべき非腫瘍性の腫瘤状骨化病変も含まれているからで，この両者は区別して扱われるべきであると考える．

③手足の短管骨表面や軟部組織の骨・軟骨形成性病変は用語が錯綜している．病変相互が類似していることに加え，その用語・名称も同様に似通っており，専門外の方々にはわかりにくい．ここではこれら病変の理解の一助にすべく，わかりにくい用語・名称についてできるだけ整理してみたい．類似するこれらの病変や用語・名称について，それぞれの差異あるいは同じ点を明らかにし，個々の病変概念の輪郭を明確化し，これら疾患群を鳥瞰的にとらえることで，その理解を促したい．

ここで取り上げる疾患は，指趾線維骨性偽腫瘍 fibro-osseous pseudotumor of digits，骨化性筋膜炎 ossifying fasciitis，頭蓋骨筋膜炎 cranial fasciitis，開花性反応性骨膜炎 florid reactive periostitis，傍骨性骨軟骨異形増生 bizarre parosteal osteochondromatous proliferation (BPOP)，爪下外骨腫 subungual exostosis，小塔状外骨腫 turret exostosis である．これらは主たる組織像と発生部位から便宜的に 3 つのグループに分けることができる．グループ 1 は指趾線維骨性偽腫瘍，骨化性筋膜炎，頭蓋骨筋膜炎，グループ 2 は開花性反応性骨膜炎，グループ 3 は BPOP，爪下外骨腫，小塔状外骨腫である．

グループ 1 では骨化性筋炎とも類似する腫大した核を有する幼若な線維芽細胞もしくは筋線維

芽細胞の増生と骨形成を主体とする病変群である．このグループでは指趾線維骨性偽腫瘍を別にすれば，結節性筋膜炎を基盤とした病変でその亜型 variation ととらえることが可能で，結節性筋膜炎の意味での fasciitis に，骨形成という形容詞（ossifying や ossificans）あるいは部位を特定する形容詞（cranial や parosteal）がついた名称である．このうち，ossifying fasciitis と fasciitis ossificans は同義語であるが，ossificans という形容詞は骨化性筋炎，進行性骨化性線維異形成症との混乱を避ける意味であえて使う必要はなく，ossifying fasciitis を用いたほうがわかりやすいと思われる．cranial fasciitis は頭蓋骨という発生部位に特徴づけられた病変なので，他の病変との混同はしにくいであろう．parosteal fasciitis という名称を用いた論文もあるが，骨表面に関係する部位なので，グループ 2 で考察する．指趾線維骨性偽腫瘍は結節性筋膜炎というよりも骨化性筋炎寄りの病変として理解されたがゆえに pseudotumor の名称が使われたと思われる．最近明らかになった遺伝子変異ではグループ 1 の病変のうち，指趾線維骨性偽腫瘍と骨化性筋炎では骨化性筋炎と同じ COL1A1::USP6 の融合遺伝子が検出されている．また，WHO 分類第 5 版には，骨化性筋炎と指趾線維骨性偽腫瘍，さらにやはり同じ遺伝子変異が検出されている軟部動脈瘤様骨嚢腫 soft tissue aneurysmal bone cyst が同一のスペクトラムに属する腫瘍として記載されている．一方，頭蓋骨筋膜炎では USP6 の再構成がみられるが，そのパートナーの遺伝子は複数にわたっている．これらには，COL3A1::USP6 などコラーゲンの遺伝子を含むものもあれば，MYH9::USP6 という結節性筋膜炎に多くみられる変異もあり，USP6 の再構成という大枠では同じであるものの，そのパートナー遺伝子がまったく同じというわけではない．

グループ 2 に含まれるのは開花性反応性骨膜炎であるが，骨膜炎 periostitis という骨表面の骨膜という解剖学的に明確な組織を基盤とした病変で，いわゆる骨膜反応としてみられる旺盛な骨・軟骨を形成することを特徴づけた名称である．したがって，軟部病変と考えられるものは開花性反応性骨膜炎に含まれない．

骨化性筋膜炎（ossifying fasciitis あるいは fasciitis ossificans）が骨表面に発生したと想定される場合，parosteal fasciitis の名称で報告されているが，報告症例も少なく，また，かなり以前の報告も含まれるため，その実体が結節性筋膜炎や骨化性筋炎と同じものであるかどうか実際にはわからない．現在，開花性反応性骨膜炎では特定の染色体異常や遺伝子変異は見出されていない．一方で fasciitis ossificans（つまり骨化性筋膜炎）で，COL1A1::USP6 が検出されているので，fasciitis ossificans（＝ossifying fasciitis）of bone surface＝parosteal fasciitis という理解であれば，現時点では開花性反応性骨膜炎はこれらとは異なる病変ととらえておくべきである．

グループ 3 は骨軟骨腫 osteochondroma 類似の病変ととらえられる病変群である．骨軟骨腫は従来単に外骨腫 exostosis（あるいは骨軟骨性外骨腫 osteocartilaginous exostosis）ともいわれていた（現在は骨軟骨腫 osteochondroma という名称が推奨されている）．そのため，BPOP は osteochondromatous，爪下外骨腫と小塔状外骨腫はそのものズバリ exostosis の単語が使われている．BPOP と爪下外骨腫はこれまで反応性病変と考えられてきたが，それぞれの病変で染色体異常が報告され，腫瘍性病変と考えられるようになった．BPOP では t(1;17)(q32;q21)，inv(7)，inv(6) が報告されており，爪下外骨腫では t(X;6)(q24-q26;q15-q25) が報告されている．両者の染色体異常は異なっており，それぞれ異なる疾患と考えられる．BPOP では Nora lesion，爪下外骨腫では Dupuytren exostosis と人名を冠した用語もある．WHO 分類第 5 版ではこれら人名を冠した用語は推奨されていないが，用いたとしても特に混乱はしないと思われる．特に Nora lesion はかなり浸透している用語なので，知っておいたほうがよい（Nora はこの病変の最初の報告の論文筆頭著者，後述の「Ⅷ．傍骨性骨軟骨異形増生」を参照）．一方，Dupuytren（18 〜19 世紀に活躍したフランスの外科医）は手掌線維腫症 palmar fibromatosis であるデュプイトラン拘縮 Dupuytren contracture と同じ Dupuytren で，手掌線維腫症の名称のほうが有名なので，爪下外骨腫に対してあえて Dupuytren exostosis という必要はないと思われる．小塔状外骨腫については用語での混乱は特にないと考える．

Ⅲ 骨化性筋炎
myositis ossificans

骨化性筋炎 myositis ossificans は，限局性腫瘤状の骨形成性病変であり，急速に増大するが，一定レベルで増大が自然に止まる自己抑制的 self-limiting な経過を特徴とする．組織学的には，核の腫大した活動性の高い線維芽細胞・筋線維芽細胞が錯綜して密に増生し，核分裂像も多いことから結節性筋膜炎と並んで悪性と間違われやすい良性の軟部腫瘍状病変の代表的疾患とされている．

骨化性筋炎は長らく反応性の増殖性病変と考えられてきたが，USP6遺伝子の再構成，COL1A1::USP6融合遺伝子が検出され，USP6遺伝子の再構成を有する一連の良性腫瘍の1つと考えられるようになった．WHO分類第5版では，骨化性筋炎は self-limited benign neoplasm と定義されており，軟部組織の良性の線維芽細胞・筋線維芽細胞性腫瘍の範疇に分類されている（しかしICD-Oコードはついていない）．指趾線維骨性偽腫瘍も同様のUSP6遺伝子の再構成（COL1A1::USP6融合遺伝子）を有し，骨化性筋炎と同じ範疇の病変と考えられるようになった．また，結節性筋膜炎は，急速に増殖するが，一定レベルで病変の増殖，増大が止まるという骨化性筋炎と類似した臨床経過を示し，やはりUSP6遺伝子の再構成（その多くはMYH9::USP6融合遺伝子）が高率で検出されるため，腫瘍性病変と考えられるようになったが，その特異な経過から transient neoplasia という新たな腫瘍概念が提出されている．骨化性筋炎も結節性筋膜炎と同様，transient neoplasia の1例と考えてもよいかもしれない．その他，USP6遺伝子の再構成のある骨病変として動脈瘤様骨嚢腫 aneurysmal bone cyst があるが（その多くはCDH11::USP6融合遺伝子を有する），動脈瘤様骨嚢腫に類似した像を示す軟部組織病変（soft tissue aneurysmal bone cyst）でCOL1A1::USP6の融合遺伝子が検出され，また，骨形成を伴う結節性筋膜炎を fasciitis ossificans と呼ぶが，この病変でもCOL1A1::USP6融合遺伝子が検出されており，USP6再構成を有する病変の中でもこれらは骨の（一次性）動脈瘤様骨嚢腫や軟部組織の結節性筋膜炎よりも

むしろ骨化性筋炎に近い病変である可能性がある．

骨化性筋炎は青年期から若年成人に好発する．四肢の深部軟部組織に好発するが，皮下組織や筋膜あるいは傍骨性に発生することがある．筋炎 myositis という名称ではあるが，通常の炎症性病変ではなく，また，既存の骨格筋組織と必ずしも関係せず，病変の主座が筋組織ではなくても本症を否定する要件とはならないことにも注意をする必要がある．皮下脂肪組織に発生したものは panniculitis ossificans ともいわれているが，骨化性筋炎と同じものである．症状は急速に増大する腫瘤であり，痛みを伴うこともある．腫瘤の増大速度は，悪性腫瘍よりもさらに速く，数日から週単位で増大し，1〜2ヵ月で一定の大きさに達し，腫瘤の成長が止まる．これ以降は骨化の程度を反映して腫瘤の硬度が増し，年単位の経過で腫瘤が縮小することもある．

画像所見は病変の時期（成熟度）によって異なる．初期の病変は，単純X線像では描出されず，MRIでは軟部腫瘍として認められる．3〜5週後には，淡い鉱質化 mineralization が認められるようになり，次第に腫瘤周辺部に殻状の mineralization がみられる特徴的な zoning phenomenon を呈するようになる（図2, 3）．これはCTにてより明瞭に描出される．病変が骨近傍に発生すると［傍骨性骨化性筋炎 parosteal myositis ossificans（juxtacortical myositis ossificans）］，層状の骨膜反応を伴う．

組織学的所見は画像所見とよく対応しており，初期の病変では腫大した紡錘形細胞［（筋）線維芽細胞］が myxoid な基質を背景に増生し，結節性筋膜炎の組織像に類似している（図4, 5）．核分裂像はよく認められるが，異常核分裂は認められず，明らかな核異型もない．しかし，病変はきわめて活動性が高く，線維肉腫などの悪性腫瘍と間違われることがあるので注意する必要がある．中期では，病変の辺縁部に類骨 osteoid の形成が認められる（図6, 7）．類骨は腫大した活動性の骨芽細胞に縁取られている．また，軟骨形成もみられることがあり，軟骨内骨化により骨組織に移行する（図8）．血管も豊富である．これらの組織所見は比較的若い骨折仮骨 fracture callus の組織所見と同様である．病変が成熟すると，画像所

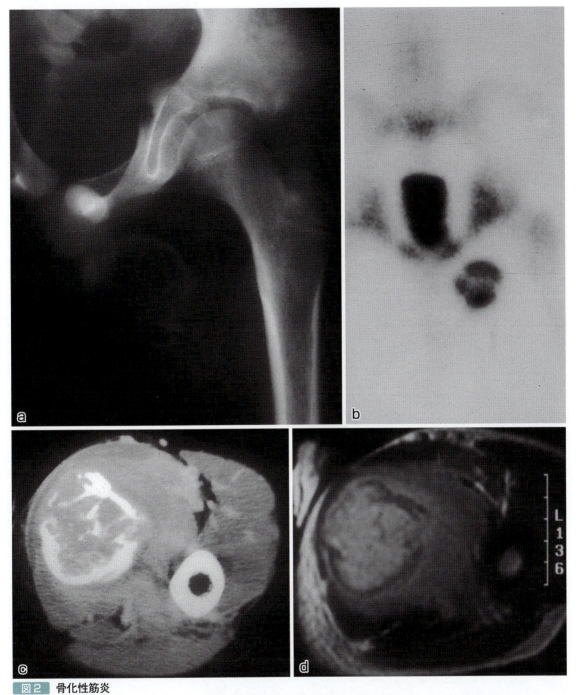

図2 骨化性筋炎
a：大腿軟部の辺縁に鉱質化 mineralization を示す腫瘤. b：病変辺縁部に強い骨シンチグラフィの集積像. c：CT にて病変辺縁部の殻状の mineralization（zoning phenomenon）. d：MRI T2 強調像で，病変とその周囲に高信号を示す. 殻状の mineralization の部分は低信号を呈する.

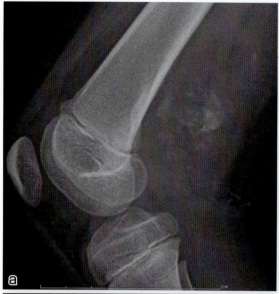
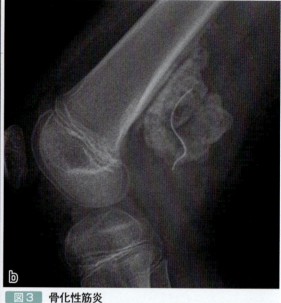
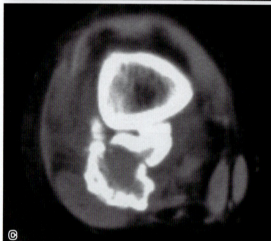

図3 骨化性筋炎
a：単純X線像．大腿骨後方，膝窩部に石灰化を伴う腫瘤を認める．b：aの撮影時から約2週間後の単純X線像．腫瘤の石灰化が増し，境界が明瞭となっている．c：CT．腫瘤辺縁に石灰化がみられ，zoning phenomenonが明らかである．

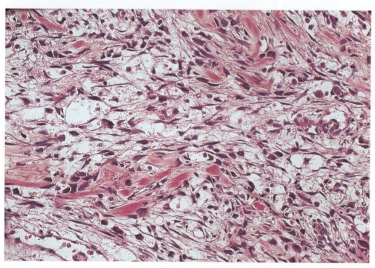

図4 骨化性筋炎
結節性筋膜炎様の活動性の線維芽細胞増生．

図5 骨化性筋炎
出血と破骨細胞型多核巨細胞の出現.

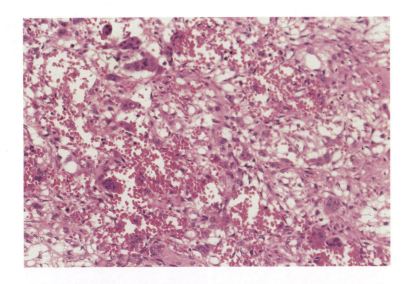

図6 骨化性筋炎
a：幼若な類骨の形成. b：強拡大像.

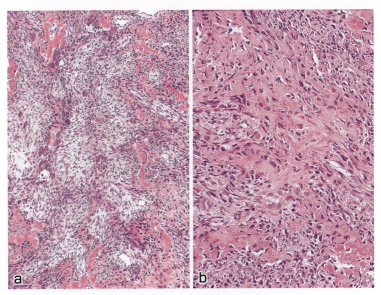

図7 骨化性筋炎
活動性の骨芽細胞の囲繞が明瞭な骨梁形成を認める.

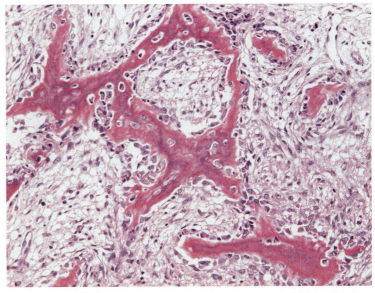

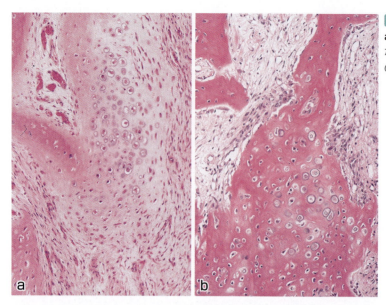

図8　骨化性筋炎
a：軟骨の形成．b：軟骨と骨の中間的な基質（chondro-osseous matrix）の形成．

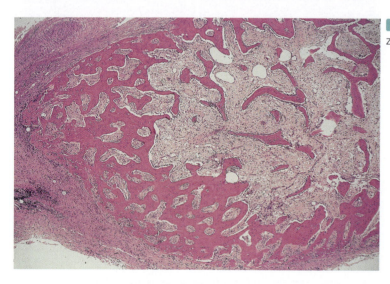

図9　骨化性筋炎
zoning phenomenon の弱拡大像．

見と同様に顕微鏡の弱拡大で明瞭に把握できる zoning phenomenon が認められるようになる（図9，10）．これは，中心部に比較的未熟な紡錘形細胞増殖病変（すなわち初期の病変に認められる像）がみられ（図11，12），病変辺縁にいくに従い未熟な類骨の出現，さらに成熟傾向を示す骨梁へと移行するもので，最外層には最も成熟した骨梁（必ずしも層板骨というわけではない）が殻状に認められる．破骨細胞の出現も目立つ．出血や囊胞化を伴うこともある．鑑別診断として，線維肉腫や骨肉腫などの悪性腫瘍と間違わないことが最も大切で，これには弱拡大での観察による zoning phenomenon の把握が重要である．傍骨性骨化性筋炎の場合には傍骨性骨肉腫 parosteal osteosarcoma との鑑別が重要である．傍骨性骨肉腫のほうが，骨梁も骨梁間の紡錘形細胞も一見おとなしく，異型に乏しいようにみえるので注意が必要であるが，画像所見および上述した組織所見から鑑別可能である．

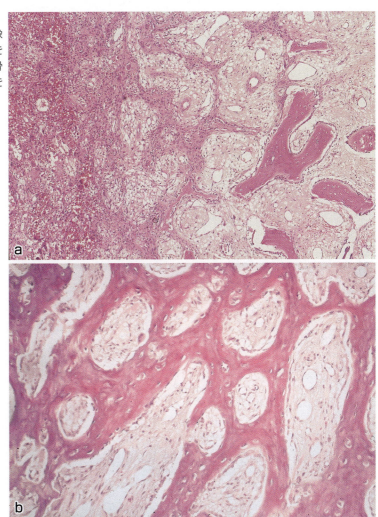

図10 骨化性筋炎
a：zoning phenomenon の中拡大像で，図左方が中心部で幼若な類骨形成を認め，図右方が辺縁部でより成熟した骨梁がみられる．b：辺縁部の成熟傾向を示す骨梁．

IV 指趾線維骨性偽腫瘍
fibro-osseous pseudotumor of digits

　指趾線維骨性偽腫瘍 fibro-osseous pseudotumor of digits は，手足の短管骨領域の軟部組織に発生する骨化性筋炎と類似した良性の骨・軟骨形成を示す線維芽細胞・筋線維芽細胞増生病変である．骨化性筋炎と同じ遺伝子変異（*COL1A1*::*USP6* 融合遺伝子）を有するため，現在両者は同一のスペクトラムに属する一連の病変と理解されている．従来，反応性病変と考えられてきたが，遺伝子変異を有するため，骨化性筋炎と同じように腫瘍性病変と考えられるようになっている．
　好発部位は手の中手骨や基節骨領域の軟部組織で，足部に発生するものは少ない．青年から中年に多くみられ，男女比は女性にやや多い．症状は局所の腫脹と疼痛であり，発赤を伴うこともある．画像所見は境界不鮮明な軟部腫瘤で，しばしば石灰化を伴うが，骨化性筋炎にみられるような zoning phenomenon はみられない（図 13）．
　組織学的には，骨化性筋炎とほぼ同様で活動性で腫大した（筋）線維芽細胞が錯綜して増生し，骨芽細胞の囲繞を示す類骨・骨形成や軟骨形成からなる病変であるが，組織像でも骨化性筋炎にみられるような形成骨の zoning phenomenon は明らかではない（図 14〜16）．粘液変性，出血，軽度のリンパ球，形質細胞浸潤を伴うことがある．骨に近接していると骨膜を刺激して，骨膜肥厚や骨膜反応を惹起するが，このような場合には開花性反応性骨膜炎との異同が問題となり，症例によっては両者の区別は曖昧であり，診断に難渋することもある（それゆえ，parosteal fasciitis

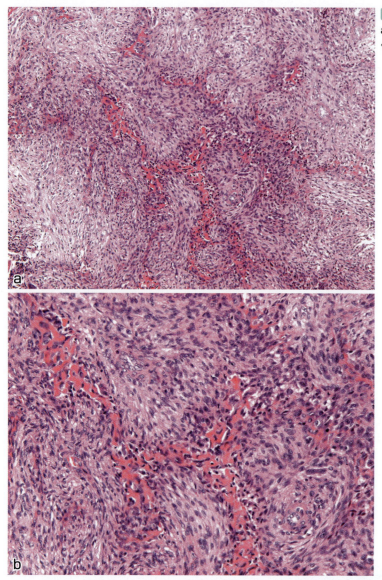

図11 骨化性筋炎
a：核の腫大した紡錘形細胞の増生と類骨形成．b：その強拡大像．

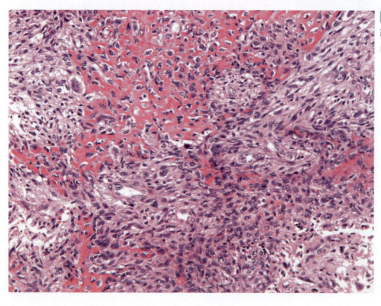

図12 骨化性筋炎
細かな類骨形成を認め，骨肉腫との鑑別に注意を要する．

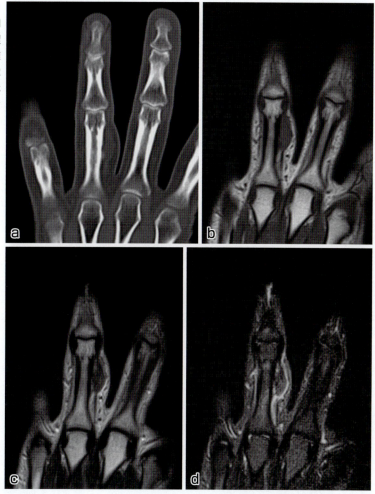

図13 指趾線維骨性偽腫瘍
a：CT．b：MRI T1強調像．c：MRI T2強調像．d：MRI STIR像．右手環指基節骨部に境界が比較的鮮明な軟部腫瘤を認める．MRIではT1，T2強調像ともに低信号で，STIR像では腫瘤は低から等信号で，辺縁に被膜状の高信号を認める．

を含めた多数の病変名が同義語のように使われてきたのであろう）．

　本病変が反応性と考えられていたときにはこのような中間的な病変は反応性骨・軟骨形成病変として一括して扱うことができたのであるが，指趾線維骨性偽腫瘍は腫瘍性病変であると認識が変わった現在，学術的には両者をできるだけ厳密に鑑別すべきであろうと思われる（たとえば，融合遺伝子の有無などによって）．しかし，指趾線維骨性偽腫瘍，開花性反応性骨膜炎のどちらも良性病変であり，これまでに知られている臨床病理学的特徴が特に変わったわけではないので，経過や臨床的対応もこれまでと特に変わらない．したがって，今後さらにこれらの病変の解明が進み，整理がなされていくことを前提として，実際の病理診断の現場では現時点でこれまでの対応を変える必要性は特にないのではないかと考える．最も重要なのは，これらの良性病変を骨肉腫などの悪性腫瘍としないことである．手足の短管骨に発生する骨肉腫や手足領域の軟部組織に発生する骨外性骨肉腫はきわめてまれであり，その診断は特に慎重になされるべきで，増殖細胞に多少の異型がみられるからといって安易に骨肉腫としないことが何より肝要である．

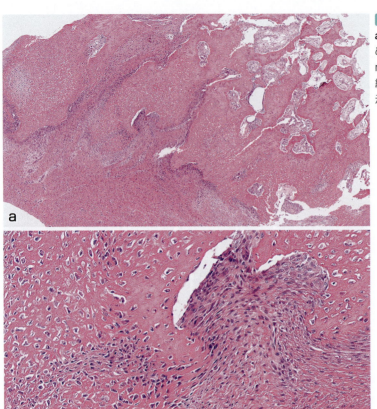

図14 指趾線維骨性偽腫瘍
a：骨形成を伴う線維性組織の増生が認められる．弱拡大像では，zoning phenomenon ははっきりしない．b：膠原線維および骨基質の増生を伴う核腫大を示す紡錘形細胞の増生．

骨化性筋膜炎
ossifying fasciitis (fasciitis ossificans)

　結節性筋膜炎はまれに骨形成を伴うことがあるが，そのような病変を骨化性筋膜炎 ossifying fasciitis と呼ぶ．また，fasciitis ossificans の用語も同義語として用いられているが，fasciitis ossificans と診断された病変から骨化性筋膜炎と同じ COL1A1::USP6 の融合遺伝子が検出された報告もある．USP6 遺伝子の再構成を示すという点では結節性筋膜炎も骨化性筋膜炎も包括されるが，融合するパートナー遺伝子は結節性筋膜炎と骨化性筋膜炎は異なっており，遺伝子変異の観点から ossifying fasciitis, fasciitis ossificans がどちらの病変により近いのか，あるいはすべてが同じスペクトラムの病変として考えることができるのか，など今後整理すべき課題であろう．

頭蓋骨筋膜炎
cranial fasciitis

　頭蓋骨筋膜炎 cranial fasciitis は，乳幼児の頭蓋を侵す結節性筋膜炎類似の増殖性病変であり，形態学的には結節性筋膜炎と骨膜炎の両者の特徴を示す病変と理解される．本症も USP6 の再構成を有する病変で，その変異として SERPINF11::USP6, COL3A1::USP6, SPARC::USP6, そして結節性筋膜炎に多くみられる MYH9::USP6 などが知られている．成因として鉗子分娩などの分娩時の頭部外傷が考えられている．男児に多い．1〜2ヵ月の経過で急速に増大する頭蓋骨外板に接する深在性軟部腫瘤を形成する（図17）．大きさは通常 3.5 cm 以下である．組織学的には，結節性筋膜炎とほぼ同様であるが，50％以上の症例で活動性の反応性骨形成を伴うのが特徴である（図 18〜20）．

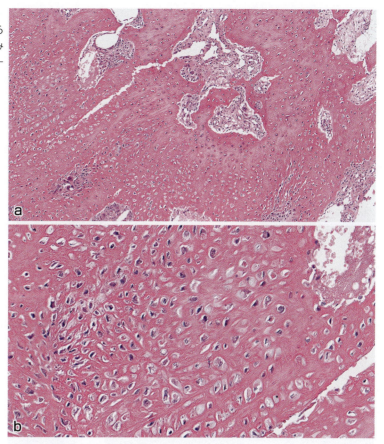

図15 指趾線維骨性偽腫瘍
a：骨基質は線維骨 woven bone からなる．b：骨基質内の細胞に核腫大がみられ，一部は細胞周囲に chondro-osseous な基質を有するものもある．

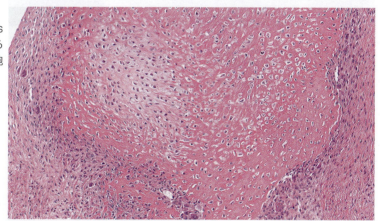

図16 指趾線維骨性偽腫瘍
軟骨基質により近い chondro-osseous な基質がみられ，骨基質と移行が認められる．骨基質周囲の間質内には破骨細胞型多核巨細胞が散見される．

VII 開花性反応性骨膜炎
florid reactive periostitis

　開花性反応性骨膜炎 florid reactive periostitis は，従来 parosteal fasciitis あるいは periostitis ossificans と報告されたものと同様の病変と考えられるもので，20～40歳台に多くみられ，男女差はない．手の基節骨，中節骨に好発する．症状は腫張や疼痛，運動制限などである．数日から数週間で病変が急速に成長することがある．単純X線像は病変の時期により異なり，初期では境界不明瞭な軟部組織陰影がみられ（図21a），病変の成熟に伴い石灰化像が出現する（図21b, 22）．組織学的には，結節性筋膜炎に類似した活動性の筋線維芽細胞の増生（図23），比較的未熟な反応性の類骨，骨形成が認められ，骨折仮骨 fracture

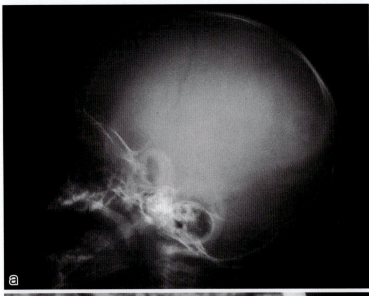
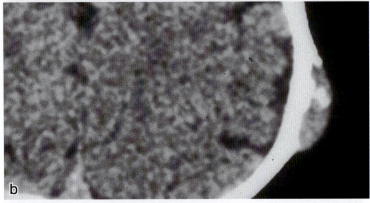

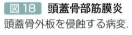

図17 頭蓋骨筋膜炎
a：後頭部の石灰化を伴う境界明瞭な骨透亮像．b：CTで頭蓋骨外板を侵蝕する石灰化を伴う腫瘤性病変．

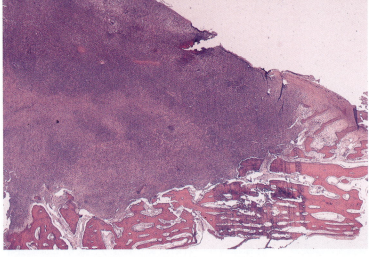

図18 頭蓋骨部筋膜炎
頭蓋骨外板を侵蝕する病変．

callusの像に類似する（図24〜26）．反応性の軟骨形成を伴うこともまれではない．出血や破骨細胞型多核巨細胞の出現も認められることがある．部分的には骨梁は成熟傾向を示し，zoning phenomenonをうかがわせるが，骨化性筋炎にみられるような病変全体に秩序立ったものではない．現在のところ，特定の染色体異常や遺伝子変異は見出されていない．

図19 頭蓋骨筋膜炎
a：myxoid な基質を背景に線維芽細胞の増生．b：活動性の線維芽細胞の増生．

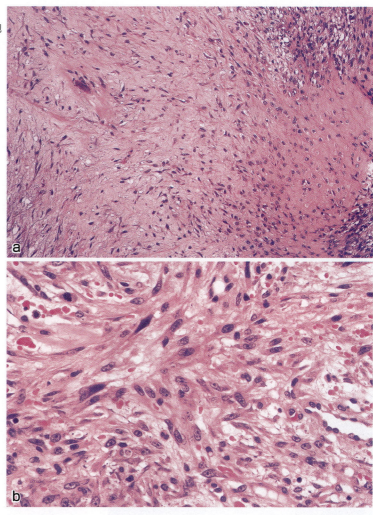

図20 頭蓋骨筋膜炎
線維芽細胞の増生と類骨の形成．

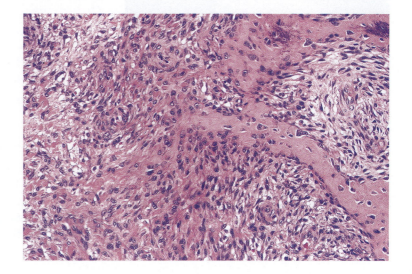

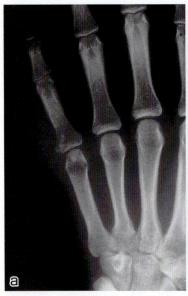
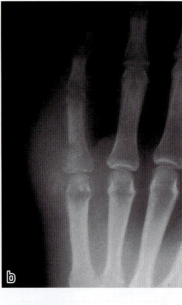

図21 開花性反応性骨膜炎
a：小指中手指節関節部の軟部組織の腫脹．b：3週間後．同部に石灰化の出現．

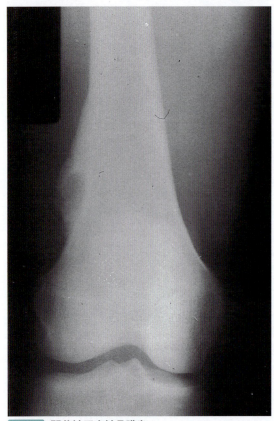

図22 開花性反応性骨膜炎
大腿骨遠位骨幹端の骨膜反応．

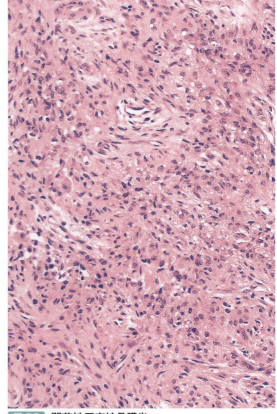

図23 開花性反応性骨膜炎
腫大した活動性の線維芽細胞の増生．

図24 開花性反応性骨膜炎
石灰化した幼若な類骨の形成(いわゆる blue bone に類似).

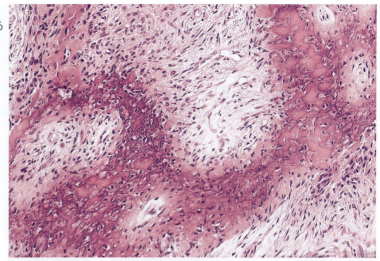

図25 開花性反応性骨膜炎
腫大した骨芽細胞におおわれたやや幼若な骨形成.

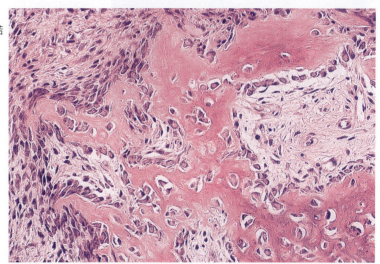

図26 開花性反応性骨膜炎
図左方に骨膜,右方に骨膜反応による秩序だった骨形成.

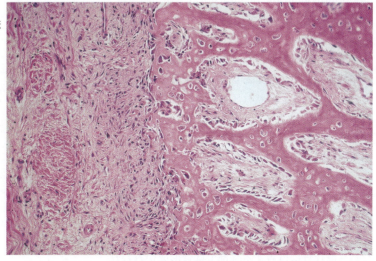

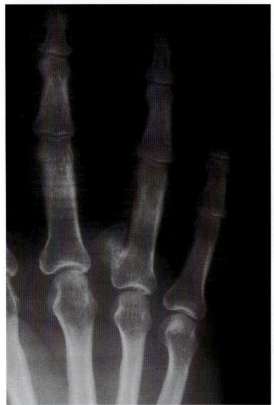

図27 傍骨性骨軟骨異形増生（BPOP）
環指基節骨の骨性隆起性病変.

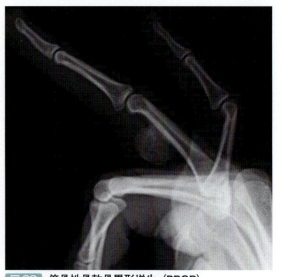

図28 傍骨性骨軟骨異形増生（BPOP）
環指基節骨にマッシュルーム状の隆起性病変を認める．基節骨の骨皮質は保たれており，髄腔と病変には直接の交通はみられない．

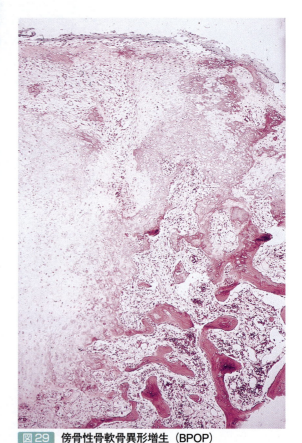

図29 傍骨性骨軟骨異形増生（BPOP）
軟骨帽 cartilaginous cap を有する骨軟骨腫に類似した病変.

VIII 傍骨性骨軟骨異形増生
bizarre parosteal osteochondromatous proliferation (BPOP)

　傍骨性骨軟骨異形増生 bizarre parosteal osteochondromatous proliferation（BPOP）は，Nora らによりはじめて報告されたため Nora lesion とも呼ばれている．20〜40 歳台に多い．好発部位は florid reactive periostitis と同様で，手の基節骨，中節骨であるが，長管骨など他の部位の報告もある．症状は圧痛あるいは腫瘤のための不快感などである．単純 X 線像では，骨表面に外骨腫様の境界鮮明な隆起性病変が認められるが，通常の骨軟骨腫 osteochondroma（骨軟骨性外骨腫 osteocartilaginous exostosis）と違って，既存骨の髄腔との交通が認められない（図27，28）．組織学的には，病変の辺縁部で軟骨帽 cartilaginous cap 様の軟骨が認められ，中心すなわち既存骨に付着する基部では骨形成がみられる（図29，30）．辺縁の軟骨は，通常の骨軟骨

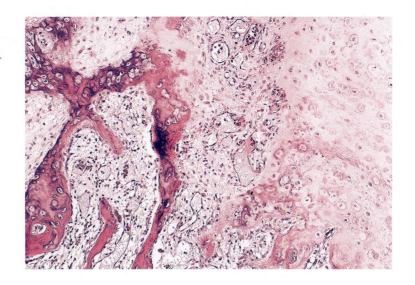

図30 傍骨性骨軟骨異形増生（BPOP）
骨梁の配列が不規則な骨軟骨移行部.

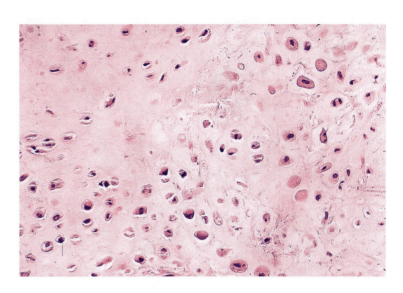

図31 傍骨性骨軟骨異形増生（BPOP）
核腫大など異型を示す軟骨組織.

腫にみられる軟骨帽のように関節軟骨のような硝子軟骨ではなく，骨折仮骨に出現する反応性の線維軟骨に類似しており，核の腫大，クロマチン構造の透見，二核細胞など異型を示す（図31）．軟骨内骨化を示し骨梁に移行する（図32）．骨梁の配列は骨軟骨腫に比べ不規則で，むしろ骨折仮骨を思わせるものである．HE染色で，好塩基性に染色される骨梁がしばしば出現し，これをblue boneと称している（図33）．blue boneはBPOPに比較的特徴的にみられるものであるが，他の病変でもみられるので，特異的ではない．なお，blue boneは脱灰標本でも青染される．骨梁間は骨髄ではなく，血管の拡張がやや目立つ疎な線維性結合組織である．

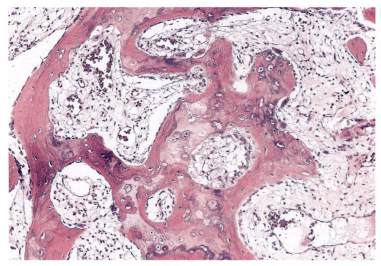

図32 傍骨性骨軟骨異形増生（BPOP）
軟骨の残存する骨梁と拡張した血管の目立つ疎な骨梁間組織．

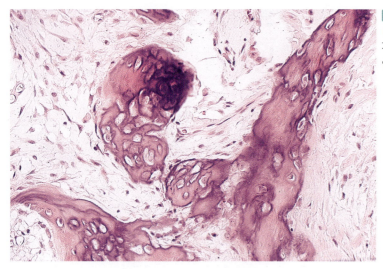

図33 傍骨性骨軟骨異形増生（BPOP）
不規則な形の好塩基性を示す石灰化した骨梁（いわゆる"blue bone"）．

IX 爪下外骨腫
subungual exostosis

　爪下外骨腫 subungual exostosis は，長管骨に発生する通常の骨軟骨腫 osteochondroma（骨軟骨性外骨腫 osteocartilaginous exostosis）とはまったく異なる爪下に生じる骨軟骨腫様の病変である．Dupuytren exostosis とも呼ばれているが，この用語は WHO 分類第5版では推奨されていない．爪下外骨腫は BPOP と同じく以前は反応性病変と考えられていたが，上述したように染色体異常が検出され，腫瘍性病変と考えられるようになった．約80％が母趾の末節骨背側，爪下部に発生する（図34）．母趾以外では足趾に多く，手指に発生するものは少ない．好発年齢は20～30歳台である．症状は疼痛で，大きなものでは爪を下方（深部）から押し上げ，潰瘍を伴うこともある．単純X線像では，末節骨背側に骨性隆起を認める（図35, 36）．下床の末節骨には異常を認めない．また，病変と既存骨の髄腔との交通はみられない．組織学的には，軟骨帽組織とそれから移行する骨組織からなる（図37～40）．軟骨帽の表面には骨軟骨腫のような軟骨膜はなく，軟骨組織は線維軟骨で爪下の線維性結合組織と移行を示し，軟骨化生により生じたことをうかがわせる．軟骨帽は軟骨内骨化を経て下方の骨梁に移行し，通常，基部では皮質骨に付着する．既存骨表面と離れていたり，軟骨帽が不明瞭であったりすることもある（なお，軟骨帽の存在は爪下外骨腫の診断の必須条件ではない．軟骨内

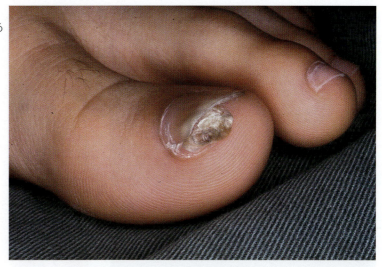

図34 爪下外骨腫
趾爪をもち上げるように爪下に隆起する硬い小腫瘤.

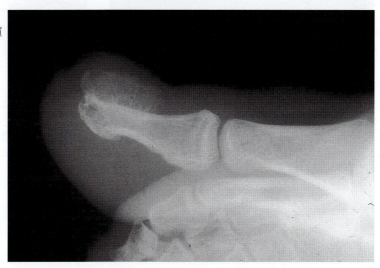

図35 爪下外骨腫
爪下の骨性隆起性病変.末節骨の骨皮質は保たれている.

骨化により軟骨が骨に置換されれば軟骨は消失する.このような状態は通常,成熟した病変を意味する).骨梁間には疎な線維性組織が認められる.BPOP同様,爪下外骨腫でも髄腔との交通はみられない.BPOPでしばしば認められる,いわゆる blue bone は爪下外骨腫ではほとんどみられることがない.鑑別診断としては,通常の骨軟骨腫とBPOPが挙げられるが,発生部位や上記した所見から鑑別する.通常の骨軟骨腫が手足の短管骨に発生することはまれであり,発生する場合のほとんどは多発性骨軟骨腫である.

418　第16章　骨化性筋炎とその関連疾患

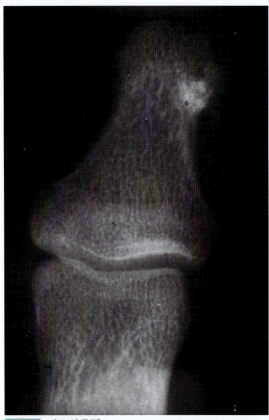

図36　爪下外骨腫
爪下やや側面に生じた爪下外骨腫．爪下外骨腫は必ずしも爪の真下にできなくてもよい．

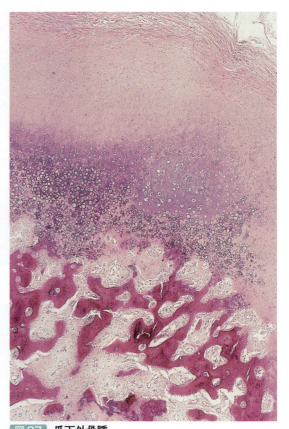

図37　爪下外骨腫
軟骨帽 cartilaginous cap とそれに連続移行する骨組織．

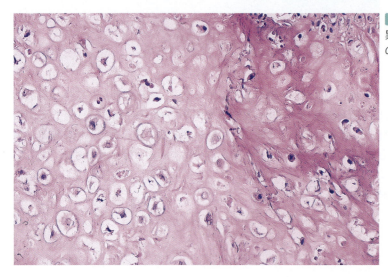

図38　爪下外骨腫
異型を示す軟骨帽 cartilaginous cap の軟骨組織．

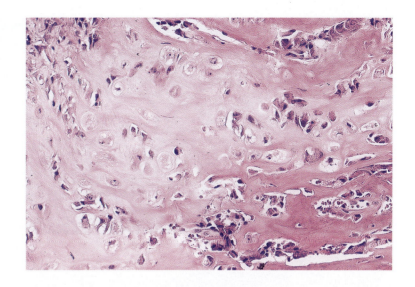

図39 爪下外骨腫
不規則で，異型を示す骨軟骨組織．

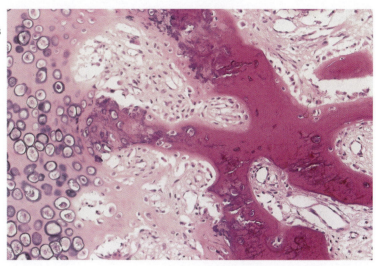

図40 爪下外骨腫
軟骨内骨化を示す軟骨帽 cartilaginous cap 骨移行部．

X 小塔状外骨腫
turret exostosis

　小塔状外骨腫 turret exostosis は後天性外傷後骨軟骨腫 acquired post-traumatic osteochondroma ともいわれ，骨，特に手足の指骨の表面に付着する骨軟骨性隆起で，原因として外傷が想定されており，反応性の病変と考えられている（図41）．小塔状外骨腫は前述した開花性反応性骨膜炎や BPOP などと臨床病理像がオーバーラップしており，また，組織学的には爪下外骨腫と類似している（図42，43）．従来これらはすべて反応性病変とされていたため，これら病変の終末像とも考えられていたが，近年新たに見出された分子生物学的所見（染色体異常や融合遺伝子の検出）を考えると，小塔状外骨腫とこれら類似病変との異同や疾患としての独立性など，解明すべき問題が新たに生じており，今後の解決すべき課題と考えられる．

420　第16章　骨化性筋炎とその関連疾患

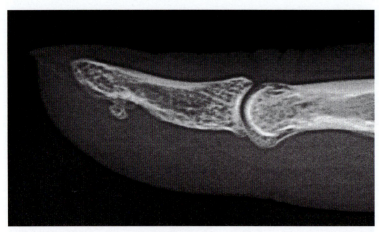

図41　小塔状外骨腫
示指末節骨掌側の骨性小突出．

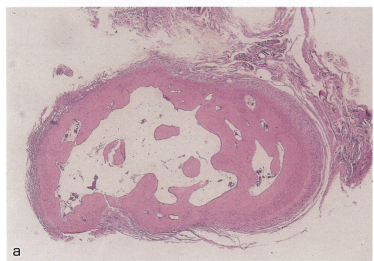
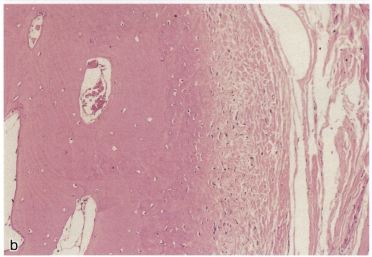

図42　小塔状外骨腫
a：脂肪髄を有し成熟骨からなる骨性腫瘤．b：軟骨成分はなく，辺縁に線維性骨化がみられる．

図43 小塔状外骨腫

a：大腿動脈の粥状硬化症に対して人工血管置換術が行われた術部にみられた小塔状外骨腫．膝窩部の大腿骨遠位後面の骨表面から茎状に突出する骨性隆起性病変で，あたかも指骨を思わせる形状を呈する．b：病変の先端近くにみられた偽関節様の軟骨組織は近位，遠位ともに軟骨内骨化を経て骨組織に移行しており，両方向に成長していることをうかがわせる．c：その拡大像．

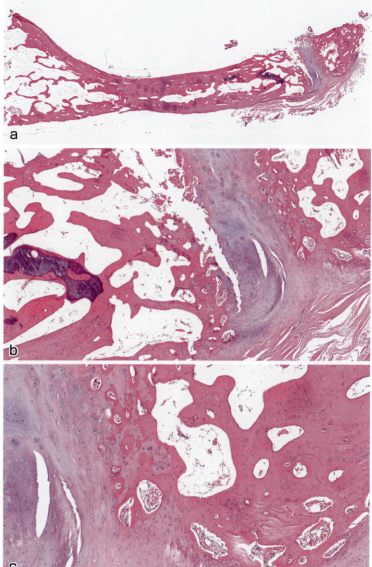

第17章

病理組織診断の表記法

Notation examples of histopathological diagnosis in non-neoplastic bone and joint diseases

　非腫瘍性骨関節疾患では，病理診断報告書，特に病理組織学的診断欄にどのように記載すべきか迷うことが少なくない．この章では遭遇する機会の多い疾患や検体を中心に，われわれが行っている病理診断の記載方法の例を列記した．必ずしもこのように診断しなくてはいけないというものではないが，日常の病理診断報告書を書く際の参考としていただきたい．

1 変形性関節疾患

　変形性関節症では，関節鏡下での採取組織片や人工関節置換術による手術材料が病理に提出される．

1) 変形性関節症の関節軟骨変化があり，滑膜に変形性関節症に伴う滑膜炎があった場合，次のように診断表記する（関節鏡手術が行われるのは膝関節が多い）；Degenerative articular cartilaginous tissue and synovial tissue with chronic non-specific synovitis (or/and detritic synovitis), taken from knee joint in osteoarthritis.

2) 一次性変形性関節症による大腿骨骨頭を検査した場合；(Degenerative) Osteoarthritis of the femoral head, total hip arthroplasty.

3) 関節リウマチによる二次性変形性関節症の膝関節標本を検査した場合；Osteoarthritis secondary to rheumatoid arthritis, of the knee joint, total knee arthroplasty.

2 関節リウマチとその関連疾患

1) 関節リウマチが臨床的にわかっていて組織で確認する場合，活動性の評価が大切である；Chronic hyperplastic synovitis, active (or inactive) phase, compatible with rheumatoid arthritis.

2) 臨床的に関節リウマチの確定が困難で組織診断に委ねられた場合，hyperplastic synovitis の像がみられれば，関節リウマチもしくは他の膠原病に伴う関節炎の可能性を示唆できる；Chronic hyperplastic synovitis, suggestive of rheumatoid arthritis or arthritis associated with other collagen disease. Hyperplastic synovitis の像がみられない場合は，炎症程度は軽度で chronic non-specific synovitis, mild などと表現せざるをえない．

3) ステロイドなどの治療による修飾が加わって（効果良好），hyperplastic synovitis の像がみられない場合，関節リウマチではないという診断をすることはできない．したがって，下記のように診断表記する；Chronic non-specific synovitis, under steroid therapy for rheumatoid arthritis.

4) 関節リウマチによる二次性変形性関節症のある大腿骨骨頭を検査した場合；Osteoarthritis secondary to rheumatoid arthritis, of the hip joint, total hip arthroplasty.

3 骨壊死

1) 阻血性骨壊死による大腿骨骨頭を検査した場合；Avascular necrosis of the femoral head, total hip arthroplasty.
2) 二次性変形性関節症を示した阻血性骨壊死（stage Ⅳ）の大腿骨骨頭を検査した場合；Osteoarthritis secondary to avascular necrosis of the femoral head, total hip arthroplasty.
3) 大腿骨内顆の離断性骨軟骨炎で，関節内遊離体が提出された場合；Osteocartilaginous loose (free) body with osteonecrosis, compatible with osteochondritis dissecans, taken from knee joint.

4 滑膜・関節腔の病変

1) 変形性関節症の滑膜（膝関節）に破砕性滑膜炎 detritic synovitis がみられる場合；Synovial tissue with chronic non-specific synovitis and detritic synovitis, taken from knee joint in osteoarthritis.
2) 急速破壊型股関節症で大腿骨骨頭を検査した場合；Marked destruction of the femoral head, compatible with rapidly destructive coxarthropathy, total hip arthroplasty.
3) 軟骨下脆弱性骨折で大腿骨骨頭を検査した場合；Subchondral insufficiency fracture of the femoral head, total hip arthroplasty.
4) 関節血症にて滑膜が提出された場合；Hemosiderotic synovitis, synovectomy in hemarthrosis.
5) 変形性関節症における遊離体が提出され，それが組織学的に軟骨性，軟骨・骨性，剝離した骨棘であった場合；それぞれ，cartilaginous loose (free) body, chondro-osseous loose (free) body, osteophytic loose (free) body, taken from joint with osteoarthritis.
6) 関節リウマチにおいて米粒体 rice body が提出された場合；Fibrinous loose (free) bodies, taken from joint with rheumatoid arthritis.
7) 変形性関節症などに伴う二次性滑膜軟骨腫症

である場合；必ず二次性 secondary という形容詞を付し，原発性滑膜軟骨腫症と区別すること（治療法が異なるため）.

5 結晶沈着症

1) 痛風結節（母趾の中足指節関節部）が提出された場合，あるいは臨床的に痛風が不明で「石灰沈着」などの診断名で提出され組織学的に尿酸ナトリウム結晶沈着がみられた場合，病理組織診断として"gout"は不適切で"(gouty) tophi"とする；(Gouty) Tophi, of the para-articular soft tissue of the great toe metatarsophalangeal joint.
2) 比較的まれであるが，滑膜（膝関節）に尿酸ナトリウム結晶沈着がみられた場合；Gouty synovitis of the knee joint, synovial biopsy.
3) 変形性関節症や膝関節半月板損傷の臨床診断のもとで関節鏡がなされ，提出された半月板，十字靱帯あるいは滑膜に，組織学的にピロリン酸カルシウム結晶沈着がみられた場合，病理組織診断として"pseudogout"は不適切であり（痛風様発作を示すのは急性期で，その時期には関節液にピロリン酸カルシウム結晶の出現がみられるのみで組織への沈着像はないので），次のように診断する；calcium pyrophosphate dihydrate crystal deposition of the meniscus and/or cruciate ligament, and/or synovium of the knee joint あるいは calcium pyrophosphate dihydrate crystal deposition disease of the knee joint.

6 人工関節に関連する病変

1) 人工関節（股関節）置換術後，loosening が生じて再置換が行われ，人工関節周囲組織が提出された場合，たとえば，強い組織球反応とポリエチレンとメタルの摩耗粉が中等度認められたとき；Xanthogranulomatous reaction with moderate polyethylene particle deposition and moderate metallosis, revision after total hip arthroplasty. 重要なことは主な組織反応をまず記載し，沈着している人工関節材料摩耗粉を列記する. その場合，沈

着が軽度の場合は所見として記載するのみで診断に記載する必要はない（軽度の場合にはloosening と関係しない可能性があるので）．Adverse reaction to metal debris の臨床診断のもとに病理診断が依頼されることがあるが，病理組織診断としては，上記のように組織反応の形態と沈着している人工関節関連物質の種類と程度を記載すればよい．

2) 人工関節（股関節）置換術後に，その部位（大腿骨）に骨肉腫が発生した場合；Osteosarcoma of the femur arising at the site of total hip arthroplasty.

7 膝関節の病変

1) 臨床診断が「真の」（原因不明の）膝内障で滑膜生検がなされ，特記すべき所見なし，あるいは軽度の慢性非特異性滑膜炎がみられた場合；Synovial tissue without significant change (or with chronic non-specific synovitis, mild), taken from knee joint with internal derangement.

2) 半月板損傷の場合；Degenerative meniscal tissue, taken from knee joint with lateral (or medial) meniscus injury (or tear). 円板状半月板を伴っている場合は with injury of discoid lateral (medial のことは滅多にない) meniscus とする．

3) ピロリン酸カルシウム結晶沈着を伴っていた場合；Calcium pyrophosphate dihydrate crystal deposition disease of the knee joint, meniscectomy.

4) 前十字靱帯損傷の場合；Fibrosis (and/or Degenerative change and/or Reparative change) of the anterior cruciate ligament of the knee joint.

5) タナ障害で，非特異性慢性滑膜炎 (and/or 線維化瘢痕 and/or 脂肪組織増生) がみられた場合；Shelf (or medial patellar plica) tissue with chronic non-specific synovitis (and/or fibrotic scar changes and/or fatty hypertrophy), taken from knee joint with shelf disorder.

8 脊柱の病変

1) 脊柱管狭窄症（腰椎）で黄色靱帯が提出され変性がみられた場合；Yellow ligament tissue with thickening and degeneration (or Degenerative yellow ligament tissue), taken from lumbar spine in spinal canal stenosis.

2) 椎間板ヘルニア（例えば L2/3）の組織が提出された場合；Degenerative intervertebral disc tissue, taken from L2/3 in disc herniation.

3) 後縦靱帯骨化症（頸椎）で骨化した靱帯が提出された場合；Ligament tissue with ossification, taken from cervical spine in ossification of posterior longitudinal ligament. または Ossification of the posterior longitudinal ligament of the cervical spine.

4) 脊柱管狭窄症（腰椎）の診断のもと，肥厚した黄色靱帯が提出され病理組織学的にピロリン酸カルシウム結晶沈着がみられた場合；Yellow ligament tissue with deposition of calcium pyrophosphate dihydrate crystal (or calcium pyrophosphate dihydrate crystal deposition of the yellow ligament), consistent with calcification of yellow ligament, taken from lumbar spine in clinically spinal canal stenosis.

5) 脊髄症 myelopathy などで椎弓切除術が行われ，提出検体に滑膜組織が含まれ，それに変形性関節症に伴う滑膜病変がみられた場合；Chronic non-specific synovitis and detritic synovitis associated with osteoarthritis, of the facet joint.

6) 脊椎椎体圧迫骨折（胸椎）で針生検がなされた場合；Cancellous bone tissue with focal bone necrosis and reactive bone formation, consistent with compression fracture, needle biopsy from thoracic vertebral body.

9 滑液包・腱・靱帯の病変

1) 嚢胞性病変で，組織学的に滑液包炎であることが確認された場合；Chronic non-specific

bursitis (with cystic change), excision.

2) 関節リウマチ患者で滑液包炎を検査した場合；Hyperplastic bursitis associated with rheumatoid arthritis, excision.

3) アキレス腱断裂後の瘢痕の場合；Fibrotic scar of the tendon, in Achilles tendon rupture.

4) 腱板損傷で腱板組織の検索がなされた場合；Degenerative tendinous (tendon) tissue, taken from rotator cuff. 腱板損傷では滑液包（三角筋下 subdeltoid）が同時に切除されることが多く，これを検索した場合；Chronic non-specific bursitis を診断に加える.

5) De Quervain 腱鞘炎，ばね指，手根管症候群，足根管症候群で，病変腱鞘の検索がなされた場合；(a) 非特異的な炎症がみられれば chronic non-specific tenosynovitis, (b) 線維性瘢痕組織がみられれば fibrotic thickening of the tenosynovial tissue, として，in De Quervain tenosynovitis などと臨床診断を付記する.

6) 人工透析患者で手根管症候群を合併し腱鞘にアミロイド沈着が認められた場合；Amyloid deposition of the tenosynovium, in a patient with hemodialysis and carpal tunnel syndrome. あるいは Amyloid deposition of the tenosynovium, consistent with dialysis-related amyloidosis, in carpal tunnel syndrome などとする.

7) Dupuytren 拘縮で手掌腱膜病変を検索した場合；Palmar fibromatosis of the hand, in Dupuytren's contracture.

🔟 骨系統疾患

1) osteogenesis imperfecta で骨折などの際に骨がサンプリングされた場合；(Woven) Bone tissue with hyperosteocytosis, consistent with osteogenesis imperfecta.

2) osteopetrosis で骨折などの際に骨がサンプリングされた場合，病理診断は；osteopetrosis と記載してよい. osteopetrosis の組織像がきわめて特徴的であるので組織像から積極的に診断可能である.

3) melorheostosis の骨切り術で肥厚した皮質骨がみられた場合；Sclerotic bone (osseus) tissue, in melorheostosis.

1️⃣1️⃣ 骨外傷・骨折

1) 遷延融合や骨融合不全で，その部分が採取された場合，単に癒合不全 nonunion と診断するだけではなく，必ず callus の形成状態を記載する. たとえば，軽度でも callus がみられた場合；Fibrotic tissue with slight callus formation, compatible with nonunion.

2) Stress fracture, avulsion fracture, post-traumatic osteolysis のときに生検される場合は，臨床診断としてこれらの疾患が診断されていることがほとんどなく，通常，骨腫瘍が疑われたり，骨腫瘍が否定できなかったりするため，骨腫瘍の疑いとの診断のもとに病理に提出される. 組織では腫瘍の像はなく，単に反応性の骨・軟骨形成像がみられる. これらの疾患の発生部位は特異であり，それを知っていれば，病理側からこれらの疾患の可能性を示唆することができる. たとえば，脛骨遠位の骨腫瘍を疑う骨硬化性病変の場合；Reactive bone and cartilage formation, suggestive of stress fracture, biopsy from distal tibia.

3) 小児の大腿骨遠位内顆上部（内側骨幹端）の病変の生検で，病理組織学的にデスモイド腫瘍を思わせる線維増生がみられた場合；Fibrotic tissue, consistent with cortical irregularity syndrome, biopsy from the medial supracondyle of the femur. Periosteal desmoid という名称は間違いではないが，本病変は fibromatosis (desmoid tumor) とはまったく別の疾患で，腫瘍性性格はないので，混乱を避ける意味でも periosteal desmoid と呼ばないほうがよい.

4) 大腿骨頸部骨折（外傷性）で骨頭の内・外側部の海綿骨に著明な骨粗鬆症がみられた場合；Traumatic fracture associated with marked osteoporosis, of the femoral neck, total hip arthroplasty.

12 代謝性骨疾患

1) 副甲状腺機能亢進症が臨床的に明らかな場合に，骨変化をみるための生検が行われることはない．臨床的に副甲状腺機能亢進症が念頭に置かれておらず，骨生検がなされ，副甲状腺機能亢進症に相当する組織変化が認められた場合；Suggestive of bone changes in hyperparathyroidism と診断するのが好ましい．osteitis fibrosa cystica という診断名は間違いではないが，病理学的に適正な名称ではなく（osteitis と炎症を示す用語，cystica というX線像からつけられた形容詞），また，歴史的に副甲状腺機能亢進症以外の病変も含まれていたため，混乱を避けるため使用しないほうがよい．

2) 褐色腫の診断は臨床的に副甲状腺機能亢進症がチェックされていないことが多く，骨巨細胞腫や巨細胞修復肉芽腫との鑑別が問題となり，組織像のみから診断することは不可能である．年齢，病変部位，画像所見から骨巨細胞腫や巨細胞修復肉芽腫より褐色腫が考慮される場合；Giant cell-rich lesion, most prob-able brown tumor (of hyperparathyroidism)，と診断し臨床的検討を依頼する．もちろん，臨床的に副甲状腺機能亢進症がわかっている場合は Brown tumor in hyperparathyroidism と診断できる．

3) 血液透析に関係する骨変化のチェックをするための生検において，骨軟化症変化は非脱灰標本によらねばならないので，脱灰標本では renal osteodystrophy という病理診断はできない．ただし，脱灰標本でも副甲状腺機能亢進症の骨変化，アルミニウム沈着，鉄沈着については検索可能で（もちろん非脱灰標本でHE 染色，アルミノン染色，鉄染色は可能），これらの変化がみられた場合；Bone changes in hyperparathyroidism, with deposition of aluminum and iron, in hemodialysis.

4) 臨床的に骨 Paget 病が疑われ，骨生検にて中期（活動期）や後期（骨硬化期）ではなく破骨細胞性骨融解像のみがみられた場合；Bone tissue with osteoclastic resorption, compatible with initial (or lytic) phase of Paget's disease, biopsy.

文 献

　近年のインターネットを利用した文献検索の状況を考慮すると，ここに網羅的な文献リストを載せる意義は薄れていると考えられる．ここでは，初版時の文献リストに加えて，今回の改訂に際し参照した新たな視点を提供する重要と思われる文献に絞って追記した.

第1章　イントロダクション
　本文中に主な教科書・参考書をリストアップした.

第2章　変形性関節疾患
1）Hamerman D：The biology of osteoarthritis. N Engl J Med 320：1322-1330, 1989
2）Alexander CJ：Osteoarthritis：a review of old myths and current concepts. Skeletal Radiol 19：327-333, 1990
3）Watt I, et al：Osteoarthritis revisited. Skeletal Radiol 19：1-3, 1990
4）Creamer P, et al：Osteoarthritis. Lancet 350：503-508, 1997
5）Hoaglund FT, et al：Primary osteoarthritis of the hip：etiology and epidemiology. J Am Acad Orthop Surg 9：320-327, 2001
6）Bauer TW, et al：Intraosseous ganglion：a clinicopathologic study of 11 cases. Am J Surg Pathol 6：207-213, 1982
7）山口岳彦：変形性関節症の臨床病理．病理と臨床 27：237-243，2009
8）今田浩生：変形性関節症，関節リウマチ，急速破壊型股関節症．病理と臨床 41：813-820，2023

第3章　関節リウマチとその関連疾患
1）Aletaha D, et al：2010 Rheumatoid arthritis classification criteria：an American College of Rheumatology/European League Against Rheumatism collaborative initiative. Arthritis Rheum 62：2569-2581, 2010
2）Cooper NS, et al：Diagnostic specificity of synovial lesions. Hum Pathol 12：314-328, 1981
3）Gay S, et al：Molecular and cellular mechanisms of joint destruction in rheumatoid arthritis：two cellular mechanisms explain joint destruction？ Ann Rheum Dis 52 Suppl 1：S39-S47, 1993
4）Fassbender HG, et al：Synovial processes in rheumatoid arthritis. Scand J Rheumatol Suppl 76：1-7, 1988
5）Grimley PM, et al：Synovial giant cells in rheumatoid arthritis. Am J Pathol 49：931-954, 1966
6）Benjamin M, et al：The anatomical basis for disease localisation in seronegative spondyloarthropathy at entheses and related sites. J Anat 199：503-526, 2001
7）Scofield RH, et al：A hypothesis for the HLA-B27 immune dysregulation in spondyloarthropathy：contributions from enteric organisms, B27 structure, peptides bound by B27, and convergent evolution. Proc Natl Acad Sci U S A 90：9330-9334, 1993

第4章　骨壊死
1）Stulberg BN：Editorial comment. Clin Orthop Relat Res 334：2-5, 1997
2）Mankin HJ：Nontraumatic necrosis of bone（osteonecrosis）. N Engl J Med 326：1473-1479, 1992
3）Sissons HA, et al：Pathology of osteonecrosis of the femoral head. A review of experience at the Hospital for Joint Diseases, New York. Skeletal Radiol 21：229-238, 1992
4）Yamamoto T, et al：The prevalence and clinicopathological appearance of extension of osteonecrosis in the femoral head. J Bone Joint Surg Br 81：328-332, 1999
5）Yamamoto T, et al：Insufficiency subchondral fracture of the femoral head. Am J Surg Pathol 24：464-468, 2000
6）Yamamoto T, et al：Subchondral insufficiency fracture of the femoral head：histopathologic correlation with MRI. Skeletal Radiol 30：247-254：2001
7）山本卓明：骨壊死と軟骨下脆弱性骨折．病理と臨床 41：821-826，2023
8）Mok CC, et al：Risk factors for avascular bone necrosis in systemic lupus erythematosus. Br J Rheumatol

37：895-900, 1998

9) Milgram JW：Radiological and pathological manifestations of osteochondritis dissecans of the distal femur. A study of 50 cases. Radiology 126：305-311, 1978

10) Douglas G, et al：The role of trauma in the pathogenesis of the osteochondroses. Clin Orthop Relat Res 158：28-32, 1981

11) Nimityongskul P, et al：Avulsion fracture of the tibial tuberosity in late adolescence. J Trauma 28：505-509, 1988

第5章　非感染性滑膜・関節・関節腔の病変と関節の腫瘍・腫瘍様病変

1) Postel M, et al：Total prosthetic replacement in rapidly destructive arthrosis of the hip joint. Clin Orthop Relat Res 72：138-144, 1970

2) Rosenberg ZS, et al：Rapid destructive osteoarthritis：clinical, radiographic, and pathologic features. Radiology 182：213-216, 1992

3) Madhok R, et al：Haemophilic arthritis. Ann Rheum Dis 50：588-591, 1991

4) 今村哲夫, 他：関節鼠の病理. 病理と臨床 8：311-317, 1990

5) 楠美智巳, 他：関節遊離体の臨床病理：離断性骨軟骨炎を中心に. 病理と臨床 27：275-282, 2009

6) Milgram JW：The classification of loose bodies in human joints. Clin Orthop Relat Res 124：282-291, 1977

7) Milgram JW：The development of loose bodies in human joints. Clin Orthop Relat Res 124：292-303, 1977

8) Villacin AB, et al：Primary and secondary synovial chondrometaplasia：histopathologic and clinicoradiologic differences. Hum Pathol 10：439-451, 1979

9) Amary F, et al：Synovial chondromatosis and soft tissue chondroma：extraosseous cartilaginous tumor defined by FN1 gene rearrangement. Mod Pathol 32：1762-1771, 2019

10) Bertoni F, et al：Chondrosarcomas of the synovium. Cancer 67：155-162, 1991

11) Jaffe HL：Tumors and Tumorous Conditions of the Bones and Joints, Lea & Febiger, 1958

12) Dorfman HD, et al：Cartilage-containing benign mesenchymomas of soft tissue. Report of two cases. J Bone Joint Surg Am 62：472-475, 1980

13) González-Lois C, et al：Intracapsular and para-articular chondroma adjacent to large joints：report of three cases and review of the literature. Skeletal Radiol 30：672-676, 2001

14) Matsui Y, et al：Intrapatellar tendon lipoma with chondro-osseous differentiation：detection of HMGA2-LPP fusion gene transcript. J Clin Pathol 59：434-436, 2006

15) 吉田研一, 他：関節領域の骨・軟骨形成病変：特に傍関節/関節包内軟骨腫について. 病理と臨床 41：842-846, 2023

16) Abrahams TG, et al：Concentric joint space narrowing of the hip associated with hemosiderotic synovitis (HS) including pigmented villonodular synovitis (PVNS). Skeletal Radiol 17：37-45, 1988

17) O'Connell JX, et al：Giant cell tumor of tendon sheath and pigmented villonodular synovitis：immunophenotype suggests a synovial cell origin. Hum Pathol 26：771-775, 1995

18) Oda Y, et al：Pigmented villonodular synovitis with chondroid metaplasia, resembling chondroblastoma of the bone：a report of three cases. Mod Pathol 20：545-551, 2007

19) Shetty SK, et al：Chondroid tenosynovial giant cell tumor of temporomandibular joint. Ann Maxillofac Surg 8：327-329, 2018

20) Ryu KN, et al：MR imaging of lipoma arborescens of the knee joint. AJR Am J Roentgenol 167：1229-1232, 1996

21) 石田　剛：結節性筋膜炎およびその類似病変. 病理と臨床 18：89-94, 2000

第6章　結晶沈着症とその関連疾患

1) Wild JH, et al：An office technique for identifying crystal in synovial fluid. Am Fam Physician 12：72-81, 1975

2) Barthelemy CR, et al：Gouty arthritis：a prospective radiographic evaluation of sixty patients. Skeletal Radiol 11：1-8, 1984

3) Resnick D, et al：Intraosseous calcifications in tophaceous gout. AJR Am J Roentgenol 137：1157-1161, 1981

4) Resnick D, et al：Clinical, radiographic and pathologic abnormalities in calcium pyrophosphate dihydrate deposition disease（CPPD）：pseudogout. Radiology 122：1-15, 1977

5) Martel W, et al：Further observations on the arthropathy of calcium pyrophosphate crystal deposition disease. Radiology 141：1-15, 1981

6) Markel SF, et al：Arthropathy in calcium pyrophosphate dihydrate crystal deposition disease. Pathologic study of 12 cases. Arch Pathol Lab Med 106：529-533, 1982

7) Pritzker KP：Calcium pyrophosphate crystal arthropathy：a biomineralization disorder. Hum Pathol 17：543-545, 1986

8) Ishida T, et al：Tophaceous pseudogout（tumoral calcium pyrophosphate dihydrate crystal deposition disease）. Hum Pathol 26：587-593, 1995

9) McCarthy G：Basic calcium phosphate crystal deposition disease. Rheumatology, 5th ed., In：Hochberg MC, et al（eds）, Mosby Elsevier, 2010, 1889-1897

10) Bonavita JA, et al：Hydroxyapatite deposition disease. Radiology 134：621-625, 1980

11) Holt PD, et al：Calcific tendinitis：a review of the usual and unusual. Skeletal Radiol 22：1-9, 1993

12) Gravanis MB, et al：Idiopathic calcifying tenosynovitis. Histopathologic features and possible pathogenesis. Am J Surg Pathol 7：357-361, 1983

13) Gaines JJ Jr：The pathology of alkaptonuric ochronosis. Hum Pathol 20：40-46, 1989

14) Slavin RE, et al：Familial tumoral calcinosis. A clinical, histopathologic, and ultrastructural study with an analysis of its calcifying process and pathogenesis. Am J Surg Pathol 17：788-802, 1993

15) Steinbach LS, et al：Tumoral calcinosis：radiologic-pathologic correlation. Skeletal Radiol 24：573-578, 1995

16) Kubo K, et al：Unusual huge intramuscular granuloma with calcium phosphate crystal deposition in the buttock. Acta Pathol Jpn 42：508-511, 1992

17) Miura K, et al：Phosphoglyceride crystal deposition disease. Pathol Int 50：992-998, 2000

第7章　人工関節に関連する病変

1) Löhrs U, et al：The pathology of artificial joints. Curr Top Pathol 86：1-51, 1994

2) Griffiths HJ, et al：Granulomatous pseudotumors in total joint replacement. Skeletal Radiol 16：146-152, 1987

3) Fehring TK, et al：Frozen histologic section as a guide to sepsis in revision joint arthroplasty. Clin Orthop Relat Res 304：229-237, 1994

4) Schmalzried TP, et al：Histologic identification of polyethylene wear debris using Oil Red O stain. J Appl Biomater 4：119-125, 1993

5) Keel SB, et al：Orthopaedic implant-related sarcoma：a study of twelve cases. Mod Pathol 14：969-977, 2001

6) Masuda T, et al：Orthopedic and histopathological study on "detritic synovitis" in cases of primary and revision total hip arthroplasty. Pathol Int 67：116-117, 2017

第8章　膝関節の病変

1) Tasker T, et al：Articular changes associated with internal derangement of the knee. J Bone Joint Surg Br 64：486-488, 1982

2) Daniel D, et al：The diagnosis of meniscus pathology. Clin Orthop Relat Res 163：218-224, 1982

3) 寺畑信太郎，他：半月板損傷の病理．病理と臨床 8：318-325, 1990

4) Murray MM, et al：Histological changes in the human anterior cruciate ligament after rupture. J Bone Joint Surg Am 82：1387-1397, 2000

5) Ogata S, et al：The development of synovial plicae in human knee joints：an embryologic study. Arthroscopy 6：315-321, 1990

6) Apple JS, et al：Synovial plicae of the knee. Skeletal Radiol 7：251-254, 1982

7) Jackson RW, et al：The pathologic medical shelf. Orthop Clin North Am 13：307-312, 1982

8) Munzinger U, et al：Internal derangement of the knee joint due to pathologic synovial folds：the mediopatellar plica syndrome. Clin Orthop Relat Res 155：59-64, 1981

432 文 献

9) Goodfellow J, et al：Patello-femoral joint mechanics and pathology. 2. Chondromalacia patellae. J Bone Joint Surg Br 58：291-299, 1976
10) Mori Y, et al：Histological comparison of patellar cartilage degeneration between chondromalacia in youth and osteoarthritis in aging. Knee Surg Sports Traumatol Arthrosc 3：167-172, 1995

第9章　脊柱の病変

1) Weidner N, et al：Intervertebral disk material：criteria for determining probable prolapse. Hum Pathol 19：406-410, 1988
2) 岡田恭司, 他：椎間板ヘルニアの病理. 病理と臨床 8：333-336, 1990
3) Forestier J, et al：Ankylosing hyperostosis of the spine. Clin Orthop Relat Res 74：65-83, 1971
4) Resnick D, et al：Diffuse idiopathic skeletal hyperostosis（DISH）：Forestier's disease with extraspinal manifestations. Radiology 115：513-524, 1975
5) Resnick D, et al：Radiographic and pathologic features of spinal involvement in diffuse idiopathic skeletal hyperostosis（DISH）. Radiology 119：559-568, 1976
6) Shapiro RF, et al：The association of HL-A B27 with Forestier's disease（vertebral ankylosing hyperostosis）. J Rheumatol 3：4-8, 1976
7) Resnick D, et al：Association of diffuse idiopathic skeletal hyperostosis（DISH）and calcification and ossification of the posterior longitudinal ligament. AJR Am J Roentgenol 131：1049-1053, 1978
8) Hashizume Y：Pathological studies on the ossification of the posterior longitudinal ligament（OPLL）. Acta Pathol Jpn 30：255-273, 1980
9) Tsuyama N：Ossification of the posterior longitudinal ligament of the spine. Clin Orthop Relat Res 184：71-84, 1984
10) Miyasaka K, et al：Myelopathy due to ossification or calcification of the ligamentum flavum：radiologic and histologic evaluations. AJNR Am J Neuroradiol 4：629-632, 1983
11) Nagashima C, et al：Calcium pyrophosphate dihydrate deposits in the cervical ligamenta flava causing myeloradiculopathy. J Neurosurg 60：69-80, 1984
12) 今村哲夫, 他：脊柱靱帯骨化症の病理. 骨・関節・靱帯 3：751-756, 1990
13) Resnick D, et al：Entheses and enthesopathy. Anatomical, pathological, and radiological correlation. Radiology 146：1-9, 1983
14) 今村哲夫, 他：脊柱管狭窄症の臨床病理. 病理と臨床 27：253-262, 2009
15) 佐々木 文：脊椎・脊柱管の非腫瘍性病変. 病理と臨床 41：827-836, 2023
16) Wildi LM, et al：Pseudocystic degeneration of the lumbar ligamentum flavum：a little known entity. J Spinal Disord Tech 17：395-400, 2004
17) Yanagisawa A, et al：Amyloid deposits derived from transthyretin in the ligamentum flavum as related to lumbar spinal canal stenosis. Mod Pathol 28：201-207, 2015
18) Wang AY, et al：The relationship between wild-type transthyretin amyloid load and ligamentum flavum thickness in lumbar stenosis patients. World Neurosurg 164：e113-e118, 2022
19) George KM, et al：Increased thickness of lumbar spine ligamentum flavum in wild-type transthyretin amyloidosis. J Clin Neurosci 84：33-37, 2021
20) Eldhagen P, et al：Transthyretin amyloid deposits in lumbar spinal stenosis and assessment of signs of systemic amyloidosis. J Intern Med 289：895-905, 2021

第10章　滑液包・腱・靱帯の病変

1) Fernandes JL, et al：Mucoid degeneration of the anterior cruciate ligament：magnetic resonance imaging findings of an underdiagnosed entity. Acta Radiol 49：75-79, 2008
2) Moore JS：De Quervain's tenosynovitis. Stenosing tenosynovitis of the first dorsal compartment. J Occup Environ Med 39：990-1002, 1997

第11章　骨系統疾患

1) 日本整形外科学会骨系統疾患委員会編：骨系統疾患マニュアル, 南江堂, 1994
2) 日本整形外科学会小児整形外科委員会 骨系統疾患マニュアル改訂ワーキンググループ編：骨系統疾患マニ

ュアル，改訂第3版，南江堂，2022

3) 西村　玄：骨系統疾患X線アトラス—遺伝性骨疾患の鑑別診断，医学書院，1993

4) Yang SS：Osteochondrodysplasias and dysostoses. Potter's Pathology of the Fetus and Infant, Gilbert-Barness E, et al eds, Mosby, 1423-1478, 1997

5) 安井夏生：遺伝子診断に基づく骨系統疾患国際分類．日整会誌 75：3-17，2001

6) 日本整形外科学会小児整形外科委員会 骨系統疾患国際分類和訳ワーキンググループ：委員会報告 2019 年版 骨系統疾患国際分類の和訳．日整会誌 94：611-655，2020

7) International Working Group on Constitutional Diseases of Bone：International nomenclature and classification of the osteochondrodysplasias（1997）. Am J Med Genet 79：376-382, 1998

8) Mortier GR, et al：Nosology and classification of genetic skeletal disorders：2019 revision. Am J Med Genet A 179：2393-2419, 2019

9) Beighton P, et al：International classification of osteochondrodysplasias. Am J Med Genet 44：223-229, 1992

10) International Nomenclature of Constitutional Diseases of Bone. Revision, May, 1983 ［Article in English, French］. Ann Radiol（Paris）26：457-462, 1983

11) International nomenclature of constitutional diseases of bone. Revision, May, 1977 ［Article in English, French］. Ann Radiol（Paris）21：253-258, 1978

12) International nomenclature of constitutional diseases of bones ［Article in Multiple languages］. Ann Radiol（Paris）13：455-464, 1970

13) Pope FM, et al：Collagen genes and proteins in osteogenesis imperfecta. J Med Genet 22：466-478, 1985

14) Kutsumi K, et al：Hyperplastic callus formation in both femurs in osteogenesis imperfecta. Skeletal Radiol 25：384-387, 1996

15) Shapiro F, et al：Human osteopetrosis：a histological, ultrastructural, and biochemical study. J Bone Joint Surg Am 62：384-399, 1980

16) Shapiro F：Osteopetrosis. Current clinical considerations. Clin Orthop Relat Res 294：34-44, 1993

17) Gelb BD, et al：Pycnodysostosis, a lysosomal disease caused by cathepsin K deficiency. Science 273：1236-1238, 1996

18) Greenspan A：Sclerosing bone dysplasias--a target-site approach. Skeletal Radiol 20：561-583, 1991

第 12 章　骨外傷・骨折

1) Stevenson DA, et al：Descriptive analysis of tibial pseudarthrosis in patients with neurofibromatosis 1. Am J Med Genet 84：413-419, 1999

2) Daffner RH, et al：Stress fractures：current concepts. AJR Am J Roentgenol 159：245-252, 1992

3) Manaster BJ, et al：Stress/insufficiency fractures（excluding vertebral）. American College of Radiology. ACR Appropriateness Criteria. Radiology 215 Suppl：265-272, 2000

4) Pruner RA, et al：Avulsion fracture of the ischial tuberosity. Orthopedics 13：357-358, 1990

5) Resnick D, et al：Distal femoral cortical defects, irregularities, and excavations. Radiology 143：345-354, 1982

6) Sklar DH, et al：Case report 683. Distal metaphyseal femoral defect（cortical desmoid；distal femoral cortical irregularity）. Skeletal Radiol 20：394-396, 1991

7) McCarthy B, et al：Pubic osteolysis. A benign lesion of the pelvis closely mimicking a malignant neoplasm. Clin Orthop Relat Res 251：300-307, 1990

第 13 章　骨，関節の感染症

1) Resnick D, et al：Osteomyelitis, septic arthritis and soft tissue infection：mechanisms and situations. Diagnosis of Bone and Joint Disorders, 3rd ed., In：Resnick D, ed., WB Saunders, 1995, pp2325-2418

2) Wheat J：Diagnostic strategies in osteomyelitis. Am J Med 78：218-224, 1985

3) 石田　剛：骨髄炎の臨床病理．病理と臨床 27：263-274，2009

4) Tröbs R, et al：Changing pattern of osteomyelitis in infants and children. Pediatr Surg Int 15：363-372, 1999

5) Anand AJ, et al：Salmonella osteomyelitis and arthritis in sickle cell disease. Semin Arthritis Rheum 24：

211-221, 1994

6) Grey AC, et al：The 'penumbra sign' on T1-weighted MR imaging in subacute osteomyelitis：frequency, cause and significance. Clin Radiol 53：587-592, 1998

7) Honan M, et al：Spontaneous infectious discitis in adults. Am J Med 100：85-89, 1996

8) Chew FS, et al：Diagnostic yield of CT-guided percutaneous aspiration procedures in suspected spontaneous infectious diskitis. Radiology 218：211-214, 2001

9) Vohra R, et al：Tuberculous osteomyelitis. J Bone Joint Surg Br 79：562-566, 1997

10) Hirsch R, et al：Human immunodeficiency virus-associated atypical mycobacterial skeletal infections. Semin Arthritis Rheum 25：347-356, 1996

11) Jurik AG, et al：MRI in chronic recurrent multifocal osteomyelitis. Skeletal Radiol 26：230-238, 1997

12) Bj0rkstén B, et al：Histopathological aspects of chronic recurrent multifocal osteomyelitis. J Bone Joint Surg Br 62：376-380, 1980

13) Sonozaki H, et al：Clinical features of 22 cases with "inter-sterno-costo-clavicular ossification". A new rheumatic syndrome. Arch Orthop Trauma Surg (1978) 95：13-22, 1979

14) Chigira M, et al：Sternocostoclavicular hyperostosis. A report of nineteen cases, with special reference to etiology and treatment. J Bone Joint Surg Am 68：103-112, 1986

15) Kahn MF, et al：The SAPHO syndrome. Baillieres Clin Rheumatol 8：333-362, 1994

16) Boutin RD, et al：The SAPHO syndrome：an evolving concept for unifying several idiopathic disorders of bone and skin. AJR Am J Roentgenol 170：585-591, 1998

17) Reith JD, et al：Osseous manifestations of SAPHO (synovitis, acne, pustulosis, hyperostosis, osteitis) syndrome. Am J Surg Pathol 20：1368-1377, 1996

18) Resnick D：Diagnosis of Bone and Joint Disorders, 3rd ed, WB Saunders, 1995, pp4447-4457

第14章　代謝性骨疾患・代謝異常症

1) Soen S, et al：Diagnostic criteria for primary osteoporosis：year 2012 revision. J Bone Miner Metab 31：247-257, 2013

2) 宗圓　聰, 他：原発性骨粗鬆症の診断基準（2012年度改訂版）. Osteoporo Jpn 21：9-21, 2013

3) 吉木周作：脱灰切片による硬組織内未石灰化基質の染色法（吉木法）. 病理標本の作り方, 病理技術研究会編, 文光堂, 15-16, 1991

4) 高橋栄明：骨形態計測ハンドブック, 第2版, 西村書店, 1997

5) 日本骨代謝学会, 編：骨ペディア—骨疾患・骨代謝キーワード事典, 羊土社, 2015

6) Bilezikian JP, et al eds：Principles of Bone Biology, 2nd ed, Academic Press, 2002

7) Favus MJ, et al eds：Primer on the Metabolic Bone Diseases and Disorders of Mineral Metabolism, 4th ed, Lippincott Williams & Wilkins, 1999

8) Parfitt AM, et al：Bone histomorphometry：standardization of nomenclature, symbols, and units. Report of the ASBMR Histomorphometry Nomenclature Committee. J Bone Miner Res 2：595-610, 1987

9) 白木正孝：非侵襲的骨量測定の意義. 骨・関節・靱帯 7：133-141, 1994

10) Vigorita VJ：The bone biopsy protocol for evaluating osteoporosis and osteomalacia. Am J Surg Pathol 8：925-930, 1984

11) Vigorita VJ：The tissue pathologic features of metabolic bone disease. Orthop Clin North Am 15：613-629, 1984

12) Turek D, et al：Brown tumors belong to the spectrum of KRAS -driven Neoplasms. Am J Surg Pathol 46：1577-1582, 2022

13) Bingham CT, et al：Noninvasive testing in the diagnosis of osteomalacia. Am J Med 95：519-523, 1993

14) Weidner N, et al：Phosphaturic mesenchymal tumors. A polymorphous group causing osteomalacia or rickets. Cancer 59：1442-1454, 1987

15) 石田　剛, 他：腫瘍に伴う骨軟化症・くる病の病理. 病理と臨床 17：23-27, 1999

16) Shimada T, et al：Cloning and characterization of FGF23 as a causative factor of tumor-induced osteomalacia. Proc Natl Acad Sci U S A 98：6500-6505, 2001

17) Teitelbaum SL：Renal osteodystrophy. Hum Pathol 15：306-323, 1984

18) 河合竜子, 他：長期透析患者の骨病変の病理. 病理と臨床 13：665-670, 1995

19）谷澤龍彦：長期透析患者の骨病変のテトラサイクリン標識による観察．病理と臨床 13：671-675，1995

20）Ohtsuki Y, et al：A simplified aluminum stain in paraffin sections of bone from hemodialysis patients. Stain Technol 64：55-59, 1989

21）Casey TT, et al：Tumoral amyloidosis of bone of beta 2-microglobulin origin in association with long-term hemodialysis：a new type of amyloid disease. Hum Pathol 17：731-738, 1986

22）Mirra JM, et al：Paget's disease of bone：review with emphasis on radiologic features, Part I. Skeletal Radiol 24：163-171, 1995

23）Mirra JM, et al：Paget's disease of bone：review with emphasis on radiologic features, Part II. Skeletal Radiol 24：173-184, 1995

24）Abe S, et al：Viral behavior of paracrystalline inclusions in osteoclasts of Paget's disease of bone. Ultrastruct Pathol 19：455-461, 1995

25）阿部哲士，他：骨 Paget 病の臨床病理．病理と臨床 27：232-236，2009

26）Jacobs TP, et al：Giant cell tumor in Paget's disease of bone：familial and geographic clustering. Cancer 44：742-747, 1979

第 15 章　その他の骨疾患

1）Jaffe HL, et al：Eosinophilic granuloma of bone. Arch Pathol 37：99-118, 1944

2）Lichtenstein L：Histiocytosis X；integration of eosinophilic granuloma of bone, Letterer-Siwe disease, and Schüller-Christian disease as related manifestations of a single nosologic entity. AMA Arch Pathol 56：84-102, 1953

3）Willman CL, et al：Langerhans'-cell histiocytosis（histiocytosis X）--a clonal proliferative disease. N Engl J Med 331：154-160, 1994

4）Foucar E, et al：Sinus histiocytosis with massive lymphadenopathy（Rosai-Dorfman disease）：review of the entity. Semin Diagn Pathol 7：19-73, 1990

5）Resnick D, et al：Erdheim-Chester disease. Radiology 142：289-295, 1982

6）Brodey PA：Multicentric reticulohistiocytosis：a rare cause of destructive polyarthritis. Radiology 114：327-328, 1975

7）Weisenburger DD, et al：Malakoplakia of bone. An unusual cause of pathologic fracture in an immunosuppressed patient. Clin Orthop Relat Res 201：106-110, 1985

8）Mäkelä P, et al：Radiologic bone changes of polycystic lipomembranous osteodysplasia with sclerosing leukoencephalopathy. Skeletal Radiol 8：51-54, 1982

9）Cremin BJ, et al：Skeletal complications of type I Gaucher disease：the magnetic resonance features. Clin Radiol 41：244-247, 1990

第 16 章　骨化性筋炎とその関連疾患

1）Ackerman LV：Extra-osseous localized non-neoplastic bone and cartilage formation（so-called myositis ossificans）：clinical and pathological confusion with malignant neoplasms. J Bone Joint Surg Am 40-A：279-298, 1958

2）Norman A, et al：Juxtacortical circumscribed myositis ossificans：evolution and radiographic features. Radiology 96：301-306, 1970

3）Sumiyoshi K, et al：Myositis ossificans. A clinicopathologic study of 21 cases. Acta Pathol Jpn 35：1109-1122, 1985

4）Nuovo MA, et al：Myositis ossificans with atypical clinical, radiographic, or pathologic findings：a review of 23 cases. Skeletal Radiol 21：87-101, 1992

5）Miller LF, et al：Myositis ossificans in paraplegics. J Bone Joint Surg Am 31A：283-294, 1949

6）Yuen M, et al：Proliferative periosteal processes of phalanges：a unitary hypothesis. Skeletal Radiol 21：301-303, 1992

7）Ishida T, et al：Reactive bone and cartilage forming processes of the hands and feet. Pathol Int 45：975-976, 1995

8）Spjut HJ, et al：Florid reactive periostitis of the tubular bones of the hands and feet. A benign lesion which may simulate osteosarcoma. Am J Surg Pathol 5：423-433, 1981

9) Kwittken J, et al : Fasciitis ossificans. Am J Clin Pathol 51 : 251-255, 1969

10) McCarthy EF, et al : Parosteal (nodular) fasciitis of the hand. A case report. J Bone Joint Surg Am 58 : 714-716, 1976

11) Dupree WB, et al : Fibro-osseous pseudotumor of the digits. Cancer 58 : 2103-2109, 1986

12) Lauer DH, et al : Cranial fasciitis of childhood. Cancer 45 : 401-406, 1980

13) Nora FE, et al : Bizarre parosteal osteochondromatous proliferations of the hands and feet. Am J Surg Pathol 7 : 245-250, 1983

14) Meneses MF, et al : Bizarre parosteal osteochondromatous proliferation of bone (Nora's lesion). Am J Surg Pathol 17 : 691-697, 1993

15) Miller-Breslow A, et al : Dupuytren's (subungual) exostosis. Am J Surg Pathol 12 : 368-378, 1988

16) Wissinger HA, et al : Turret exostosis. Ossifying hematoma of the phalanges. J Bone Joint Surg Am 48 : 105-110, 1966

17) Erickson-Johnson MR, et al : Nodular fasciitis : a novel model of transient neoplasia induced by MYH9-USP6 gene fusion. Lab Invest 91 : 1427-1433, 2011

18) Oliveira AM, et al : USP6-induced neoplasms : the biologic spectrum of aneurysmal bone cyst and nodular fasciitis. Hum Pathol 45 : 1-11, 2014

19) Flucke U, et al : Fibro-osseous pseudotumor of digits – Expanding the spectrum of clonal transient neoplasms harboring USP6 rearrangement. Ann Diagn Pathol 35 : 53-55, 2018

20) Švajdler M, et al : Fibro-osseous pseudotumor of digits and myositis ossificans show consistent COL1A1-USP6 rearrangement : a clinicopathological and genetic study of 27 cases. Hum Pathol 88 : 39-47, 2019

21) Hiemcke-Jiwa LS, et al : USP6-associated neoplasms : A rapidly expanding family of lesions. Int J Surg Pathol 28 : 816-825, 2020

22) Wang JC, et al : Clinicopathological and molecular characterisation of USP6-rearranged soft tissue neoplasms : the evidence of genetic relatedness indicates an expanding family with variable bone-forming capacity. Histopathology 78 : 676-689, 2021

23) Paulson VA, et al : Recurrent and novel USP6 fusions in cranial fasciitis identified by targeted RNA sequencing. Mod Pathol 33 : 775-780, 2020

24) Nilsson M, et al : Molecular cytogenetic characterization of recurrent translocation breakpoints in bizarre parosteal osteochondromatous proliferation (Nora's lesion). Hum Pathol 35 : 1063-1069, 2004

25) Zambrano E, et al : Distinct chromosomal rearrangements in subungual (Dupuytren) exostosis and bizarre parosteal osteochondromatous proliferation (Nora lesion). Am J Surg Pathol 28 : 1033-1039, 2004

欧文索引

A

Aβ₂m ················· 218, 350
abrasive synovitis ················· 175
Achilles tendon rupture ············· 236
achondroplasia ················· 252
acquired post-traumatic osteochondroma ················· 419
active osteoblast ················· 329
acute gouty arthritis ················· 142
acute osteomyelitis ················· 296
acute septic arthritis ················· 312
ACVR2A::FN1 ················· 106
adverse reaction to metal debris（ARMD）················· 176
Albers-Schönberg 病 ················· 255
alkaptonuria ················· 164
alkaptonuric arthropathy ············· 164
aluminon stain ················· 349
aluminum bone disease ············· 349
amyloid arthropathy ················· 350
amyloid tumor ················· 350
amyloidosis of spinal ligaments ····· 217
analyzer ················· 139
ankylosing spondylitis ········· 50, 224
ankylosis ················· 30
annulus fibrosus ················· 197
anterior cruciate ligament ············ 185
anterior cruciate ligament injury ···· 190
anterior longitudinal ligament（ALL）················· 197
aponeurosis ················· 229
apophyseopathy ················· 69
apophysitis ················· 69
appositional bone formation ········ 333
aseptic necrosis ················· 51
aseptic prosthetic loosening ········ 173
Aspergillus ················· 312
atlas ················· 198
avascular necrosis（AVN）······· 23, 51
avulsion fracture ················· 285
avulsion injury ················· 285
axis ················· 198

B

β₂ ミクログロブリン（β₂-microglobulin）················· 218, 350
bacillary angiomatosis ················ 295
bacteremia ················· 296
Baker 囊胞（Baker's cyst）············ 233
bamboo spine ················· 224
basic calcium phosphate crystal deposition disease ················ 157
basic multicellular unit of bone ···· 329
bipartite patella ················· 194
Birbeck 顆粒 ················· 377
birefringence ················· 139
bizarre parosteal osteochondromatous proliferation（BPOP）········ 414
Blount 病 ················· 69
blue bone ················· 415
blue sclera ················· 252
bone canaliculi ················· 327
bone cement ················· 179
bone dysplasia ················· 251
bone infarct ················· 66
bone lacuna ················· 327
bone union ················· 273
bone within bone appearance ····· 257
bony enlargement ················· 364
bony erosion ················· 30
Borrelia burgdorferi ················· 313
Bouchard 結節（Bouchard's node）··· 8
boutonnière deformity ················ 29
bowing deformity ················· 278
Brodie 膿瘍（Brodie abscess）········ 297
brown tumor ················· 340
bucket handle tear ················· 187
bunion ················· 8
burned-out Langerhans cell histiocytosis ················· 381
bursa ················· 227
bursitis ················· 231

C

C-reactive protein（CRP）············· 29
cadmium poisoning ················· 345
Caffy 病（Caffy disease）······· 266, 395
calcific bursitis ················· 157

calcific periarthritis ················· 157
calcific peritendinitis ················· 157
calcific tendinitis ············ 157, 240
calcification ················· 237
calcification of the spinal ligament ················· 209
calcification of yellow ligament（CYL）················· 210
calcifying tendinitis ········· 157, 240
calcium hydroxyapatite crystal deposition disease ················ 157
calcium oxalate ················· 159
calcium pyrophosphate dihydrate（CPPD）crystal ················· 148
calcium pyrophosphate dihydrate（CPPD）crystal deposition disease ················· 148
callus ················· 273
Candida ················· 312
capsular osteoma ················· 109
capsular osteophyte ················· 19
CAR 細胞 ················· 328
carbonic anhydrase II ················ 328
carpal tunnel ················· 242
carpal tunnel syndrome ············· 242
cartilage-containing benign mesenchymoma of soft tissue ········· 109
cartilaginous and osseous loose body ················· 94
cartilaginous cap ················· 414
cartilaginous end plate ············· 197
cartilaginous loose body ············· 93
caseous necrosis ················· 310
cathepsin K ················· 328
CD1a ················· 377, 381, 384, 386
CD45 ················· 386
CD68 ················· 118, 381, 384, 386
CD163 ················· 118, 381, 384, 386
CD207 ················· 377, 381, 384
cement line ················· 329
central osteophyte ················· 19
Charcot-Leyden 結晶 ················· 375
Charcot 関節（Charcot joint）········ 73
chondro-osseous loose body ········ 94
chondroblastoma ················· 122
chondrocalcinosis ················· 148

chondrocytic cloning ······· *11, 100, 237*

chondroid metaplasia················*237*

chondrolipoangioma ··············*109*

chondrolysis···························*39*

chondroma of fat pad ············*109*

chondroma of soft parts···········*98*

chondromalacia patellae············*194*

chondromyxoid fibroma ···········*155*

chondrosarcoma ············ *100, 369*

Christian's triad ···················*375*

chronic osteomyelitis ·············*299*

chronic recurrent multifocal osteomy-

   elitis (CRMO) ···················*322*

chronic tophaceous gout ·········*142*

cleft································*14*

cloaca································*299*

closed fracture····················*271*

clusterin ····························*118*

cobalt-chromium alloy (バイタリウム)

   ·································*173*

coccyx ······························*197*

cold abscess·······················*310*

collapse ····························· *66*

comminuted fracture···············*271*

complete fracture ·················*271*

compound fracture ················*271*

compression fracture ···············*225*

congenital dislocation of the hip

   (CDH) ··························· *23*

congenital pseudoarthrosis of the

   tibia······························*278*

congestion abscess··················*308*

constitutional disease of bone······*251*

cortical irregularity syndrome······*285*

cortical thinning···················*332*

cotton wool pattern ···············*361*

crack ································ *14*

cranial fasciitis····················*408*

creeping substitution ········ *53, 59, 66*

crescent sign ·················*53, 62*

crossed nicol ······················*139*

crowned dens syndrome (CDS) ···*216*

cruciate ligament injury ···········*190*

Cryptococcus·······················*312*

CSF1 遺伝子······················*124*

CSF1 (colony stimulating factor 1)

   ·································*124*

CXCL12-abundant reticular cell···*328*

cyclic citrullinated peptide (CCP)

   ································· *29*

D

D2-40 ·····························*118*

de Galantha 染色 ··················*145*

de Quervain 腱鞘滑膜炎 (de Quervain

   tenosynovitis) ····················*240*

dead bone ·························· *53*

debris ······························*173*

deformity ·························· *30*

degenerative arthritis···············*3*

degenerative arthrosis ··············*3*

degenerative joint disease ··········*3*

degenerative tear ·················*187*

delayed union·····················*276*

dermatome ·························*259*

desmin ·····························*118*

destructive arthropathy·············*157*

destructive spondyloarthropathy

   (DSA) ··················· *218, 350*

detached osteophyte··········*94, 95*

detritic synovitis····· *22, 35, 66, 71, 175*

detritus ···························· *71*

developmental dysplasia of the hip

   (DDH) ························· *23*

dialysis-related amyloidosis··· *217, 350*

diffuse idiopathic skeletal hyperosto-

   sis (DISH) ·····················*206*

dimple line ························ *62*

direct fracture ····················*271*

disc ································*197*

disc herniation ····················*200*

discitis ·····························*307*

discoid meniscus ··················*187*

discontinuous bone trabeculae·····*332*

disk ································*197*

dislocation ························ *30*

dissecting resorption ···············*335*

draining sinus ·····················*299*

Dupuytren exostosis ···············*416*

Dupuytren 拘縮 (Dupuytren's con-

   tracture) ·························*241*

dysostosis ··························*251*

dysostosis multiplex·················*394*

dysplasia epiphysealis hemimelica

   ·································*262*

dystrophic calcification ··········*57, 67*

E

eburnation ·························· *14*

Echinococcus ······················*312*

ectopic bone formation ······· *246, 398*

emperipolesis··················· *382, 384*

empty lacuna ··················*11, 53*

end plate ··························*197*

enteropathic arthropathy ·········· *50*

enthesis ······················ *205, 227*

enthesitis ····················· *50, 206*

enthesopathy ·················· *50, 206*

enthesophyte ······················*206*

eosinophilic granuloma ············*373*

epiphyseal osteochondroma········*265*

epiphyseopathy ···················· *69*

epiphysitis ························· *69*

Erdheim-Chester 病 (Erdheim-Ches-

   ter disease) ·······················*381*

Erlenmeyer フラスコ状変形 (Erlenmey-

   er flask deformity) ··········· *257, 390*

extraarticular synovial chondromato-

   sis ······························· *98*

extraskeletal chondroma ·········· *98*

extrusion··························*201*

exuberant fracture callus ····· *253, 273*

F

facet joint·························*198*

Factor XIIIa ·······················*381*

Fairbank 病 ························*262*

Fanconi syndrome ·················*345*

fasciitis ossificans··················*408*

fascin ······························*381*

fat necrosis ······················· *53*

fatigue fracture ···················*278*

femoral neck fracture ·············*288*

fibrillation ···················· *11, 237*

fibrinous loose body ·············· *96*

fibro-osseous pseudotumor of digits

   ·································*405*

fibroblast growth factor 23 (FGF23)

   ·································*345*

fibroblast growth factor receptor 3

   (FGFR3) ·······················*252*

fibrocartilaginous plug ·············· *14*

fibrodysplasia ossificans progressiva

   ··························· *246, 397*

fibroma of tendon sheath ··········*127*

fibrosarcoma ･･････････････････････369
fibrosis ･･････････････････････････237
fibrous union･････････････････････276
fixation ･････････････････････････271
florid reactive periostitis ･････････409
FN1::ACVR2A ･･･････････････････106
FN1 遺伝子 ･･････････････････106, 109
foam cell ･･･････････････････････114
fracture ････････････････････････271
fracture callus ････････････････82, 273
free body ･･･････････････････････23, 92
Freiberg 病 ･･･････････････････････ 69

G

ganglion･･････････････････････････234
Garré の硬化性骨髄炎（Garré's
　sclerosing osteomyelitis）･･････････300
Gaucher 病（Gaucher disease）･･･390
geode ････････････････････････19, 30
ghost nucleus ･･･････････････････ 53
giant cell reparative granuloma
　･･･････････････････････････ 340, 370
giant cell tumor of bone ････････････370
giant cell tumor of tendon sheath
　(GCTTS) ･･･････････････････････126
gibbus ･･･････････････････････････308
glycogen storage disease･･････････389
gold hydroxamic acid 法 ･･････････171
Goldner 染色･･････････････････････331
gout ･･･････････････････････････142
gouty node ･････････････････････142
granulomatous pseudotumor･･･････175
gravitation abscess ･･･････････････308
greenstick fracture ･･･････････････271
Grimley-Sokoloff giant cell ･･ 34, 117

H

H3.3K35M ････････････････････････123
Haemophilus influenzae･･････ 296, 313
hallux valgus ･･･････････････････････8
Hand-Schüller-Christian 病 ･･･････373
Heberden 結節（Heberden's node）･･･8
hemarthrosis ･･･････････････････87, 132
hemophilia ････････････････････ 87
hemophilic arthropathy ･･････････ 87
hemophilic pseudotumor ･････････ 88
hemosiderophage ･･･････････････114
hemosiderotic synovitis ･･･････87, 132
heterotopic ossification ･･･････246, 398

histiocytosis X ･･････････････････373
histomorphometry ･････････････････331
HMGA2::LPP･････････････････････109
HMGA2 遺伝子･･･････････････････109
Hoffa 病（Hoffa's disease）･･･ 109, 129
horizontal tear ････････････････････186
Howship 窩 ･･･････････････････････328
hyperemic zone･･････････････････53, 59
hyperosteocytosis ･･･････････････253
hyperosteoidosis ････････････ 343, 349
hyperparathyroidism･････････････334
hyperphosphatemia ･･････････････168
hyperplastic fracture callus･･･ 253, 273
hyperplastic synovitis ･･････････ 30
hypertrophic osteoarthropathy･････394
hyperuricemia･････････････････････142
hypochondroplasia ･･･････････････252

I

idiopathic juvenile osteoporosis ･･･331
idiopathic osteonecrosis･･･････････ 51
implant-related sarcoma ･･･････････182
incomplete fracture ･･･････････････271
indirect fracture･･･････････････････271
infantile cortical hyperostosis ･･････266
infectious bursitis･････････････････233
infrapatellar fat pad･･････････････129
insertio ････････････････････････205
insertion ･･･････････････････････205
insufficiency fracture ･･････ 281, 285
intercondylar eminence･･･････････185
intercondylar fossa･････････････････185
internal derangement･･･････････ 96
internal derangement of knee ･････186
intervertebral disc ･･･････････････197
intervertebral disc herniation･･････200
intervertebral foramen ･･････････198
intra-articular ganglion ･･････････235
intra-articular nodular fasciitis ･･･132
intraosseous ganglion ･･････････ 19
involucrum ･･･････････････････････296
involutional osteoporosis･････････331
iron-related osteomalacia ････････349
ischemic necrosis ･･･････････････ 51
itai-itai disease ･････････････････345

J

Jaccoud-like arthropathy･･････････ 47
joint mouse ････････････････････23, 92

juvenile idiopathic arthritis （JIA）･･･ 47
juvenile rheumatoid arthritis （JRA）
　････････････････････････････････ 47

K

Köhler 病･･････････････････････ 69
Kienböck 病 ･･････････････････ 69
knee joint･･････････････････････185
Kossa 染色････････････････････331

L

lamina ････････････････････････198
laminectomy ･･･････････････････222
Langerhans 細胞･･････････････････375
Langerhans 細胞組織球症（Langerhans
　cell histiocytosis；LCH）･･････････373
langerin ･･･････････････ 377, 381, 384
lateral collateral ligament ････････186
lateral condyle ･･･････････････････185
lateral meniscus ･････････････････185
Ledderhose 病･････････････････････241
Legg-Calvé-Perthes 病 ･･････････ 69
Lesch-Nyhan 症候群･･････････････142
Letterer-Siwe 病･･･････････････････373
ligament ･･･････････････････････229
ligamentum capitis femoris ･････････4
ligamentum flavum･･･････････････198
ligamentum flavum cyst ･････････216
ligamentum patellae ･･････････････185
liner scleroderma ･･･････････････262
lipid granulomatosis ･･･････････････381
lipidosis ････････････････････････389
lipoma arborescens ･･････････････129
lipoma of the joint ･･･････････････129
localized myositis ossificans ･･････398
longitudinal tear･･････････････････186
loose body ･･･････････････････23, 92
loosening ･･････････････････････173
Looser line ･･････････････････････342
Looser zone ･･･････････････････281
low friction arthroplasty･･････････173
lumbar spinal stenosis ･･････････199
Lyme disease･･･････････････････313
lymphophagocytosis ･･･････････････384
lysozomal disease･･･････････････389

M

macrophage colony stimulating factor
　(M-CSF) ･･･････････････････････328

malakoplakia ···················386
malignant fibrous histiocytoma
  ·····················182, 369
malignant rheumatoid arthritis (MRA)
  ···························39
malunion ·····················276
marble bone 病 ·················255
marginal erosion ················30
marginal osteophyte ··············19
matrix metalloproteinase ·········328
medial collateral ligament ········186
medial condyle ·················185
medial meniscus ················185
medication-related osteonecrosis of
  the jaw (MRONJ) ···········51
melorheostosis ·················259
membranocystic change ········57, 388
membranous lipodystrophy ·····57, 388
meniscal injury ·················186
meniscal tear ··················186
meniscus ·····················185
mesotendon ···················229
metabolic bone disease ··········327
metal-on-metal (MoM) ··········173
metal-on-metal (MoM) 人工関節···175
Michaelis-Gutmann 小体 ··········386
microcystic change ··············237
microfracture ··················333
Milkman 症候群 ·················343
Milwaukee shoulder ·············157
mini-modeling ··················330
mixed crystal deposition disease···157
mixed sclerosing bone dysplasia···259
modeling ·····················328
mononuclear cell ···············114
mononuclear histiocytic cell·······116
mononuclear stromal cell ········116
monosodium urate (MSU) crystal
  ··························142
morning stiffness················29
Morquio 症候群 (Morquio syndrome)
  ··························394
mosaic pattern ·················366
mucoid degeneration ············237
mucolipidosis··················389
mucopolysaccharidosis ··········389
multicentric reticulohistiocytosis···386
multinucleated giant cell·········114
multiple osteochondroma ·········96

MYH9::USP6 ··················132
myositis ossificans··········· 246, 400
myositis ossificans circumscripta···398
myositis ossificans progressiva
  ·····················246, 397
myositis ossificans traumatica ······398
myxoid change··················237

N

Nasu-Hakola disease ·············388
necrotic area ···················53
necrotic bone debris··············71
necrotic debris··················57
necrotic pseudocyst ··············19
necrotic zone ···················53
Neisseria gonorrhoeae ············313
neurofibromatosis type 1 (NF1) ···278
neuropathic osteoarthropathy·······73
new bone apposition··············59
niche ························328
nodular fasciitis ············ 247, 397
nonunion ·····················276
Nora lesion ···················414
normal zone ···················53
nucleus pulposus ···············197

O

oblique fracture ················271
ochronosis ····················164
ochronotic arthropathy ···········164
Oil red O·····················176
oncogenic osteomalacia···········345
open fracture··················271
origo ························205
Os coccygis ···················197
Osgood-Schlatter 病 ······· 69, 70, 285
ossification···················237
ossification of anterior longitudinal
  ligament (OALL) ······ 209, 323
ossification of the spinal ligament
  ··························209
ossifying fasciitis ···············408
ossifying lipoma ···············109
osteitis deformans ··············358
osteitis fibrosa ·················358
osteitis fibrosa cystica generalisata
  ··························334
osteoarthritis (OA) ·········3, 94, 96
osteoarthrosis deformans ·········3

osteoblast ····················327
osteocartilaginous exostosis ·······414
osteocartilaginous loose body ······94
osteochondritis dissecans (OD)
  ························67, 94
osteochondrodysplasia············251
osteochondroma ···············414
osteochondromatosis ·············96
osteochondrosis·················69
osteoclast ····················327
osteocyte ····················327
osteogenesis imperfecta ··········252
osteolipoma ···················109
osteomalacia ··················342
osteomyelitis··················295
osteonecrosis ···················51
osteonecrosis of femoral head (ONFH)
  ···························53
osteopathia striata···············259
osteopenia·····················30
osteopetrosis ··················255
osteophyte ····················19
osteopoikilosis··················259
osteoporosis ············· 288, 331
osteoporosis circumscripta·········359
osteoprotegerin (OPG) ···········328
osteosarcoma ·············· 182, 369
oxalate gout···················159
oxalosis ·····················159

P

pachydermoperiostosis ···········394
Paget's disease of bone···········358
Paget 肉腫 (Paget's sarcoma) ······369
Paget 病の偽肉腫 ················370
Paget 病 (Paget's disease) ·········358
pagetoid appearance ·········67, 382
palisading granuloma··············47
palmar fibromatosis ·············241
palmoplantar pustulosis (PPP) ····318
Panner 病 ·····················69
panniculitis ossificans ············400
pannus ·······················39
para-articular osteochondroma ····109
para-articular/intracapsular chon-
  droma (PA/IC-C) ···········107
paravertebral abscess ············308
parietal layer ··················229
parosteal fasciitis ···············409

parrot-beak tear ……………………*187*
particle ………………………………*173*
partite patella …………………………*192*
patella …………………………………*185*
patella bipartita………………………*192*
patella partita ………………………*192*
patella tripartita ……………………*194*
patellar ligament ……………………*185*
patellofemoral compartment………*154*
patellofemoral joint …………………*154*
pathologic fracture …………………*271*
pathological fracture…………………*271*
pedicle …………………………………*198*
penumbra sign ………………………*299*
periarthritis …………………………*157*
periarticular osteoporosis……………*30*
periosteal and synovial osteophyte
…………………………………………*19*
periosteal desmoid …………………*285*
periosteal osteosarcoma……………*281*
periostitis ossificans ………………*409*
peritrabecular fibrosis ………………*338*
phosphaturic mesenchymal tumor
…………………………………………*345*
phosphoglyceride crystal deposition
disease ……………………………*170*
picture frame appearance……………*364*
plantar fibromatosis…………………*241*
plica synovialis ………………………*191*
polarized light…………………………*139*
polarizer ………………………………*139*
polarizing filter ………………………*139*
polarizing microscope ………………*139*
polarizing plate ………………………*139*
polycystic lipomembranous osteodys-
plasia………………………………*388*
polyethylene …………………………*176*
polymethylmethacrylate (PMMA) ·*173*
popcorn lesion…………………………*253*
popliteal cyst …………………………*233*
posterior cruciate ligament …………*185*
posterior longitudinal ligament (PLL)
…………………………………………*198*
postmenopausal osteoporosis ………*331*
posttraumatic osteolysis……………*292*
Pott's kyphosis………………………*308*
Pott's paralysis ………………………*308*
Pott 病…………………………………*308*
primary gout…………………………*142*

primary hyperparathyroidism………*334*
primary hypertrophic osteoarthropa-
thy …………………………………*394*
primary oxalosis………………………*159*
primary synovial chondromatosis… *96*
prolapse………………………………*201*
Propionibacterium acnes……………*320*
prosthesis ……………………………*173*
proton …………………………………*328*
protrusion ……………………………*201*
pseudoarthrosis ………………………*278*
pseudocystic degeneration of yellow
ligament …………………………*216*
pseudogout ………………………*96, 148*
pseudomalignant osseous tumour of
soft tissue ………………………*398*
pseudotumor …………………………*175*
psoriatic arthritis ……………………*50*
pubic osteolysis ………………………*292*
pulmonary hypertrophic osteoar-
thropathy …………………………*394*
punched-out lesion …………………*374*
purulent arthritis……………………*312*
purulent synovitis……………………*313*
pustulotic arthro-osteitis……………*323*
pycnodysostosis………………………*259*
pyknodysostosis………………………*259*
pyogenic arthritis ……………………*312*
pyogenic spondylitis …………………*302*
pyrophosphate arthropathy …………*148*

R

rachitic rosary ………………………*342*
radial tear ……………………………*186*
rapidly destructive coxarthropathy
(RDC) ………………………………*75*
receptor activator of nuclear
factor-κB (RANK) ………………*328*
receptor activator of nuclear factor-
κB ligand (RANKL)………………*328*
red compensator ……………………*141*
reduction ……………………………*271*
Reiter 症候群 (Reiter syndrome)
…………………………………*50, 206*
remodeling ……………………………*328*
renal osteodystrophy…………………*347*
renal rickets …………………………*348*
reparative zone ……………………*53, 59*
resting osteoblast……………………*329*

revision…………………………………*175*
revision arthroplasty…………………*175*
rheumatoid arthritis (RA) …*23, 29, 96*
rheumatoid factor (RF) ……………*29*
rheumatoid nodule …………………*47*
rice body …………………………*35, 96*
rim sign ………………………………*299*
ring apophysis ………………………*197*
Rosai-Dorfman 病 (Rosai-Dorfman
disease) …………………………*382*
rotator cuff……………………………*240*
rotator cuff injury ………………*157, 240*
round ligament of femur………………*4*
rugger-jersey appearance …*257, 348*

S

S-100 蛋白 ……*123, 377, 381, 384, 386*
sacroiliac joint ………………………*198*
sacroiliitis ………………………*50, 224, 323*
sacrum …………………………………*197*
Salmonella …………………………*297*
salt and pepper 像 …………………*335*
sandwich vertebra ……………………*257*
SAPHO 症候群 ………………*206, 318*
sarcoidosis ……………………………*386*
sarcoma arising in the site of joint
prosthesis …………………………*182*
Scheuermann 病 ……………………*69*
Schmorl 結節 (Schmorl's node) ·*201*
sclerosing bone dysplasia……………*259*
scoliosis…………………………………*278*
scurvy …………………………………*87*
secondary gout ………………………*142*
secondary hyperparathyroidism …*334*
secondary hypertrophic osteoar-
thropathy …………………………*394*
secondary osteoarthritis……………*23*
secondary oxalosis……………………*159*
secondary synovial chondromatosis
…………………………………………*106*
self-limited benign neoplasm………*400*
senile osteoporosis……………………*331*
septic arthritis ………………………*312*
septic bursitis …………………………*233*
septic loosening ………………………*181*
sequestra ………………………………*296*
sequestration…………………………*201*
sequestrum……………………………*296*

seronegative spondyloarthropathy ·················· 50, 206

Sever 現象 ··············· 69

Sharpy's fiber ··············229

shelf ··············191

shelf disorder ··············191

simple fracture··············271

sinus ··············299

sinus histiocytosis with massive lymphadenopathy ··············382

sinus tract··············299

skeletal dysplasia ··············251

snapping finger··············241

soft tissue chondroma··········98, 109

soft tissue loose body ·············· 96

spina ventosa··············308

spinal canal ··············197

spinal canal stenosis··············198

spinal caries ··············308

spinal column ··············197

spiral fracture··············271

splitting of collagen fibers ··········237

spondylodiscitis ··············307

spondylolisthesis··············199

spondylolysis··············199

spondylosis deformans··············224

spur ··············206

Staphylococcus aureus ·············· 181, 296, 297, 302, 313

Staphylococcus epidermidis··········181

sternocostoclavicular hyperostosis ··············322

stippled calcification ··············253

storage disease ··············389

Streptococci ··············313

stress fracture··············278

subarticular pseudocyst ·············· 19

subchondral avascular necrosis ···· 52

subchondral insufficiency fracture (SIF) ··············81, 285

subchondral osteonecrosis ··········51

subchondral osteosclerosis··········18

subchondral (bone) cyst ··········19

subdeltoid bursa ··············157

subluxation··············30

subperiosteal abscess ··············296

subperiosteal bone resorption······335

subungual exostosis··············416

superficial fibromatosis ··············241

suppurative arthritis ··············312

suppurative spondylitis ··············302

surface erosion··············30

swan-neck deformity ·············· 29

syndesmosis ··············198

synovial chondromatosis ··· 93, 96, 109

synovial chondrometaplasia··········96

synovial chondrosarcoma ··········106

synovial cyst ··············19, 235

synovial hemangioma··············87, 132

synovial joint ·············· 29

synovial lipomatosis··············129

synovial metaplasia··············175

synovial osteochondromatosis·······96

synovial plica··············191

synovial pseudoarthrosis··············278

systemic lupus erythematosus (SLE) ·············· 47

T

tarsal tunnel ··············244

tarsal tunnel syndrome ··············244

tarsoepiphyseal aclasis ··············262

tendon ··············227

tendon sheath··············229

tenosynovial chondroma ·············· 98

tenosynovial chondromatosis ·······98

tenosynovial giant cell tumor (TSGCT) ··············114

tertiary hyperparathyroidism ·······334

tetracyclin ··············331

thanatophoric dysplasia ··············252

tibial plateau··············4, 185

tibial tuberosity··············185

tint plate ··············141

titanium ··············173

titanium alloy··············173

tophaceous pseudogout ······· 148, 154

tophi ··············142

tophus ··············142

total hip arthroplasty (THA) ·········4

total hip replacement (THR) ·········4

total knee arthroplasty (TKA) ········4

total knee replacement (TKR) ·······4

total meniscectomy··············187

trabecular bone volume··············331

trabecular osteoid surface··············331

trabecular osteoid volume··············331

trabecular thickening··············333

trabecular thinning··············332

transient neoplasia ······· 132, 247, 400

transthyretin (TTR) ··············218

transverse fracture··············271

trauma··············87, 93

traumatic tear··············187

Trevor 病··············262

trigger finger··············241

tripartite patella··············194

tuberculous arthritis··········· 308, 313

tuberculous dactylitis··············308

tuberculous osteomyelitis··············308

tuberculous spondylitis··············308

tumor-induced osteomalacia and rickets ··············345

tumoral calcinosis ··············168

tumoral calcium pyrophosphate dihydrate (CPPD) crystal deposition disease ··············148

tunneling resorption ··········· 335, 349

turret exostosis··············419

type I osteoporosis··············331

type II osteoporosis··············331

U

ulnar deviation··············29, 47

ultrahigh-molecular weight polyethylene (UHMWPE) ··············173

undecalcified section ··············331

undifferentiated pleomorphic sarcoma ·············· 182, 369

union··············273

USP6 遺伝子 ··············132

V

van Neck 現象 ·············· 69

vertebra··············197

vertebra plana of Calvé··············375

vertebrae··············197

vertebral column ··············197

Villaneuva 染色··············331

visceral layer··············229

von Hansemann 細胞··············386

W

wear··············173

wear debris ··············173

widening epiphyseal plate··············342

X

xanthoma of tendon·················246
X-linked hypophosphatemic vitamin
　D-resistant rickets·················345

Y

yellow ligament（YL）·················198

Z

zoning phenomenon·················400

和文索引

あ

アキレス腱断裂·················236
悪性関節リウマチ（MRA）·················39
悪性線維性組織球腫·········67, 182, 369
朝のこわばり·················29
アスペルギルス·················312
亜脱臼·················30
圧迫骨折·················225
アナライザ·················139
アミロイド関節症·················350
アミロイド腫瘍·················350, 352
アルカプトン尿症·················164
アルカプトン尿症性関節症·················164
アルミニウム骨症·················349
アルミノン染色·················349

い

異栄養性石灰化·················57
異骨症·················251
異所性骨化·················246, 398
異所性骨形成·················398
イタイイタイ病·················345
一次性オキサローシス·················159
一次性変形性関節症（OA）·················4

う

打ち抜き像·················374

え

鋭敏色検板·················141
エキノコックス·················312
壊死層·················53
壊死巣·················53
塩化シアヌル·················347
塩基性リン酸カルシウム結晶沈着症···157
炎症性腸疾患に伴う関節症·······50, 206
円板状半月板·················187

お

横骨折·················271
黄色靱帯（YL）·················198
黄色靱帯偽囊胞変性症·················216
黄色靱帯骨化症·················206, 209
黄色靱帯石灰化症（CYL）·················210
黄色靱帯囊胞·················216
横断裂·················186
オキサローシス·················159
オクロノーシス·················164
オステオプロテゲリン（OPG）·················328
オステオポイキローシス·················259

か

外顆·················185
開花性反応性骨膜炎·················409
壊血病·················87
外傷·················87, 93, 94, 96
外傷後骨溶解症·················292
外傷性断裂·················187
回旋筋腱板·················240
外側側副靱帯·················186
外側半月板·················185
介達骨折·················271
外反母趾·················8
開放骨折·················271
顆間窩·················185
顆間隆起·················185
額縁様陰影·················364
過形成型骨関節症·················394
仮骨·················273
滑液包·················227
滑液包炎·················46, 231
褐色腫·················340
滑膜化生·················175
滑膜関節·················29
滑膜血管腫·················87, 132
滑膜骨軟骨腫症·················96

か（続き）

滑膜脂肪腫·················129
滑膜脂肪腫症·················129
滑膜性軟骨肉腫·················106
滑膜軟骨化生·················96
滑膜軟骨腫症·················93, 96, 222
滑膜囊胞·················235
滑膜ひだ·················191
カテプシンK·················328
カドミウム中毒症·················345
化膿性滑液包炎·················233
化膿性滑膜炎·················313
化膿性関節炎·················312
化膿性脊椎炎·················302
カルシウムハイドロキシアパタイト結晶
　沈着症·················157
ガングリオン·················234
カンジダ·················312
環状シトルリン化ペプチド（CCP）····29
関節血症·················87, 132
関節周囲炎·················157
関節内ガングリオン·················235
関節内結節性筋膜炎·················132
関節内出血·················87
関節内障·················96
関節内遊離体·················23
関節鼠·················92
関節遊離体·················92
関節リウマチ（RA）·······23, 29, 96, 222
完全骨折·················271
感染性滑液包炎·················233
乾癬性関節炎·················50, 206
感染性の弛み·················181
環椎·················198
乾酪壊死·················310

き

偽関節·················278
起始·················205
偽腫瘍·················175, 350

偽痛風‥‥‥‥‥‥‥‥‥‥‥‥‥‥‥‥‥ *96, 148*
亀背‥‥‥‥‥‥‥‥‥‥‥‥‥‥‥‥‥‥‥‥‥ *308*
休止期骨芽細胞‥‥‥‥‥‥‥‥‥‥‥‥‥ *329*
弓状変形‥‥‥‥‥‥‥‥‥‥‥‥‥‥‥‥‥ *278*
急性化膿性関節炎‥‥‥‥‥‥‥‥‥‥‥ *312*
急性骨髄炎‥‥‥‥‥‥‥‥‥‥‥‥‥‥‥ *296*
急性痛風性関節炎‥‥‥‥‥‥‥‥‥‥‥ *142*
急速破壊型股関節症（RDC）‥‥‥‥‥ *75*
強直‥‥‥‥‥‥‥‥‥‥‥‥‥‥‥‥‥‥‥‥ *30*
強直性脊椎炎‥‥‥‥‥‥‥ *50, 206, 224*
胸肋鎖骨肥厚症‥‥‥‥‥‥‥‥‥‥‥‥‥ *322*
巨細胞修復性肉芽腫‥‥‥‥‥‥ *340, 370*
巨大なリンパ節腫大を伴う洞組織球症
‥‥‥‥‥‥‥‥‥‥‥‥‥‥‥‥‥‥‥‥‥ *382*
菌血症‥‥‥‥‥‥‥‥‥‥‥‥‥‥‥‥‥‥ *296*
金属症‥‥‥‥‥‥‥‥‥‥‥‥‥‥‥‥‥‥ *179*

く

嘴状断裂‥‥‥‥‥‥‥‥‥‥‥‥‥‥‥‥ *187*
クラステリン‥‥‥‥‥‥‥‥‥‥‥‥‥‥ *118*
クリプトコックス‥‥‥‥‥‥‥‥‥‥‥ *312*
くる病性数珠‥‥‥‥‥‥‥‥‥‥‥‥‥‥ *342*
クローニング‥‥‥‥‥‥‥‥‥‥‥‥‥‥ *11*

け

脛骨高原‥‥‥‥‥‥‥‥‥‥‥‥‥‥‥‥ *185*
脛骨粗面‥‥‥‥‥‥‥‥‥‥‥‥‥‥‥‥ *185*
脛骨の先天性偽関節‥‥‥‥‥‥‥‥‥‥ *278*
脛骨プラトー‥‥‥‥‥‥‥‥‥‥‥ *4, 185*
形態計測‥‥‥‥‥‥‥‥‥‥‥‥‥‥‥‥ *331*
頸椎環軸関節偽痛風（CDS）‥‥‥‥ *216*
結核性関節炎‥‥‥‥‥‥‥‥‥‥ *308, 313*
結核性骨髄炎‥‥‥‥‥‥‥‥‥‥‥‥‥‥ *308*
結核性指炎‥‥‥‥‥‥‥‥‥‥‥‥‥‥‥ *308*
結核性脊椎炎‥‥‥‥‥‥‥‥‥‥‥‥‥‥ *308*
血管新生‥‥‥‥‥‥‥‥‥‥‥‥‥‥‥‥ *237*
血清反応陰性脊椎関節症‥‥‥‥‥‥‥ *206*
結節性偽痛風‥‥‥‥‥‥‥‥‥‥ *148, 154*
結節性筋膜炎‥‥‥‥‥‥‥‥‥‥ *247, 397*
血友病‥‥‥‥‥‥‥‥‥‥‥‥‥‥‥‥‥‥ *87*
血友病性関節症‥‥‥‥‥‥‥‥‥‥‥‥‥ *87*
血友病性偽腫瘍‥‥‥‥‥‥‥‥‥‥‥‥‥ *88*
腱‥‥‥‥‥‥‥‥‥‥‥‥‥‥‥‥‥‥‥‥ *227*
腱黄色腫‥‥‥‥‥‥‥‥‥‥‥‥‥‥‥‥ *246*
腱滑膜巨細胞腫（TSGCT）‥‥‥ *114, 222*
腱間膜‥‥‥‥‥‥‥‥‥‥‥‥‥‥‥‥‥‥ *229*
限局性骨化性筋炎‥‥‥‥‥‥‥‥‥‥‥ *398*
腱鞘‥‥‥‥‥‥‥‥‥‥‥‥‥‥‥‥‥‥‥ *229*
腱鞘巨細胞腫（GCTTS）‥‥‥‥‥‥ *126*

腱鞘線維腫‥‥‥‥‥‥‥‥‥‥‥‥‥‥‥ *127*
健常層‥‥‥‥‥‥‥‥‥‥‥‥‥‥‥‥‥‥‥ *53*
腱鞘軟骨腫‥‥‥‥‥‥‥‥‥‥‥‥‥‥‥‥ *98*
原発性痛風‥‥‥‥‥‥‥‥‥‥‥‥‥‥‥ *142*
原発性肥厚性骨関節症‥‥‥‥‥‥‥‥‥ *394*
原発性副甲状腺機能亢進症‥‥‥‥‥‥ *334*
腱板‥‥‥‥‥‥‥‥‥‥‥‥‥‥‥‥‥‥‥ *240*
腱板損傷‥‥‥‥‥‥‥‥‥‥‥‥‥ *157, 240*
腱付着部炎‥‥‥‥‥‥‥‥‥‥‥‥‥‥‥‥ *50*
腱付着部症‥‥‥‥‥‥‥‥‥‥‥‥‥‥‥‥ *50*
腱膜‥‥‥‥‥‥‥‥‥‥‥‥‥‥‥‥‥‥‥ *229*

こ

抗CCP抗体‥‥‥‥‥‥‥‥‥‥‥‥‥‥‥ *29*
硬化性骨異形成症‥‥‥‥‥‥‥‥‥‥‥ *259*
膠原線維の離解‥‥‥‥‥‥‥‥‥‥‥‥ *237*
好酸球性肉芽腫‥‥‥‥‥‥‥‥‥‥‥‥‥ *373*
好酸球性膿瘍‥‥‥‥‥‥‥‥‥‥‥‥‥‥ *375*
後十字靭帯‥‥‥‥‥‥‥‥‥‥‥‥‥‥‥ *185*
後十字靭帯損傷‥‥‥‥‥‥‥‥‥‥‥‥‥ *190*
後縦靭帯（PLL）‥‥‥‥‥‥‥‥‥‥‥ *198*
後縦靭帯骨化症‥‥‥‥‥‥‥‥‥ *206, 209*
後天性外傷後骨軟骨腫‥‥‥‥‥‥‥‥‥ *419*
高尿酸血症‥‥‥‥‥‥‥‥‥‥‥‥‥‥‥ *142*
高リン血症‥‥‥‥‥‥‥‥‥‥‥‥‥‥‥ *168*
高リン尿性間葉系腫瘍‥‥‥‥‥‥‥‥‥ *345*
骨Paget病‥‥‥‥‥‥‥‥‥‥‥‥‥‥‥ *358*
骨壊死‥‥‥‥‥‥‥‥‥‥‥‥‥‥‥‥‥‥ *51*
骨化‥‥‥‥‥‥‥‥‥‥‥‥‥‥‥‥‥‥‥ *237*
骨芽細胞‥‥‥‥‥‥‥‥‥‥‥‥‥‥‥‥ *327*
骨化性筋炎‥‥‥‥‥‥‥‥‥‥‥‥ *246, 400*
骨化性筋膜炎‥‥‥‥‥‥‥‥‥‥‥‥‥‥ *408*
骨柩‥‥‥‥‥‥‥‥‥‥‥‥‥‥‥‥‥‥‥ *296*
骨棘‥‥‥‥‥‥‥‥‥‥‥‥‥‥‥‥‥‥‥‥ *19*
骨巨細胞腫‥‥‥‥‥‥‥‥‥‥‥‥‥‥‥ *369*
骨形成不全症‥‥‥‥‥‥‥‥‥‥‥‥‥‥ *252*
骨系統疾患‥‥‥‥‥‥‥‥‥‥‥‥‥‥‥ *251*
骨梗塞‥‥‥‥‥‥‥‥‥‥‥‥‥‥‥‥‥‥‥ *66*
骨細管‥‥‥‥‥‥‥‥‥‥‥‥‥‥‥‥‥‥ *327*
骨砕片物‥‥‥‥‥‥‥‥‥‥‥‥‥‥‥‥‥ *71*
骨細胞‥‥‥‥‥‥‥‥‥‥‥‥‥‥‥‥‥‥ *327*
骨脂肪腫‥‥‥‥‥‥‥‥‥‥‥‥‥‥‥‥ *109*
骨小管‥‥‥‥‥‥‥‥‥‥‥‥‥‥‥‥‥‥ *327*
骨小腔‥‥‥‥‥‥‥‥‥‥‥‥‥‥‥‥‥‥ *327*
骨髄炎‥‥‥‥‥‥‥‥‥‥‥‥‥‥‥‥‥‥ *295*
骨折‥‥‥‥‥‥‥‥‥‥‥‥‥‥‥‥‥‥‥ *271*
骨折仮骨‥‥‥‥‥‥‥‥‥‥‥‥‥‥ *82, 273*
骨折線‥‥‥‥‥‥‥‥‥‥‥‥‥‥‥‥‥‥‥ *82*
骨セメント‥‥‥‥‥‥‥‥‥‥‥‥‥‥‥ *179*

骨増殖体‥‥‥‥‥‥‥‥‥‥‥‥‥‥‥‥‥ *19*
骨粗鬆症‥‥‥‥‥‥‥‥‥‥‥‥‥ *288, 331*
骨端症‥‥‥‥‥‥‥‥‥‥‥‥‥‥‥‥‥‥‥ *69*
骨内ガングリオン‥‥‥‥‥‥‥‥‥‥‥‥ *19*
骨軟化症‥‥‥‥‥‥‥‥‥‥‥‥‥‥‥‥ *342*
骨軟骨異形成症‥‥‥‥‥‥‥‥‥‥‥‥ *251*
骨軟骨腫‥‥‥‥‥‥‥‥‥‥‥‥‥‥‥‥ *414*
骨軟骨症‥‥‥‥‥‥‥‥‥‥‥‥‥‥‥‥‥ *69*
骨軟骨性外骨腫‥‥‥‥‥‥‥‥‥‥‥‥ *414*
骨肉腫‥‥‥‥‥‥‥‥‥‥‥‥‥ *67, 182, 369*
骨の基本多細胞単位‥‥‥‥‥‥‥‥‥‥ *329*
骨斑紋症‥‥‥‥‥‥‥‥‥‥‥‥‥‥‥‥ *259*
骨膜下骨吸収‥‥‥‥‥‥‥‥‥‥‥‥‥‥ *335*
骨膜下膿瘍‥‥‥‥‥‥‥‥‥‥‥‥‥‥‥ *296*
骨膜性骨肉腫‥‥‥‥‥‥‥‥‥‥‥‥‥‥ *281*
骨膜性デスモイド‥‥‥‥‥‥‥‥‥‥‥ *285*
骨密度定量法‥‥‥‥‥‥‥‥‥‥‥‥‥‥ *332*
骨癒合‥‥‥‥‥‥‥‥‥‥‥‥‥‥‥‥‥‥ *273*
骨癒合不全‥‥‥‥‥‥‥‥‥‥‥‥‥‥‥ *276*
骨梁のやせ細り‥‥‥‥‥‥‥‥‥‥‥‥ *332*
骨梁の連続性の消失‥‥‥‥‥‥‥‥‥‥ *332*
骨梁肥厚‥‥‥‥‥‥‥‥‥‥‥‥‥‥‥‥ *333*
骨瘻口‥‥‥‥‥‥‥‥‥‥‥‥‥‥‥‥‥‥ *299*
固定‥‥‥‥‥‥‥‥‥‥‥‥‥‥‥‥‥‥‥ *271*
コバルト-クロム合金（バイタリウム）
‥‥‥‥‥‥‥‥‥‥‥‥‥‥‥‥‥‥‥‥‥ *173*
混合型結晶沈着症‥‥‥‥‥‥‥‥‥‥‥ *157*
混合型硬化性骨異形成症‥‥‥‥‥‥‥ *259*

さ

細菌性血管腫症‥‥‥‥‥‥‥‥‥‥‥‥ *295*
砕石‥‥‥‥‥‥‥‥‥‥‥‥‥‥‥‥‥‥‥‥ *71*
細線維化‥‥‥‥‥‥‥‥‥‥‥‥‥‥ *11, 237*
細線維状変化‥‥‥‥‥‥‥‥‥‥‥‥‥‥‥ *11*
サルコイドーシス‥‥‥‥‥‥‥‥‥‥‥ *386*
サルモネラ‥‥‥‥‥‥‥‥‥‥‥‥‥‥‥ *297*
三角筋下包‥‥‥‥‥‥‥‥‥‥‥‥‥‥‥ *157*
3型線維芽細胞増殖遺伝子レセプター
（FGFR3）‥‥‥‥‥‥‥‥‥‥‥‥‥ *252*
三次性副甲状腺機能亢進症‥‥‥‥‥‥ *334*
三分膝蓋骨‥‥‥‥‥‥‥‥‥‥‥‥‥‥‥ *194*

し

色素性絨毛結節性滑膜炎‥‥‥‥‥ *87, 222*
軸椎‥‥‥‥‥‥‥‥‥‥‥‥‥‥‥‥‥‥‥ *198*
指趾線維骨性偽腫瘍‥‥‥‥‥‥‥‥‥‥ *405*
脂質蓄積症‥‥‥‥‥‥‥‥‥‥‥‥‥‥‥ *389*
膝蓋腱下の滑膜脂肪体‥‥‥‥‥‥‥‥‥ *129*
膝蓋骨‥‥‥‥‥‥‥‥‥‥‥‥‥‥‥‥‥‥ *185*

膝蓋骨尖 …………………………… 185
膝蓋骨底 …………………………… 185
膝蓋靱帯 …………………………… 185
膝蓋大腿関節 ……………………… 154
膝蓋軟骨軟化症 …………………… 194
膝窩嚢腫 …………………………… 233
膝窩嚢胞 …………………………… 233
膝関節 ……………………………… 185
膝内障 ……………………………… 186
脂肪壊死 …………………………… 53
尺側偏位 …………………………… 47
若年性関節リウマチ（JRA） …… 47
若年性特発性関節炎（JIA） …… 47
斜骨折 ……………………………… 271
充血層 ………………………… 53, 59
シュウ酸カルシウム ……………… 159
シュウ酸症 ………………………… 159
十字靱帯損傷 ……………………… 190
縦断裂 ……………………………… 186
終板 ………………………………… 197
修復層 ………………………… 53, 59
手根管 ……………………………… 242
手根管症候群 ……………… 242, 350
樹枝状脂肪腫 ……………………… 129
手掌線維腫症 ……………………… 241
腫瘍状石灰沈着症 ………………… 168
腫瘍性骨軟化症 …………………… 345
腫瘍に伴う骨軟化症・くる病 …… 345
腫瘍性ピロリン酸カルシウム（CPPD）
　　結晶沈着症 …………………… 148
掌蹠膿疱症（PPP） ……………… 318
掌蹠膿疱症性骨関節炎 …………… 323
小塔状外骨腫 ……………………… 419
真菌感染症 ………………………… 312
神経障害性関節症 ………………… 73
神経線維腫症 1 型（NF1） ……… 278
人工関節 …………………………… 173
人工関節再置換術 ………………… 173
人工股関節全置換術（THR） …… 4
進行性骨化性線維異形成症 … 246, 397
人工膝関節全置換術（TKR） …… 4
腎性くる病 ………………………… 348
腎性骨異栄養症 …………………… 347
靱帯 ………………………………… 229
靱帯結合 …………………………… 198
靱帯付着部炎 ……………………… 50
靱帯付着部症 ……………………… 50

す

髄核 ………………………………… 197
水平断裂 …………………………… 186
頭蓋骨筋膜炎 ……………………… 408

せ

脆弱性骨折 ………………… 281, 285
青色強膜 …………………………… 252
整復 ………………………………… 271
赤色補正板 ………………………… 141
脊柱 ………………………………… 197
脊柱管 ……………………………… 197
脊柱管狭窄症 ……………… 198, 350
脊柱靱帯アミロイドーシス ……… 217
脊柱靱帯骨化症 …………………… 209
脊柱側彎症 ………………………… 278
脊椎カリエス ……………………… 308
脊椎すべり症 ……………………… 199
脊椎椎間板炎 ……………………… 307
脊椎の付着部症 …………………… 50
脊椎分離症 ………………………… 199
石灰化 ……………………………… 237
石灰化滑液包炎 …………………… 157
石灰化関節周囲炎 ………………… 157
石灰化腱炎 ………………… 157, 240
石灰化腱周囲炎 …………………… 157
石灰化症 …………………………… 209
セメントライン …………………… 329
セメントレス人工関節 …………… 173
線維化 ……………………………… 237
線維性骨炎 ………………………… 358
線維性骨癒合 ……………………… 276
線維肉腫 …………………………… 369
線維輪 ……………………………… 197
遷延癒合 …………………………… 276
仙骨 ………………………………… 197
浅在性線維腫症 …………………… 241
前十字靱帯 ………………………… 185
前十字靱帯損傷 …………………… 190
前縦靱帯（ALL） ………………… 197
前縦靱帯骨化症（OALL） …… 209, 323
線状強皮症 ………………………… 262
線条性骨症 ………………………… 259
全身性エリテマトーデス（SLE） …… 47
仙腸関節 …………………………… 198
仙腸関節炎 ………………… 50, 224, 323
先天性股関節脱臼（CDH） ……… 23

そ

爪下外骨腫 ………………………… 416
象牙質化 …………………………… 14
増殖性滑膜炎 ……………………… 30
臓側部 ……………………………… 229
足根管 ……………………………… 244
足根管症候群 ……………………… 244
即時重合型アクリル樹脂（PMMA） … 173
足底線維腫症 ……………………… 241
阻血性壊死（AVN） ………… 23, 51
阻血性骨壊死 ……………………… 52
組織褐変症 ………………………… 164
組織球症 X ………………………… 373
組織黒化症 ………………………… 164

た

退行期骨粗鬆症 …………………… 331
代謝性骨疾患 ……………………… 327
大腿骨頸部骨折 …………………… 288
大腿骨骨頭壊死（ONFH） ……… 53
大腿骨骨頭靱帯 …………………… 4
大理石骨病 ………………………… 255
滞留膿瘍 …………………………… 308
多核巨細胞 ………………………… 114
多中心性細網組織球症 …………… 386
脱臼 ………………………………… 30
タナ ………………………………… 191
タナ障害 …………………………… 191
タナトフォリック骨異形成症 …… 252
多発性骨軟骨腫 …………………… 96
単核間質細胞 ……………………… 116
単核細胞 …………………………… 114
炭酸脱水酵素Ⅱ …………………… 328
単純骨折 …………………………… 271

ち

竹状脊椎 …………………………… 224
蓄積症 ……………………………… 389
恥骨溶解症 ………………………… 292
致死性骨異形成症 ………………… 252
チタン ……………………………… 173
チタン合金 ………………………… 173
腸炎性関節症 ……………………… 50
超高分子ポリエチレン（UHMWPE）
　　……………………………… 173
直達骨折 …………………………… 271
直交ニコル ………………………… 139

つ

椎間関節 …………………………… 198
椎間孔 ……………………………… 198
椎間板 ……………………………… 197
椎間板炎 …………………………… 307
椎間板ヘルニア …………………… 200
椎弓 ………………………………… 198
椎弓根 ……………………………… 198
椎弓切除術 ………………………… 222
椎弓板 ……………………………… 198
椎骨 ………………………………… 197
痛風 ………………………………… 142
痛風結節 …………………………… 142

て

停止 ………………………………… 205
低摩擦関節形成術 ………………… 173
デガランタ染色 …………………… 145
デスミン …………………………… 118
テトラサイクリン ………………… 331
テニス肘 …………………………… 206
デルマトーム ……………………… 259
添加性骨形成 ………………… 53, 333
点状石灰化 ………………………… 253

と

糖原蓄積症 ………………………… 389
透析アミロイドーシス
………………… 162, 217, 244, 350
透析脊椎関節症 …………………… 350
特発性骨壊死 ………………………… 51
特発性若年性骨粗鬆症 …………… 331
トランスサイレチン（TTR）……… 218

な

内顆 ………………………………… 185
内側側副靱帯 ……………………… 186
内側側副靱帯損傷 ………………… 191
内側半月板 ………………………… 185
那須・ハコラ病 …………………… 388
軟骨下骨の硬化性変化 ……………… 18
軟骨芽細胞腫 ……………………… 122
軟骨化生 …………………………… 237
軟骨下脆弱性骨折（SIF）…… 81, 285
軟骨下（骨）囊胞 ………………… 19
軟骨・骨性遊離体 ………………… 94
軟骨細胞集合化 ……… 11, 100, 237
軟骨終板 …………………………… 197

軟骨性遊離体 ……………………… 93
軟骨石灰化症 ……………………… 148
軟骨低形成症 ……………………… 252
軟骨肉腫 ……………………… 100, 369
軟骨粘液線維腫 …………………… 155
軟骨帽 ……………………………… 414
軟骨無形成症 ……………………… 252
軟骨溶解症 ………………………… 39

に

肉芽腫性偽腫瘍 …………………… 175
二次性オキサローシス …………… 159
二次性滑膜軟骨腫症 ……………… 106
二次性痛風 ………………………… 142
二次性肥厚性骨関節症 …………… 394
二次性副甲状腺機能亢進症 ……… 334
二次性変形性関節症（OA）…… 4, 23
ニッチ ……………………………… 328
二分膝蓋骨 ………………………… 192
乳児皮質骨増殖症 ………………… 266
尿酸結晶 …………………………… 142
尿酸ナトリウム（MSU）結晶 …… 142

ね

粘液変性 …………………………… 237

の

濃化異骨症 ………………………… 259

は

肺性肥厚性骨関節症 ……………… 394
破壊性関節症 ……………………… 157
破壊性脊椎関節症（DSA）…… 218, 350
剝離した骨棘 ……………………… 95
バケツ柄損傷 ……………………… 187
破骨細胞 …………………………… 327
破砕性滑膜炎 … 22, 35, 66, 71, 175
バニオン …………………………… 8
ばね指 ……………………………… 241
半月板 ……………………………… 185
半月板全切除術 …………………… 187
半月板損傷 ………………………… 186
半月板断裂 ………………………… 186
伴性低リン血症性ビタミンD抵抗性くる
病 ………………………………… 345
パンヌス …………………………… 39
汎発性囊胞性線維性骨炎 ………… 334

ひ

非感染性の人工関節の弛み ……… 173
非結核性抗酸菌性滑膜炎 ………… 317
非結核性抗酸菌性骨髄炎 ………… 312
肥厚性骨関節症 …………………… 394
尾骨 ………………………………… 197
皮質骨幅の減少 …………………… 332
皮質骨不整症候群 ………………… 285
微小骨折 …………………………… 333
微小囊胞変性 ……………………… 237
非脱灰標本 ………………………… 331
皮膚肥厚を伴う皮膚骨膜肥厚症 … 394
びまん型腱滑膜巨細胞腫 ………… 87
びまん性特発性骨増殖症（DISH）… 206
病的骨折 …………………………… 271
疲労骨折 …………………………… 278
ピロリン酸カルシウム（CPPD）結晶
………………………………… 148
ピロリン酸カルシウム（CPPD）結晶沈
着症 ……………………………… 148
ピロリン酸カルシウム（CPPD）性関節
症 ………………………… 148, 154

ふ

ファンコーニ症候群 ……………… 345
フィブリレーション ……………… 11
フィブリン性遊離体 ……………… 96
風棘 ………………………………… 308
フォスフォグリセリド結晶沈着症 … 170
不完全骨折 ………………………… 271
複屈折 ……………………………… 139
副甲状腺機能亢進症 ……………… 334
複雑骨折 …………………………… 271
腐骨 ………………………………… 296
付着部 ………………………… 205, 227
付着部炎 …………………………… 206
付着部症 …………………………… 206
プロトン …………………………… 328
粉砕骨折 …………………………… 271
分離脱出 …………………………… 201
分裂膝蓋骨 ………………………… 192

へ

閉経後骨粗鬆症 …………………… 331
閉鎖骨折 …………………………… 271
米粒体 …………………………… 35, 96
壁側部 ……………………………… 229
ヘモジデリン沈着性滑膜炎 ……… 87

ヘモジデリン貪食細胞‥‥‥‥‥‥‥‥‥‥*114*
変形‥‥‥‥‥‥‥‥‥‥‥‥‥‥‥‥‥‥‥*30*
変形性関節疾患‥‥‥‥‥‥‥‥‥‥‥‥‥‥*3*
変形性関節症（OA）‥‥‥‥‥‥*3, 94, 96*
変形性骨炎‥‥‥‥‥‥‥‥‥‥‥‥‥‥*358*
変形性脊椎症‥‥‥‥‥‥‥‥‥‥‥‥‥*224*
変形癒合‥‥‥‥‥‥‥‥‥‥‥‥‥‥‥*276*
偏光‥‥‥‥‥‥‥‥‥‥‥‥‥‥‥‥‥*139*
偏光顕微鏡‥‥‥‥‥‥‥‥‥‥‥‥‥‥*139*
偏光板‥‥‥‥‥‥‥‥‥‥‥‥‥‥‥‥*139*
偏光フィルター‥‥‥‥‥‥‥‥‥‥‥‥*139*
片肢性骨端異形成症‥‥‥‥‥‥‥‥‥‥*262*
変性断裂‥‥‥‥‥‥‥‥‥‥‥‥‥‥‥*187*
扁平椎‥‥‥‥‥‥‥‥‥‥‥‥‥‥‥‥*375*

ほ

傍関節・関節包内軟骨腫（PA/IC-C）
‥‥‥‥‥‥‥‥‥‥‥‥‥‥‥‥‥*107*
傍骨性骨軟骨異形増生（BPOP）‥‥‥‥*414*
傍脊柱膿瘍‥‥‥‥‥‥‥‥‥‥‥‥‥‥*308*
泡沫細胞‥‥‥‥‥‥‥‥‥‥‥‥‥‥‥*114*
ポップコーン病変‥‥‥‥‥‥‥‥‥‥‥*253*
ポラライザ‥‥‥‥‥‥‥‥‥‥‥‥‥‥*139*
ポリエチレン‥‥‥‥‥‥‥‥‥‥‥‥‥*176*

ま

膜形成性脂質異栄養症‥‥‥‥‥‥‥‥‥*388*
膜囊胞性変化‥‥‥‥‥‥‥‥‥‥‥‥‥*388*
膜囊胞変性‥‥‥‥‥‥‥‥‥‥‥‥‥‥*57*
膜様脂質異栄養症‥‥‥‥‥‥‥‥‥‥‥*57*
マクロファージコロニー刺激因子
（M-CSF）‥‥‥‥‥‥‥‥‥‥‥*328*
マトリックスメタロプロテアーゼ‥‥‥*328*
摩耗性滑膜炎‥‥‥‥‥‥‥‥‥‥‥‥‥*175*

摩耗粉‥‥‥‥‥‥‥‥‥‥‥‥‥‥‥‥*173*
マラコプラキア‥‥‥‥‥‥‥‥‥‥‥‥*386*
慢性結節性痛風‥‥‥‥‥‥‥‥‥‥‥‥*142*
慢性骨髄炎‥‥‥‥‥‥‥‥‥‥‥‥‥‥*299*
慢性再発性多発性骨髄炎（CRMO）‥‥*322*
慢性腎不全‥‥‥‥‥‥‥‥‥‥‥‥‥‥*162*

み

ミニモデリング‥‥‥‥‥‥‥‥‥‥‥‥*330*
未分化多形肉腫‥‥‥‥‥‥‥‥*67, 182, 369*

む

無菌性壊死‥‥‥‥‥‥‥‥‥‥‥‥‥‥*51*
ムコイド変性‥‥‥‥‥‥‥‥‥‥‥‥‥*237*
ムコ脂質症‥‥‥‥‥‥‥‥‥‥‥‥‥‥*389*
ムコ多糖症‥‥‥‥‥‥‥‥‥‥‥‥‥‥*389*
無水エタノール‥‥‥‥‥‥‥‥‥‥‥‥*145*
無腐性壊死‥‥‥‥‥‥‥‥‥‥‥‥‥‥*51*

め

メタローシス‥‥‥‥‥‥‥‥‥‥‥‥‥*179*
メトトレキサート‥‥‥‥‥‥‥‥‥‥‥*29*
メロレオストーシス‥‥‥‥‥‥‥‥‥‥*259*

も

モザイクパターン‥‥‥‥‥‥‥‥*366, 382*
モデリング‥‥‥‥‥‥‥‥‥‥‥‥‥‥*328*

や

野球肘‥‥‥‥‥‥‥‥‥‥‥‥‥‥‥‥*206*
薬剤関連顎骨壊死（MRONJ）‥‥‥‥‥*51*

よ

腰部脊柱管狭窄症‥‥‥‥‥‥‥‥‥‥‥*199*

吉木法‥‥‥‥‥‥‥‥‥‥‥‥‥‥‥‥*347*

ら

ライソゾーム病‥‥‥‥‥‥‥‥‥‥‥‥*389*
ライム病‥‥‥‥‥‥‥‥‥‥‥‥‥‥‥*313*
らせん骨折‥‥‥‥‥‥‥‥‥‥‥‥‥‥*271*

り

リウマトイド因子（RF）‥‥‥‥‥‥‥*29*
リウマトイド因子陰性脊椎関節炎‥‥‥*50*
リウマトイド結節‥‥‥‥‥‥‥‥‥‥‥*44*
離断性骨軟骨炎（OD）‥‥‥‥‥*67, 94*
リモデリング‥‥‥‥‥‥‥‥‥‥‥‥‥*328*
流蝋骨症‥‥‥‥‥‥‥‥‥‥‥‥‥‥‥*259*
輪状骨端‥‥‥‥‥‥‥‥‥‥‥‥‥‥‥*197*

る

類上皮細胞肉芽腫‥‥‥‥‥‥‥‥‥‥‥*310*
流注膿瘍‥‥‥‥‥‥‥‥‥‥‥‥‥‥‥*308*

れ

冷膿瘍‥‥‥‥‥‥‥‥‥‥‥‥‥‥‥‥*310*
裂隙‥‥‥‥‥‥‥‥‥‥‥‥‥‥‥‥‥*14*
裂離骨折‥‥‥‥‥‥‥‥‥‥‥‥‥‥‥*285*
裂離損傷‥‥‥‥‥‥‥‥‥‥‥‥‥‥‥*285*

ろ

瘻孔‥‥‥‥‥‥‥‥‥‥‥‥‥‥‥‥‥*299*
老人性骨粗鬆症‥‥‥‥‥‥‥‥‥‥‥‥*331*

わ

若木骨折‥‥‥‥‥‥‥‥‥‥‥‥‥‥‥*271*

検印省略

非腫瘍性疾患病理アトラス

骨関節

定価（本体 19,000円＋税）

2024年10月17日　第1版　第1刷発行

著　者　石田　剛, 今村 哲夫
発行者　浅井　麻紀
発行所　株式会社 文光堂
　　　　〒113-0033　東京都文京区本郷7-2-7
　　　　TEL（03）3813 - 5478（営業）
　　　　　　（03）3813 - 5411（編集）

© 石田　剛・今村哲夫, 2024　　　　　印刷・製本：真興社

ISBN978-4-8306-0496-6　　　　　　　Printed in Japan

・本書の複製権，翻訳権・翻案権，上映権，譲渡権，公衆送信権（送信可能化権
　を含む），二次的著作物の利用に関する原著作者の権利は，株式会社文光堂が
　保有します．
・本書を無断で複製する行為（コピー，スキャン，デジタルデータ化など）は，
　私的使用のための複製など著作権法上の限られた例外を除き禁じられています．
　大学，病院，企業などにおいて，業務上使用する目的で上記の行為を行うことは，
　使用範囲が内部に限られるものであっても私的使用には該当せず，違法です．
　また私的使用に該当する場合であっても，代行業者等の第三者に依頼して上記
　の行為を行うことは違法となります．
・ JCOPY 〈出版者著作権管理機構 委託出版物〉
　本書を複製される場合は，そのつど事前に出版者著作権管理機構（電話03-
　5244-5088, FAX 03-5244-5089, e-mail : info@jcopy.or.jp）の許諾を得てください．